新编实用医学影像诊断学

黄　政　潘昌杰◎主编

吉林科学技术出版社

图书在版编目（CIP）数据

新编实用医学影像诊断学 / 黄政，潘昌杰主编. -- 长春 : 吉林科学技术出版社，2019.5
ISBN 978-7-5578-5470-6

Ⅰ. ①新… Ⅱ. ①黄… ②潘… Ⅲ. ①影像诊断 Ⅳ. ①R445

中国版本图书馆CIP数据核字(2019)第106120号

新编实用医学影像诊断学

XINBIAN SHIYONG YIXUE YINGXIANG ZHENDUANXUE

主　　编　黄　政　潘昌杰
出 版 人　李　梁
责任编辑　郑　旭　解春谊
封面设计　长春市阴阳鱼文化传媒有限责任公司
制　　版　长春市阴阳鱼文化传媒有限责任公司
幅面尺寸　185mm×260mm
字　　数　543 千字
印　　张　28
印　　数　1—300 册
版　　次　2019年5月第1版
印　　次　2020年1月第1版第2次印刷

出　　版　吉林科学技术出版社
发　　行　吉林科学技术出版社
地　　址　长春市净月区福祉大路5788号出版大厦A座
邮　　编　130021
发行部电话/传真　0431-81629530
储运部电话　0431-86059116
编辑部电话　0431-81629518
网　　址　www.jlstp.net
印　　刷　北京虎彩文化传播有限公司

书　　号　ISBN 978-7-5578-5470-6
定　　价　115.00元

如有印装质量问题　可寄出版社调换
因本书作者较多，联系未果。如作者看到此声明，请尽快来电或来函与编辑部联系，以便商洽相应稿酬支付事宜。

前　言

影像学不仅扩大了人体的检查范围，提高了诊断水平，而且可以对某一些疾病进行治疗。这样，就大大地扩展了本学科的工作内容，并成为医疗工作中的重要支柱。自伦琴（Wilhelm Conrad Rontgen）1895 年发现 X 线以后不久，在医学上，X 线就被用于对人体检查，进行疾病诊断，形成了放射诊断学（diagnostic radiology）的新学科，并奠定了医学影像学（medical imageology）的基础。至今放射诊断学仍是医学影像学中的主要内容，应用普遍。在知识爆炸的今天，医学取得了突飞猛进的发展，特别是在医学影像方面的进展更是日新月异，医学影像在现代临床诊断、治疗中发挥着举足轻重的作用。随着科学技术的发展，医学影像技术不仅为显示病变发生、发展的蛛丝马迹提供丰富信息，在治疗方面也日益显现出它的优势。

《新编实用医学影像诊断学》一书主要介绍医学影像学各种检查技术，系统介绍了各部位的影像学检查方法、影像学征象及常见病变的诊断与鉴别诊断等。

《新编实用医学影像诊断学》一书在编写内容上，力求与实际工作思维、特点接近，简明实用，图文并茂，便于广大读者掌握。因限于水平，书中难免会有缺点和不妥之处，期望读者多提供宝贵意见，以便今后改进和修订。

目 录

第一章　医学影像学技术原理概述

第一节　超声成像技术原理

一、超声成像概述

（一）基本原理

超声检查（ultrasound examination）是根据声像图特征对疾病作出诊断。超声波为一种机械波，具有反射、散射、衰减及多普勒效应等物理特性，通过各种类型的超声诊断仪，将超声发射到人体内，在传播过程中遇到不同组织或器官的分界面时，将发生反射或散射形成回声，这些携带信息的回声信号经过接收、放大和处理后，以不同形式将图像显示于荧光屏上，即为声像图（ultrasonogram 或 echogram），观察分析声像图并结合临床表现可对疾病作出诊断。

（二）相关概念

1.超声波

超声波是指频率超过人耳听觉范围，即大于 20000Hz 的声波。能传播声波的物质叫介质。临床上常用的超声频率在 2~10MHz 之间。

2.反射与折射

声波在人体组织内按一定方向传播的过程中遇到不同声阻抗的分界面，即产生反射与折射，可利用超声波的这一特性来显示不同组织界面、轮廓，分辨其相对密度。

3.分辨力与穿透力

超声波具有纵向和横向分辨力，纵向分辨力与超声频率有关，频率越高，纵向分辨力越高；横向分辨力与声束的宽窄有关，声束变窄，可提高横向分辨力。

4.声能的吸收与衰减

超声波在介质传播过程中其声能逐渐减少，称为衰减。在人体组织中衰减的一般规律是：骨组织>肝组织>脂肪>血液>纯液体。其衰减对特定介质来说是常数，超声通过液体几乎无衰减，而致密的骨化、钙化和结石，衰减值特别大，其后方减弱以致消失，出现声影。

5.超声波的人体生物效应

超声波在人体组织中被吸收后转化为热能，使局部升温，并向周围组织传导。另外，超声波对人体组织还有空化作用和机械作用。声波超剂量的照射会对人体组织产生一定的损伤，临床应用中应注意超声照射的剂量和时间，根据不同个体和检查器官限制在安全范围内。也可有目的地利用超声的人体生物效应到达某种治疗目的，如高能聚焦超声治疗肿瘤。

6.多普勒效应

多普勒效应（Doppler effect）是指发射声源与接收器之间存在相对运动时，接收器收到的频率因运动而发生变化的物理现象。发射频率与接收频率之间的差值称为频移，与运动速度成正比。根据这一原理，多普勒技术可用于测量血流速度、血流方向及血流的性质（层流或湍流）。多普勒超声即根据这一效应研制，分为频谱多普勒和彩色多普勒成像两大类。

二、超声成像特点及主要应用

（一）成像特点

1.回声强度

通常把人体组织反射回声强度分为四级，即高回声、中等回声、低回声、无回声。对后方伴有声影的高回声，也称为强回声。

（1）强回声：如骨骼、钙化、结石和含气的肺，超声图像上形成非常明亮的点状或团块状回声，后方伴声影。但小结石、小钙化点可无声影。

（2）高回声：如血管壁、脏器包膜、瓣膜、肌腱、组织纤维化等，高回声与强回声的差别是不伴后方声影。

（3）中等回声：如肝、脾、胰腺实质等，表现为中等强度的点状或团块状同声。

（4）低回声：又称弱回声，为暗淡的点状或团块状回声，典型低回声为脂肪组织。

（5）无回声：病灶或正常组织内不产生回声的区域，典型者为尿液、胆汁、囊肿液和胸腹腔漏出液。

（6）暗区：超声图像上无回声或仅有低回声的区域，称为暗区，又可分为实性暗区和液性暗区。

（7）声影（acoustic shadow）：由于障碍物的反射或折射，声波不能到达的区域，即强回声后方的无回声区，称为声影，见于结石、钙化及致密软组织回声之后。

2.超声图像的分析与诊断

观察分析声像图时，应注意以下内容：

（1）定位：超声检查中为明确脏器或病变的方位，通常以体表解剖标志或体内重要脏器为标志标明方位，定位观察还应包括病变位于某脏器或脏器的某一部位。

（2）大小：脏器及病变组织的大小测量，通常测三维径线的最大值即前后径、上下径及左右径，亦可测面积和周径。

（3）外形：脏器的形态轮廓是否正常、有无肿大或缩小；如是占位性病变，其外形是圆形、椭圆形、分叶形或不规则形。

（4）边缘轮廓：脏器或肿块有无边界回声、是否光滑完整、有无模糊中断以及边缘回声强度如何，对病变性质的鉴别以及了解肿瘤的生物学活性等均有一定意义。

（5）内部结构特征：应注意观察内部回声的强度大小、分布是否均匀、回声形态如何以及结构是否清晰。

（6）后壁及后方回声：根据不同的后壁及后方回声，可对病变性质做进一步鉴别，

（7）周围回声及毗邻关系：根据局部解剖判断病变与周围结构的关系，有无压迫移位、粘连或浸润，周围结构内有无异常回声，有无局部淋巴结肿大和继发性管道扩张。

（8）位置及活动度：脏器位置是否偏移，固有的活动规律是否存在。病变的确切位

置，是否随体位变动或呼吸运动而移动。

（9）量化分析：包括对脏器或病变进行径线、面积、体积等测量，以及应用多普勒超声观察病变或脏器内部的血流分布、走行及形态，对有关血流动力学参数进行测量。

（二）主要应用

1.超声解剖学和病变的形态学研究

超声检查可获得各脏器的断面声像图，显示器官或病变的形态及组织学改变，对病变作出定位、定量及定性诊断。

2.功能性检查

通过检测某些脏器、组织的生理功能的声像图变化或超声多普勒图上的变化作出功能性诊断，如用超声心动图和多普勒超声检测心脏的收缩及舒张功能；用实时超声观察胆囊的收缩和胃的排空功能。多普勒超声技术的发展使超声从形态学检查上升至“形态-血流动力学”联合检查，使检查水平进一步提高。

3.器官声学造影的研究

声学造影即将某种物质引入“靶”器官或病灶内，以提高图像信息量的方法。此技术在心脏疾病的诊断方面已经取得良好效果，能够观察心腔分流、室壁运动和心肌灌注情况，测定心肌缺血区或心梗范围及冠状动脉血流储备。目前此技术已推广至腹部及小器官的检查。

4.介入性超声的应用

介入性超声（interventional ultrasound）包括内镜超声、术中超声和超声引导下进行经皮穿刺、引流等介入治疗。高能聚焦超声还可用来治疗肿瘤等病变。

（三）优点和限度

1.优点

（1）无放射性损伤，属无创性检查技术。

（2）能取得多种方位的断面图像，并能根据声像图特点对病灶进行定位和测量。

（3）实时动态显示，可观察器官的功能状态和血流动力学情况。

（4）能及时得到检查结果，并可反复多次重复观察。

（5）设备轻便、易操作，对危重患者可行床边检查。

2.限度

（1）超声对骨骼、肺和胃肠道的显示较差，影响成像效果和检查范围。

（2）声像图表现的是器官和组织的声阻抗差改变，缺乏特异性，对病变的定性诊断需要综合分析并与其他影像学表现和临床资料相结合。

（3）声像图显示的是某局部断面，对脏器和病灶整体的空间位置和构型很难在一幅图上清晰显示。三维超声技术可部分解决此问题。

（4）病变过小或声阻抗差不大，不引起反射，则难以在声像图上显示。

（5）超声检查结果的准确性与超声设备的性能以及检查人员的操作技术和经验有很大关系，为操作人员依赖性（operator-dependent）技术。

三、三维超声波成像技术

（一）静态结构三维超声波成像技术

1.信息采集

（1)机械驱动扫描检查　超声波扫描检查探头被固定在超声波扫描仪的机械臂末端上，由计算机内特定的扫描程序控制步进电动机带动探头做平行扫描检查、扇形扫描检查和旋转扫描检查。扫描检查时的运动轨迹是预先设计好的。

1)机械驱动扫描检查方法的优点：①计算机容易对所获取的二维图像进行空间定位；②信息处理与三维图像重建速度快；③重建的三维图像准确性较高。

2）机械驱动扫描检查方法的缺点：①机械装置体积较大、较重，且不易于探头匹配；②扫描检查时噪声较大；③扫描检查方式单一，信息采集部位难以确定，且扫描检查时间受到限制。

（2）自由扫描检查

1）声学定位扫描检查：将一个声发射装置安装在超声波探头上，并在检查床的上方安装多个声音接收装置，通过测量声传播中不同的时间延迟来估算出探头所处的空间位置。扫描检查不受限制，但空间定位的精确度较差。

2）磁场空间定位扫描检查：用磁场空间定位系统进行定位。电磁场发生器由计算机控制产生电磁波，并向空间发射形成电磁场。再在探头上安装一套空间位置感测器。在给患者进行超声波扫描检查时，计算机即可感测到探头的运动轨迹，再由探头的运动轨迹确定图像的空间位置。磁场空间定位扫描检查的优点在于：体积较小、重量较轻、操作灵活、采集信息方便等。

2.定量测量

直接利用三维超声波图像进行各种数据测量。

3.图像处理技术

（1）未知数值的推测：未知数值的推测是信息采集的逆过程，数字图像是离散场，只有少数位置的数值是已知的，而原始的场是连续的。在进行三维图像重建时，常常需要用已知任意一点位置的值来推测未知的值。

推测未知数值的方法很多，运算量和效果差异也比较大。最简单的方法是用最近邻的数值来推测未知数值，任意一点就用最近的一个采样点的值来替代。最常用的是线性（liner）推测法，假设相邻采样点之间的变化全是线性的，这种方法计算快、效果好。高次的多项式推测法，计算量较大，但效果不一定比线性好。

（2）高通滤波与低通滤波：三维图像的滤波与二维图像滤波是基本一致的，滤波又分为高通滤波和低通滤波。滤波器的种类也比较多，其中的非线性滤波器可以满足某些特殊要求，例如去除噪声、保持边缘细节等。

1）低通滤波：低通滤波被用于去除图像中的噪声；也被用于获取更大的图像，以便进行图像分析。

2）高通滤波：高通滤波被用于锐化图像或提取物体边缘。

（3）图像分割：在进行图像处理与分析时，常常需要将人体体素数据进行区域分割，把医师与技术员感兴趣的区域挑出来。在对人体体素数据进行区域分割时要求采用自动化分割的方法进行分割，并保证对图像进行正确分割。由于人体解剖结构的变化差异较大，因此，在进行图像分割时同时满足以上两项要求难度较大。为了同时满足以上两项要求，并保持图像分割的正确性，有时还需进行手工分割。但手工分割的速度太慢，影响了图像的处理速度。为了提高图像处理速度，在保证图像正确分割的情况下，应尽量进行自动分割操作。

图像分割的方法有：①阈值分割法：适用于同一物体内灰度较一致，或不同物体间灰度明显的情况；②种子限域生长分割法：适用于软组织的图像分割，因为软组织的密度差别不明显；③自动边缘检测分割法：用户只需提供曲线的起点和终点，计算机就可自动沿着检测到的物体边缘划分；④多参数分割法：用两种或两种以上的图像，在两个或两个以上参数构成的参数空间上指定物体的取值范围，就更容易进行对图像正确分割了；⑤数学形态学分割法：在用阈值分割法对物体进行初步分割后，再对其进行一些数学形态学操作，以按需要改变其连通性。

（4）重合处理：假如要利用不同设备采集的三维图像信息，或同一设备不同时间采集的三维图像信息进行三维图像重建时，由于两个图像中人体的空间位置可能不一致。在进行图像的三维重建之前，应首先对它们进行匹配。即进行变换，使一个图像经过变换后与另一个图像尽可能地进行物体的重合。

4.三维图像重建技术

（1）表面重建成像：以 CT 三维图像重建技术为例，简单介绍一下表面重建成像技术。通过确定兴趣区所要显示结构的实际密度所包含的最高和最低 CT 值，设定最高和最低阈值水平，然后标定兴趣区所要显示的结构，重建程序将根据代表该结构密度范围对所有邻近像素进行识别，将阈值范围内的连续性像素构筑成单个的三维结构模型，产生一个标记的成像源以显示用灰阶编码的表面显示图像。可以用多个 CT 阈值进行表面遮盖显示，并对不同 CT 值的结构用彩色显示。表面遮盖显示能极好地显示复杂结构，尤其是结构重叠区域的三维关系。但是这种以 CT 阈值为参数的图像处理，丢失了大量与 X 线衰减有关的信息，对设定阈值以外的像素不能显示，小的血管也难以显示，重度狭窄可表现为血管腔闭塞，血管壁钙化和管腔内造影不能区分，所以对狭窄的管径有可能显示不清，尤其是在只设定单一阈值水平时。

表面重建三维图像的步骤：首先，用采集到的密度数据信息进行图像的表面重建，即重建出三维物体表面；然后再进行表面再现。根据光照模型确定的算法给物体表面加阴影，投影在平面屏幕上。表面遮盖显示重建出的立体三维图像直观、真实感较好。

表面重建的目的在于求出三维物体的表面几何形状。计算机既可用大量的小片拼接来表示三维物体的表面几何形状，又可以用小立方体拼接来表示三维物体的表面几何形状，但表示的基本单元上都必须有法矢量。

表面重建数据之间采样间隔的大小有两种情况：假如采样间隔是基本相同的三维灰度图像，只需指定一对阈值就可分割出三维物体表面；假如采样间隔是较大的断层图像，为了得到效果较好的重建三维图像，应先在断层图像上分割感兴趣区，然后再对这些二维的感兴趣区进行基于形状的未知数值的推测，并将这些推测出的数值插入。

用表面重建成像法重建出的三维图像结果的好与坏，与图像的分割有关。图像分割得越好，重建的三维图像质量越高。假如采用阈值分割法对图像进行分割的话，则阈值对三维物体的尺寸影响较大。法矢量计算得是否准确对表面遮盖显示法的最终效果也有较大的影响。

表面重建成像的特点：①适应人的视觉习惯，立体形态的真实感效果较好，表面遮盖显示法特别适用于物体空间结构较复杂的情况；②该法使用的加速硬件造价要求不高，即在低价的加速硬件上就能实现复杂的人机交互操作；③容易进行定量测量和对三维物体操作；④在进行三维物体表面分割时，分割参数对结果影响较大，并且需要烦琐的人工操作；⑤部分容积效应对显示结果影响较大，细小的血管容易产生狭窄、堵塞状的伪像，误诊率较高；⑥伪像的真实感较强，应引起特别的重视；⑦结果图像不提供密度信息。

该重建法适用于含液性结构和被液体包绕的结构。

（2）透明成像：由于实质性器官在进行超声波扫描检查时为实质性均匀回声，重建出的三维图像无法观察到器官与组织的内部结构，采用透明成像技术，可以观察到器官的内部结构。

1）透明成像的方法：①最大回声模式：它可以显示沿每条声束上的最强回声之三维结构；②最小回声模式：它可以显示沿每条声束上的最低回声之三维结构；③X 线模式：它可以显示沿每条声束上的灰阶平均值，重建出与 X 线相类似的扫描检查图像。

2）透明成像的临床意义：①可以观察到器官内血管结构改变的立体形态；②可以观察到器官内组织结构或病变与血管结构的空间位置关系。

（3）多普勒血流三维成像技术：首先用超声波多普勒扫描仪采集血管成像信息，再利用计算机的三维重建特殊软件重建出器官血管的三维立体结构，用于了解器官的血液供应情况。

多普勒血流三维成像的临床意义：①了解移植器官的血流灌注情况，诊断有无排斥反应；②了解移植器官的血流灌注情况，诊断实质性器官有无梗死情况；③观察肿瘤滋养血管的三维结构，判断肿瘤的大小、形态和位置等情况。

5.图像的显示与储存

计算机将重建好的超声波三维图像显示在监视器上，或储存在计算机的硬盘上，或用激光打印机打印成图片供医师们诊断。可以从任意方向和任意角度对超声波三维图像进行显示与观察，也可以从任意方向和任意角度对超声波三维图像进行切割显示与观察器官和病灶的大小、形态、体积、内部结构等信息。

（二）动态结构三维超声波成像技术

1.信息采集

下面以心脏三维超声波检查为例，简单介绍一下动态结构三维超声波的信息采集方法。

（1）三维超声波扫描检查的窗口

1）经食管超声波扫描检查窗：将全平面经食管探头插入患者食管内进行超声波扫描检查。其优点为：消除了肋骨、肺、脂肪对超声波影像的影响，其图像质量最好。

2）经胸壁超声波扫描检查窗：经胸壁全平面超声波扫描检查探头，或扇形扫描探头。

（2）动态结构三维超声波成像信息的获取方法

1）经食管平行扫描检查方法：将探头插入食管，并将探头沿食管上下移动，以获取各个不同水平高度的系列二维横断图像，现已不再使用。

2）扇形扫描检查方法：首先将探头固定，然后在某一方向上变动扫描检查角度进行扇形扫描检查。

3）旋转扫描检查方法：首先将探头固定，然后由计算机检测系统控制探头操作柄上的步进电动机，使探头按设定的程序进行 180°的旋转，可得到系列夹角相等、轴心固定的二维图像。

（3）动态三维超声波的扫描检查方法：首先将探头固定在胸壁上，并将固定点作为轴心，然后顺时针将探头转动 180°，每隔 3°左右扫描一幅二维图像，计算机利用图像三维重建软件进行图像立体三维重建。在相同的扫描范围内，采集到的二维图像越多，重建出的三维图像质量越好。

2.定量测量

直接利用三维超声波图像进行各种数据测量。

3.图像处理技术

请参阅静态结构三维超声波成像技术的内容。

4.超声波血管三维图像的重建

在进行血管系统三维立体图像重建时，应选择一个能充分显示主动脉瓣的切面，分别从主动脉瓣上短轴、主动脉瓣下短轴及主动脉瓣长轴等不同角度对主动脉瓣进行重建，重建时仔细调节灰度阈值及透明度，以增强图像的实体感并减少伪影。详细内容请参阅静态结构三维超声波成像技术。

5.图像的显示与储存

计算机将重建好的超声波三维图像显示在监视器上，或储存在计算机的硬盘上，或用激光打印机打印成图片供医师们诊断。可以从任意方向和任意角度对超声波三维图像进行显示与观察，也可以从任意方向和任意角度对超声波三维图像进行切割显示与观察器官和病灶的大小、形态、体积、内部结构等信息。

（三）三维超声波成像的优缺点

1.三维超声波成像的优点

与二维超声波成像方法相比，三维超声波成像有以下的优点：①更清晰地观察人体各器官与病灶的形态、大小等指标；②更清晰地观察人体各器官、病灶与相邻解剖结构的关系；③可以从不同的角度观察病灶；④能够显示二维超声波不能显示的病灶；⑤可以观察到器官与病灶的全貌。

2.三维超声波成像的缺点

与二维超声波成像方法相比，三维超声波成像有以下的缺点：①三维图像的好与坏，受二维图像质量的影响；②图像质量受多种因素影响，影响三维图像质量的因素比二维多；③由于其具有操作较复杂、费用高、检查时间长等缺点，一时难以在较大范围内推广应用。

()

第二节　计算机层成像（CT）检查技术

一、CT 扫描机成像原理与软、硬件设备

（一）CT 扫描机的成像原理

CT 扫描机的成像过程为：X 线管发出 X 线→穿过人体→探测器采集数据→计算机进行数据处理→图像重建→输出图像。

X 线管发出的 X 线经准直器准直后成为一窄束 X 线，这一窄束 X 线对人体的某一特定层面从各个角度进行投射。透过人体的射线由探测器进行接收后进行光电模/数转换，将模拟信号转换成数字信号后，送到计算机进行数据处理，处理后的数据进行图像重建。重建的图像再经数/模转换器变成模拟信号，最后显示在监视器上，或传输给多幅照相机摄片和传输给光盘、磁盘等进行储存。

1.X 线产生

首先由操作人员在控制台上输入信息向计算机发出指令，计算机接受指令后，其中央处理器输出“产生 X 线”的指令。经单总线、缓冲寄存器、X 线产生电路，送到产生 X 线高压电路。高压发生器收到该信号以后产生高压加在 X 线管的两端，这一高电压使 X 线管产生 X 线。

当计算机的中央处理器发出“X 线停止”的指令后，该信号经单总线、X 线停止指令电路传送给高压初级电路。高压初级电路在收到停止发送 X 线的指令以后，切断高压，X 线管停止发出 X 线。

2.数据采集

CT 扫描机在进行扫描时，分布均匀的一束 X 线穿过人体时，由于人体各个部位、组织、器官之间厚度、密度的差异很大，使得 X 线的衰减不一致。这种 X 线衰减不一致就代表了人体被扫描部位其内部结构的信息，该信息是人眼看不见的“X 线图像”信息。该信息由探测器接收，并被输送到计算机进行处理。

3.数据处理

探测器接受的“X 线图像”信息被转换成与 X 线量成正比的电流，该电流被称为模拟信号。这些模拟信号经过模/数转换器转换成数字信号，成为数字数据。为获得较准确的重建图像数据，在进行图像重建之前，用计算机对这些数据进行处理，处理方法如下：

（1）减除空气值和零点漂移值：由于探测器在电子电平上工作，此工作环境为非真空状态，它必然存在一定的空气值，需将此值扣除。在数据收集和转换时，探测器常常发生零点漂移，为得到准确的重建图像数据，需将此零点漂移值加以校正。

（2）线性化：对 X 线束硬化效应进行校正，称为线性化。穿过扫描部位的 X 线应尽量接近单色射线，以减少硬化效应的影响，但实际上线束硬化效应仍然存在。

（3）X 线束硬化效应：X 线束硬化效应是指低能 X 线比高能 X 线衰减快的现象。在连续不断的 X 线穿过人体各个扫描部位时，X 线在同一密度和厚度的扫描部位中，X 线的衰减与扫描部位的厚度成正比。即当扫描部位的厚度增加时 X 线的衰减也增加。由于低能 X 线比高能 X 线的衰减大，因此，低能 X 线很快被衰减掉。由于存在着 X 线束硬化效应现象，因此，在 X 线穿过人体某一均匀的部位后 X 线吸收曲线接近高能，使人体该部位的实际厚度变薄用事先制定好的相应校正曲线表，由模/数转换器对 X 线束硬化效应进行校正，并且对每一个探测器。应将该校正用线性表编写成文件储存在数据库中。

（4）正常化：正常化是指对扫描数据的总和进行检验和校正。在对人体同等密度的部位进行 CT 扫描时，每条 X 线或一束 X 线在同一次扫描中，环绕人体被扫描部位在不同方向上进行扫描，所采集到的数据经内插的总和应相等。

4.图像重建

（1）数据的传输与处理：采集到的信息被转变成数字数据之后，按序被输送到模/数微处理器。并在模/数微处理中进行减除空气和零点漂移值、线性化和正常化处理。处理后的数字数据经存储器被送到摺积器中，用重建滤波器对数字数据进行摺积处理。摺积后的数字数据经存储器被送入反投影器，并在其中进行反投影计算。反投影后的数字数据被填入事先设置在存储器内的矩阵像素中，并利用该数字数据形成人体该部位的CT扫描数字图像。

（2）显示图像：经跟踪器、窗位和窗宽对数字图像进行控制后，使要显示的部位显示得更加清晰，它们可被记录在磁带或磁盘上，还可用激光型多幅照相机摄片。数字图像由显示控制器将其转变成模拟图像，即所有的像素都被转变成为电流，并将其显示在视频监视器上，或用多幅照相机把视频监视器上的图像摄片，供医师诊断。

（二）CT 常用概念与术语

1.常用概念

（1）密度分辨率：又被称为对比度分辨率，即能分辨组织结构密度差的能力。在背景与细节之间对比度较低时，将细节从背景中鉴别出来的能力称为密度分辨率。CT扫描机的密度分辨率大多数都在0.3%~2%/cm范围之内。密度分辨率受到以下因素的影响：①像素噪声，该因素是主要影响因素；②物体的大小；③物体的对比度；④系统的MTF等。

密度分辨率用像素噪声的标准偏差表示。像素噪声是匀质水模在限定范围内CT值的标准偏差，它是在匀质CT扫描断面图像中像素点与点之间CT值的随机波动和它的平均值离散的测量。固有噪声只能在没有伪影的图像中进行测量。

（2）空间分辨率：在高对比度的情况下，鉴别物体大小及微细结构的能力，即显示较小体积病变的能力，它是由X线管焦点与像素的尺寸决定。

CT的空间分辨率有一定的极限，不可能被无限地提高，限制它的因素有：①颗粒度的大小；②探测器孔径的大小和相互间的距离；③采样频率；④重建算法和重建矩阵及显示像素的大小；⑤扫描设备的精度及X线管焦点的大小等。常采用增加探测器数目和提高采样频率的办法提高空间分辨率。

（3）部分容积效应又称局部容积效应。进行CT扫描时，其每一个层面都具有一定的厚度。在这个立方体内，很有可能出现密度差异，或呈斜面，这就导致了局部密度与CT值不符的现象。在CT扫描显示图像上出现异常，此种情况被称之为部分容积效应。为了提高CT扫描图像的质量应采用薄切层和密行矩阵以重建显示图像，有的情况下还应采用适当的切层部分重叠扫描，以减少部分容积效应对CT扫描图像的影响。

（4）CT值：人体组织对X线的局部衰减特性在CT检查中被用于离散成像，而在常规X线摄片时，它被重叠在X线片上。

人体组织对X线的局部衰减特性，是在X线与物质若干相互作用过程中形成的。这一过程中的每一种过程都有其自身的发生概率，概率也是辐射能量的函数。X线管所产生的X线是由全能谱所组成，并被称为线衰减系数U。组织的衰减性质是一个复杂的函数，按辐射情况的不同可有不同的值。

在X线穿过某物质时，由于它的能量与物质的原子相互作用而减弱，X线减弱的程度与物质的厚度、物质成分、吸收系数有关，并且按指数规律衰减。

物质的线性吸收系数与X线的能量、物质的原子系数、密度有关，当物质的厚度增加时U也增加，同时X射线衰减也就越大。

人体是由多种物质组成，在进行CT扫描时，所有所测射线的路径都是由骨骼、肌肉、脂肪、空气等不同的物质组成。因而，出现不同的U，它们都对这一测量起作用。X线强度由所有U的总和来决定。U在一般情况下是连续变化的，这个总和常表示为一个积分值，即线积分。它是沿所测射线路径上U的线积分，将这种取衰减因素I。/I的自然对数所得到的线积分值称为U值，或CT值。

X射线能T与衰减系数U之间的关系是：能量越低，U值越大，U值随着能量增加而减小。

由于X线光谱中的低能X线比高能X线更容易被过滤掉，当X线束通过某组织时，低能的X线比高能的X线的衰减大。组织的有效线吸收系数U在X线束穿过患者身体时，随着距离的增加而减少。为了避免该效应对CT图像产生不均匀性影响，必需对其进行校正。

X线束硬化的校正方法：即把某U值当成是从单一能量的X线扫描中获得的。为使校正简单化，应采用73keV的能量进行扫描。

在医学上，Hounsfield将空气至致密骨之间的X线线性衰减系数的变化分成2000个单位，并被命名为H，即以H为CT值的单位，作为表达组织密度的统一单位。CT值的计算方法：将被检体的吸收系数U与水的吸收系数U作为比值进行计算，并以空气和致密骨的吸收系数分别作为上下限进行分度。

空气的吸收系数U为0.0013，接近于0；水的吸收系数U为1；致密骨的吸收系数U为1.9~2.0，近于2。按CT值的计算公式得出水的CT值为OH，空气的CT值为-1000H，骨密质的CT值为1000H。人体所有组织的CT值有2000个分度，骨最大，其CT值为+1000H，空气最低，其CT值为-1000H。

人体各组织的CT值从高到低依次为：骨密质为1000H；钙质为60H；凝血为40H；脑灰质为36H；脑白质为24H；血液为16H；水为0；脂肪为-100；气体为-1000H。

线衰减系数大的组织密度和原子序数高，CT值也大；反之，CT值就小。根据CT值图像重建所求出的CT值和被检断层面各部位应有的CT值的对比，对CT图像诊断有很大的帮助。

（5）CT扫描图像的重建方法：将人体各部位扫描时所采集到的数据，在检测中被转换成电信号以后被送到计算机。经过计算机对这些数据进行一系列处理后，重建成图像，并将其显示在监视器上。图像重建的速度与计算机的功能有关。重建的方法有几种，但原理是相同的，下面介绍三种CT图像的重建方法：

1）直接反投影法：将测量得到的各个方向上对物体剖面的投影在反方向上投影，再组成该物体的剖面图像。

2）迭代法：将近似重建图像的投影同实测的剖面进行比较，再将比较得到的差值反投到图像上，每次反投影后可得到一幅新的近似图像。将所有的投影方向都作上述处理，一次迭代就完成了，并将前一次迭代的结果作为下一次迭代的初始值，连续进行，直到结果非常准确为止。

迭代重建技术有三种方法：联立迭代重建法、代数重建法和迭代最小二乘法。

3）解析法：该方法是目前 CT 图像重建技术中应用最多的一种方法，它是基于傅里叶变换投影定理上的，其主要方法有：①二维傅里叶变换重建法；②空间滤波反投影法；③摺积反投影法。其特点为：①不需进行傅里叶变换；②速度快；③图像质量好；④变换简单。

（6）常见伪影

1）运动条纹伪影：CT 扫描时，由于患者地点头运动、侧向运动、屏不住气、吞咽动作、心脏跳动、肠蠕动等，可造成 X 线从一次检测到另一次检测的不一致性，这些都有可能产生粗细不等的、黑白相间的条状伪影。

2）交叠混淆伪影：假定在被照射体内出现高于采样频率的空间频率而产生的。

3）杯状与角度伪影：杯状伪影是在 X 线穿过人体时，假定 X 线束能量保持不变而产生的。当投影曲线作等角分布时产生角度伪影。

4）模糊伪影与帽状伪影：当图像重建中心与 CT 扫描旋转中心重合时产生模糊伪影。当患者处于扫描域内时，会产生截止边缘处的强帽状伪影。

5）环状伪影：大多数是由于探测器的灵敏度不一致、采样系统故障等造成的。常常出现在图像的高对比度区，并可向低对比度区扩散，影响图像的诊断价值。

产生伪影的原因很多，机器故障造成的伪影可通过修理和校正加以解决。CT 正常运转时也会产生伪影，如运动伪影、高密度界面伪影等，在工作中应尽量避免和减少伪影。

（7）图像灰阶：在黑白图像上的每一个点都表现出从黑到白不同深度的灰色。将白色与黑色之间分成许多级，称为“灰度等级”。其灰度信号的等级差别被称为灰阶。灰阶有 16 个刻度，每一刻度内有 4 级连续变化的灰度，共有 64 个连续的不同灰度等级。CT 扫描图像是将重建后矩阵中每个像素的 CT 值转换成相应的不同明暗度的信号，并将其显示在图像上或显示器上。图像或显示器所显示的明暗度信号的等级差别称为灰阶，它是根据人的视觉所设定的最大等级范围。

（8）噪声与信噪比：噪声是指各种频率和各种强度的声音，无规律地组合在一起所形成的。而在电路中的噪声是指由于电子持续或冲击性的杂乱运动在电路中形成频率范围相当宽的杂波。在 X 线数字成像中将噪声定义为：影像上看到的亮度中随机出现的波动。

信噪比是信号与噪声之比的简称。实际信号中大多包含有两种成分：信号和噪声。有信号就有噪声，噪声是无处不在的。信号噪声比是用来表示有用信号强度与噪声之比的一个参数。该值越大，噪声的影响愈小，信息传递质量越好。信噪比是评估灵敏电子设备的一项重要技术指标。

（9）滤波函数：是一种数学计算程序，常被用于图像重建。它的计算方法有：①反投影法；②分析法-傅里叶反演法；③滤波反投影法；④卷积投影法；⑤二维傅里叶变换法等。各种成像设备所采用的计算程序也各不相同。前四种重建算法在 CT 扫描机和 MRI 中常用，二维傅里叶变换图像重建法仅在 MRI 中使用。各种算法所得到的图像效果也有较大差别。例如 CT 扫描机，为了满足诊断的需要，重建算法常采用以下三种算法，即高分辨率算法、标准算法和软组织算法。高分辨率算法可突出轮廓，它在图像重建时可提高对比度和空间分辨率，但增加了图像噪声。软组织算法是一种使图像边缘平滑、柔和的算法。虽然图像的对比度下降，但可减少图像噪声，提高密度分辨率，软组织层次分明。标准算法是不采取附加平滑和突出轮廓的措施。

2.常用术语

（1）CT 值标度：在 Hounsfield 标度中，将空气与水衰减的 CT 值作为标度，空气的 CT 值为-1000，水的 CT 值为 0。

（2）探测器孔径：是探测器阵列面向 X 线方向孔径的大小。

（3）双窗技术：例如在观察一幅胸部 CT 扫描图像时，由于图像中的密度相差很大，要想同时看清低密度组织和高密度组织，需采用双窗技术，即肺窗和纵隔窗。

（4）窗口技术（window technology）：用合适的窗宽和窗位将病变部位显示出来，它是分析数字化图像的重要方法。

（5）窗宽和窗位（window width or window level）：窗宽是指显所信号强度值的范围。窗位是指图像显示过程中代表图像灰阶的中心位置。

（6）阵列处理机：部分软件指令已被“硬件”化的计算机，它能快速重建计算与数据处理。

（7）算法：图像重建时，解决某数学问题的程序。

（8）反投影：是图像合成的一种方法，在某个方向上用投影一个横断图像的剖面来重建图像，它的方向正好与测量该剖面的方向相反。

（9）摺积：用权函数对原始数据进行处理，是数学图像处理方法的一种。

（10）扇形角：产生透射量信号的检测器阵列所对的角度，它的顶点在 X 线管焦点上。

（11）模型：它被用以代替被检查的患者，是用来测量 CT 扫描机响应的物体或模具，也是用以测量 CT 扫描机图像质量的工具。

（12）扫描：执行至少重建一幅图像的透射测量所需要的整套机械运动。

（13）扫描时间：X 线穿透辐射从开始到结束所经历的时间。该穿透辐射至少要保证重建一幅图像的透射测量。

（14）矩阵（matrix）：将计算机所计算的人体横断面每一个点的 X 线吸收系数按数学上的矩阵进行排列，并形成分布图。在相同的采样范围内，像素点多少与矩阵大小成正比，即矩阵越大，像素点就越多，同时图像质量也就越高。但是，矩阵越大，计算机的工作量就越大，存储器容量也要相应增大，患者受到的 X 线辐射剂量也就越大。

（15）采集矩阵（acquistion matrix）：每幅图像所含像素的量。

（16）显示矩阵（display matrix）：显示在监视器上的图像像素的量。为确保显示图像的质量，显示矩阵通常应等于或大于采集矩阵。

（17）像素与像体素（pixel or voxel）：像素是组成图像矩阵的基本单元。图像实际是代表含有人体某一部位一定厚度的三维空间的体积单元，通常被称为像体素。像体素是一个三维的概念，而像素是一个二维概念。像素是像体素在成像时的表现。

（18）原始数据与显示数据（raw data or display data）：原始数据是指由探测器接收到的，再经放大，最后由模/数转换后所得到的数据。显示数据是指构成某层面图像的数据。

（19）采集时间（acquistion time）：是指获取一幅图像所需要的时间。

（20）重建（reconstruction）：将扫描所获得的原始信息，经检测器被变成电信号，再经计算机的运算与处理后，得到显示数据的过程被称之为重建。

（21）重建时间（reconstruction time）：是指将原始数据重建成显示数据矩阵所需要的时间。重建时间与重建矩阵的大小成正比，即重建矩阵越大所需的重建时间就越长。同时还与运算速度和内存容量有关，即运算速度越快，重建的时间就越短；内存容量大，重建时间就短。

（22）比特（bit）：是一种信息量单位。在数字通讯中，用被称为“码元”或“位”的符号来表示信息。在二进制中，1 比特代表一位码元所包含的信息量。

（23）亮度响应（brightness respond）：换能器能将光能转换为电流，此种转换功能被称之为光能-电流换能器的亮度响应。

（24）动态范围（dynamic range）：光电转换器亮度响应既不是从 0 水平开始，也不会持续至无限大。动态范围是指有用的最大亮度与有用的最小亮度值之比。

（25）观察视野（F0V）：拟进行 CT 扫描的选定区域。

（26）模/数转换（A/DC）：将模拟信号转换成数字信号。也就是将连续的模拟信号分解成分离的数字信息，并分别被赋予相应的数字量级，这一过程被称之为模/数转换，该转换过程在模/数转换器上进行。

（27）数/模转换（D/AC）：将数字信号转换成模拟信号，它是模/数转换的逆转。二进制数字影像被转变为模拟影像以后，即形成可在电视屏幕上显示的视频影像。数/模转换的过程需在数/模转换器上完成。

（28）硬件（hardware）：指成像设备的机械部件、计算机与电子部分的元件。

（29）软件（software）：由计算机语言写成，并能被计算机识别的一系列数字，是控制计算机运算的程序。它主要包括计算机的管理程序、数据获取程序、数据处理程序和显示程序等等。

（三）CT 扫描机的硬件设备与应用软件

1.常用硬件设备

（1）扫描机架：扫描机架起支承 X 线管、探测器、探测器电子线路、准直器的作用。同时它还具有运动功能，一般采用三点支撑大圆盘作间歇的圆周等分运动。CT 扫描机扫描时，在驱动马达、变速箱、涡轮-蜗杆的带动或传动后，框架做旋转运动。扫描机架还可根据需要被打成±120°或±25°的倾斜角。

（2）X 线管：现在生产的 CT 扫描机多采用旋转阳极 X 线管，此种 X 线管可达到扫描时间短（l~5s），满足连续扫描时热容量大的要求，同时还要求做到发出的 X 线不随旋转阳极靶摆动。现在生产的 CT 扫描机还具有双轴承、靶盘直径大（120mm）、金属管壳陶瓷绝缘、油循环冷却等特点。在安装时应将旋转阳极 X 线管的长轴与探测器垂直。

旋转阳极 X 线管主要被用在扇束旋转扫描机中。由于其扫描时间短，要求管电流在 100~600mA。旋转阳极 X 线管有两种：连续发射和脉冲发射。焦点为 1mm，高速旋转阳极的 X 线管焦点更小。

为了提高 X 线管热容量，X 线管多采用了飞焦点，其 X 线管的阴极有两组灯丝，X

线管曝光时交替使用。由于螺旋CT采用了双动态焦点，从而使探测器获得的信息量增加了一倍，这极大地改善和提高了图像的空间分辨率。采用大功率X线管，其阳极热容量可达到MHV，管电流可达400mA，这保证了CT扫描机的长时间扫描。

（3）X线高压发生器：为保证CT扫描机对高压稳定性的要求，所有高压发生器都应采用高精度的反馈稳压措施。高压发生器有连续式和脉冲式两种。

1）连续X线高压发生器：在CT扫描机扫描一个断层面期间，高压发生器不间断地产生高压，并将此高压输送给X线管，使其连续产生X线。

2）脉冲式X线发生器：CT扫描机上应用的脉冲式X线高压产生形式有三种：①高压开关电路控制式；②栅控式；③低压控制式。

（4）准直器：准直器位于X线管的前方，其作用为：①减少散射线的干扰；②决定扫描层厚；③减少患者的X线辐射剂量；④提高图像质量等。它的结构较为简单，但精确度要求较高。

用在CT扫描机上的准直器有两种：①X线管侧准直器；②探测器侧准直器。

（5）滤过器：滤过器由低原子序数的物质组成，其功能是吸收低能量X线，减少散射线和降低患者受到X线辐射剂量。滤过后的X线束变成能量分布较为均匀的硬线束。

（6）探测器：探测器是用来探测X线的辐射强度，并将其转为可记录的电信号的装置。在CT扫描机配置的探测器有两种类型：①收集电离电荷的探测器：它收集电离后所产生的电子和离子，并记录下它们所产生的电压信号。该类型探测器又被分为气体探测器和固体探测器。气体探测器的种类有电离室、正比计数器和盖革计数器等。固体探测器主要为半导体探测器。②收集荧光的射线探测器-闪烁探测器：用光电倍增管收集射线通过某些发光材料时所激发的荧光，经放大转变为电信号并进行接收的装置。

探测器应具备以下一些功能：①对X线具有较好的吸收能力；②对大范围的X线强度具有良好的反应能力与均匀性；③残光较少，并且恢复常态的时间短；④工作性能稳定，具有较好的再现性，使用寿命长；⑤为了减少对X射线的不感应区，应尽量减少检测器间的空隙；⑥容积小，灵敏度高。在较少X线照射情况下，可获得足够大的信息强度。下面简单介绍两种探测器。

1）闪烁晶体探测器：用X线光子对某些物质进行照射后，使这些物质产生短暂的荧光脉冲，这种荧光脉冲被称之为“闪烁”。可产生闪烁的物质被称为闪烁体。闪烁体有一定的容积和较好的透明度，由于其原子排列像晶体那样，因此又被称为闪烁晶体。

现在生产的CT扫描机大多采用氟化钙（铕）晶体和锗酸祕晶体。这两种晶体被X线光子照射后，晶体的原子被激发或发生电离，在其恢复到基态时产生与X线量成正比的闪烁性可见光。此种光线经光电倍增管放大，由X线光子转变成电子流，然后再经模/数转换器转换后输入计算机。晶体中常加入微量如铊的物质，用以增光或减少余晖的激活物质。

2）充氙气电离室探测器：氙气或氪气为惰性气体，由于它们化学性能稳定，目前，CT扫描机上用的气体探测器多采用这两种气体。它们几乎完全吸收CT扫描机上所有的X线波长范围内的X线。将被吸收后的X线转换成成对的光电离子，它们被收集电极后，产生与入射X线强度成正比的电流。增加气体压力可提高此类探测器的灵敏度。

电离室为充有一定压力气体的密封容器，在容器内有一根金属丝或金属棒，它们被作为电离室的正极，而容器的壁作为负极。在两极间加上工作电压后，两极间形成电场。当X线光子射入时，气体被电离后产生正、负离子对，这些离子对在电场的作用下向正、负极移动形成电流，同时也产生了相应的电压信号。将充有惰性气体的电离室排列成扇形阵列，这就形成了CT扫描机上使用的气体探测器。

气体探测器转换率较低，但其余辉和稳定性都优于闪烁晶体探测器。由于螺旋CT等采用了双排或多排探测器，使一次扫描可获得2幅或多幅CT扫描图像。

（7）模/数转换器：常用的模/数转换器有两种：①逐次逼近式模/数转换器；②双积分式模/数转换器。模/数转换的步骤如下：将需转换的模拟信号与推测信号进行比较，如果推测信号大于输入信号，那么推测信号就应该减小。如果推测信号小于输入信号，那么就应该增大该推测信号。这样一来使模拟输入信号与推测信号接近。推测信号在数/模转换器中得到，当推测信号与模拟输入信号两者相等时，向数/模转换器输入的数字为对应的模拟输入的数字。

计算机只接受数字信号并进行运算，输出的结果也是数字信号。在系统的实际运转中会遇到大量连续变化的物理量，此种物理量被称为模拟量。要将模拟量输入计算机，首先要对模拟量进行数字化的转换，转换后计算机才能接受。数字信号被计算机处理后，还必须对计算机输出的数字信号进行转换，将数字信号转变成模拟信号，这种模拟信号才能用于控制。模/数转换器（在前面已做介绍）和数/模转换器是将计算机控制系统与外界联系的重要部件。

（8）磁盘机和光盘：磁盘机有软磁盘机和硬磁盘机两种，用于储存图像、储存系统操作软件和故障诊断软件。CT扫描后，采集的扫描原始数据先储存在磁盘内的缓冲区，待全部扫描完成后，将经重建处理后的图像储存到磁盘的图像储存区。磁盘还起着从磁带或光盘存取图像的中介作用。

目前生产的CT扫描机多采用光盘存储，光盘有只读和可读写两种，5.25英寸大小。只读光盘的表面有一层激光染料，数据写入时在激光的作用下熔化，并形成不可修复的数据层。激光头在读取时，将表面凹凸不平的小坑转成计算机可识别的数据，并显示在监视器上或复制在磁盘上。

（9）控制台：CT扫描机控制台的主要作用是用以控制CT扫描机对患者进行CT扫描检查，同时还兼有输入扫描参数、显示和储存图像；系统故障的诊断等功能。下面简单介绍三个主要部分的构成：

1）视频显示系统：由字符显示器、调节器、视频控制器、视频接口和键盘等组成。该系统具有人机对话、控制图像操作、输入和修改病人数据；产生和输送至视频系统的视频信号；传送视频系统和显示系统处理器之间的数据和指令等功能。

2）电视组件系统：由存储器及其控制、输入输出、模/数转换、模拟显示、字符产生和选择、窗口处理和控制等组成。该系统具有以下功能：①储存和显示图像；②窗口技术处理；③实现示踪等。

3）软盘系统：该系统被安装在操作台上，用以储存和提取图像信息，也可进行故障的诊断。

（10）检查床：它的功能是将患者送进扫描机架内，并将患者的被检部位正确地固定在x线可扫描到的位置上。为了完成此项任务，应在机架内安装可射出细长光的投光器，在其外部安装定位投光器。大多数 CT 扫描机都具有自动把患者送到 X 线束下的功能。

检查床或机架可提供患者进行轴位 CT 扫描，同时还具有倾斜各种不同角度进行 CT 扫描的功能。例如，在进行头部 CT 扫描时，可以进行和听眦线成某角度的扫描。

检查床大多还配有特制的担架，它可直接将患者送上检查台，不必再搬动患者，特别方便那些不宜搬运的患者。检查床还可作左右运动，此功能应用于和身体横轴成斜角的脏器 CT 扫描，移动的绝对误差不允许超过±0.2mm。

（11）成像设备激光打印机又称激光型多幅照相机或称数字摄影机。激光打印机的作用是将影像信息传递给胶片，并使其成像。

激光打印机上采用两种激光器：①红外二极管激光器；②氦氖激光器。

激光打印机采用激光束扫描，以数字方式成像。既将每一个像素的灰度值输入激光摄影机的存储器中，并控制每个像素曝光，在胶片上成像；也可以将视频信号传给它，但必须将视频信号经模/数转换器转换为数字信号以后，再输入到激光打印机的存储器内。

激光打印机的光源为激光束，激光束经过发散透镜系统，将激光束投射到沿 X 轴方向上转动的多角光镜或电流计镜上折射，折射后的激光束再经聚焦透镜打印在胶片上。在打印机打印的同时，胶片在电动机带动下，沿 Y 轴方向向前移动，最后完成整个打印过程。用调节器调节激光束的强度，调节器被数字信号控制。

氦氖激光器产生的激光波长为 633nm；红外二极管激光器产生的激光波长为 670~830nm。前者性能稳定，但使用寿命比后者短。红外二极管激光器是电注入，调制速率高，体积小，寿命长，使用方便等特点。按胶片处理方法，将激光打印机分为“湿”式打印机和“干”式打印机。

激光打印机中的激光束具有聚集性好、有方向性、反应迅速（在毫秒级上）等特点。由于激光束直接投射在胶片上，它还具有防伪影，分辨率高，成像效果好等特点。激光打印机配有硬磁盘，可同时进行图像存储和打印，还可对急需的图像进行打印。具有多样化的图像幅式可供选择，也可自编幅式程序，还可直接打印 35mm 幻灯片。输入存储器内的图像数据；可重新排列后进行打印；也可将其清除；可对任何图像进行拷贝；打印张数可任意选择。

在激光打印机上配备标准测试灰阶图样及密度读出仪等设备后，可对图像进行密度监测，并自动校准，自动调节打印机和冲洗机的参数，以确保 CT 扫描图像的质量。可将 CT、MKI、DSA、CR、DR、数字胃肠等多种影像设备的图像数据输入，做到一机多配置，效率高；还可联机并网等。

（12）诊断台：由计算机、磁盘机、磁带机、图像显示、照相、操作台等设备组成诊断台。诊断台通过数据链与 CT 扫描系统的计算机进行连接，并在它们之间进行数据交流。

（13）其他设备：如拷贝机可将 CT 图像影印在静电纸上或白纸上，供医师诊断用或传输等。

2.应用软件

CT 扫描机除了配备计算机的硬件以外，还需配备各种应用软件才能使其正常运作。扫 CT 描机中软件最重要的功能是将探测器采集到的信号进行图像重建。随着计算机技术的不断发展和提高，CT 扫描机的应用软件越来越多，自动化程度也越来越高，操作也越来越简便。CT 扫描机应用软件常用软盘或光盘保存，随时可安装在硬磁盘、外存储器中，或调到主机内存使用。CT 扫描机的应用软件有基本功能软件和特殊功能软件两大类。

（1）执行基本功能的应用软件：该软件是各种 CT 扫描机都应具备的功能软件，它们的功能有：①扫描功能；②诊断功能；③摄片和图像储存功能；④图像处理功能；⑤故障诊断功能等。它们都由主控计算机控制，并以一个管理程序为核心，调度如预校正、平片扫描、轴位扫描、图像处理、故障诊断、外设传送等互相独立的软件。医技人员用键盘和监视器与计算机进行沟通，计算机在接到人的指令后，启动各种相关程序，并完成各种操作，最后将结果显示在监视器上。

（2）执行特殊功能的应用软件：执行特殊功能的应用软件的种类越来越多，而且在不断增加。它们的发展与进步，也使 CT 扫描方式得到了飞速的发展。特殊功能的应用软件有：①动态扫描；②快速连续扫描；③定位扫描；④目标扫描；⑤平滑过滤；⑥三维图像重建；⑦高分辨率 CT 扫描；⑧骨密度测定；⑨氙气增强 CT 扫描等。

（四）CT 扫描机的技术指标与参数

1.扫描时间、重建时间与扫描周期时间

（1）扫描时间：在患者进行 CT 扫描时应尽量缩短扫描时间，除提高效率外，还可减少因患者运动所造成的伪影。在可能的情况下，应尽量选择时间较短的 CT 扫描程序。

（2）重建时间：重建时间是指阵列处理机将采集的数据重建成显示数据矩阵所需要的时间。重建时间短可以及时地对不满意的图像进行修正或补充扫描。重建时间与重建的矩阵、运算速度、内存容量等有关，矩阵越大所需重建时间就越长。

（3）扫描周期时间：从某一层面扫描开始，经重建、显示，到摄片完毕，这一整个过程所花费的时间称扫描周期时间。由于目前 CT 扫描机中的计算机都有并行处理功能，即在第 1 层面扫描后重建时，第 2 层面的扫描就开始了，这使得 CT 扫描周期时间大为缩短。

2.扫描方法

CT 扫描机的扫描方法有：①旋转；②低压滑环；③低压滑环螺旋扫描；④高压滑环螺旋扫描；⑤球管旋转，探测器固定；⑥低压滑环，探测器固定等方式。

3.有效视野与机架孔径

各种 CT 扫描机的有效视野差异很大，有的只配有一个有效视野，有的配有几个有效视野。有效视野有 18cm、24cm、30cm、40cm、50cm 等。

机架孔径越大越好，它与机架的倾角有关，大多数 CT 扫描机的机架孔径在 600~720mm。

4.断层厚度、重建矩阵与显示矩阵

断层厚度多在 1~10mm，CT 扫描机内常常设定几组数值供操作人员选择。

图像的分辨率与矩阵的大小有关，其规格有 256×256、340×340、512×512、768×768、1024×1024 不等。

为了提高图像质量，在 CT 扫描机器内，显示矩阵应略大于重建矩阵。

5.硬磁盘容量与高对比分辨率

磁盘容量决定着图像数据的储存量，大多在 100 到数百个兆比特之间。

高对比分辨率代表 CT 扫描机在高对比情况下，对物体空间大小的鉴别能力。高对比分辨有线对/cm（LP/cm）和线径（mm）两种表示方式。

6.探测器数目

探测器的数目越多越好，拥有较多探测器的 CT 扫描机，其扫描时间较短，采集到的数据也多，图像的质量较高。目前，一些厂家已生产出了多排探测器 CT 扫描机，此种 CT 扫描机探测器的数量成倍地增加。

7.X 线管的热容量与焦点

当 X 线管的热容量大时，其承受的工作电流也大，工作时间也长。因此，CT 扫描机 X 线管的热容量越大越好。

在 CT 扫描成像时，其焦点越小图像质量越高。CT 扫描机配备的 X 线管有单焦点和双焦点两种。

二、螺旋 CT 扫描原理与应用

（一）原理

普通 CT 扫描机 X 线管的供电及信号的传递是由电缆完成，在进行每一层面扫描时，需要带着电缆周而复始地进行运动，而且需要急加速、急减速和停止，易缠绕并且影响扫描速度的提高，每两层扫描之间需耽搁 5~10s。为解决这一问题，近年来，CT 扫描机架旋转过程中去掉了电缆，采用了高度可靠的铜制滑环和导电的碳刷，通过碳刷和滑环的接触导电，得以使机架能做单向的连续旋转。通过滑环供电系统，扫描时 CT 的心脏部件圆滑地沿着一个方向平稳地转动，减轻了转动系统的额外负担，使 CT 扫描机能够进行稳定和快速的扫描。螺旋 CT 扫描时，X 线管和探测器连续进行 360°旋转并产生 X 线，同时，检查床也在纵方向上进行连续匀速移动，在短时间内对人体进行大范围的扫描，即大容量扫描，并获得容积扫描数据，被扫描区域 X 线束运行的轨迹呈螺旋形，因此，称其为螺旋 CT 扫描技术。

螺旋扫描方式不再是对人体的某一层面采集数据，而是围绕人体的一段容积螺旋式地采集数据，常规 CT 扫描与螺旋扫描方式的本质区别在于前者得到的是二维信息，后者得到的是三维信息。所以螺旋扫描方式又被称为容积扫描。

滑环的方式根据传递给 X 线产生部分电压的高低，可分为高压滑环和低压滑环。高压滑环通过滑环传递给产生 X 线的电压达上万伏，而低压滑环通过滑环传递给 X 线发生器的电压为数百伏。高压滑环易发生高压放电，导致高压噪声，影响数据采集系统并影响图像质量。低压滑环的 X 线发生器须装入扫描机架内，要求容积小、大功率的高频发生器，大多数螺旋 CT 扫描机都采用低压滑环。

螺旋 CT 进行扫描时重新安排投影数据在 180°完成内插运算，以缩小每个图像螺旋扫描的范围，避免了平均容积伪影的影像。由于图像数据是从 360°的螺旋扫描层面任一部分所获得，要想得到高精度的横断面图像就需要使用内插运算技术。该技术最简单的方法是相邻螺旋圈间螺旋投影数据的线性内插处理，避免了平均容积伪影的影像，并因采用了 180°内插处理，限制了 X 线管功率，这大大减少了图像噪声。大容量扫描的特长是以扫描装置每转动一次的检查移动量与连续 CT 扫描时间之积来决定扫描范围。

螺旋 CT 扫描机除必须采用滑环技术以外，还须采用一个热容量大、散热快的 X 线管；为使大量的图像处理工作能迅速进行和完成，必须配备高速的计算机系统等；由于原始扫描数据较多，还需要配置一个大容量的硬盘以适应大量储存的需要。随着硬件的不断进步和完善，螺旋 CT 扫描机一次扫描可完成多个扫描的区段，在扫描的间隙可允许患者做短暂的呼吸。这些改进适应了临床诊断工作的需要，使螺旋 CT 扫描机的适应证进一步扩大。

（二）螺旋 CT 扫描技术

螺距的定义是床速和层厚的比值。该比值是机架旋转一周床运动的这段时间内运动和层面曝光的百分比。它是一个无量的单位，并可由 T 式表示：

螺距（P）=S（mm/s）/W（mm）

式中 S 是床运动的速度，W 是层厚的宽度。螺旋 CT 扫描螺距等于零时与常规 CT 相同，通过患者的曝光层面在各投影角也相同。螺距等于 0.5 时，层厚数据的获取，一般采用 2 周机架的旋转及扫描。在螺距等于 1.0 时，层厚的数据采用机架旋转 1 周的扫描。在螺距等于 2.0 时，层厚的数据只得到机架旋转半周的扫描。增加螺距可使探测器接收的射线量减少，但图像的质量下降。在螺旋 CT 扫描中，床运行方向（Z 轴）扫描的覆盖率或图像的纵向分辨率与螺距有关。

重建间隔是被重建的相邻两层横断面之间长轴方向的距离。螺旋 CT 的一个重要特点是可做回顾性重建，也就是说，先获取螺旋扫描原始数据，然后可根据需要做任意横断面的重建。螺旋 CT 扫描的重建间隔并非常规 CT 扫描层厚，因为螺旋 CT 扫描是容积扫描，不管扫描时采用什么螺距，其对原始数据的回顾性重建可采用任意间隔，并且间隔大小的选择与图像的质量无关。

螺旋 CT 扫描技术在许多方面与普通 CT 扫描机一样，但因其设备的一些结构与普通 CT 扫描机有较大的区别。它通过大容量 X 线管，并采用滑环式的连续转动扫描器，使扫描间隔时间为 0s。可以进行无测试时间浪费的连续扫描，同时，还能准确地捕捉造影效果的时效变化。不论做何种位置的扫描均应先做单纯 CT 扫描，然后再根据需要选择不同方式的增强 CT 扫描。

（三）螺旋 CT 扫描的三维图像重建与显示

由于近年来计算机软件技术的不断进步、发展与利用，同时快速运算处理技术的进步，可以对许多医学影像进行综合处理，并能够很容易地显示解剖学结构和生理变化等各方面的情况。容积扫描法是含有物质内部结构的显示方法，因此，它能够做任意断面的切出或行内部透视法观察。并且还能够给 CT 值着色，从而能更加准确地显示内部的解剖学结构。最大强度投影法（MIP）具有较高的解像度，并且保持了原有的 CT 值，还可以改变其对比性。因为不显示纵向的信息，可以通过改变视点连续显示复数的影像，从而得到立体感。将容积透视法的影像和 MIP 的影像合成，可以得到具有高解像度的三维图像。结合临床后，可得出病态解析与诊断，这种方法可以清晰地显示许多器官的三维解剖学结构。

螺旋 CT 多采用线性内插方法，由于该方法效果好和易使用，而被普遍应用。线性内插方法有全扫描、不完全扫描、内插全扫描、半扫描、内插半扫描和外插半扫描。全扫描法是 360°收集原始投影数据，在卷积和后投影前不做修正，因而全扫描法是最简单的内插方法。不完全扫描和半扫描法分别是360°和180°加一个扇形角，它们的原始投影数据在靠近扫描的开始部分和结束部分采用不完全加权，通过靠近扫描中间部分的加强加权投影来补偿。内插全扫描法的360°平面投影数据，通过邻近同方向的原始投影数据线性内插获取，因而重建涉及的原始数据达720°范围。内插半扫描法利用多余的扇形束原始数据，在原始数据附近的相反方向内插，可将数据采集角的范围减少到360°加两个扇形角。外插半扫描法没有内插半扫描法那种投影射线的位置，它必须不同于重建平面的情况，如果相对的射线来自平面的相同位置，外插半扫描法估计这个相应的投影值。否则，内插则按照内插半扫描法进行。内插半扫描法和外插半扫描法较好，原始数据利用率高，平面合成可靠，并可得到满意的重建图像。

三维图像显示功能包括：容量和容积的测量；三维空间的两点距离测量；三维空间的两直线间角度测量。这些功能的开发与利用极大地满足临床医学的需求，特别是在神经外科学中的应用，为脑立体定向手术选择最佳方案。三维图像重建技术包括：三维图像的掘削观察；三维图像的画面切削处理，用于显示病变局部的效果；切断法显示；移动法显示；回转法显示；放大和缩小法显示；欠损修复法显示和皮肤合成法显示等。

螺旋CT扫描系大容量扫描，从开始到结束的整个测试数据都是连续的。一次扫描所得到的数据能算出几次的CT图像，由于各图像之间连续良好，因而可获得高精度矢、冠状图像，并且可得到随意角度的断面图像。

（四）螺旋CT扫描的优缺点

1.与普通CT扫描相比螺旋GT扫描主要有以下优点

（1）整个器官或一个部位一次屏气下的容积扫描，大大减少了病灶遗漏的可能性。

（2）单位时间内，扩大了CT检查的适应证与应用价值。

（3）由于扫描速度的提高，使对比剂的利用率提高。

（4）可任意地、回顾性重建，无层间隔大小的约束和重建次数的限制。

（5）螺旋CT扫描覆盖面广、无间隙，采集容积数据，便于各种方式、各个角度的影像重建等优点。

2.与普通CT扫描机相比螺旋CT扫描检查主要有以下的缺点

（1）层厚响应曲线增宽，使纵向分辨率下降。

（2）在做大范围薄层扫描时，X线管损耗大，要求高，价格贵。

（3）扫描时X线量多，对患者造成的损伤大。

（五）螺旋CT扫描技术的临床应用

螺旋CT扫描的临床应用范围与普通CT扫描相同。但螺旋CT扫描的临床应用价值越来越大，尤其是在薄层扫描技术问世以后，获得被检测部位的信息较全面，并能在原有的断面基础上做MPR和三维图像显示，特别是能做仿真CT内镜，从而使单纯的CT断面升华到三维立体显示和一些血管、气道、消化道的腔内观察，达到了腔内视法的目的。

三、多排探测器CT扫描机原理与结构

为了便于说明，将普通CT扫描机称为单排探测器CT扫描机或单层面CT扫描机（single slice，CT）。CT扫描技术的进步总是在提高扫描速度、提高图像质量、开发软件功能、改善机器性能、减少患者X线辐射量等方面进行的。近年来，许多科学家参与

了多排探测器 CT 扫描机的研制，并获得了成功。多排探测器 CT 扫描机是指采用了多排探测器。由于多排探测器 CT 扫描机的 X 线管旋转一圈可以获得多个层面的图像，因此，它又被称为多层面 CT 扫描机（multi slice，CT）。多排探测器 CT 扫描机的线束宽度从 1 厘米到十几厘米不等，而且将会变得越来越宽。

（一）多排探测器 CT 扫描机的工作原理

多排探测器 CT 扫描机和单排探测器 CT 扫描机（single slice，CT）的工作原理是基本相同的，它们的球管和探测器都是围绕人体做 360°旋转。探测器接收到穿过人体的 X 线之后将其转化成电信号，被数据采集系统采集后进行图像重建。重建后的图像由数/模转换器转换成模拟信号，最后以不同的灰阶形式在监视器上显示，或输送给多幅照相机照成照片。

配备了激光照相机以后的 CT 扫描机，在计算机重建图像后，不经数/模转换器，其数字信号直接输入激光相机摄制成照片或以数字形式存入计算机硬盘。

（二）多排探测器 CT 扫描机与单排探测器 CT 扫描机的区别

多排探测器 CT 扫描机的探测器是有多排探测器阵列组成，排数从几排到几十排不等。而单排探测器 CT 扫描机的探测器只有一排。多排探测器 CT 扫描机与单排探测器 CT 扫描机的区别主要在于多排探测器 CT 扫描机对 CT 扫描机扫描数据收集系统(DAS）进行革命性的创新。

DAS 是将 CT 扫描机中穿过人体的 X 线信号转化成供重建 CT 图像的数字信号的重要组成部分。单排探测器 CT 扫描机的 DAS 是由单排的探测器阵列（数百个探测器），积分器、放大器、模/数（A/D）转换器所组成。探测器将 X 线信号转化成电信号，再经积分、放大得到有一定幅度的电压信号。模/数转换器将各个数据通道传送来的模拟信号转化成数字信号。

单排探测器 CT 扫描机的 X 线线束较窄，用准直器调节 X 线的宽度。X 线的宽度决定 CT 机扫描图像的层厚。穿过人体的 X 线束被单排探测器阵列所接收，经过微分器、放大器将模拟的电压信号传送给模/数转换器。多排探测器 CT 扫描机 X 线束较宽，也用准直器对 X 线束的宽度进行调节。这一调节不是为了改变图像的层厚，而是为了减少患者所受到的 X 线辐射量。X 线被多排的二维探测器阵列所接收。为得到不同层厚的图像，电子开关将相邻探测器的输出进行组合，并分别送入各组积分电路、放大电路。多排探测器 CT 扫描机的数据通道都有四组，在 X 线管旋转 360°后，CT 扫描机得到 4 个层面的图像。多排探测器 CT 扫描机都配有 16 排或 16 排以上的探测器阵列，每排探测器可获得的图像层厚为 1.25mm。它是由探测器阵列的宽度所决定的。当获得 4 组 2.5mm 层厚图像时，可有八组数据输入到电子开关，该开关电路将八组数据进行二二组合，相邻两个探测器的输出进行并联叠加，变成 4 组数据。这些数据被用来组成 4 层 2.5mm 的图像，被传送给模/数转换器，通过图像重建产生 4 层 2.5mm 的图像。

（三）多排探测器 CT 扫描机扫描层厚的选择

单排 CT 扫描机的层厚是通过准直器的窄缝宽度的调节来实现的。而多排探测器 CT 扫描机是由每排探测器在 Z 轴方向的宽度以及其输出的不同组合来实现的。有时还需要在探测器一侧增加准直器以对 X 线束加以限制。由于各种型号的 CT 扫描机采用的探测器二维阵列的不同，因此它们层厚的差别也较大。

（四）图像重建

多排探测器CT扫描机扫描时，取样数据量大，数据点的分布与单排探测器CT扫描机有较大的差别。其图像重建的程序也有较大的不同，并且较为复杂，为了获得良好质量的图像，减少伪影，需采用一些新的算法。

（五）多排探测器CT扫描机的优点

工作效率高，多排探测器CT扫描机的数据取样率是单排探测器CT扫描机的4倍；因X线管旋转一周可得到4层的数据，它的层厚可以被选择得较薄，因此，它在进行螺旋扫描获取三维数据时的精度更高。其优点如下：①缩短了扫描时间，延长了扫描覆盖长度；②图像质量大大改善；③任意调节层面的厚度；④在不影响图像质量的情况下，减少了X线辐射剂量，同时也减少了患者所受到X线辐射量；⑤X线管的冷却时间减少到几乎为零的地步；⑥延长了X线管使用年限，节省了运行费用。

（六）多排探测器CT扫描机结构组成

由于多排探测器CT扫描机具有诸多优点，现在已在国内外得到广泛的应用，特别是在国内得到许多医院专家与同道们的认可。二维的探测器阵列是多排探测器CT扫描机的关键部件。多排探测器CT扫描机在Z轴方向排列方式主要有两类：①GE公司生产的Light-Speed：它在Z轴方向有16排探测器，每排探测器是等宽的，探测器的宽度相当于层厚为1.25mm，用稀土陶瓷材料制成。东芝公司生产的多排探测器CT扫描机，拥有34排探测器，也属于等宽型的，但它在靠近中央的4排探测器宽度为0.5mm。其他30排探测器的宽度均为1mm。②由西门子公司生产：它在Z轴方向有8排探测器，每排探测器的宽度不等，其宽度分别是1mm、1mm、2mm、5mm和5mm，探测器的宽度相当于层厚的宽度。探测器的物理宽度为2mm、3mm、5mm、10mm，两侧对称，探测器阵列的总宽度为40mm。用超速陶瓷材料制造。

等宽探测器阵列在增减探测器数目方面较为灵活。不等宽的探测器阵列由于在层厚的排列组合时探测器数目较少，造成探测器的间壁减少，对X线的吸收减少导致量子吸收效率提高。

（贯桂静）

第三节　磁共振成像（MRI）技术

一、磁共振原理

磁共振是自旋的原子核在磁场中与电磁波互相作用的一种物理现象。为了加强理解，先复习有关概念，再根据Bloch的氢原子核磁矩进动学说（经典力学理论）和Purcell的氢原子核能级跃迁学说（量子力学理论），分别予以讨论。

（一）基本概念

1.原子与原子核

物质由分子组成，分子由原子构成，原子又由原子核和电子构成。原子核内含质子和中子，质子带正电荷，中子不带电荷，电子带负电荷。核外电子负电荷总量与核内正电荷总量相等。因此整个原子表现为中性。原子的化学特性取决于核外电子的数目，而它的物理特性由原子核所决定。

2.原子核的磁矩、自旋、进动

氢的质子带正电荷，核的自旋就会产生环形电流，它会感应出磁场。因此我们可以将氢质子看作一个小磁棒，其磁力是一个矢量，称磁向量或磁矩。磁矩是随机分布的。

氢原子时刻绕自身中轴旋转称自旋（spin）。自旋的速率由核的种类决定，与磁场强度无关。氢原子在自旋时，由于受到重力影响，转动轴与重力方向形成倾角。氢原子绕自身轴线转动的同时，其转动轴线又绕重力方向回转，这种回转现象称进动（Precession）。

在磁场中自旋的质子也会绕磁场轴进动，进动是磁场与质子磁矩相互作用产生的。为了产生共振，要对自旋的质子输入能量，需要按照自然进动频率加磁推力。所加的射频磁场的振动频率要等于自旋质子在磁场中的进动频率。进动频率取决于磁场强度和所研究原子核的特性。

3.产生磁共振的原子核

除氢原子核可以产生磁共振外，元素周期表中凡具有自旋特性的原子核都有产生磁共振的可能。这些元素的原子核中，其质子数或中子数必有一个是奇数，包括如下情况：

（1）质子或中子之一为奇数：如 H-1（质子数为 1，无中子）；C-13（质子数为 6，中子数为 7）；P-31；Na-23；O-17。

（2）质子和中子皆为奇数：如 H-2（质子数和中子数皆为 1）和 N-14（质子数和中子数皆为 7）。

（3）质子和中子数皆为偶数：此原子核不具有自旋的特性，也不可能产生磁共振，如 C-12（质子数和中子数皆为 6），O-16。

目前用于临床 MR 成像的原子核仅为质子（氢的一种同位素）。而人体内含有其他许多有自旋特性的原子核或其同位素，均未用于临床 MR 成像。这是因为这些原子核或其同位素在人体的含量低，原子核产生共振的敏感性差。

4.Larmor 公式

Larmor 公式：ω0=rBo。ω0 为质子的共振频率，单位是 MHz；Bo 为静磁场中的场强，单位是 Tesla，简称 T；r 为磁旋比，是常数。要能使磁化的氢原子核激发，所用的射频脉冲频率必须符合氢的共振频率，原子核的共振频率又称 Larmor 频率或进动频率。

（二）氢原子磁矩进动学说（经典力学理论）

Bloch 从经典力学的角度描述了磁共振的产生过程。认为原子核磁矩偏转过程即为磁共振过程，其磁矩偏转及在新的状态下继续进动，可引起周围线圈产生感应电流信号即磁共振（MK）信号。现分述如下：

1.氢原子核磁矩平时状态-杂乱无章

氢原子核具有自旋特性，在平时状态，磁矩取向是任意的和无规律的，因而磁矩相互抵消，宏观磁矩 M=0（图 1-3-1）。

2.氢原子置于磁场的状态-磁矩按磁力线方向排列

如果将氢原子置于均匀强度的磁场中，磁矩取向不再是任意和无规律的，而是按磁场的磁力线方向取向。其中大部分原子核的磁矩顺磁场排列，它们位能低，呈稳定态，但数量多；另外，较少一部分逆磁场排列，位能高，但数量少。由于顺磁场排列的原子核多于逆磁场排列的，这样就产生了一个平行于外磁场的磁矩 M。全部磁矩重新定向所产生的磁化向量称之为宏观磁化向量，换言之，宏观磁化向量是表示单位体积中全部原子核的磁矩。磁场和磁化向量用三维坐标来描述，其中 Z 轴平行磁力线，而 X 轴和 Y 轴与 Z 轴垂直，同时 X 轴和 Y 轴相互垂直。

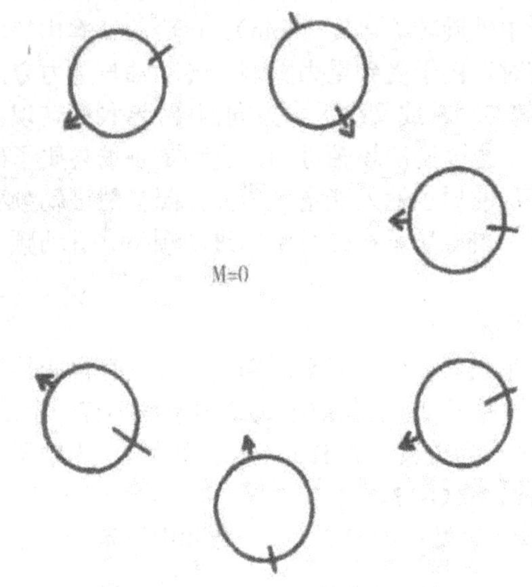

图 1-3-1　未置于磁场时，氢原子核磁矩取向呈随意分布

3.施加射频脉冲-原子核获得能量

一个短的无线电波或射频能量被称为“射频脉冲”。能提供能量使磁化向量以 90°的倾斜角旋转的射频脉冲称为 90°脉冲。质子磁化后，按照 Larmor 频率向质子辐射射频脉冲，质子才能发生进动，同相进动被称为相干。

一旦建立了相干性，磁化向量 Mo 将偏离 Z 轴一个角度绕 Z 轴旋转。Mo 可以被分解成一个平行于 Z 轴的垂直分量 Mz 和一个横向分量 Mxy，Mxy 垂直于 Z 轴的 XY 平面内旋转。随着射频脉冲的作用，横向分量愈来愈大，垂直分量愈来愈小，最后仅有横向分量 Mxy 而没有垂直分量 Mz。给予不同大小的脉冲，磁矩旋转亦不同。

向受检物质施加射频脉冲，等于向主磁场施加一个旋转磁场，由于旋转磁场的影响，磁矩发生旋转。施加射频脉冲愈强或时间愈长，磁矩偏离 Z 轴愈远，原子核获得能量愈多。

4.射频脉冲停止后-产生 MR 信号

当射频脉冲停止作用后，磁化向量不立即停止转动，而是逐渐向平衡态恢复，最后回到平衡位置。我们把这一恢复过程称为弛豫过程，所用时间称为弛豫时间。这是一个释放能量和产生 MR 信号的过程。

当射频脉冲消失后，质子相干性逐渐消失，而质子磁矩在磁场的作用下开始重新排列。相干性和横向磁化向量的损失将导致辐射信号振幅下降，这个衰减信号被称为自由感应衰减信号（free induction decay，FID）（图 1-3-2）。横向磁化分量 Mxy 很快衰减到零，并且呈指数规律衰减，将此称横向弛豫，而纵向磁化分量将缓慢增长到最初值，亦呈指数规律增长，将此称纵向弛豫。

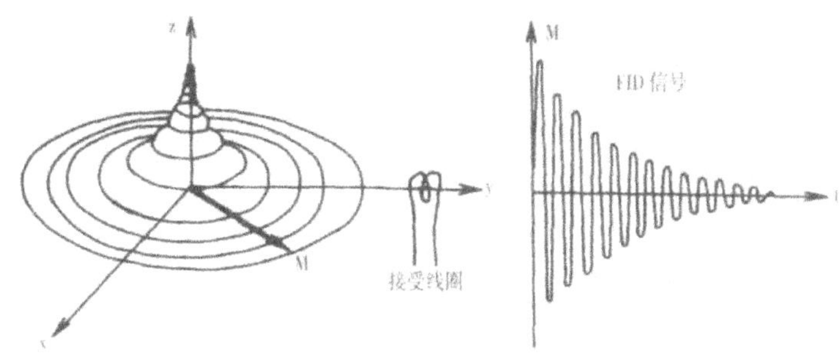

图 1-3-2　90°脉冲的 FID 信号

（三）原子核的级跃迁学说（量子力学理论）

Purcell 认为，氢原子核吸收射频能量并跃迁至高能级，这是核磁共振的本质。

在无磁场时，氢原子磁矩取向是杂乱无章的。如将其置于磁场中，其磁矩取向按磁力线方向排列。其中大部分原子核的磁矩顺磁场排列，它们的位能低，呈稳定态；较少的一部分逆磁场排列，位能高。两种取向的原子的能级间有一个能级差（图 1-3-3）。能级差是磁共振的基础。

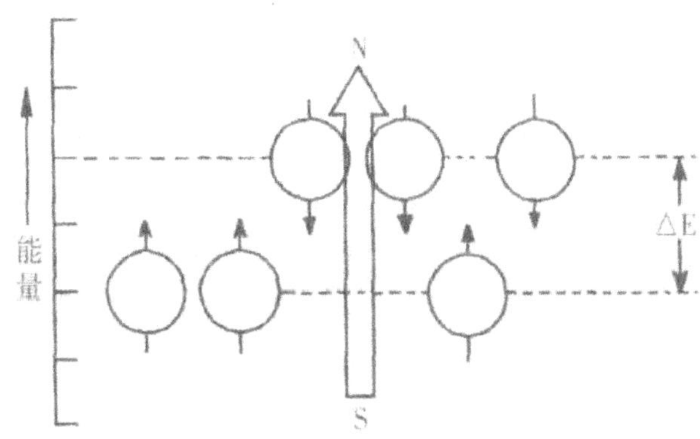

图 1-3-3　指向南极和北极的原子核的能级差

氢原子如果获得能量，低能级质子就会跃迁至高能级。原子核如何获得能量？它是由射频脉冲提供能量。当射频脉冲提供的能量精确匹配于相邻两个原子能级之差，这时低能级原子核就会跃迁至高能级。Purcell 认为，氢原子核吸收射频能量并产生能级跃迁就是核磁共振，这就是核磁共振的本质（图 1-3-4）。

磁场强度愈大，原子间的能级差愈大，要求射频脉冲提供能量愈大（射频脉冲频率愈高）。

（四）核磁弛豫

当射频脉冲停止作用后，宏观磁化向量并不立即停止转动，而是逐渐向平衡态恢复，最后回到平衡位置。我们把这一过程称弛豫过程，所用的时间称弛豫时间。射频脉冲停止后，横向磁化分量 Mxy 很快衰减到零，称为横向弛豫；纵向磁化分量 Mz 将缓慢增长到最初值，称为纵向弛豫（图 1-3-5）。不同物质弛豫时间并不相同。

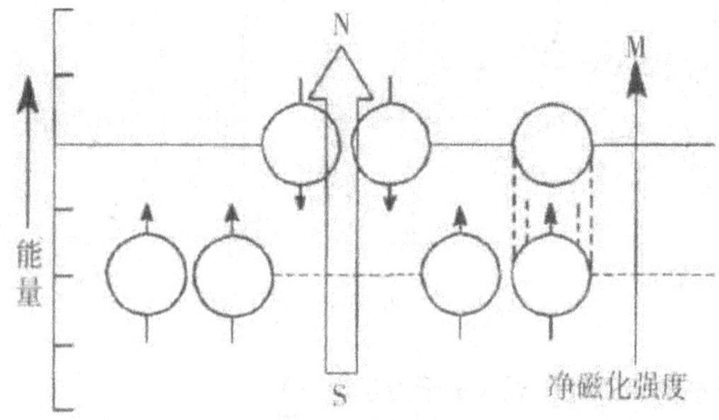

图 1-3-4　原子核吸收能置，产生能级跃迁

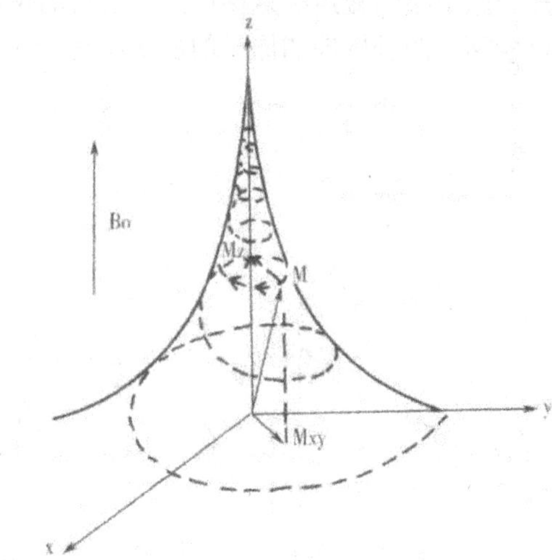

图 1-3-5　90°射频脉冲停止后，宏观磁化向量的变化

横向磁化向量 Mxy 很快衰减到零，纵向磁化向量 Mz 缓慢增长到最初值

1.纵向弛豫

（1）概念：90°射频脉冲停止以后，磁化分量 Mz 逐渐增大到最初值，它是呈指数规律缓慢增长，由于是在 Z 轴上恢复，故将其称为纵向弛豫。弛豫过程表现为一种指数曲线，其快慢用时间常数来表示，T_1 规定为 Mz 达到其最终平衡状态 63%的时间。

（2）机制：由于质子从射频脉冲吸收能量，处于高能态的质子数目增加，纵向弛豫是质子群通过释放已吸收的能量而恢复原来的高、低能态平衡的过程。由于能量转移是从质子转移至周围环境，故称自旋晶格弛豫。能量转移快，则 T_1 值短，反之亦然。晶格是指构成物质的质点，即受检原子核所处周围环境原子核有秩序的晶体框架（晶格）。这主要对固体物质而言，液体虽无这样的晶格结构，但也沿用下来了。

共振质子向周围晶格转移能量是有条件的，只有当晶格上的原子核波动频率等于共振质子的进动频率时，上述能量转移方能完成。

（3）影响 T_1 的因素

1）不同物质对 T_1 的影响：固态下，晶格以振动为主，其磁场的波动频率常显著高于进动频率，质子向晶格的能量转移极慢，故 T_1 值极长。

能量转移也与分子大小密切相关。大分子其进动受限，晶格磁场的波动频率低于共振质子的进动频率；小分子运动相对活跃，晶格磁场的波动频率高于共振的进动频率。这两种分子都不利于能量向晶格转移，T_1 值都较长，只有中等大小的分子其晶格磁场的波动频率多数等于质子进动频率，能量传递快，T_1 值短（图 1-3-6）。

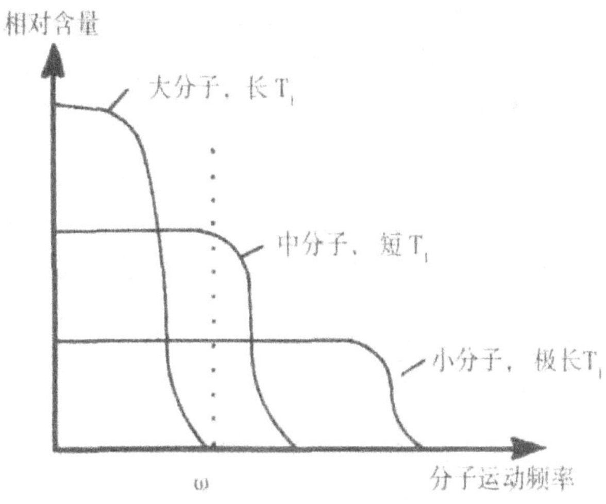

图 1-3-6　分子大小与 T1 值的关系

在生物系统中的液体中，反映 T_1 的多是中等或大尺度分子的溶液或悬浮液，这些总的来说可以当作是不纯的液体，其 T_1 弛豫时间短于固体和纯液体。胆固醇一类中等尺度的分子在常温时进动频率接近 Larmor 频率，T_1 弛豫效率高，长链的脂肪酸进动得很慢，但它绕终端碳碳结合点旋转的频率非常靠近 Larmor 频率，故脂肪 T_1 值很短（图 1-3-7）。

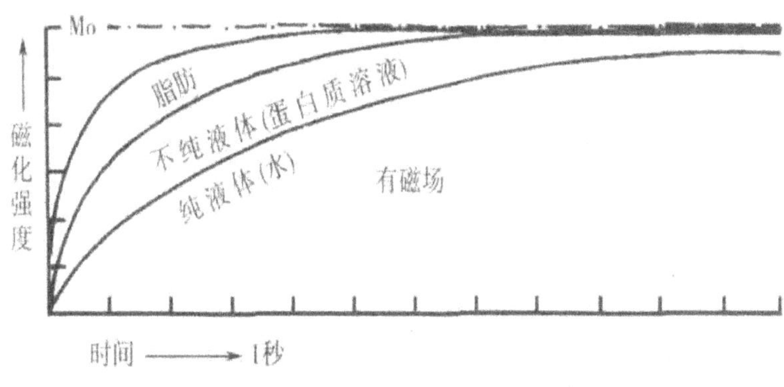

图 1-3-7　不同物质的 T_1 弛豫时间。纯水 T_1 长，脂肪 T_1 短

2）外磁场对 T_1 值的影响：外磁场增大时，质子的频率增大（ω_0=rBo），与晶格磁场的波动频率距离更大，使共振质子的能量更不易向晶格转移，故 T_1 值延长。

2.横向弛豫

（1）概念：90°射频脉冲停止以后，磁化分量 Mxy 很快衰减到零，而且呈指数规律衰减，将其称为横向弛豫。T_2 值是指磁化分量 Mxy 衰减到原来值的 37%的时间。

（2）机制：90°射频脉冲结束时，磁化分量 Mxy 达到最大值进动的质子最相干，随后，由于每个质子处于稍有差别的磁场中，开始按稍有不同的频率进动，这将造成分相，相干性逐渐减弱。能量是在质子间相互传递，但无能量散出，故称自旋-自旋弛豫。

（3）影响 T_2 的因素：固体中质子相干性丧失很快，这是因为质子共振频率分布在一个范围，这使相位很快地分散，故固体 T_2 值短，信号弱。

而水一类的小分子有很高的共振频率，这样在纯液体中净磁场基本与外加磁场相同，由于质子一直以相位进动，相干性可以保持很长时间，故纯液体 T_2 值长，信号强。

（五）MR 信号空间定位

1.梯度磁场与定位

要完成 MR 成像，必须获得人体特定层面内的 MR 信号。但在均匀的主磁场中，射频脉冲不可能只使一个层面内的质子产生共振，MR 接收线圈所收集到的是整个被成像区域内的质子发出的 MR 信号，这些信号不含有空间的信息，因此不可能用来重建图像。

如果在主磁体中再加一个梯度磁场，则被检体各部位质子群的进动频率可因磁场强度不同而区别，这样就可对被检体某一部位进行 MR 成像，因此 MR 空间定位靠的是梯度磁场，例如（图 1-3-8 和图 1-3-9）。（图 1-3-8）的 3 行质子在主磁场内相位是一致的，启动梯度磁场后，（图 1-3-9）的 3 行质子受梯度磁场的作用不同而发生相应变化，箭头位置不同，其频率亦不同，这个差别提供了识别位置的依据。通过梯度磁场达到选层的目的，此梯度也称为选层梯度。

磁共振成像有 3 个基本轴，即 Z、X、Y。Z 轴相当于人体从头到足，沿这个轴选择人体的横断面；X 轴相当于人体从左到右，沿这个选择人体的矢状面；Y 轴相当于人体从前到后，沿这个轴选择人体的冠状面。

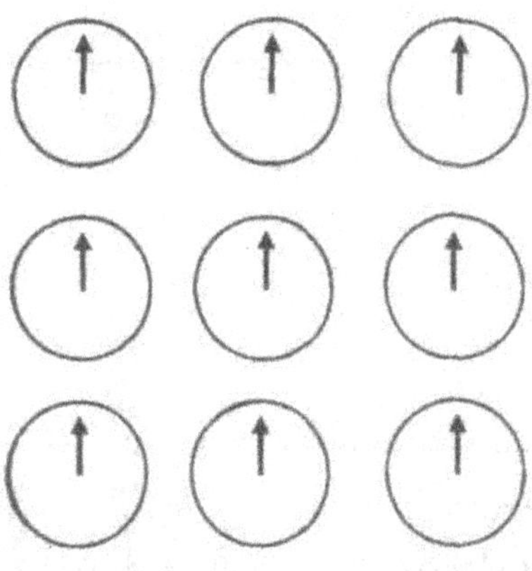

图 1-3-8　在主磁场中质子相位一致

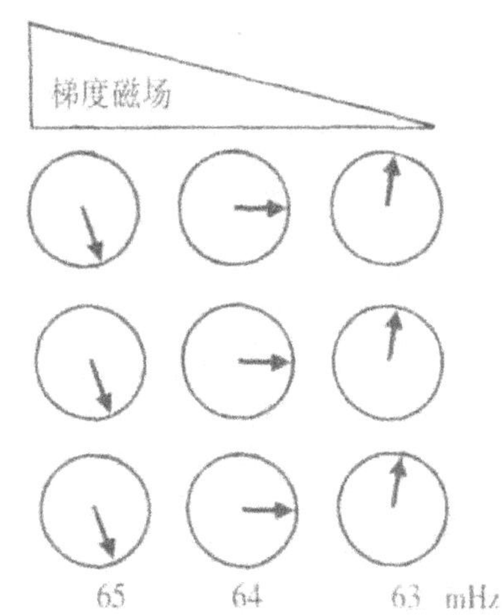

图 1-3-9　加入梯度磁场，质子相位发生变化

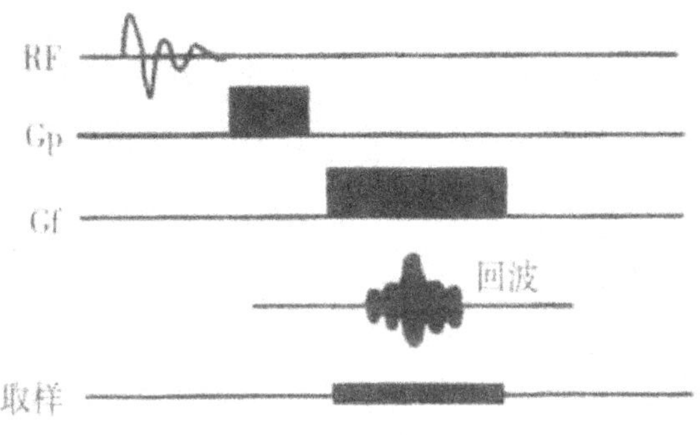

图 1-3-10　RF 与 Gp 和 Gf 的关系

2.频率编码梯度和相位编码梯度

通过选层梯度，我们已经获得了特定层面内质子的共振信号，但由于这些信号具有相同的频率，我们尚无法将同一层面内不同区域的 MR 信号区分开，也完成不了 MR 断面像的重建。

为了完成同一层面内不同区域质子信号的空间定位，需借助于与选层梯度垂直的另外两个梯度；频率编码梯度（frequency encoding gradients，Gf）和相位编码梯度（phase encoding gradients，Gp）。两种梯度与射频脉冲的时序关系如（图 1-3-10）所示。下面让我们分析一下 Gf 和 Gp 是如何实现信号空间定位的。

为便于理解，首先分析 Gf（图 1-3-11）。该磁场梯度 Gf 的作用，使层面 XY（已被选层梯度激发）内 X 方向上不同位置的方条具有不同的磁场强度及不同的质子进动频率，MR 接收线圈收集到的信号也同样由上述不同频率的信号叠加而成。虽然看上去信号很复杂，但如果该复杂的 MR 信号经 Fourier 变换（简称 FT），则很容易将不同频率的信号区分开，再根据频率与位置的对应关系，可找到各自 MR 信号的位置。

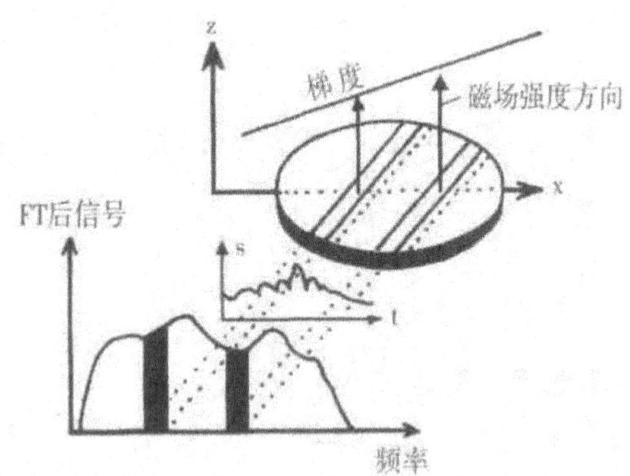

图 1-3-11 Gf 对质子在 X 方向上进动的影响。Gf 使质子在 X 方向上进动频率产生差异。对时间/强度信号行 FT 后，可得质子 MR 信号在 X 轴上的投影

至此，我们已完成层面内 X 方向上 MR 信号的定位，下一步要完成的，是 XY 平面中 Y 方向上质子 MR 信号的空间定位。Y 方向上 MR 信号的空间定位是通过 Gp 实现的。Gp 给予的时间是在选层梯度关闭以后、Gf 开启之前。在此梯度场的作用下，XY 平面中 Y 方向上的质子出现不同的进动频率。又由于该梯度场给予的时间极短，关闭后，Y 方向上的质子又恢复其相同的进动频率，但遗留下不同的进动相位，即相位编码。这种相位的不同构成了 Y 方向上 MR 信号空间定位的基础。与频率编码方向上 MR 信号的空间定位不同的是，相位编码方向上的信号空间定位不可能只通过一次相位编码实现，这是由 FT 决定的。一幅 256×256 矩阵的图像，必须有相应的 256 次 Gp 的作用，且每次 Gp 的大小必须不同（一般从负向到正向呈规则变化），对上述一组 MR 信号行 FT（必须明确的是，每个回波信号都来源于整个层面，在 3D 取样中来源于整个体积内的质子），方能实现 GP 方向上 MR 信号的空间定位。与其相对应，也必须有 256 次 RF 激发和 256 次 Gf（大小不变化）。

Gf 和 Gp 的作用，使 XY 平面中不同点（或体素）中的质子 MR 信号具有不同的进动频率和不同的进动相位。通过 X 和 Y 方向上的二次 FT 变换，便可实现 XY 平面内 MR 信号的空间定位，实现断面图像的重建。

3.K 空间（K-Space）

如前所述，由于采用了 Gp 和 Gf，使任何一个回波信号中包含有空间的信息，要解译出空间信息，需反复多次激发获得一组 MR 信号，并对其进行 FT。

通过取样获得的一组原始 MR 信号（时间强度信号），在对其进行 FT 之前，需存储在计算机的某一特定“空间”，此空间称为 K 空间。每幅图像对应于一个 K 空间。（图 1-3-12）所示的 K 空间是目前 MRI 中最常用的一种 K 空间形式。K 空间内的每“一条”代表单个原始 MR 信号，它来源于整个层面（3D 中，来源于整个体积）内的质子信号。

Kx 值代表回波取样时间（与 Gf 相对应）；Ky 值对应于相位编码步（steps），它与相应的 Gp 大小对应。Ky=0 时的信号，代表了相位编码梯度等于零时获得的信号位置。该型 K 空间内的信号，以 Kx=0 和 Ky=0 为中心，分别具有对称分布的特点。

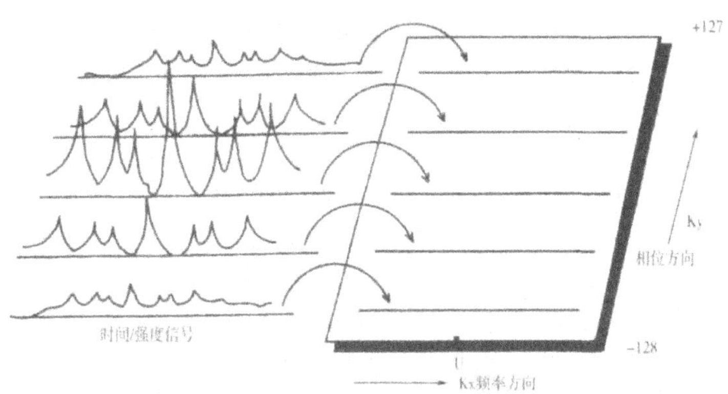

图 1-3-12　K 空间示意图

另外，尚有螺旋形和放射状取样对应的 K 空间。对该型 K 空间内信号行 FT 后所得图像的信噪比及对比度会与前述 K 空间得的图像有一些差异。

4.变换层厚的措施

（1）变换 RF 频率的范围：用作激发的 RF 不是单一频率而是一个范围内的频率，这个范围被称作带宽（band width）。带宽与扫描层厚有关，采用的带宽窄则扫描层厚薄，反之亦然。

（2）变换梯度磁场坡度：梯度磁场坡度陡峭则扫描层厚薄，坡度缓则厚。

二、磁共振成像特点与质量控制

（一）MGI 成像系统的特点

1.磁共振检查的优点

①多参数、多序列、多方位成像；②无放射性损伤，安全可靠；③比 CT 有更高的软组织分辨率；④无骨伪影存在；⑤基于流空现象，无须造影剂可直接显示心脏和血管结构；特别是磁共振增强扫描时所用的顺磁性造影剂无毒性反应，可代替 CT 检查中造影剂过敏者行增强扫描；⑥特殊的成像方法：MR 水成像、MR 血管造影；⑦MR 功能成像：扩散成像、灌注成像、脑功能成像和 MR 波谱分析。

总的来讲，与其他成像技术相比，MRI 检查具有能够早期发现病变、确切显示病变大小和范围，且定性准确率高等优点，可用于各个部位先天性发育异常、炎性疾病、血管性疾病、良恶性肿瘤、外伤以及退行性和变性疾病等的发现和诊断。

2.磁共振检查的限度和不足

①MRI 显示钙化不敏感；②对于骨骼系统以及胃肠道方面不及 X 线方便、敏感；③对呼吸系统的病变显示和诊断还远远不及 CT；④磁共振检查比较复杂，检查时间较长，特别要注意的是磁共振检查存在禁忌证和相对禁忌证。

（二）特殊技术

1.磁共振血管造影技术

磁共振血管成像（MRA）是一种无创性的血管造影技术，它利用流动血液 MR 信号与周围静态组织 MR 信号的差异来建立图像对比度，而无须使用造影剂；它不仅能反映血管腔的解剖结构，而且能反映血流的方式及速度的特征。MRA 成像方法主要有下列三种：①二维时间飞越法和三维时间飞越法：利用血流流入成像层面的信号增强效应；②二维相位对比法和三维相位对比法：利用沿磁场梯度方向运动的自旋核产生的相位偏移效应；③“黑血”法（DB 法）：应用预饱和、反转恢复或失相位的梯度消除血液信号，而背景组织保持较高的信号。以时间飞越法和相位法最常用。

（1）时间飞越法（TOF）：时间飞越法的基本原理-流动相关增强效应：成像容积内的静态组织，受到射频脉冲的反复激励，重复时间远小于 T_1 时间，其纵向磁化来不及恢复，Mz 很快下降并进入稳定状态，使得静态组织所产生的 MR 信号幅度很小，这就是所谓饱和信号。在成像容积内的静态组织进入到饱和状态时，成像容积以外的流体，未受到射频脉冲的反复激励，保持较高的纵向磁化。当其以一定的速度流入成像容积时，流体的信号就远高于静态组织的纵向磁化，因此在下一次射频脉冲激励产生 MR 信号时，流体的信号就远高于处于饱和状态的静态组织，呈高信号。

二维时间飞越法（2D-TOF）是应用破坏性梯度回波脉冲序列连续采集一系列切层后，用最大强度投影法（MIP）按投影顺序叠加而成。三维时间飞越法（3D-TOF）是用相似的脉冲序列采集一个扫描块的数据，然后重建出 0.8~1.2mm 的薄层，再用 MIP 处理得到血管的图像。

3D-TOF 法的分辨率优于 2D-TOF 法，但由于成像厚度大，容易产生饱和效应而使血流信号减弱，对慢血流尤为明显，因此适用于较快血流的大血管的显示；2D-TOF 法对慢血流的显示较 3D-TOF 法好，适合于颅内静脉和小动脉的显示。

（2）相位对比法（PG）：相位对比法的基础是相位效应：在梯度磁场作用下，不论是运动自旋还是静止自旋，它们的相位都会发生改变，这种单个自旋在梯度磁场中的相位改变，称为相位偏移效应。先后施加大小和持续时间相等、方向相反的双梯度脉冲，静止组织产生的相位位移被完全取消，而流动质子在这两个梯度脉冲的作用期间已移动了一段距离，既由第一个梯度脉冲引出的相位位移，不能被第二次极性相反、大小相等的脉冲所取消，所剩余的相位位移与质子在第二次梯度脉冲期间移动的距离成正比，也就是说与流动的速度成正比。PC 法一般采集两次不同角度的流动编码图像，因为流动编码梯度对静止组织没有作用，两次图像所得的静止质子信号相同，而流动质子信号随流动编码改变而改变，将两个图像进行减影处理，即可得到流动质子像，即血管形态图像。

2D-PC 是在连续采集一系列切面数据后进行图像重建，由于同一体素内可能包含几条血流方向不同且交叉重叠的血管，从一个体素采集的不同血管的相位不同可产生相互干扰，以致信号消失。3D-PC 法直接采集三维空间的图像资料，可避免上述 2D-PC 法的缺点，能有效去背景，提高血流和周围组织的对比，无饱和效应，大扫描块内仍可显示小血管，图像质量优于 3D-TOF。PC 法可按血流速度进行调整，不仅可用于流速快的动脉，对流速慢的静脉也敏感。

（3）预饱和技术：选择饱和脉冲使血流呈低信号，和选择适当的参数使静止组织呈高信号。在成像容积外和射频脉冲前施加饱和带，再在血液流入成像容积后施加射频脉冲。由于已饱和的质子不再接受新的激励，因此血流无信号。在 MRI 图像上，血流呈黑色，称为“黑血”法；黑血技术虽分辨率差，但可分辨复杂血流引起的信号丢失，较真实地显示血管狭窄程度。

（4）造影剂对比增强 MRA：通过静脉注射 Gd 类顺磁性造影剂，缩短血液的 T1 时间，使之较周围组织的 T1 时间更短，利用 2D 或 3D 梯度回波技术采集兴趣区血管，再经 MIP 技术重建，可以得到从任何角度观察的三维血管像。该技术利用造影剂缩短血流的 T1 值，与血流的流动效应无关，无须心电门控和空间预饱和技术，从而克服了非增强 MRA 的技术不足，3D 动态增强磁共振血管造影（3D DEC MRA）已广泛用于全身各部位的血管成像。

2.心电门控技术

采用心电门控技术进行 MRI 扫描成像，既可以观察到心脏、大血管的内部结构，又可以减少心脏搏动引起的伪影，从而得到较高质量的 MRI 图像。最重要的是能得到心动周期预定点上的图像。在进行 MRI 扫描检查时，应将扫描序列与生理性触发点联系在一起，因此 TR 的长短由心电图 RR 间期决定，其成像参数的选择也受到一定的限制。一般情况下多采用心电门控，但在使用心电门控有困难时，也采用脉搏门控。心电门控效果比脉搏门控好，心电门控既可用于心脏大血管的检查扫描，也可用于胸部或其他部位检查扫描。

（1）心电触发技术：用心电 R 波作为 MRI 测量的触发点，并选择适当的触发延迟时间，可观察到心动周期上任意相位上的图像。

（2）心电门控技术：当心电门开放时再收集扫描资料，这样可得到多相位扫描的恒定信号强度。技术人员可自由选择心电门的宽度和位置。把心电门控对 MRI 信号的干扰降到最低，需将心电触发的电极与人体长轴平行排列，还需将导线拉直，并禁止与呼吸门控接触。因为环形的导线在高磁场下将产生电流，该电流将干扰 MRI 信号。当 R 波幅度较小时，有可能会影响心电触发。R 波幅度增加的方法：调整电极位置，或将患者一侧身体抬高，并使其与床面成适当的角度。

3.呼吸门控技术

由于呼吸会干扰胸腹部的 MRI 成像，采用呼吸门控技术可使呼吸运动产生的伪影减少。在进行胸部的 MRI 成像时，如与心电门控一起使用，效果将会更好。采用呼吸门控技术，可通过选择采集呼吸某一时相的信号来实现的。用胸腹部气压感受器检测呼吸周期的频度，并选择呼气或吸气相，多采用呼气相采集 MRI 信号。为了充分发挥呼吸门控的作用和缩短检查时间，在使用呼吸门控之前，应训练患者，并使其保持有规律的呼吸。

4.脂肪抑制技术

脂肪抑制在常规磁共振检查中为达到不同的目的而经常被应用。主要有两种适应证：首先，脂肪抑制被用来抑制正常脂肪组织的信号，从而达到降低化学位移伪影或提高增强效果的作用；其次是为了突出组织的特性，尤其是在肾上腺肿瘤、骨髓浸润、脂肪类肿瘤以及脂肪变性等情况下。应用脂肪抑制技术取决于需要被抑制的病变的脂肪含量。抑制含有大量脂质的白脂肪信号与抑制脂肪浸润或含少量脂肪病灶信号的方法不同。

（1）短时反转恢复法（STIR）：在反转恢复成像中，首先加一个 180°射频脉冲，将磁化矢量从 Z 轴变为负 Z 轴。当脉冲停止后，磁化矢量将向 Z 轴方向恢复。脂肪的 T_1 时间比水的时间短，这将导致脂肪纵向磁化矢量恢复比水快。如果在脂肪组织纵向磁化矢量于纵轴此上恢复量为零时施加 90°射频脉冲，脂肪组织将不产生信号。组织纵向弛豫过零的时间点（反转时间，TI）大约位于其 T_1 时间的 0.7 倍处。T_1 时间及 TI 时间有磁场依赖性，因此在进行抑制脂肪信号时，应根据不同场强选择不同的 TI 时间。

优点：STIR 法可以抑制整个脂肪信号，包括其中水的成分。这是对磁场均匀性不敏感的方法，而且可以在低场强系统中应用；图像对比好，具有长 T_1 长 T_2 的组织都会表现为亮信号，可以提高肿瘤的检出率。

缺点：因为成像序列在 TI 时间开始，此时大部分质子在纵轴上还没有完全弛豫，因而处于部分饱和状态，将导致整体信号丢失，因此反转恢复成像的信噪比比较低。

（2）频率饱和法：在频率饱和法成像采集中，在没有梯度磁场的情况下，通过施加一个与脂肪共振频率相同的频率选择性饱和射频脉冲，紧接着施加均一的毁损梯度以使脂肪中的氢质子失相位，这样，被下一层选择性射频脉冲所激励产生的信号中就不包含来自脂肪的信号。

优点：频率饱和法是脂肪特异性的抑制序列。在对比剂增强 T_1 加权与突出组织特性方面，尤其是在含有大量脂肪组织的区域抑制效果非常可靠；频率饱和法可以更好地显示细微的解剖细节。

缺点：不可靠的脂肪抑制。频率选择性饱和脉冲的频率必须与脂肪共振的频率相同，然而，主磁场的不均匀将会使水和脂肪的共振频率发生偏移。这样，饱和脉冲频率此时不可能恰好等于脂肪共振的频率，这种偏移将导致较差的脂肪抑制效果。可采用减小视野、把感兴趣区置于视野中央以及自动匀场等技术加以纠正。射频脉冲场的不均匀性也会降低脂肪抑制的效果。水和脂肪间的化学位移伪影随场强的增加而增加，因此在低场强中频率饱和法效果较差。频率饱和法明显增加扫描时间。

（3）反相位成像：反向为成像技术是基于在不同回波时间所采集的图像相位不同。所谓相位是指磁化矢量在 X-Y 平面的角度。因为脂肪和水的氢质子有着不同的共振频率，经过初始激励以后，两者的相对相位会随着时间而变化。在激励刚结束时，两者处于同相位（相位差为零），然而，水的质子比脂肪质子进动快，因而经过几毫秒后，两者的相位差是 180°，再经过几毫秒，相对于脂肪的质子、水质子整整旋转了 360°，此时两者再次处于同相位。因而可通过设计恰当的回波时间从而在同相位或反相位是采集信号。通常，此项技术只用 F 梯度回波序列。在磁共振成像过程中，每个像素的信号是这个像素中水和脂肪信号的矢量和。在同相位图像中水和脂肪的信号是相加的。但是反相位图像中信号是两者的差值。所以，反相位成像可降低含脂肪组织的信号。反相位成像非常适合于抑制水和脂肪含量基本相同的组织信号。

优点：反相位成像简单、快速，而且在所有的磁共振系统中均可运用。检出少量脂肪以及水-脂混合物的能力是此项技术最大优点。

缺点：对于被大量脂肪组织包埋的小肿瘤的检出比较困难。此种缺陷发生在乳腺成像时。

（4）水激励技术：它使用的是一个复合式脉冲，包含几个独立的脉冲，彼此间有极其短暂的间隔，仅仅用来激励水氢质子，可以产生很好的抑脂效果。

优点：水激励比频率饱和法有时间优越性，可大大缩短成像时间，尤其在 T_1 加权像，几乎可以减少一半时间；相对于频率饱和法，水激励成像在各种加权像上有着更好的信噪比。

缺点：正像频率饱和法那样，水激励对磁场的不均匀性也非常敏感，需要自动或体积匀场。

（5）Dixon 法及 Chopper 法：Dixon 法也是基于化学位移原理。它包括两次自旋回波成像，而不像常规同一反相位成像那样在梯度回波中进行。第 1 次为常规的自旋回波成像，采集到水和脂肪的信号之和；第 2 次自旋回波，在于 180°重聚相位与第 1 次相比，被延迟了一小段时间，而回波时间保持不变，采集到水和脂肪的信号之差。两幅同、反相位图像的和将产生纯水图像；两幅同、反相位图像的差将产生纯脂肪的图像。Chopper 法是对 Dixon 法改进后的脂肪抑制技术，在获得图像的过程中就可以自动处理数据，省去了图像数据采集后的重建过程，因此可减少患者运动所造成的伪影，目前中场强的机器一般采用此脂肪抑制技术。

（6）混合法：实际上这并不是特别的脂肪抑制技术，它是应用两种独立的物理机制来消除脂肪信号，把各种抑脂技术整合到一个序列中，从而达到更好的抑脂效果。例如：SPIR 法，它代表的是选择性频率预饱和法和反转恢复成像法结合在一起，是一个适合于个体的脂肪频率抑制技术，对每一个患者都能做到抑脂完全，可与各种扫描方法结合使用。

5.增强扫描技术

将对比剂经静脉注入人体，当对比剂通过组织细胞时，将改变组织的 T_1 或 T_2 弛豫时间，以达到增加组织之间、组织与病变之间的对比度；通过病灶增强方式和类型的识别帮助定性的目的。

（1）对比剂的种类

1）顺磁性螯合物类对比剂：研究表明，改变质子周围的局部磁场，质子的 T_1 和（或）弛豫时间就会发生改变，能引起氢质子弛豫时间缩短的离子或小分子物质称为顺磁性物质。顺磁性对比剂含有多个不成对的电子，它们与质子一样具有磁矩。由于这些电子的磁矩比氢质子磁矩大 657 倍，将导致局部组织产生巨大的磁场波动，使附近的氢质子的 T_1 和 T_2 弛豫时间大为缩短，造成质子的弛豫增强。

该种对比剂缩短弛豫时间受下列因素的影像：①对比剂中顺磁性物质的浓度。浓度越高，T_1 缩短越明显。但当剂量过大时，反而会使含对比剂的组织呈低信号；②对比剂中顺磁性物质的磁矩。当不成对电子越多时，其磁矩也就越大，使 T_1 和 T_2 缩短越明显；③如果顺磁性物质结合的水分子数越多，顺磁作用将越强。

2）超顺磁性和铁磁性粒子对比剂：它们都能使质子弛豫时间缩短。由于它们的磁矩和磁化率都高于人体组织，也高于顺磁性螯合物，将导致磁场不均匀。当质子通过这种不均匀磁场时，它们的横向磁化相位将发生变化，从而加速了去相位过程，使 T_2 大大缩短，即 T_2 弛豫增强。对比剂的磁化率越高，去相位作用也就愈快。此种对比剂将使 T_2 缩短，增强信号为低信号，图像为黑色。

（2）对比剂的应用剂量：Gd-DTPA 的注射剂量为成人 0.1mmol/kg（0.2ml/kg）；非离子型对比剂 gadoteridol 的注射剂量为 0.3mmol/kg。对比剂的应用剂量应根据情况而定，还可选用常规剂量的半量，或 1/4 剂量；为排除肿瘤的转移或复发，使用 0.6ml/kg 体重的 Gd-DTPA 常常能提高诊断的可信度。

（3）对比剂的注射途径：对比剂的注射途径为静脉。

（4）对比剂的不良反应：资料统计表明：GD-DTPA 的不良反应通常是轻至中度而且是一过性的。常见有头痛、不适、恶心、呕吐等反应；癫痫患者可能诱发癫痫发作；严重的不良反应较少发生。由于正常人体内钆离子含量极少，当少量自由钆离子进入体后，就可引起毒副作用。进入人体内的钆离子与血清蛋白结合后，将进入肝、脾、骨髓等器官，使这些器官中毒。患者的临床症状为共济失调，神经、心血管与呼吸抑制等。如果将对比剂中自由钆与 DTPA 络合成螯合物，它的毒性将大大减少。如果在 Cd-DTPA 中加入钙离子，将使副反应减轻。

（5）对比剂的排泄途径：Gd-DTPA 主要由肾脏排泄。当它们经肾脏排泄时，将受到浓缩，浓缩后的对比剂在肾盏、肾盂、输尿管和膀胱内的浓度较高。由于它们不透过细胞膜，在细胞外液，并与血浆蛋白结合较少，因此不易透过血脑屏障。当血脑屏障受到破坏时，它们才可能进入脑与脊髓。又由于在 Gd-DTPA 口服时，人体不吸收。因此可将它们作为胃肠对比剂，在体内不经代谢，直接被排出体外。

（6）对比剂应用的适应证、禁忌证及注意事项

1）适应证：①肿瘤与非肿瘤组织的鉴别诊断；②脊髓肿瘤的发现；③肿瘤内部解剖结构的观察；④良、恶性肿瘤的鉴别诊断；⑤水肿组织鉴别诊断；⑥明确肿瘤的数目与范围；⑦肿瘤手术后的随诊等。

2）禁忌证：①对对比剂注射液的任何成分过敏；②重度肾功能损伤；③妊娠三个月以内的孕妇。

3）注意事项：哺乳期的妇女，在注射对比剂后 24h 内，应禁止给婴幼儿哺奶。

6.磁共振水成像技术

磁共振水成像（MR，water imaging）的原理是利用重 T_2WI 的效果，即长 TR 加特长的 TE 使含水器官显影。长 TR（重复时间）指的是 TR 值>3000ms，特长的 TE（回波时间）指 TE 值>150ms。体内静态或缓慢流动的液体具有长 T_2 弛豫值呈高信号，脑脊液（水）300~500ms；周围组织 T_2 弛豫值较短呈低信号，骨骼肌为 47ms，肝 43ms，肾 58ms，脾 62ms，脂肪 82ms，脑灰质 101ms，脑白质 92ms，扫描所选的 TE 值如高于以上组织所具有的 T_2 值，其信号为低（组织呈黑色），如相接近，信号为中等（组织呈灰色）；所用的 TE 值低于组织的 T_2 值，则信号高（组织呈白色），如含水器官，因此达到水造影的目的。实际上长 TR 主要是为了取得 T_2 效果，特长的 TE 是为了增强 T_2 的效果，更重要的是将一般的组织结构信号压低（变黑），从而使含水的信号更加突出。因此 TE 值在水成像中非常重要，是成功的关键。也就是说此技术对流速慢或停滞的液体（如脑脊液、胆汁、尿液等）非常灵敏，呈高信号，而使实质性器官和流动液体呈低信号，再将原始图像采用最大强度投影法（MIP）重建时，得到类似于注射造影剂或行静脉肾盂造影一样的影像。临床上常见的运用水成像进行检查的技术主要包括磁共振胰胆管成像、磁共振脊髓成像、磁共振泌尿系成像、磁共振内耳成像、磁共振涎腺管成像、磁共振输卵管成像等等。

（三）磁共振成像系统的质量控制

1.信噪比（SNR）

（1）信噪比的概念：它是组织信号与随机背景噪声的比值，信噪比与图像质量成正比。当比值增大时，人体组织的信号成分越多，噪声越小，图像质量越好。

（2）影响信噪比的因素：①磁场强度：信噪比与磁场强度呈正比，磁场强度越大，信噪比越高。②射频线圈：MR 信号强度与射频线圈到被检部位之间的距离成反比关系，即距离越大信号强度越小；而线圈所接收到的噪声强度又和线圈敏感区域内组织的大小成正比关系，即线圈敏感区域内所包含的组织越多噪声强度越大，因此要提高 MR 图像的信噪比就必须选择合适的射频线圈，一是要尽量贴近被检查部位，以提高 MR 信号强度；二是要使线圈敏感区域所包含的组织尽可能的少。③体素容积：体素容积增大，MR 信号增强，信噪比也就增高。增加体素容积的方法有，一是保持图像矩阵不变，增加 FOV；二是保持 FOV 不变，降低图像矩阵；三是 FOV 和图像矩阵都保持不变，增加采集层厚。④重复测量次数：当平均次数增加时，导致扫描时间增加，而信噪比的增加只与平均次数的平方根成正比。当扫描时间延长时，出现运动伪影的概率增大，将导致图像质量下降。⑤重复时间：重复时间决定纵向磁化恢复的程度，当重复时间延长时，导致组织的纵向磁化倾向最大限度增加。与此同时，信号强度也增加，使信噪比增加，但增加是有限的。因为组织一旦经过充分的纵向弛豫，它的信噪比将不会再增加。⑥回波时间：射频脉冲结束后，开始横向弛豫，而回波信号的大小取决于信号读出时横向磁化的大小，当回波时间延长时，会使横向磁化衰减增多，回波信号降低，引起信噪比相应减低，减低的程度各组织间有差异。⑦翻转角：所谓翻转角，就是在射频脉冲作用下，纵向磁化偏离 z 轴的角度。翻转角增大，XY 平面内的横向磁化 MXY 也就提高，相应的 MR 信号就增强，信噪比就可以提高。

2.空间分辨率

（1）空间分辨率的概念：图像的空间分辨率是指在一定对比度下，图像所能分辨的相邻物体的最小距离。也就是指对解剖细微结构的显示能力。一个像素代表一个体元大小，由观察视野面积除以像素值来表示空间分辨率。空间分辨率被分为常规分辨率，即像元大于 1mm；高分辨率，即像元在 0.5~1.0mm 之间；超高分辨率，即像元小于 0.5mm。

（2）影响空间分辨率的因素：MR 图像灰度取决于断层内各体素所产生的 MR 信号的强度，因此 MR 图像无法把一个体素内的不同成分区分开来，而是把它们当成同一个物体，所以空间分辨率就取决于体素的大小，当体素减小时，图像空间分辨能力提高；当体素容积增大时，图像空间分辨能力降低。

体素的大小取决于断层厚度、FOV 和像素矩阵的大小：①断层越薄，空间分辨率越高；高分辨图像层厚应在 3mm 以下；②当 FOV 一定时，像素矩阵越大，体素越小，空间分辨率就越高；③当像素矩阵一定时，FOV 越小，体素也就越小，空间分辨率就越高。

3.对比度

（1）对比度的概念：对比度是指图像中不同区域在信号强度上所存在的相对差异。它有两个方面组成，即组织信号的对比度和由磁共振信号转换成影像的对比度，前者直接影响后者。

（2）影响对比度的因素：①噪声；②层面间距：层面间距越大，噪声就越小，图像对比度就越高；③不同的脉冲序列和不同的序列参数调整不同组织特性对图像对比度的影响，形成所谓的质子密度加权图像，T_1加权图像或T_2加权图像。

4.伪影

伪影是指在磁共振成像过程中，由于某种或某些因素，而出现了人体组织原来并不存在的影像，被称为伪影。当出现伪影时，应仔细分析伪影出现的原因，用有效的方法来防止、抑制，甚至消除伪影，提高影像质量。

（1）设备伪影：是指 MRI 系统本身产生的伪影。此种伪影是由于在设计、生产、安装、调试和应用 MRI 系统过程中，某些人为因素、匹配不当、操作者设置的各种参数不当等因素所造成的伪影。

（2）化学位移伪影：在磁共振成像时，是用施加梯度磁场导致人体不同部位共振频率的差异的方法确定人体不同位置。由于脂肪和水分子内氢原子共振频率不同，导致两者在 MRI 图像上沿频率编码方向上产生化学位移伪影。

（3）卷摺伪影：当被扫描检查部位的范围超过了 FOV 范围时，造成扫描范围外的解剖结构的影像移位或卷摺到下一幅影像上。解决办法是：将被扫描检查部位的最小直径放置在相位编码方向上或扩大视场。

（4）截断伪影：在 MRI 信号发生突然跃迁时，在两个界面上可能发生信号振荡，沿频率编码方向上出现环形黑白条纹，被称为截断伪影。抑制和消除方法是：多采用增大矩阵的方法；或采用在傅里叶变换前对信号进行滤过的方法，此种方法有可能导致空间分辨率下降。

（5）部分容积效应：是由于扫描层面过厚，或病变较小并骑跨于扫描切层之间，周围高信号组织将其掩盖而形成的假影，被称为部分容积效应。解决方法是：①采用薄层扫描；②调整扫描位置。

（6）运动伪影：是由于人体生理性和自主性运动造成的伪影。消除方法是：①采用心电门控技术；②呼吸门控技术；③尽量减少检查时间；④在进行扫描检查前，应对患者进行训练，以得到患者的配合；⑤快速成像技术、改变矩阵、减少信号采集次数等。

（7）金属异物伪影：是由于患者身体上的抗磁性物质与铁磁性物质引起的。消除方法是：在患者进入扫描检查室之前，请他们仔细地检查一下身上的此类物质，并将它们去除掉。

（四）磁共振成像的新进展

1.并行采集技术

并行采集技术是指使用相控阵线圈、多个独立射频采集通道和线圈敏感曲线来减少扫描时间的一种快速扫描技术。目前有两大类技术：

（1）敏感编码（sensitivity encoded，SENSE）：并行采集技术利用相控阵线圈的空间敏感性信息，部分代替了传统费时的空间编码过程，通过增加 K 空间中的采样距离，表示为加速因子（reduce factor，简称 R），减少相位编码线数目，从而减少图像采集时间。SENSE 技术中由于 K 空间原有 K 值未变，所以能保持原有的空间分辨率和图像的对比度不变。当然，图像的信噪比会降低，减少到加速因子的平方根倍。SENSE 技术是一种基于图像的算法，在获得准确的敏感性校准图的基础上重组出的图像信噪比最优，但受 FOV 的限制，FOV 的设定时要充分考虑到不同方向扫描时的区域大小，避免由于组织超出 FOV 造成的卷折伪影。

（2）空间谐波（simultaneous acquisition of spatial harmonics，SMASH）：并行采集技术 SMASH 技术是基于 K 空间算法的重组技术。如果有 n 个线圈单元，那么就有 n 个谐波信号，减少了相位编码线的数目，将扫描时间减少到原来的 1/n。临床上采用此技术的是西门子公司的 GRAPPA 技术，它只要求采集合适的 K 空间线，不受小 FOV 影响，允许小 FOV 成像，因此对心脏成像和骨科成像更有用。

2.运动校正技术

为了控制在磁共振检查中出现的运动伪影，近几年出现了许多运动伪影校正技术，值得注意的两种方法就是螺旋桨技术（propeller）以及八分仪或叶型导航技术。

（1）螺旋桨技术（propeller）：全称是“周期旋转重叠平行线强化重建技术”。该技术采集以 K 空间原点为中心的多个矩形条带数据，每一个条带均在 K 空间中心区域采样，使人们可以对条带之间的相互位置、角度和相位空间不一致性进行校正。先根据校正测量指示，对无用的层面方向的运动数据加以抛弃；最后通过对低空间频率数据取平均的方法，进一步减少运动伪影的产生。目前，该技术主要用于两种场合。第一，应用于不能配合扫描检查的患者，如儿童和帕金森症患者，可以提供具有临床诊断意义的 MRI 图像。第二，改进了扩散 MRI 图像的质量。

（2）叶型导航技术：是一种改良的 K 空间轨道填充技术，它与相应程序结合，可以在最短的额外采集时间内，做到快速的数据在线校正、在线旋转和平移。

3.弥散加权成像（DWI）

弥散为分子在媒介中的一种随机热运动，即布朗运动（Brownian motion）。当温度高于绝对零度时，所有分子均有布朗运动。

弥散加权成像（diffusion weighted imaging，DWI）是建立在人体组织微观流动效应的基础之上，利用人体内不同情况下水分子弥散程度的不同所造成的信号改变而进行的磁共振成像。

DWI 是在常规 SE 序列基础上，在 180°聚焦射频脉冲前后加上一个位置对称极性相反的梯度场。在梯度场作用下水分子扩散时其中的质子于横向磁化上发生相位分散，不能完全重聚，导致 MR 信号衰减，故形成了 DWI 上的异常信号。该过程受弥散系数和弥散梯度强度的影响。水分子在活体组织内的扩散与组织的空间结构有关。细胞膜、基底膜等膜结构的分布、核浆比以及胞浆内大分子物质如蛋白质的分布均影响组织内水分子的扩散。病理状态下，细胞内外的大分子分布发生变化，以及膜结构的完整性遭到破坏，使其中水分子的扩散速度发生改变，从而形成 DWI 上信号异常。目前国内外的 MR 扩散加权成像主要应用于中枢神经系统疾病，可早期发现脑梗死，鉴别脑囊肿与肿瘤性病变，以及用扩散的各向异性来判断脑组织的病理状态。近年来扩散加权成像已经应用于肝脏、椎体、四肢关节、脊髓、前列腺、乳腺及子宫肿瘤中。

DWI 的信号强弱与表观扩散系数（apparent diffusion coefficient，ADC）值有关，它们之间存在负指数函数关系，即 ADC 值增大，DWI 信号降低（即高弥散区，水分子运动区）；反之，ADC 值减小，则 DWI 信号增高（即低弥散区，水分子运动受限区）。如生物膜结构的阻挡和大分子蛋白的吸附作用在一定程度上限制了水分子的扩散，导致 ADC 值减小，DWI 信号增高。

4.弥散张量成像（DTI）

弥散张量成像（diffusion tensor imaging，DTI）是由弥散加权成像（diffusion weighted imaging，DWI）技术改进和发展而来的一项新型磁共振成像技术，可利用弥散敏感梯度从多个方向对水分子的弥散各向异性进行量化，从而反映活体组织内的细微结构。此技术在中枢神经系统的应用已日趋成熟。

（1）弥散各向异性：自由水的弥散是随机的，在不同方向上弥散程度相同，这种现象被称为各向同性（isotropy）；而在生物体组织结构中，水分子的弥散过程包括随机弥散、浓度梯度下的弥散、分子的跨膜弥散等，受到多种局部因素的限制，表现为单位体积内不同方向上分子弥散程度的总和各不相同，这种现象被称为各向异性（anisotropy）。水分子的各向异性与其所在介质的特定物理学排列特点或限制分子运动的障碍物的存在有关。在非自由的细胞间屏障或不规则的细胞形状存在的情况下，障碍方向上的分子弥散明显减少。大部分生物组织内水分子的弥散运动是各向异性的，获得了单位体积内的各向异性信息，即可研究生物体的细微解剖结构及功能改变。

（2）弥散张量：弥散运动不是平面内的过程，而是发生于三维立体空间中的。普通的弥散成像只用一个标量参数描述，即表观弥散系数，弥散程度的测量限制在平面内，往往低估组织的各向异性。弥散各向异性的研究进展起始于 Basser 等，引入的弥散张量（diffusion tensor）成像的概念，从三维立体的角度分解、量化了弥散各向异性的信号数据，使组织微结构的显示更加精细准确。由于各向异性的存在，弥散需要用张量（tensor，D）进行描述。弥散张量可显示为一个 3×3 的对称矩阵，可分解为 6 个矢量成分、3 个对角线成分 $D_{XX}D_{YY}D_{ZZ}$ 和 3 个非对角线成分 $D_{XY}D_{xz}D_{yz}$。还可应用“各向异性椭圆体”的概念进行解释，椭圆体 3 个主轴不等长，由大到小分别为λ_1、λ_2、λ_3（即为弥散的 3 个本征值）。若$\lambda_1=\lambda_2=\lambda_3$即为各向同性。扫描应用的梯度场方向越多，在椭圆体表面选取的点就越多，采样误差越小，各向异性的测量越准确。现阶段临床应用的 DTI 序列常采用 6~25 个方向（普通弥散加权成像仅应用 3 个正交方向）。

（3）平均弥散度（各向同性弥散系数）：其数值不受组织 T_1、T_2时间的影响，只表现出组织内水分子的弥散特性。平均弥散度越大，组织自由水含量越多。

（4）弥散各向异性系数：弥散各向异性系数越大，组织的各向异性越强，组织结构排列越规律紧密。不同作者运用的各向异性系数各不相同。应用部分各向异性（faction anisotropy FA 值）的作者较多，原因有以下几点：①FA 值是不随坐标系旋转方向改变而改变的；②FA 图可提供较好的灰白质对比；③FA 图信噪比较高；④FA 值是组织的物理特性，在同一对象不同时间、不同对象间、不同成像设备获得的数值间具有可比性。

5.磁共振波谱分析（MRS）技术

MRS 技术是一种无创伤检测体内化学成分的手段。MRI 信号的频率由磁旋比和原子核所处的磁场强度所决定，而这种磁场强度又由外加的磁场强度所决定。与此同时原子核也受自身周围电子与邻近原子核周围电子的作用，由于这些电子与外磁场的相互作用，导致原子核局部磁场强度的改变，此种现象被称为化学位移。

人体内不同化学成分的原子核，都以不同频率进行共振，产生不同的 MRI 波峰。利用化学位移的方法来研究分子结构，并对分子进行波谱定量分析，被称为波谱分析。波谱定量用两个参数，波峰的位置用 ppm 表示；而谱线所覆盖的、正比于原子核密度的面积表示磁共振信号的强度。MRS 技术要求采用较短的射频脉冲激励，然后再进行信号采集，最后将这种信号通过傅里叶变换成波谱。MRS 技术要求高场强和磁场均匀性较好的 MRI 系统。采用 MRS 技术可对人体内的肌肉、肝脏、脑、肾脏等进行代谢产物的研究。

6.脑功能磁共振成像技术

大脑皮质微血管中血氧水平的变化，会引起局部磁场均匀性变化，从引起 MR 信号的变化，称之为血氧水平依赖性（BOLD）效应。当局部脑组织被激活时，将导致血红蛋白和脱氧血红蛋白的变化，和相应区域磁化率的变化。将这一变化记录下来，经处理后所得到的图像，被称为脑功能成像。由于脑功能区被激活时，该区域的血流量增加，但耗氧量增加不明显。又由于该区域的氧合血红蛋白和脱氧血红蛋白之间比例发生改变，导致在几加权像上，该区域的信号也随之发生变化。因为超高场强磁共振对局部磁化率变化的检测较为灵敏，再加上超高速成像技术等的应用，可显示较大范围的功能区，同时还能显示局部血流灌注情况。

7.磁共振灌注成像（PWI）

磁共振灌注成像（perfusion weighed imaging，PWI）是一种反映微血管分布及毛细血管血流灌注情况的磁共振检查技术，用于评估局部组织活力及功能。常用方法为对比剂首过灌注成像技术。

对比剂首过灌注成像技术：经静脉团注对比剂后，当对比剂首次通过受检组织时，由于对比剂主要分布在毛细血管内，而毛细血管外间隙分布量很少，血管内外浓度梯度最大，引起局部微观磁场的均匀性发生改变，邻近氢质子的横向弛豫加快，T_2 缩短，表现为 T_2WI 上信号强度的下降。通过计算局部血管容量、平均通过时间、局部血流速度等数据来评估局部组织的灌注水平。

三、磁共振成像系统的操作方法

（一）磁共振成像系统的安全性与检查禁忌证

磁共振检查已经成为一种主要的影像学检查手段。正确使用磁共振检查是安全、有效的。然而，它也是唯一一种可以立即造成患者损伤甚至死亡的成像形式。磁共振具有较高的静磁场。当一个铁磁性物质靠近磁体时，有两种形式的力产生：平移力和旋转力，均可造成严重的后果。因此，应严格禁止把铁磁性物质带入扫描室。

体内有植入物和磁或电触发装置的患者进入扫描室会造成严重的损伤。任何进入扫描室（或超过 5 高斯线）的人都应接受经过培训的 MR 技师的检查。

1.MRI 检查的禁忌证

①带有心脏起搏器、疑有眼球金属异物、动脉瘤用银夹结扎术后患者；②检查部位存在不可卸除的金属物者；③病情危重并带有生命监护和维持系统者；④癫痫发作状态患者；⑤幽闭恐惧症患者。

2.MRI 检查的相对禁忌证

①无法控制或不自主运动者、不合作者；②怀孕 3 个月以内者；③高热或散热障碍者；④体内非检查部位有金属物者（如假牙、内固定器、宫内避孕环）。

以上人员慎做 MRI 检查，如需 MRI 检查，应事先向患者（或家属）做好解释说明工作，及采取相应必要的措施（药物控制、尽可能去除金属异物等）后再行 MRI 检查。

（二）磁共振扫描检查前准备工作

在磁共振扫描前患者的准备工作应根据扫描部位和扫描方式来定，这里只介绍常规准备工作。

（1）为防止患者将灰尘带进磁共振机房，患者在磁共振检查前应更换衣服和鞋子。

(2)为了解除患者的思想顾虑和紧张情绪,在磁共振扫描前应向患者做好解释工作。

（3）为了防止产生异物伪影，在扫描前请患者或帮助患者除掉检查部位的饰物、异物及全身的金属物。

（4）在进行胸、腹部磁共振扫描前，应做好患者的呼吸训练工作，以减少由于患者呼吸而产生的移动伪影，并确保扫描层面的准确性。

（5）对昏迷和不合作的患者，可适当给予镇静剂，特殊情况下应给予麻醉剂。

（三）磁共振成像系统的操作规程

在使用磁共振机以前，使用人员应详细阅读磁共振机操作手册，并熟悉磁共振机的性能和结构。磁共振机操作规程如下：

1.开机

将磁共振机开关闭合，给磁共振机各系统接通电源。接通电源后，磁共振机进行自检。在磁共振机自检时，禁止按任何按键和移动鼠标。在磁共振机自检完成后，根据监视器屏幕上的提示进行下一步操作。

2.清磁盘

磁盘是图像储存的重要工具。它的储存空间是有限度的，为了确保扫描工作不受影响，在对患者扫描前，应首先访问一下磁盘，了解一下磁盘存储的剩余空间是否够用。如果不够用，应将处理过的图像数据删除。

3.扫描检查

医技人员应根据临床医师所开申请单的项目和扫描技术要求对患者进行磁共振扫描检查。

4.关机和切断电源

在每日工作完成以后，按照磁共振机关机程序进行关机，并切断磁共振扫描机的电源。

（四）患者进行磁共振扫描检查的操作程序

1.患者资料的输入

在对患者进行磁共振扫描之前应将患者的姓名、性别、年龄、出生年月日、体重、磁共振号、住院号、普通X线检查号和CT检查号等资料输入到磁共振扫描仪内的计算机上。

2.患者的检查体位

患者的体位应按照磁共振扫描申请单上所要求的扫描部位、操作人员所采取的扫描方法而定。其原则为：患者被合理地安置在扫描床上，在不影响扫描要求的前提下，应尽量使患者感到舒适。患者体位安置方法：利用检查床旁的操作台和（或）扫描架上的操作键，将检查床升高到扫描高度，将患者送到预定的扫描位置上。应打开定位灯对人体的扫描部位进行标志，在进行某些部位磁共振扫描时，还可使用如头架、膝关节托、固定软垫、头部及体部固定带等定位辅助工具。

3.确定扫描范围

常采用以下两种方法确定扫描范围：①先扫描一张定位片，在定位片上划出磁共振扫描的起点与终点；②在摆体位时，用定位指示灯直接从患者体表上定出扫描的起点位置。应尽量将扫描范围包括在所选线圈内。

4.磁共振扫描

按临床与诊断要求选择冠状位、矢状位或横断位等位置对患者进行扫描检查。

5.数据储存

将磁共振扫描所获得的影像数据储存到长期存储器。

（五）图像显示与摄片

磁共振扫描图像在送交医师出诊断报告之前，应根据诊断的需要进行各种图像的处理或测量。由于计算机功能软件的不断开发，磁共振图像的后处理功能也越来越多，下面简单介绍几种与图像显示有关的图像后处理功能以及图像显示技术。

1.窗口技术和图像缩放技术

选择适当的窗宽和窗位是数字图像后处理工作中的一项重要内容。为了得到较清晰的磁共振扫描图像，清晰地显示病灶，应正确地选择和运用窗口技术。并根据临床与诊断要求对图像进行适当的缩放处理。

2.图像重建

为了观察病灶组织结构的形态、大小、范围、与相邻组织间的关系，需对所获信息进行图像重建。

3.黑白反转与方向旋转、三维图像重建、多平面重组图像图像黑白反转与方向旋转可按磁共振指令进行，也可在激光打印机上进行。

4.摄片

用激光打印将磁共振扫描图像打印在胶片上。患者的所有磁共振扫描图像用一份胶片进行总结，供医师对患者的病情进行研究。

磁共振胶片上的图像质量，除与冲洗和摄片因素有关外，还与荧屏图像处理、显示技术有关。在摄片时应注意以下几个问题：

（1）窗宽、窗位：应根据病变情况和要观察的内容，选择合适的窗宽与窗位。

（2）按磁共振扫描顺序进行图像排列和摄片，以利于保持一个整体的概念。

（3）不要将平扫和增强扫描的图像进行交叉排列，应分别按其扫描顺序进行图像排列，以便系统分析。

（4）应将局部病灶进行放大、测量、重建的图像布置在序列图像的后面。

（5）图像幅式应大一点，过小将影响观察效果。幅式组合应简单化，图像太复杂将影响其美观。

()

第四节　X线成像技术

一、X线的特性及原理

（一）X线特性

X线为波长较短的电磁波，X线诊断常用的波长为0.008~0.031nm，在电磁辐射谱中居γ射线与紫外线之间，肉眼看不见，它的特性为：

1.穿透性

X线有很强的穿透能力，可穿透可见光不能穿透的物质，穿透性是X线成像的基础。电压愈高，X线波长愈短，穿透力愈强；反之，电压低，波长长，穿透力弱。另一方面，X线的穿透力也与被穿透的物体有关，物体愈厚或物体密度愈大（原子序数愈大），则穿透力愈差；物体愈薄或密度愈小（原子序数愈小），则穿透力愈强。X线在穿透过程中遇到不同厚度与不同密度的物体时，部分X线被吸收，称为X线衰减。

2.荧光效应

X线能激发荧光物质（如硫化锌镉及钨酸钙等），使之产生肉眼可见的荧光称为荧光效应。X线透视就是利用这一特性，观察X线透过人体后所产生的影像，以诊断鉴别，所以这一特性是透视检查的基础。

3.摄影效应

X线能使许多物质产生光化学反应，如照射在涂有溴化银的胶片上，胶片感光后产生潜影，显影时溴化银中的银离子被还原成金属银，沉淀于胶片的胶膜呈黑色。而未感光的溴化银则在定影及冲洗时被洗掉，使胶片呈片基的透明状。照射的X线量的多少决定了胶片的黑化程度，所以摄影效应是X线摄影成像的基础。

4.电离效应

X线通过任何物体时都可使原子、分子电离，进入人体时也同样使人体产生生物学方面的改变，即生物效应。因此，应注意防护，避免损伤。

（二）X线成像原理

基于以上X线特性，加之当X线透过人体各种不同组织结构时，由于其密度和厚度的差别，它被吸收的程度不同，所以到达荧光屏或胶片上的X线量即有差异。这样，在荧光屏或X线片上就形成黑白对比不同的影像。这也就是X线成像的基本原理。

X线图像的形成是基于以下3个基本条件：①X线具有一定的穿透力，能穿透人体的组织结构。②被穿透的组织结构存在着密度和厚度的差异，X线在穿透各种组织后剩余的X线有量的差别。③有差别的剩余X线经过显像过程就能获得具有黑白对比、层次差异的X线图像。

传统X线检查可区分4种密度：高密度的有骨组织和钙化灶等，在X线片上呈白色；中等密度的有软骨、肌肉、神经、实质器官、结缔组织以及体液等，在X线片上呈灰白色；较低密度的有脂肪组织，在X线片上呈灰黑色；低密度的为气体，在X线片上呈黑色。

人体组织和器官形态不同，厚度也不一致。厚的部分，吸收X线多，透过的X线量少；薄的部分相反，从而在X线片或荧光屏上显示出黑白或明暗差别。

由此可见，密度和厚度的差别是产生影像对比的基础，是X线成像的基本条件。而密度与厚度在成像中所起的作用要看哪一个占优势。例如，肋骨密度高但厚度小，而心脏大血管系软组织，为中等密度，但厚度大，因而心脏大血管在X线胸片上的影像反而比肋骨影像白。

人体内许多组织由于密度差异小、重叠或厚度等因素导致自然对比不明显，一般需要应用人工对比的方法显示解剖结构。人工对比可使用阳性对比剂如钡剂、碘剂；阴性对比剂如空气、水等；亦可两者同时使用，如消化道气钡双重造影。

二、X线图像特点及检查方法

（一）X级图像的特点

1.从黑到白不同灰度影像

胶片成像的银颗粒细小，显示细节多，但细节的差别不易分辨，因此图像的空间分辨率高而密度分辨率有限。数字化成像的密度分辨率有所提高。

2.X线图像是重叠图像，可使结构显示不理想甚至产生假象。

3.锥形X线束的影响可导致放大与虚影、变形与失真。

（二）X线检查方法

1.普通检查

（1）透视

1）荧光透视：X线透过人体后，荧光屏显示人体组织和器官影像，称荧光透视。

2）隔室透视：因荧光透视时医师和患者都在暗室内，所以受射线量大，操作不方便。紧接着便出现了隔室透视。因隔着房子透视，医师受射线量很少，患者在明室内行动方便，颇受患者和医师欢迎。

3）电视透视：影像增强器能使荧光影像亮度增强1000倍，通过电视摄像机将增强器上影像摄下，并显示在监视器（电视屏）上进行观察，称电视透视。它克服了荧光透视和隔室透视的缺点，成为当代较满意的透视方法。

4）透视适应证：用于观察器官活动，自然对比良好的器官如胸部等，需立即获得检查结果者。

（2）摄影：亦称平片检查。X线通过人体后，用胶片来显示组织或器官影像，称摄影。主要适用于需要留下永久记录者，需显示组织或器官细微结构者。当前应用较广泛。优点是成像清晰，对比度及清晰度均较好；易使密度、厚度较大或密度、厚度差异较小部位的病变显影；可作为客观记录，便于复查时对照和会诊。缺点是每一照片仅是一个方位和一瞬间的X线影像，为建立立体概念，常需做互相垂直的两个方位摄影，例如正位及侧位；对功能方面的观察，不及透视方便和直接；费用比透视稍高。

这两种方法各具优缺点，互相配合，取长补短，可提高诊断的正确性。

2.特殊摄影

（1）体层摄影：又称分层摄影、断层摄影。普通X线片是X线投照路径上所有影像重叠在一起的总和投影。一部分影像因与其前、后影像重叠，而不能显示。体层摄影则可通过特殊的装置和操作获得某一选定层面上组织结构的影像，而不属于选定层面的结构则在投影过程中被模糊掉。体层摄影常用于明确平片难于显示、重叠较多和处于较深部位的病变。多用于了解病变内部结构有无破坏、空洞或钙化，边缘是否锐利以及病变的确切部位和范围；显示气管、支气管腔有无狭窄、堵塞或扩张；配合造影检查以观察选定层面的结构与病变。

（2）软线摄影：采用能发射软 X 线的钼靶管球，用以检查软组织，特别是乳腺的检查。

其他特殊检查方法尚有：①放大摄影：采用微焦点和增大人体与照片距离以显示较细微的病变。②荧光摄影：荧光成像基础上进行缩微摄片，主要用于集体体检。③记波摄影：采用特殊装置以波形的方式记录心、大血管搏动以及膈运动、胃肠蠕动等。

3.造影检查

人体内有很多器官和系统缺乏密度的差别，例如胃肠道、胆道系统和泌尿系统等。即使在天然对比较明显的胸部和四肢，也不能完全满足诊断要求。为了扩大诊断范围，必须在密度相近的管腔内或器官的周围，注入密度高或低于它们的物质，进行人工对比。这种方法通常称为造影检查。引入的物质称为造影剂。造影检查及其应用，大大地扩大了 X 线检查的范围。

（1）造影剂按密度高低分为高密度造影剂和低密度造影剂两类

1）高密度造影剂为原子序数高、密度（比重）大的物质：常用的有钡剂和碘剂。

钡剂为医用硫酸钡粉末，按粉末微粒大小、均匀性和一定量胶，市场上有不同类型和规格的成品销售，使用时只需加入适量水，达到一定浓度，以适应不同部位检查的需要。硫酸钡混悬液主要用于食管及胃肠道造影，目前多采用气钡双重对比检查，以提高质量。

碘剂种类繁多，应用很广，分为有机碘和无机碘制剂两类。

有机碘水剂类造影剂注入血管内以显示器官和大血管，已有数十年历史。广泛应用于胆管及胆囊、肾盂及尿路、动静脉及心脏造影、CT 增强检查等。20 世纪 70 年代以前的均采用离子型造影剂，系高渗，故可引起血管内液体增多和血管扩张、肺静脉压升高、血管内皮损伤及神经毒性较大等缺点，使用中可出现不良反应。近 20 多年来开发出数种非离子型造影剂，这类造影剂具有相对低渗性、低黏度、低毒性等优点，大大降低了不良反应，更适用于血管、神经系统及造影增强 CT 扫描，但费用较贵。

有机碘水剂类造影剂有以下三种类型：①离子型：以泛影葡胺（Urografin）为代表。②非离子型：以碘海醇（Iohexol，碘苯六醇）、碘普罗胺（Iopromide）、碘帕醇（Iopamidol，碘必乐）为代表。

无机碘制剂中，以碘化油（Lipiodol）和碘苯酯（Pantopaque）为代表，但近来已用非离子型二聚体碘水剂，现已很少应用。

2）低密度造影剂为原子序数低、密度小的物质：目前应用于临床的有二氧化碳、氧气和空气等。体内二氧化碳吸收最快，空气吸收最慢。空气与氧气均不能注入正在出血的器官，以免发生气栓。可用于蛛网膜下隙（腔）、关节囊、腹腔、胸腔及软组织间隙的造影。近年来已较少应用。

（2）造影检查方法

1）直接引入法：①口服法：适用于食管及胃肠钡餐检查。②灌注法：借助导管将造影剂灌入体内。适用于钡剂灌肠、支气管造影、子宫输卵管造影、逆行胰胆管造影、逆行肾盂或膀胱造影和瘘管造影等。③穿刺法：借助穿刺针将造影剂引入体内。适用于心血管造影、椎管造影、关节腔造影、泪囊造影、涎腺造影、脓（囊）腔造影和淋巴造影等。

2）生理积聚法：某些造影剂引入体内后，选择性经某一器官排泄而积聚于该器官并使之显影。方法有：①口服法：如口服胆囊造影。②静脉法：如静脉肾盂造影等。

（三）X 线检查方法理想选择和合理应用

X 线检查方法的选择，应该在了解各种 X 线检查方法的适应证、禁忌证和优缺点的基础上，根据临床初步诊断，提出一个 X 线检查方案。一般应该选择安全、准确、简便且又经济的方法，X 线透视和摄片是比较简单的检查方法，通常被首先考虑，如应用这些方法可达到诊断目的要求，就无须再进行其他复杂检查，以免增加患者的痛苦与负担。对活动性器官进行动态观察，需了解其功能，以透视为宜；有些部位检查如颅骨、脊柱和骨盆等只能摄片，而透视无助于事。有时两三种检查方法都是必需的，如胃肠检查，既要透视，又要摄片；再如对于某些先天性心脏病准备手术治疗的患者，不仅需要心脏透视与摄片，还必须做心血管造影。可能产生一定反应和一定危险的检查方法或价格昂贵的检查必须慎用，不可视作常规检查加以滥用。

为了不遗漏影像上的异常表现，应对获得的所有影像进行有序、全面、系统地观察，并养成良好的读片习惯。例如，阅读胸部 X 线片时，要由外向内依次观察胸壁、肺、肺门、纵隔和心脏，在观察肺时也应自肺尖至肺底、自肺门至肺周有顺序地进行。否则，很容易遗漏某些不明显但有重要意义的异常表现，例如忽略胸壁的软组织异常或肋骨的骨质破坏，这在临床上并非少见。此外，还要切记观察影像时，不能只注意影像上显著的异常表现，而对其他部位未进行仔细观察，或者仅依临床拟诊情况进行观察，这就有可能遗漏某些重要的异常表现，例如，临床上考虑肺炎，胸部 X 线片上只注意观察到肺部有大片状致密影，内有含气支气管征，但遗漏了胃泡内软组织密度肿块这一重要异常表现。在观察数字化影像时，还应注意正确应用窗技术，必要时可在操作台或工作站上进行调节，方不致遗漏重要的异常表现。

（）

第五节　介入放射技术

一、概念、技术与分类

（一）概念

介入放射学（interventional radiology，IVR）是以影像诊断为基础，在影像设备的导向下，利用穿刺针、导管、导丝及其他介入器材，对疾病进行治疗或取得组织学、细胞学、细菌学、生理与生化资料以明确病变性质的学科，属于微创医学，与内科、外科并列为三大治疗学。

（二）技术

介入放射学技术主要包括 Seldinger 技术（Seldinger’s technique）、造影术（angiography）、栓塞术（embolization）、灌注术（infusion）、成形术（plasty）、支架植

入术（stent implantation）、穿刺引流术（puncture drainage）、穿刺活检术（puncture biopsy）、消融术（ablation）、取异物术（taking out foreignbody）、碎石术（lithotripsy）、下腔静脉滤器置入术（inferior vena cava filter implantation）、神经根阻滞术（nerve root block technique）等。

（三）分类

介入放射学的分类方法较多，一般按治疗领域分为血管系统介入放射学（vascular interventional radiology）与非血管系统介入放射学（non-vascular interventional radiology）。

二、术前准备与术后处理

（一）影像导引设备

介入放射学的影像导引设备包括X线电视透视、超声、CT和MRI，它们各有特点（表1-5-1）。

表1-5-1 各种监视手段的特点

监视手段	优点	缺点
X线电视透视（包括DSA）	实时显像	重叠影像，多需要对比剂，有放射损伤
超声	实时、多方位显像，使用方便，无放射损伤	断层影像，整体感差，有“盲区”
CT	断层影像，显示病变清晰	除CT透视外，难以实时成像，较大放射损伤
MRI	断层、多方位成像，无放射损伤	需要专用器材，价格昂贵

（二）专用器材

介入放射学有很多专用器材（表1-5-2）。

表1-5-2 介入专用器材及用途

器材	用途
穿刺针（needle）	用于建立操作通道
导管（catheter）	根据用途分为造影导管、引流导管、溶栓导管和球囊扩张导管等
导丝（guidewire）	引入导管或引导导管选择性插管
导管鞘（sheath）	用于导管交接、引导导管进入血管
扩张管	用于扩张导管进入血管的通路、减轻血管损伤、利于导管进入血管
支架（stent）	支撑狭窄管腔以达到恢复管腔流通。广义上包括用于非血管系统的内涵管（endoprosthesis）和用于血管及非血管系统的金属支架（metalstent）
特殊器材	种类多，用途广泛，如下腔静脉滤器，活检针与活检枪，椎间盘切割仪，网篮导管用于取异物或结石，激光、微波、冷冻器材用于肿瘤消融治疗

（三）常用药物

介入治疗中可通过镇静、镇痛和麻醉治疗使患者在术中的焦虑、不适、疼痛和躁动减轻至最低程度，使手术顺利进行。对于可配合的成年患者，主要使用地西泮（安定）或哌替啶进行清醒镇静；对于小儿和老人等不配合和躁动的患者，要进行深度镇静。大多数介入操作可在局部麻醉下进行，包括皮肤和血管周围浸润麻醉、穿刺道麻醉和黏膜表面麻醉等几种方式；而全身麻醉主要用于生命体征十分不平稳、难以通过深度镇静来满足介入手术要求的患者，以及配合胸腹主动脉瘤覆膜支架置入术等复杂操作。常用药物主要分为麻醉镇痛药、镇静药以及介入治疗常用药（表 1-5-3）。

表 1-5-3　介入放射学的常用药物*

种类	名称	临床应用	用法用量
麻醉镇痛药	利多卡因（lidocaine）	皮肤穿刺点局麻；周围神经阻滞；动脉造影时与对比剂混合以减轻疼痛	皮下浸润麻醉，应避免注入血管内；与对比剂混合，应配制为 0.2%的浓度；最大量为 4mg/kg
镇静药	安定（diazepam）	镇静；治疗癫痫	术前用药：5~10mg 口服或 2~3mg 静脉注射，老年人酌减
止血药	氨甲苯酸（止血芳酸）	用于出血的全身治疗和穿刺等操作造成的出血的治疗	0.1~0.3g/次，溶于 5%葡萄糖注射液或生理盐水 10~20ml 中缓慢注射，每日最大量 0.6g
	鱼精蛋白（protamine）	中和肝素	按 1mg 中和 100U 肝素的剂量静脉缓慢注入
	酚磺乙胺（止血敏）	防治各种手术前后的出血	0.25~0.5g 肌注或静注或口服 0.5~1.0g/次，2 次/日
	凝血酶（thrombin）	消化道出血及穿刺局部的止血	局部喷雾或贴敷创面，消化道出血适量口服
抗凝药	肝素（heparin）	抗凝，抑制凝血酶的产生，妨碍纤维蛋白原变为纤维蛋白	团注或静滴，用于导管冲洗、术中肝素化和术后抗凝
	华法林（warfarin）	治疗血栓栓塞性疾病及溶栓、成形术后抗凝	2.5~5mg/d 口服，根据凝血酶原时间进行个体调整
	阿司匹林（aspirin）	抗血小板药，主要用于血管成形术后抗凝	口服 40~100mg/d
溶栓药	链激酶（streptokinase）	溶栓，主要用于急性血栓栓塞疾病	首剂 5 万 U 团注，继以 2500~5000U/h 静滴维持
	尿激酶（urokinase）	溶栓，比链激酶副作用小，最常用	首剂 3 万~6 万 U 团注，继以 25 万~50 万 U 入 500ml 生理盐水中静滴
	组织纤溶酶原激活剂（tissueplasminogenactivator，tPA）	促进纤溶酶原转化为纤溶酶，特异性溶解血栓，全身出血副作用少	首剂 5~10mg，继以 0.5~1.0mg/h 动脉内灌注，总量一般最大为 50mg
血管收缩药	肾上腺素（epinephrine）	药物性血管造影（pharmacon-biography），主要用于肾脏和胰腺血管造影	肾动脉造影前经动脉注入 3~6μg，肾静脉造影及腹腔动脉、肠系膜上动脉造影注入 10~12μg
	加压素（vasopressin）	主要用于控制消化道出血	0.1~0.2U/min 持续灌注，最大 0.4U/mm

血管扩张剂	罂粟碱（papaverine）	扩张血管，解除动脉痉挛	30~60mg 次，生理盐水稀释后动脉缓慢注射或静脉泵入
	妥拉唑林（tolazoline）	改善肢体动脉造影及动脉性门脉造影的显影质量	注射造影剂前经动脉缓注 25mg
	硝苯地平（nifedipine）	血管成形术时预防或治疗动脉痉挛	10mg 口服或舌下含服
	硝酸甘油（nitroglycerin）	血管成形术时预防或治疗动脉痉挛，治疗心绞痛	血管成形术时 100~200μg 动脉内团注，治疗心绞痛 0.3mg 舌下含服

注：*常用肿瘤化疗药物及抗生素请参考相关专业书籍。

（四）术前准备

介入治疗术前常规准备包括：

（1）介入治疗室常规消毒：保证无菌操作。

（2）手术者做好思想和物品准备：完成各项医疗文书，了解患者病史（尤其有无药物过敏史，糖尿病及哮喘等）、症状、体征、临床和影像检查结果，有无禁忌证，设计治疗方案，准备防范措施。

（3）做好患者思想工作：详细与患者及其家属谈话，患者或其委托家属签署手术知情同意书。

（4）术前检查：三大常规（血、尿、便），出、凝血时间，肝肾功能，胸片，心电图等。

（5）术前 4~6 小时禁食：术前 2 小时可少量饮水或饮料，需全麻患者禁食禁饮 12 小时，必要时给予静脉补液。

（6）备皮：穿刺部位备皮。

（7）留置导尿管：对尿失禁或操作时间过长者，留置导尿管。

（8）过敏试验：根据使用碘对比剂说明决定是否做碘过敏试验；根据术后使用抗生素说明决定是否做皮肤过敏试验。

（9）建立静脉输液通道。

（10）急救用品：术前应备好各种抢救药品与器械。

（五）术后处理

介入术后常规处理包括：

（1）拔除导管和导管鞘后，穿刺点压迫包扎。

（2）股动脉穿刺后，患者卧床休息至少 8 小时，不必禁食禁饮，注意观察足背股动脉搏动情况。

（3）定期观察穿刺部位有无出血或血肿，监测患者的血压、脉搏、体温、心律和尿量等生命体征。

（4）静脉补液，保肝护胃，预防感染，促进对比剂的排泄。

（5）对溶栓、血管成形患者须行抗感染、抗凝治疗；对出血患者给予止血药。

（6）一旦患者疼痛明显给予止痛药。

三、禁忌证与并发症

（一）禁忌证

介入治疗无绝对禁忌证，相对禁忌证包括：

（1）严重对比剂过敏者。

（2）难以纠正的凝血功能障碍。

（3）心、肺、肝、肾功能严重损害或衰竭者。

（4）近期接受过静脉全身化疗或放疗者。

（5）全身感染者。

（6）显著低蛋白血症者。

（7）WBC<3500/mm^3，PLT<8×10^4/mm^3（脾功能亢进行部分性脾栓塞例外）。

（8）严重电解质紊乱，尤其是血钾异常。

（二）并发症

各种介入操作均可引起并发症，与穿刺、插管、对比剂相关并发症包括：

（1）穿刺点并发症：大的血肿、血管痉挛闭塞、假性动脉瘤或动静脉瘘形成、感染等。

（2）导管或导丝相关并发症：血管夹层、穿孔、血栓或气栓、导管或导丝打折或断裂等。

（3）对比剂过敏反应、对比剂相关肾病等。

四、血管介入放射学

血管介入放射学（vascular interventional radiology）是研究在医学影像设备监导下对心血管部位作介入性诊治的学科。其发展基础为Seldinger技术（Seldinger' s technique），该技术要点为确定血管穿刺点、皮肤消毒、注射局麻药、用尖头刀刺开皮肤2~3mm、穿刺针呈45°角刺向血管、回退穿刺针、发现回血（如为搏动性回血，则为动脉；如为非搏动性回血，则为静脉）、经穿刺针送入导丝、固定导丝、退穿刺针、沿导丝送入导管。如果穿透血管前后壁为经典Seldinger技术；如果只穿透前壁而未穿透后壁为改良Seldinger技术（图1-5-1）。

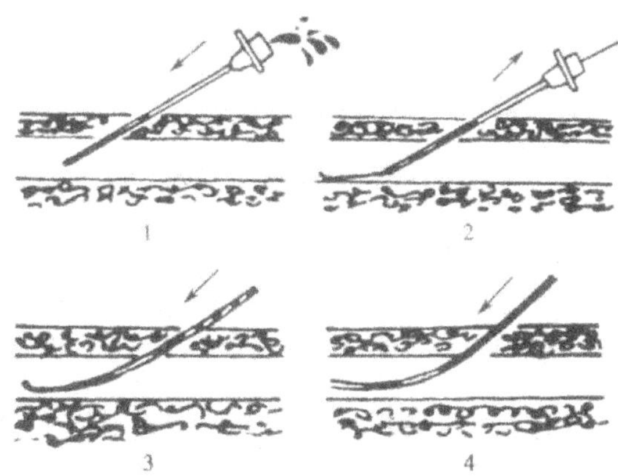

图1-5-1 改良Seldinger

1.穿刺针进入血管腔；2.插入导丝退出穿刺针；3.引入导管；4.退导丝，将导管插至靶血管

（一）经导管血管灌注术

经导管血管灌注术（transcatheter vascular infusion，TVI）指经导管向靶血管内注入药物如血管收缩剂、化疗药、溶栓药等而达到治疗目的的技术。主要用于动脉系统，故常被称为经导管动脉灌注术（transcatheter arterial infusion，TAI）。

1.适应证、禁忌证、并发症（表 1-5-4）

表 1-5-4　经导管血管灌注术的适应证、禁忌证、并发症

	适应证	禁忌证	并发症
血管收缩治疗	主要用于控制食管贲门黏膜撕裂、出血性胃炎、食管静脉曲张、胃十二指肠溃疡、小肠和结肠炎症、憩室等引起的消化道出血	无绝对禁忌，但对老年人、冠心病和肾功能不全患者应慎用	抗利尿反应：尿潴留、脑水肿、电解质失调等；心血管系统反应：心律失常、心肌梗死、严重高血压等；内脏缺血反应：痉挛性腹痛等
化疗药物灌注治疗	全身各部位的实体性肿瘤，只要能进行选择性动脉插管，都可进行化疗药物灌注。常用于术前术后辅助化疗或晚期姑息性化疗。常与栓塞剂联合应用	无绝对禁忌证	主要是化疗药引起的副作用
动静脉血栓的溶栓药物治疗	主要用于急性血栓形成或栓子脱落导致的冠状动脉、脑动脉、肺动脉、腹主动脉、肾动脉、肠系膜上动脉和四肢动脉栓塞，也可用于静脉系统和人工血管或血液透析通路的急性血栓形成。对慢性血栓形成一般效果不佳	各种活动性或近期（30 天内）内出血；近期大手术或外伤：严重的未控制的高血压（收缩压 >180mmHg 或舒张压>110mmHg）；心源性栓子或左心内活动性血栓；亚急性细菌性心内膜炎或怀疑感染性栓子；凝血功能障碍；妊娠或产后 10 天内和女性月经期	主要为出血，多发生于穿刺部位、消化系统和中枢神经系统
缺血性病变的灌注治疗药物	蛛网膜下腔出血导致的脑血管痉挛；急性非闭塞性肠系膜血管缺血；创伤、冻伤和雷诺氏病等引起的四肢缺血性病变	严重的心脏病变（特别是伴有严重低血压者）；完全性房室传导阻滞和闭角型青光眼是使用罂粟碱的禁忌证	低血容量性休克；心律失常

2.治疗原理

提高病变区域的药物浓度，延长药物与病变组织接触时间，使药物高浓度地直接作用于病变。

3.器材

各种选择性导管和留置管均适合，特殊器材包括灌注导丝、共轴导管、球囊阻塞导

管、全植入式导管药盒系统、溶栓导管。

4.操作方法和注意事项

（1）血管收缩治疗

1）应采用超选择性插管技术，使导管尽量接近出血部位；同时要注意有多支血管同时出血的可能，不要遗漏。

2）通过导管向动脉内灌注血管加压素，血管加压素灌注应自 0.1~0.2U/min 的小剂量开始，连续灌注 30 分钟后复查，如仍有出血，则加量至 0.4U/min，连续 30 分钟，如仍未奏效，应及时改用其他方法，如栓塞或手术治疗。

3）暂时控制出血，多用于急救。待患者病情稳定后，应针对出血病因采取积极的内外科治疗。

（2）化疗药物灌注治疗

1）根据肿瘤细胞类型选择敏感的药物配伍：细胞周期非特异性药物，如顺铂（cisplatin，DDP）、阿霉素（adriamycin，ADM）、丝裂霉素 C（mitomycin C，MMC）等应一次性大剂量给药；细胞周期特异性药物，如 5-氟尿嘧啶（5-fluorouracil，5-FU）和甲氨蝶呤（methotrexate，MTX）宜用动脉输液泵持续滴注。

2）灌注方式：包括一次性冲击疗法、保留导管持续灌注法、植入导管药盒系统灌注法（图 1-5-2）。每种方法各有优缺点，应根据患者具体情况和操作者技术条件选择应用。

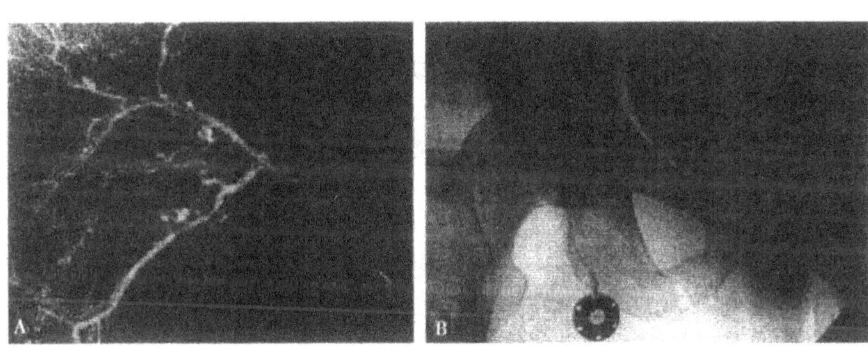

图 1-5-2 植入导管药盒系统灌注法

A.导管远端置于靶血管；B.泵体置于大腿根部内侧皮下

（3）动静脉血栓的溶栓治疗（thrombolytic therapy，thrombolysis）

1）原则上，溶栓时机越早越好。

2）选择性插管至病变处，造影明确栓塞部位、范围和程度，了解血管本身有无狭窄和侧枝循环情况。导管应尽量靠近血栓或插入血栓内进行接触溶栓，必要时可配合机械性碎栓、血栓抽吸等方法。

3）目前并无一致的溶栓方案，进行溶栓药物灌注时，应自小剂量开始，适当调整溶栓药物的注入速度。定时造影观察血管开通情况，严密监测出血、凝血状态，一旦患者病情恶化或发生严重的出血并发症时，应立即停止溶栓。

4）溶栓过程中和术后应配合抗凝、抗血小板药物治疗；对于血管本身存在狭窄者，溶栓治疗后应采用血管成形术或外科手术等措施，以消除诱发血栓形成的潜在因素，防止栓塞复发。

（4）缺血性病变的灌注治疗

1）选择性插管行诊断性血管造影，显示动脉的狭窄或闭塞以及侧枝循环情况。

2）保留导管于靶动脉内行持续性药物灌注，常用的血管扩张剂有罂粟碱、妥拉唑林和前列腺素等。灌注时间根据病情和血管造影复查的情况适当调整。

3）药物灌注前应充分补足患者的血容量，灌注期间连续监测血压、心率、脉搏及液体出入量。

（二）经导管血管栓塞术（transcatheter arterial embolization，TAE）

1.适应证

（1）治疗血管性病变，纠正异常血流动力学：用于动脉瘤、动静脉畸形、动静脉瘘和静脉曲张等。

（2）止血：主要用于外伤、术后、肿瘤等导致的颌面部、呼吸道、消化道、泌尿道、腹盆腔脏器等部位大出血的紧急处理以及支气管扩张所致咯血。

（3）治疗肿瘤：主要用于血供丰富的实体性肿瘤。对恶性肿瘤如肝癌、肾癌的栓塞治疗常与局部化疗药物灌注结合进行，称为化疗性栓塞（chemoembdization），目的是术前辅助性栓塞提高肿瘤切除率或用于晚期肿瘤的姑息性治疗；对良性肿瘤如脑膜瘤、鼻咽血管纤维瘤，主要作为术前辅助措施以减少术中出血，对肝海绵状血管瘤和子宫肌瘤可使肿瘤稳定或缩小而免除手术。

（4）血流重分布：即保护性栓塞正常的非靶血管，使栓塞物质或化疗药物不致进入非靶器官造成副作用和并发症。

（5）内科性器官切除：消除或抑制亢进的器官功能，如治疗脾功能亢进、甲状腺功能亢进等。

2.禁忌证

（1）难以纠正的凝血机制障碍、严重感染、重要器官功能衰竭和恶病质患者。

（2）导管不能稳定地深入靶动脉者。

（3）靶血管与供应邻近重要器官的非靶血管之间有交通，超选择插管不能避开者。

3.TAE 的治疗机制

（1）阻塞靶血管使肿瘤或靶器官缺血坏死。

（2）阻塞或破坏异常血管床、腔隙和通道使血流动力学恢复正常。

（3）阻塞血管使远端压力下降或直接封堵破裂的血管以利于止血。

4.常用栓塞物质（表 1-5-5）

表 1-5-5　常用栓塞物质

	名称与分类	作用时间	主要用途
短期栓塞物质	自体血凝块	6~12 小时	目前很少用
中期栓塞物质	吸收性明胶海绵	数周	止血、良恶性肿瘤的术前和姑息性栓塞
	碘油	数天、数周至数月	恶性肿瘤、肝海绵状血管瘤
	无水乙醇	永久	恶性肿瘤、动静脉畸形和静脉曲张

	医用胶（IBCA、NBCA）	永久	动静脉畸形
长期栓塞物质	聚乙烯醇微粒（PVA）	永久	良恶性肿瘤、动静脉畸形
	金属弹簧圈	永久	较大血管、动脉瘤和肿瘤
	可脱离球囊	永久	动静脉瘘

5.操作技术和基本原则

（1）诊断性血管造影，明确病变的性质、部位、范围和程度。

（2）靶血管插管。

（3）根据病变性质、栓塞目的和靶血管情况选择适宜的栓塞物质。

（4）影像监视下，准确释放栓塞物质，避免反流和误栓，控制栓塞范围和程度。

（5）再次造影，观察栓塞效果。

6.栓塞反应和并发症

（1）栓塞后综合征（postembolization syndrome）：指肿瘤和器官动脉栓塞后，因组织缺血坏死引起的恶心、呕吐、局部疼痛、发热、反射性肠淤胀或麻痹性肠梗阻、食欲下降等症状。对症处理后 1 周左右症状逐渐减轻、消失。

（2）栓塞并发症：所栓塞器官组织功能衰竭，胃肠及胆管穿孔，误栓，感染等，其发生与适应证的选择不当、栓塞剂的选择不当、过度栓塞、误栓、无菌操作不严、操作技术不熟、术后处理不当等密切相关。

（三）经皮经腔血管成形术

经皮经腔血管成形术（percutaneous transluminal angioplasty，PTA）是采用导管技术扩张或再通动脉粥样硬化或其他原因所致的血管狭窄或闭塞性病变的方法。近年来也用于胸、腹主动脉瘤以及假性动脉瘤等的腔内隔绝治疗。主要包括球囊血管成形术和血管支架置入术两种方法。

1.适应证

（1）球囊血管成形术

1）对大多数动脉、静脉系统的狭窄闭塞性病变均可首选球囊血管成形术进行治疗，其最佳适应证是大、中血管的局限短段狭窄或闭塞。

2）作为内支架置入术的前期准备。

（2）血管支架置入术　置入血管支架应十分慎重，不宜滥用。主要用于以下情况：

1）PTA 无效或失败者或复发狭窄者。

2）PTA 后出现并发症者：如内膜剥离、严重血管痉挛等导致的急性血管闭塞。

3）长段血管狭窄或闭塞。

4）伴有溃疡性斑块或严重钙化的病变。

5）腔静脉狭窄或闭塞性病变的治疗。

6）对主动脉夹层、主动脉瘤及假性动脉瘤等可置入覆膜支架，对颅内宽颈动脉瘤可在支架成形术基础上进行栓塞治疗。

2.禁忌证

伴溃疡性斑块、有严重钙化或长段狭窄闭塞性病变为球囊血管成形术的相对禁忌证。广泛性血管狭窄与大动脉炎活动期为血管支架置入术的相对禁忌证。

3.治疗原理

PTA是对狭窄段的血管组织有限度地损伤和撕裂，使其管径扩大，受损组织再修复，达到管腔重建。支架是利用其支撑力将狭窄的血管撑开。覆膜支架将扩大的血管腔或有异常通道的瘘口分隔开，形成人工通道。

4.器材

（1）球囊导管、引导导管、球囊充胀枪、球囊充胀压力表、导丝等。

（2）血管内金属支架：主要按展开方式分为自膨式（self-expending）和球囊扩张式（balloon inflatable）两类。

5.操作方法与注意事项

此处仅述及一般原则，针对具体患者和疾病还有特殊性。

（1）建立静脉输液通路，进行必要的术中监护。

（2）选择性血管造影，进一步明确病变性质、部位和程度，测量狭窄段两端压力差。

（3）根据凝血情况进行血液肝素化，必要时配合使用抗血管痉挛药物。

（4）在导丝引导下，引入球囊导管对狭窄段进行扩张2~4次，必要时置入支架。

（5）重复血管造影，评价治疗效果，发现早期并发症并及时处理

1）拔管后彻底压迫止血包扎，根据患者病情进行临床监护。

2）术后抗凝、抗血小板药物治疗。

3）术后定期随访复查。

五、非血管介入放射学

非血管介入放射学（non-vascular interventional radiology）是研究在医学影像设备监导下对非心血管部位作介入性诊治的学科。

（一）经皮穿刺活检

经皮穿刺活检（percutaneous biopsy）在影像设备的引导下，经皮穿刺器官或组织后取得细胞学或组织学标本以用于辅助诊断的技术。根据穿刺针形态和抽取组织细胞的方式不同，主要分为细针抽吸活检和组织切割活检两种，对骨骼病变还应用旋切活检。

1.适应证

（1）占位性病变定性不明者。

（2）须取细胞或组织等进行细菌学、生化等检查者。

2.禁忌证

（1）难以纠正的凝血机制障碍。

（2）无安全的穿刺途径。

（3）患者严重躁动不配合。

3.器材

千叶针用于取得细胞学资料，切割针用于取得组织学检查标本。

4.操作方法与注意事项

（1）导向设备选择：根据病变所在部位。

（2）决定体位的原则：患者舒适及方便穿刺。

（3）最适通道选择：进针点与靶目标的直线距离最短；针道上无重要结构。

（4）取材部位：宜选取在肿块边缘部，尽可能多部位取材。

（5）术后观察：局部情况和生命体征，及时发现并发症。

5.并发症

常见并发症有：出血、邻近重要器官或组织的损伤、气胸、感染，而肿瘤沿针道种植转移则罕见。

（二）经皮穿刺消融术

经皮穿刺消融术（percutaneous ablation）是在穿刺病变后，通过化学性或物理性等手段对病变组织进行破坏，从而达到治疗目的的技术。

1.适应证

（1）肿瘤灭活治疗：适用于直径小于3cm或TAE术后残余肿瘤。

（2）囊性病变可行硬化治疗。

（3）体表静脉畸形可行硬化治疗。

（4）腹腔神经丛阻滞止痛。

（5）腰椎间盘脱出可行经皮化学性髓核溶解术（percutaneous chemonucleolysis）和经皮激光椎间盘减压术（percutaneous laser disk decompression，PLDD）。

2.禁忌证

禁忌证同活检术。

3.器材和药品

器材为千叶针或专用注药针。消融手段包括化学性如无水乙醇、醋酸、化疗药物；物理性如热盐水、激光、微波、射频和冷冻；放射性核素；生物免疫制剂或基因。

4.操作方法与注意事项

（1）穿刺方法同活检术。

（2）注射药物加碘对比剂作为示踪。

（3）缓慢、多点注射，使药物均匀弥散于整个肿块。

（4）术后观察局部情况和生命体征，及时发现并发症。

5.并发症

并发症同活检术。另可出现药物副作用。

（三）经皮穿刺引流术

经皮穿刺引流术（percutaneous drainage）是在影像设备的导引下，对全身各部位的脓肿、囊肿、浆膜腔积液、胆道或泌尿道梗阻、颅内血肿等进行经皮穿刺，并置入引流管的技术，兼具诊断和治疗作用。

1.适应证

（1）由于正常人体管道阻塞而导致的阻塞段以上液体地过量积聚，如梗阻性黄疸或肾积水的姑息治疗。

（2）体腔内异常积气、积液、积血或积脓，引起脏器受压、功能受损，或有害物质吸收造成机体损害。

（3）实质脏器（肝、脾、胰、肾等）的脓肿或巨大囊肿。

2.禁忌证

禁忌证同活检术。穿刺引流未成熟或含有大量稠厚坏死组织的脓肿以及包虫囊肿时要慎重（包虫囊肿渗漏可引起过敏反应或胸腹腔种植）。

3.器材

千叶针，套管针，引流管。

4.操作方法与注意事项

（1）导向手段：常用 X 线透视、超声或 CT，多数情况下只需其中一种设备，有时则需联合应用。

（2）选择穿刺途径：应尽量避开重要脏器或血管、神经等结构，在此前提下，应使穿刺引流途径最短。

（3）穿刺点消毒：局麻下以穿刺针按预定的角度和深度穿刺，抽出液体后，送入导丝，退出穿刺针，再沿导丝置入引流管，此为 Seldinger 法。对于大量积液或浅表的病变，穿刺途径很安全时，可应用套管法一次性完成穿刺和引流，更为简便。

（4）引流管要固定牢固，防止意外脱出：术后注意观察患者生命体征、血象、引流物的量和性质，根据情况及时调整引流管位置或更换引流管。

（5）拔除引流管：能否拔除，取决于原发病变是否解除或得到有效处理，还要根据患者的临床表现和影像复查结果而定。

5.并发症

同活检术。另可出现导管意外脱落或阻塞。

（四）非血管管腔扩张术

人体内的气道、消化道、胆管、尿路以及输卵管、鼻泪管等非血管管腔发生狭窄闭塞性病变，除手术治疗外，还可采用球囊成形术和支架置入术进行治疗，短期效果令人满意。

1.适应证

（1）先天性、外压性、外伤、术后或放疗后气管支气管狭窄；气管软化和气道塌陷。

（2）先天性食管狭窄、贲门失弛缓症；外压、炎症、放疗、化学物质灼伤、恶性肿瘤等导致的食管、胃十二指肠、直结肠狭窄及术后吻合口狭窄；食管气管瘘、直肠结肠瘘。

（3）手术、炎症、结石、外伤、外压、恶性肿瘤等造成的胆道狭窄。

（4）肾盂输尿管连接部短段狭窄；输尿管良性狭窄；前列腺增生所致尿道梗阻。

（5）输卵管间质部、峡部和壶腹部的阻塞。

（6）泪囊阻塞、泪管阻塞。

2.禁忌证

（1）可手术治疗的良性气道狭窄；气道活动性炎症；距离声门 5cm 以内的高位气道狭窄；婴幼儿的气道狭窄。

（2）食管灼伤后的急性炎症期；消化道手术后 3 周以内；距离食管上括约肌 2cm 或距离直肠齿状线 2cm 以内的狭窄；消化道局部有严重的出血或坏死性病变；广泛的肠粘连并发多处小肠梗阻。

（3）胆道梗阻伴大量腹水或肝功能衰竭。

（4）泌尿系统活动性结核或其他感染；患侧肾脏萎缩、肾功能严重受损。

（5）输卵管壶腹远端、伞段阻塞；间质部严重闭塞；结核性输卵管阻塞及盆腔炎症；月经期。

（6）上或下泪小管阻塞；急性泪道感染；泪道畸形；肿瘤等所致继发性鼻泪管阻塞。

3.器材

不同部位有专用球囊扩张导管及支架植入系统。

4.操作方法与注意事项

（1）术前影像学检查与准备　全面了解病史、症状与体征，明确病变的部位、范围和程度，进行必要的药物准备。

（2）选择或建立进入管腔的途径　对气道、消化道、泌尿道和输卵管等开放性管腔，可经体外管口进行；对胆管等封闭性管腔，需经肝穿刺胆管或经手术后T形管窦道或经内镜进入。

（3）在X线透视或内镜引导下　引入导管、导丝、球囊导管等器材，对狭窄段进行扩张，必要时置入支架或内涵管。成形术后即刻复查造影了解手术效果并发现需紧急处理的并发症。

（4）术后护理及复查　术后全面监护患者情况，予以必要的止血、抗感染药物治疗。对胆管、泌尿道扩张后需置管引流。

（5）注意事项

1）必须遵循无菌原则。

2）进行球囊扩张或置入支架前，必须证实器械在管腔之内，否则绝对禁忌操作！

3）非血管管腔扩张术的主要目的是解除或减轻症状、改善生活质量，对疾病本身并无治疗作用，因此应配合其他治疗措施，以取得更好的效果。

5.并发症

常见并发症主要有：出血，管腔穿孔或破裂，再狭窄，支架移位、脱落、断裂和闭塞等。

（）

第二章　心脏超声检查

第一节　心脏正常超声检查

一、M 型超声心动图

（一）原理

M 型超声心动图（M-mode echocardiography）的扫描声束以固定位置和方向进行扫描，它利用快速取样技术，由换能器发出声束，并记录在此声束方向上组织回声。心脏各层组织反射在心动周期内形成运动-时间曲线。M 型曲线可显示心脏结构在一维空间上的界面厚度、距离、活动方向、运动速度及其在心动周期不同时相的变化。M 型超声心动图因其高速的取样帧频，能记录心脏结构在心动周期内的细微运动，可用于心腔和大血管内径的测定及特定心脏结构运动的细致观察，是现代超声心动图检查不可或缺的一部分。

（二）检查方法

1.定点探测

将探头固定于身体某点，保持声束方向不变，观察心脏在某一径线上各界面活动的规律。多用于测量心脏腔室大小、心室壁厚度及活动速度。需指出的是，因扫描声束固定，而心脏是运动的，故心动周期内不同时间点的回声并不完全是同一心脏结构的活动轨迹，探查时应注意以下事项：

（1）患者取平卧位或左侧卧立，必要时可采取坐位，嘱平静呼吸，尽量减少心脏位移幅度。

（2）探查某点时，应尽量使探头与胸壁垂直，如波形显示不够理想，可稍转动探头，以获得更满意的图像。

（3）全面观察，由内向外，从下到上，逐肋间进行探查，以了解心脏的全貌。

（4）探头位置及声束方向固定，借以了解不同心动周期中心脏界面活动有无变化。

2.滑动探测

将探头置于肋间隙内，缓慢移动，声束方向亦稍转动，借以观察心脏水平切面上各个结构的相互连续关系。

3.扇形扫查

探头位置维持不动，摆动探头改变声束扫查方向，使扫查范围为扇形。依据方向不同，可分为纵轴扇形扫描及横轴扇形扫描。

（三）常见波形

1.心底波群（echo pattern of the heart base）

可于胸骨左缘第 3 肋间探及，在左心长轴观或心底短轴观上经由主动脉根部取样，其解剖结构自前至后依次为胸壁、右室流出道、主动脉根部及左房。以上结构均位于心底部，因而称心底波群。

（1）主动脉根部曲线（echo curve of the aortic root）：心底波群中有两条明亮且前后同步活动的曲线：上线代表右室流出道后壁与主动脉前壁，下线代表主动脉后壁与左房前壁。此两线在收缩期向前，舒张期向后，多数患者尚见重搏波。曲线上各点分别称为U、V、W、V’。

U 波在心电图 R 波之后，为曲线的最低点。V 波为主波，在 T 波之后，为曲线的最高点。其后曲线下降至 W，再上升形成 V’，称为重搏波。UV 段是上升支，VW 段是下降支，分别代表心脏收缩时主动脉根部前移及舒张时主动脉根部后移（图 2-1-1）。

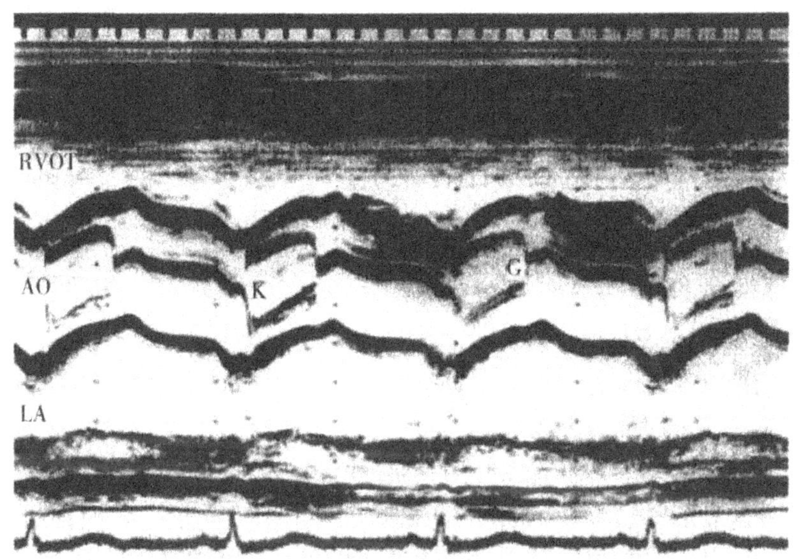

图 2-1-1　主动脉根部波群

正常人主动脉根部波群，自前至后依次为右室流出道（RVOT）、主动脉（AO）与左房（LA）。图中两条平行活动的光带为主动脉前后壁，随心动周期收缩期向前，舒张期向后，呈同向运动。主动脉瓣口收缩期开放（K），舒张期关闭（G）

（2）主动脉瓣活动曲线（echo curve of the aortic valve）：主动脉根部前、后两线间，有时可见一六边形盒样结构的主动脉瓣活动曲线。此曲线于收缩期分开，并分别靠近主动脉前、后壁；舒张期迅速闭合呈一单线，位于主动脉壁前、后线之间中心处。

经解剖证实，前方开放的主动脉瓣为右冠瓣，后方开放的主动脉瓣为无冠瓣。主动脉瓣于收缩期开放，曲线分开处称 K 点（开），位于心电图 R 波及第一心音后，相当于等容收缩期末。曲线闭合处称 G 点（关），位于心电图 T 波之后及第二心音处，相当于主动脉瓣关闭时。

2.二尖瓣波群（echo-pattern of the mitral valve）

可于胸骨左缘第 3~4 肋间探及，在左心长轴切面上，经过二尖瓣前叶取样时，可见一组较特异的波群，其内有一条活动迅速、幅度较大的曲线，经解剖定位与声学造影证实为二尖瓣前叶之反射。以此为标志，可以向前或向后逐层识别其他的解剖结构。由于二尖瓣在这些结构中特异性最强，故命名为二尖瓣波群。为便于了解时相的变化，将二尖瓣曲线波动周期各段标记为A、B、C、D、E、F、G七个时间点，并显示与心电图、心内压力曲线及心音图的关系（图2-1-2）。

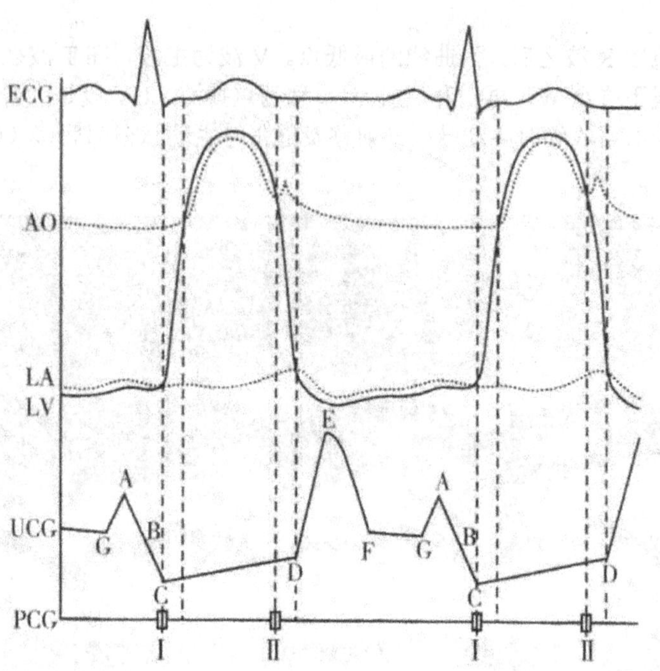

图2-1-2　正常人超声心动图二尖瓣前叶曲线（UCG）与心电图（ECG）、心内压力曲线及心音图（PCG）关系示意图

（1）二尖瓣前叶曲线（echo curve of the anterior mitral valve）：正常人二尖瓣前叶曲线呈舒张早期E波和舒张晚期A波特征性双峰曲线。其曲线与心律具有相同的周期性。A点位于心电图P波之后，心房收缩，压力升高，推动二尖瓣开放形成A峰。而后心房舒张，心房内压力下降，二尖瓣复位，形成B点。心电图R波后，心室肌收缩，压力上升，此时二尖瓣关闭，产生第一心音，在曲线上形成C点。D点在心电图T波与第二心音后等容舒张期之末，此时左室开始扩张，心室压力低于心房压力，二尖瓣开始开放，形成D点。当二尖瓣开放至最大时，形成E峰。由于房室压力梯度锐减，二尖瓣位置由E峰下降至F点，F点至G点，心室缓慢充盈，曲线下降缓慢而平直，直至心房再次收缩，进入下一心动周期（图2-1-3）。

（2）二尖瓣后叶曲线（echo curve of the posterior mitral valve）：正常人的二尖瓣后叶与前叶在收缩期合拢，在曲线上形成共同之CD段。舒张期瓣口开放，后叶与前叶分离，形成幅度较小，方向相反，呈倒影样单独曲线，为二尖瓣后叶曲线。此曲线上与前叶上A峰、E峰相对应处的下降点分别称为A’峰与E’峰（图2-1-4）。

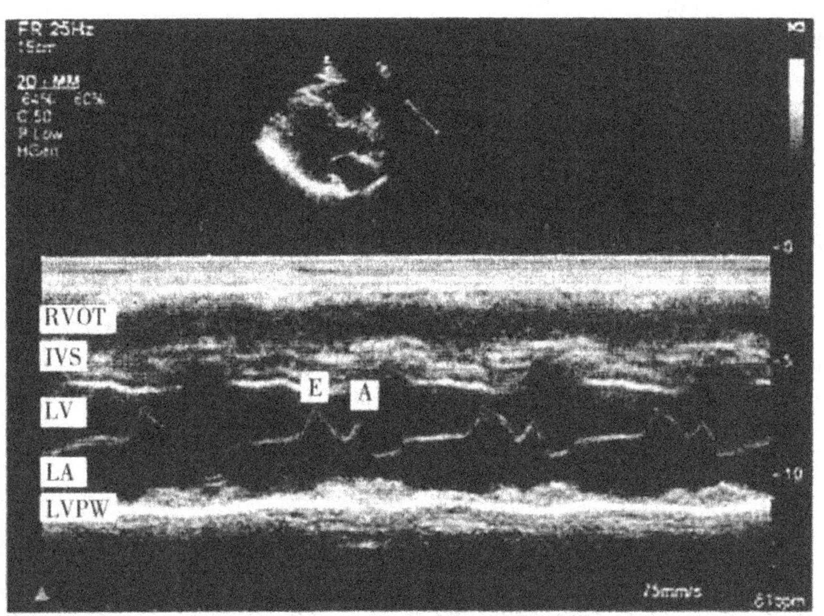

图 2-1-3　二尖瓣前叶曲线：正常人二尖瓣前叶活动曲线。自前向后可见胸壁与右室前壁，右室流出道（RVOT），室间隔（IVS），左室（LV），二尖瓣前叶曲线，左房（LA），左房后壁（LVPW），二尖瓣舒张早期的 E 峰，舒张晚期的 A 峰

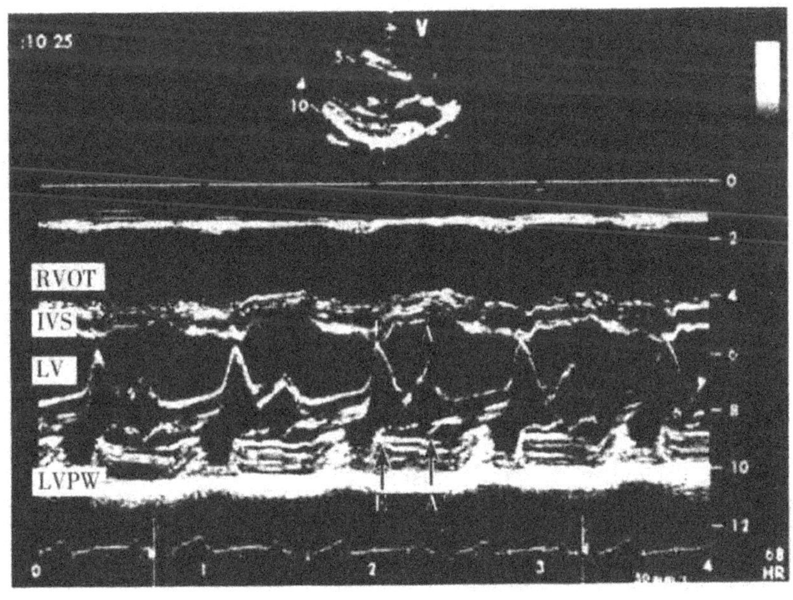

图 2-1-4　二尖瓣波群：正常人二尖瓣前、后叶曲线。自前向后可见胸壁与右室前壁，右室流出道（RVOT），室间隔（IVS），二尖瓣前、后叶曲线，邻近房室环区的左室后壁（LVPW）。二尖瓣前叶舒张早期 E 峰，舒张晚期 A 峰，二尖瓣后叶与之相对应的舒张早期 F 峰，舒张晚期 A’ 峰

3.心室波群（ventricular echo pattern）

于胸骨左缘第 4 肋间探查，在左心长轴切面上，经由二尖瓣腱索水平取样时可见心室波群。自前至后，所代表的解剖结构分别为胸壁、右室前壁、右室腔、室间隔、左室（及其内的腱索）与左室后壁。此波群可测量心室腔大小与心室壁厚度等（图 2-1-5）。

（1）室间隔曲线（echo curve of the interventricular septum）：在二尖瓣波群中部，室间隔曲线位于二尖瓣前叶之前，其活动幅度较小。正常室间隔运动曲线于收缩期向后，舒张期向前，与左室后壁呈逆向运动。在右心容量负荷增加时，其曲线运动于收缩期向前，舒张期向后.与左室后壁呈同向运动。

（2）左室后壁曲线（echo curve of the posterior left ventricular wall）：正常左室 M 型图像收缩期室间隔朝后方、左室后壁朝前方运动，左室后壁的运动幅度稍大于室间隔的运动幅度；测量时相舒张末期为心电图 R 波的顶点，收缩末期为左室后壁前向运动的最高点。临床上，左室后壁厚度测量时，则应注意识别腱索、乳头肌等组织。

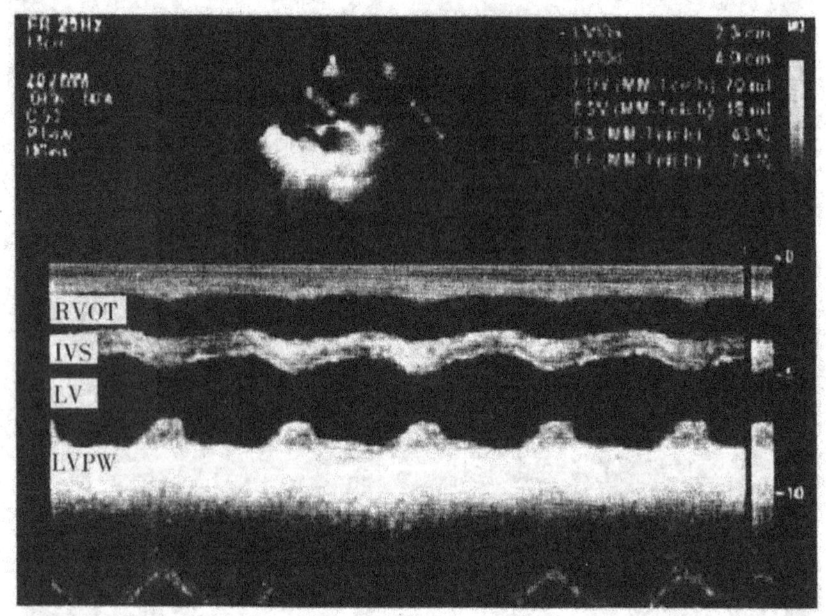

图 2-1-5　心室波群：自前至后，主要结构有右室流出道（RVOT），室间隔（IVS），左室（LV），左室后壁（LVPW）；室间隔与左室后壁呈逆向运动

4.三尖瓣波群（echo pattern of the tricuspid valve）

于胸骨旁四腔心切面检查，选择经过三尖瓣前叶取样线，可见一双峰曲线，活动幅度较大，距体表较近，此为三尖瓣前叶反射曲线。当声束向右上倾斜时，依次可见胸壁、右室前壁、右室腔、三尖瓣、右房、房间隔与左房。而当声束斜向左下时，在三尖瓣之后依次为室间隔、左室腔（有时其内可见二尖瓣）及左室后壁。

5.肺动脉波群（echo pattern of the pulmonary valve）

于胸骨左缘第 2、3 肋间，右室流出道长轴切面基础上引导取样线记录 M 型曲线。肺动脉瓣叶于收缩期朝后移动，舒张期朝前移动。肺动脉瓣波群通常只能记录到一个瓣叶活动，常为后瓣曲线。

二、切面超声心动图

（一）原理

切面超声心动图（cross-sectional echocardiography）与 M 型超声心动图相似，亦用灰度调制法显示回波信号，即将介质中由不同声阻所形成的界面反射，以光点形式排列在时基扫描线上，接收到的回波信号带有幅度与深度的信息。亮点的灰度（即灰阶）与回声波幅之间存在一定的函数关系。回波信号反射强，则光点亮；回波信号反射弱，则光点淡；如无反射，则扫描线上相应处为暗区。代表不同回波幅度的灰阶点，按其回波的空间位置，显示在与超声扫描线位置相对应的显示器扫描线上。切面超声的时基深度扫描线一般加在显示器的垂直方向上，并且声束必须进行重复扫查，与在显示器水平方向上的位移扫描相对应，当图像达到或超过每秒 16 帧图像时，则形成一幅实时的切面（即二维）超声图像，可被肉眼清晰观察。

（二）仪器类型

切面超声成像主要有相控阵扫描与机械扇扫成像两种方式，目前常规应用于心脏检查仪为相控阵扫描成像仪，而机械扇扫主要用于小动物超声心动图成像。

1.相控阵超声显示仪

采用雷达相控技术，通过等差时间延迟的电脉冲信号，使线阵排列的多个晶体片（换能器）依次被激发，将每一晶体片声束进行叠加，形成一个共同的波阵面。波阵面的方向与探头的法线方向相平行，其动态指向与各晶体片受激发的次序有关。按一定时差顺序先后激发各个晶体片所发射的超声波，其合成波的波阵面方向在一定范围内呈扇形发送。接收时，按各晶体片的时差对被接收到的回波信号进行时间补偿，再将其叠加在一起，当扫描速度达到 20~30 帧/秒，就可获得心脏解剖结构的实时切面图像。先进的经食管多平面探头是相控阵超声探头的进一步发展，其换能器晶体片的扫描方向可在 360°的范围内旋转，能从任意角度来显示心脏结构。这一技术目前又有进一步的改进，微小的晶片应用在经血管内超声显像上，探头声束可显示血管某一横断面形态 360°范围图像。

2.机械扇形扫描仪

其探头与体表接触面积较小，可从很小的透声窗进行观察，特别适用于心脏检查。此类探头分为摆动式和转动式两种。小型单晶片扇扫目前主要用于血管内超声显像。

现代高档超声显像仪是将 M 型、切面超声以及多普勒超声等多种显像方式综合在一起，并匹配多种新的成像技术，如图像数字化处理、动态聚焦等。针对不同检查设计的特殊探头，可使二维超声图像更为完善。

（三）检查方法

1.仪器调节

（1）发射功率：针对患者的不同年龄和体型，需对仪器的各种功能参数进行适当的设置。婴幼儿患者，胸壁较薄，应选用较小的发射功率。成人及体型较胖的患者因胸壁厚，则需提高发射功率。在使用过程中应尽量避免将能量开至最大，防止压电晶体片过热受损。

（2）灵敏度（sensitivity）：主要受总增益和分段增益补偿等控制钮的调节，高灵敏度可获取符合诊断要求的图像。灵敏度调节应使心腔及大血管腔内呈现为无回声区；心内膜、瓣膜和大血管壁等各层结构反射清晰；心肌反射较弱，但可辨识；心脏的近区与远区结构均可显示，且反射强度大致相等。

（3）灰阶（gray scale）：调节灰度与对比度，使反射强度以适当的明暗度加以显示，以清晰显示所探测的结构。理论上，灰阶的动态范围越大，组织的层次越丰富，能分辨的组织结构越精细。

（4）频率（frequency）：频率高低将影响图像的分辨力与声束的透入深度。成人检查探头频率一般为2.5~6.0MHz，透入较深，但分辨力稍差。儿童则用5.0~6.0MHz的探头，透入深度较浅，但图像分辨力明显提高。

（5）扫描深度：成人和心脏扩大者，扫描深度一般为16~18cm，以显示心脏全貌。儿童扫描深度可适当调浅，一般在6~10cm之间。

2.患者体位

一般取左侧卧位，必要时取仰卧位或右侧卧位。胸骨上窝探测时，可取坐位，或仰卧检查台上，将肩部垫高，裸露颈部。

3.探测部位

（1）心前区：上自左锁骨下缘，下至心尖，内自胸骨左缘，外至心脏左缘所包括的区域，均称心前区。此区检查即所谓胸骨左缘探测。部分患者如右位心或心脏极度扩大达胸骨右侧，则需于胸骨右缘探测。

（2）心尖区（apex area）：一般指在左侧心尖冲动处检查，若为右位心，则在右侧探测。

（3）胸骨上窝（suprasternal）：将探头置于胸骨上窝，向下指向大动脉及心底部各结构。

（4）剑突下区（subcostal area）：探头置于剑突下方，向上做各种指向，以取得不同的切面。

（5）经食管探测：将食管探头置于食管内，通过探头前进、后退、前屈和后伸及左右侧向弯曲，加上转动换能器声束扫描的方向，可对心脏作多个方位的探测。

（6）心外膜直接探测：在开胸手术中，可将探头置于消毒塑料套内，放在心外膜表面进行直接探测。

4.图像方位

切面超声心动图多用扇形显示，扫描扇面分为近区与远区，近区代表身体表浅处结构的反射，一般位于图像的上方。远区代表体内深部结构的反射，位于图像的下部。扇扫呈近区狭窄，愈远愈宽的图像，故可经较小的透声窗（如肋间隙等），观察深处较大范围的心脏结构。经食管探测时，图像方位可以上下倒转，即扇尖在下，弧面在上，借以获得与胸前探测解剖方位相类似的图像。

（四）常见图像切面观

1.左室长轴观（long axis view of the left heart）

探头放于胸骨左缘3、4肋间，探测方位与右胸锁关节至左乳头连线相平行。此方位图像可清晰显示右室、左室、左房、室间隔、主动脉、主动脉瓣及二尖瓣等结构。检查时应注意调整声束扫描方向，以显示真正的心脏长轴，否则易产生心脏长轴缩短效应，长轴观图像失真。

2.心底短轴观（short axis view of the heart base）

探头置于胸骨左缘 2、3 肋间心底大血管的正前方，扫描平面与左室长轴相垂直，和左肩与右肋弓的连线基本平行。此图可显示主动脉根部及其瓣叶，左房、右房、三尖瓣，右室及其流出道，肺动脉瓣、肺动脉近端、肺房沟及左冠状动脉主干等。如探头稍向上倾斜，则可见肺动脉干及其左右分支。故可观察主动脉根的宽度，主动脉瓣与肺动脉瓣的形态与活动，右室流出道与肺动脉干有无增宽或狭窄及降主动脉与肺动脉间有无交通等（图 2-1-6）。

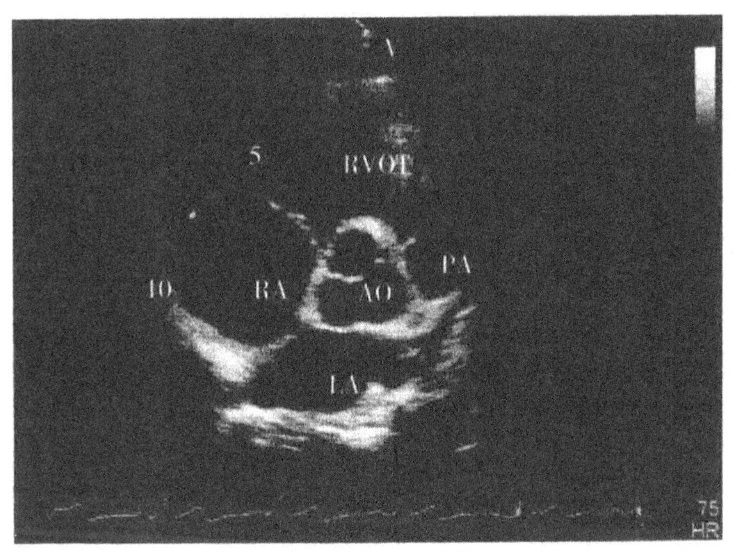

图 2-1-6　正常人心底短轴观：RVOT：右室流出道；RA：右房；PA：肺动脉；LA：左房；AO：主动脉

3.二尖瓣水平短轴观

探头置于胸骨左缘第 3、4 肋间，方向与上图相似。此图可显示左、右心室腔，室间隔与二尖瓣口等结构。如将探头稍向下倾斜，可获得腱索、乳头肌水平图像。临床上多以此切面观察心脏形态，左、右室大小，室间隔走向与活动及二尖瓣口开放关闭情况。

4.心尖四腔观（apical four-chamber view）

探头置于心尖冲动处，指向右侧胸锁关节。在图像上室间隔起于扇尖，向远端伸延，见房间隔及心房穹隆。十字交叉位于中心处，向两侧伸出二尖瓣前叶和三尖瓣隔叶，二尖瓣口及三尖瓣口均可显示。由于室间隔、房间隔连线与二尖瓣、三尖瓣连线呈十字交叉，将左、右心室，左、右房划为四个腔室，故称心尖四腔观。

在心尖四腔观基础上，将探头稍向上倾斜，扫描平面经过主动脉瓣根部，可获心尖五腔观（apical five-chamber view）。如将探头内移，置于左侧第 4 肋间胸骨旁线与锁骨中线之间并减少倾斜度，所见图像更为理想，此时仍见上述结构与四个心腔，但室间隔不在扇尖，而偏向图的右侧，右室占据图像的上半部，与心尖四腔观有所不同，称为胸骨旁四腔观，此图对房间隔显示较为理想。对临床确定有无房间隔缺损有很大帮助。

5.剑突下四腔观（subcostal four-chamber view）

探头放置剑突下，声束向上倾斜，取冠状面的扫描图像，获剑突下四腔观。此图上所显示的房间隔光带与声束方向近于垂直，故回声失落现象少，房间隔假性连续中断出现率低。此切面上显示房间隔缺损的敏感性与特异性高，如图所示回声中断时，即表明存在房间隔缺损。

三、多普勒超声心动图

多普勒超声心动图（Doppler echocardiography）是心脏超声检查的重要组成部分，其利用超声反射的频移信号组成灰阶频谱和彩色图像，可精确评价心脏的血流动力学特征。多普勒超声结合二维超声对心脏结构和功能的全面评价，为心血管疾病无创诊断开辟了新的途径。

（一）多普勒超声心动图产生的原理

当声源与接收器之间出现相对运动时，接收到的声波频率与声源发射的频率间有一定的差异，这种频率的改变称为频移（frequency shift），此现象称为多普勒效应（Doppler effect）。该现象是1842年奥地利学者C.Doppler首先发现的。进行心血管超声检查时，探头发射频率（f_0）固定不变，声波在介质中行进时遇到运动物体时，探头接收到的反射回波频率（f_0）发生改变即存在频移，如果该物体朝向探头运动时，频率增大即存在正频移（f_1-f_0>0）；而当该物体背离探头时，频率减小即存在负频移（f_1-f_0<0）。设声波传播速度为C，被测物的相对运动速度为v，声束与被测物运动方向之间的夹角为θ，则多普勒频移（f_d）可由公式（1）计算（图2-1-7）。

$f_d=f_1-f_0=2f_0V\cos\theta/C$　　（1）

由公式（1）可得出被测物的运动速度（V），即公式（2）：

$v=(C f_d)/(2f_0\cos\theta)$　　（2）

在人体心脏内，心壁、瓣膜及血液均可产生多普勒效应。心壁和瓣膜的反射回波虽然振幅很大，但频移较小。血液中的红细胞是很好的散射源，沿声束发射途径返回探头的散射被称为后散射，由于运动红细胞的后散射作用，探头可接收回波而获得多普勒频移，该频移较大。经过高通滤波器，可将心壁和瓣膜产生的低频移多普勒信号滤去，而保留血流高频移的多普勒信号，然后通过某些技术上的处理即产生多普勒血流信号。相反，如果使用低通滤波器，保留由心壁产生的低频移，高振幅的多普勒信号，阻止血流产生的多普勒信号通过，此即组织多普勒显像（tissue Doppler imaging，TDI）的原理。

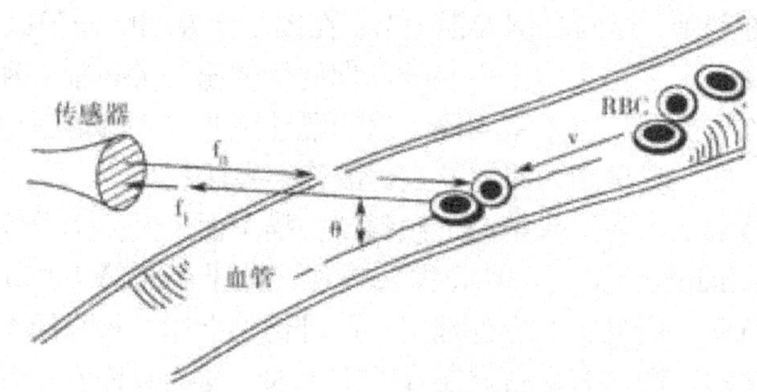

图2-1-7　多普勒效应示意图

RBC：红细胞；θ：血流与声速之间夹角

（二）仪器设备和检查方法

1.仪器设备

随着仪器设备性能的改善，目前临床上最常用的检查仪器为彩色多普勒超声诊断仪。同时具备二维超声和彩色多普勒检查功能，在二维图像基础上可显示彩色编码的多普勒信息，实时显示心脏结构二维图像和彩色血流信息。此类超声仪还同时配备脉冲和连续多普勒检查技术，可根据需要选择不同的多普勒技术。

2.显像方式

（1）频谱多普勒：分为脉冲多普勒和连续多普勒两种显示方式。仪器对所接收的多普勒频移信号一般通过快速 Fourier 转换等频谱分析处理，以音频和频谱两种方式显示结果。音频即通过声音的变化反映血流的速度和性质。脉冲多普勒频谱的主要特征是以中空频带型频谱图像显示血流信息，连续多普勒则以充填型频谱图像显示血流信息。

脉冲多普勒具有距离选通功能，声波的发射和接收可由同一组晶片完成，探头每发射一组脉冲群后，必须间歇一段时间用于接收反射声波信号，这一间歇时间由所要取样的深度和声速所决定（公式 3）。

$$t=2d/c \qquad (3)$$

该仪器设计一种开关名“距离选通门”，由选通门控制只接收所要取样的深度和血流多普勒信号。这一类型的多普勒仪可以确定血流的部位、方向以及性质，但脉冲重复频率较低，测定高速血流时容易出现混叠（aliasing）现象。

连续多普勒无距离选通功能，声波的发射和接收分别由两组独立的晶片完成，它虽然不能准确判断血流的部位，但能测定快速血流的速度。

（2）彩色多普勒：脉冲多普勒探测的只是一维声束上的彩色多普勒血流信息，如果要了解心内血流动力的详细分布情况，一维多普勒难以完成，而彩色多普勒血流成像仪却可以完成这项任务。通过记录每一点的血流多普勒信息，运用一些复杂技术处理将这些多普勒信号进行彩色编码并叠加在二维图像上。通常用红色表示血流方向朝向探头，蓝色表示血流方向背离探头，有些仪器用绿色表示湍流，色彩的明暗表示速度的快慢。

3.检查方法

检查时，通常先进行二维超声检查，显示清晰的各标准断面图像，作为多普勒超声检查的基础。尽可能选择显示心血管腔图像清晰、超声束与血流方向相平行的断面。观察异常血流的位置；然后，进行脉冲多普勒检查，测定各项血流动力学指标。由公式（1）得知，f_d 的大小与 cosθ呈正比，所以检查时要使频谱多普勒取样容积与血流方向间夹角尽可能小于 20°，以保证频谱测定的准确性。二、三尖瓣血流的检测以心尖四腔观为首选，主动脉瓣或左室流出道血流的检测以心尖五腔观为首选，肺动脉瓣血流的检测以心底主动脉短轴（肺动脉长轴）观为首选。存在异常分流时，如室间隔缺损、房间隔缺损或动脉导管未闭等先天性心脏病，尽量选择异常分流信号方向与声束相平行的断面进行测量分流的频谱。

（三）多普勒的分析

综合应用频谱多普勒和彩色多普勒血流显像可以对血流状态进行详细分析，观察以下指标。

1.血流时相（blood flow phase）

频谱多普勒或彩色多普勒结合心电图可以观察各个波形的出现及持续时间，了解这些血流信号位于心动周期的某一时相。

2.血流方向（blood flow direction）

频谱多普勒曲线上，波形分布于零位基线上下。向上的频移代表频移升高，说明血流朝向探头；向下的频移代表血流背离探头。彩色多普勒成像中，红色表示血流朝向探头，蓝色代表血流背离探头，因而彩色的类别可以清楚判断血流方向。

3.血流速度（blood flow velocity）

与彩色灰度红细胞后散射频移的大小反映血流速度的快慢，频谱多普勒中，频移的幅度可以反映血流速度；在彩色血流成像中，频移的大小用灰度级来显示。速度愈快，色彩愈亮。

4.频谱离散度与多彩镶嵌图像（mosaic pattern）

频谱多普勒中，频谱离散度系指多普勒频谱图上某一瞬曲线在纵坐标上的宽度，它代表取样容积内活动速度的分布状况。层流者取样容积内红细胞流动方向和速度基本一致，离散度很小，频谱窄，与基线间为一空窗。血流紊乱者（湍流或涡流），取样容积内红细胞流动方向不一，运行速度相差很远，离散度大，频谱明显变宽，与基线间的空窗消失，呈充填的频谱图。彩色多普勒成像时，层流者显示单一的颜色（周围色彩暗，中心色彩亮），湍流则显示出正红负蓝多种信号同时出现的多彩镶嵌的图像。

5.血流范围

频谱多普勒通过多点取样，可将血流范围大致描绘出来；二维彩色多普勒可以较准确地判断血流范围，显示血流的起止部位、长度、宽度以及面积大小，有助于瓣膜反流与异常通道分流的估价。

（四）多普勒超声心动图的临床应用

1.探测血流状态

（1）层流：主要见于正常管径的血管及没有狭窄的瓣膜口，血流无障碍。多普勒谱显示曲线较窄，光点密集，与零基线间有一空窗。彩色多普勒显示色彩单纯，中心明亮，边缘暗淡的血流束。音频平滑且具有音乐感。

（2）湍流：当血流通过狭窄处时，流线发生改变，狭窄处流线集中后，流线放散，进入宽大管腔后，流线放散，离散度增大，速度参差不齐，形成湍流。频谱上光点疏散，与基线之间的空窗消失，呈单向充填的图像，彩色多普勒呈色彩明亮的高速血流束。音频粗糙、刺耳。

（3）涡流：当血流由小腔突然进入大腔时，可产生涡流，血流方向十分杂乱，在同一时刻的取样区内，部分红细胞运动方向朝向探头，部分红细胞远离探头，因而频谱呈现双向充填的光点，彩色多普勒上见多彩镶嵌的特征性图像。

2.探测血流速度

从公式（1）可以知道由频移值可推算血流速度，利用仪器上已设置的测量程序可直接测定峰值速度、加速度、平均速度等。

3.测量血流容量

血流容量是指单位时间里流经心脏瓣口或大血管某一截面的血流量。

在多普勒技术中，血流容量的测定是定量分析心搏量、心排血量、分流量和反流量等多种血流动力学指标的基础。主要原理是：利用频谱多普勒血流速度（V）、血流时间（t），利用二维或 M 型超声心动图测量管腔面积（A），根据公式（4）：

$$Q=AVt \qquad (4)$$

即可定量估计血流容量，但该公式必须满足以下前提：被测点为大腔进入小腔后的 1cm 左右范围内；该处管腔的横截面积不随时间而改变；空间流速分布一致（即流速部面呈活塞型）；多普勒声束与血流方向的夹角<30°，不随时间而变化。

4.判断反流与分流

应用二维超声心动图结合频谱多普勒可以明确地判定反流与分流的解剖部位，血流方向，血流时相及反流与分流的程度范围，被誉为“无创性心血管造影术”。另外，彩色多普勒技术可以半定量估计反流量和分流量，以前的一些方法建立在测量血流束的长度、宽度以及异常血流分布面积上；近年研究较多的是彩色多普勒血流会聚法（flow convergence region，FCR），该方法建立在流体力学理论的基础上，它不仅可有效测量狭窄的瓣膜口面积，还可测定有效反流口面积、反流量以及分流量。

（杨阳）

第二节　超声心功能评价

心室收缩功能评价为超声心动图检查的最常见指征。常规检查均应对左室收缩功能进行定量评价。左室舒张功能至少应在收缩功能受损、高血压、心力衰竭、心肌病等患者中进行评价。对于累及右心疾病（如肺栓塞、右室心肌梗死、肺心病等）患者，右心功能亦应重点关注。

一、左室收缩功能

全面评价左室功能应测量收缩末与舒张末内径、容积、室壁厚度、评价室腔的几何形态。临床上左室收缩功能最常用的评价指标为射血分数（EF），其超声测量方法如下。

1.目测法

有经验的检查者可通过观察室壁运动情况，目测评估 EF 为正常、减低、增强，或可估测其大致数值。在情况不允许定量测量或无法获取可供准确测量的图像切面时，可使用该法。但其存在明显的主观性与经验依赖性，常规检查推荐使用定量方法测量。

2.内径法

在左室腔大小、形态正常，室壁运动幅度均匀的情况下，可测量左室内径通过一定公式计算容积。常用化 Teichholtz 公式：$V=[7.0/(2.4+D)]\times D^3$；式中，V 为左室容积；D 为左室内径。在胸骨旁左室长轴腱索中段水平（左室长轴近心底 1/3 水平），使用 M 型或二维方法，测量左室舒张末期内径与收缩末期内径，即可计算出容积与 EF（图 2-2-1）。该法简便易行，但对于心室形态失常、节段性室壁运动异常的患者，会造成明显误差。

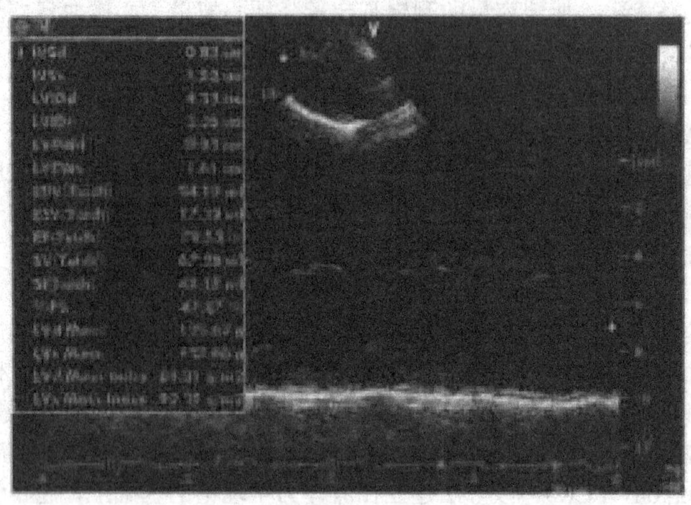

图 2-2-1　Telch 法测量 EF

3.Simpson 法

心尖双平面 Simpson 法是二维超声心动图测量左室容积与 EF 最准确的方法。其基本原理为，将左室沿长轴方向等分为若干份，每一份均可假设为一个圆柱体（或圆盘），因高度与底面直径已知，体积易于算出；将心底到心尖的若干圆盘体积相加，即可得到心室容积。在标准心尖四腔心与二腔心切面中，分别于舒张末期、收缩末期停帧，手动勾画左室心内膜并确定左室长径，即可测得容积与 EF（图 2-2-2）。该法虽相对烦琐，且对图像质量要求较高（心内膜面显示不清时，影响测量准确性），但在理论上与对比研究中均证实了其良好的测量准确性，无论对室壁运动正常或节段性运动异常的患者均适用。

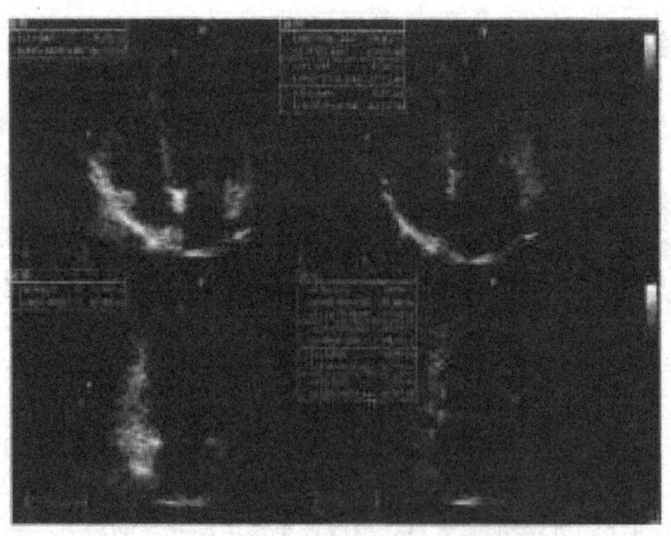

图 2-2-2　心尖双平面 Simpson 法测量 EF

二、左室舒张功能

左心室舒张包括等容舒张期和充盈期两个时相，而充盈期又可分为快速充盈期、减慢充盈期和心房收缩期 3 个相位。舒张早期（等容舒张期和快速充盈期）是耗能的主动过程，此期心肌本身的松弛出决定舒张能力；减慢充盈期左室的充盈是被动过程，心肌的顺应性或僵硬度是决定此期左室充盈的主要因素；心房收缩期左房的收缩射血进一步增加左室的充盈，此期左室内的压力与心肌的顺应性是决定充盈量的关键。正常的舒张功能表现为舒张期心室充分充盈，同时舒张压没有异常升高。

超声心动图是最常用的无创评价左室舒张功能的影像学方法。全面细致的二维超声心动图检查是评价心功能的基础，可为明确诊断或排除导致舒张功能不全的器质性病变提供重要信息。例如左室壁增厚、左房扩大而不伴瓣膜病变是左室舒张功能不全与左室舒张压升高的强有力征象；另外，如心肌淀粉样变性、肥厚型心肌病、高血压性心脏病等可导致左室舒张功能不全的典型器质性心脏病变，均可通过二维超声心动图检查得以明确。综合多普勒技术是评价左室舒张功能的主要方法。需强调的是任何单一指标都不足以全面评价左室舒张功能，正确合理诊断左室舒张功能不全，有赖于对舒张生理的深入理解和多项参数综合分析。

1.二尖瓣口舒张期血流频谱

二尖瓣口舒张期血流频谱通常为双相波型，由舒张早期的快速充盈血流 E 峰和舒张晚期左心房收缩的充盈血流 A 峰组成。测定的参数包括 E 峰最大血流速度、A 峰最大血流速度、E/A 比值、E 峰减速时间（DT）等。

正常人 80%的左心室充盈发生于快速充盈期（E 峰时相），5%的充盈发生于减慢充盈期，15%的充盈发生于心房收缩期（A 峰时相）。E/A 血流速度比值随年龄而发生变化。正常年轻人，左心室弹性良好，舒张开始后心肌迅速松弛，在舒张早期大部分充盈已经完成，心房收缩期充盈量少，E>A。随年龄增长，心肌松弛能力逐步下降，等容舒张期左心室压下降率及舒张早期充盈率均减慢，E 峰逐步减低；左心室与左心房间达到等压的时间延迟，DT 延长；早期充盈减少使得心房收缩的辅助充盈显得更为重要，A 峰逐渐增大。在 50~60 岁时，E 与 A 趋于相等，之后 E/A 比值逐渐小于 1。

以二尖瓣口舒张期血流频谱特征为基础，可将左室舒张功能不全的充盈模式分为三种类型。

（1）松弛延缓：E/A<1，DT 延长。见于正常老年人与舒张功能轻度受损的病理情况。左室松弛功能减低而左房辅助充盈加强，心腔内压力正常。

（2）假性正常：E/A>1，DT 正常或缩短。左室舒张功能中度障碍，由松弛异常向顺应性降低过渡，左房压增加而使舒张早期左房一左室间压差恢复正常，以代偿左室舒张速率的减慢。

（3）限制性充盈：E/A>2，DT 缩短。左室舒张功能严重障碍，舒张早期短促的左室充盈主要依赖于明显升高的左房压力，由于室壁僵硬（顺应性降低），心房收缩很少甚至不能形成左室充盈。

三种充盈类型所反映的左室舒张功能不全渐次加重，预后逐级不良。

二尖瓣口血流频谱虽可在很大程度上用于评价左室舒张功能，但频谱形态在本质上是由左室充盈期的瓣口压差及其随时间的变化而决定的，左心室充盈和左心室舒张功能二者并不完全等同。二尖瓣频谱及其参数测值受心率、心律、前负荷、主动脉瓣反流、心包病变等诸多因素影响，并存在变异。

2.二尖瓣环组织多普勒

二尖瓣环处于左室与左房交界、心室肌附着的特殊位置，其运动形式可反映左室整体的功能状态。二尖瓣环舒张期频谱由等容舒张波、快速充盈期左室心肌主动松弛产生的 E_a 波及心房收缩期 A_a 波组成。E_a 与 A_a 的变化规律与意义类似于二尖瓣口血流频谱 E 峰与 A 峰，但前者受前负荷影响相对小。E_a 峰值速度呈现随年龄增长逐渐减低的趋势：儿童与青年人侧壁瓣环（在心尖四腔心图中测量）E_a>20cm/s；30 岁以上的正常人通常侧壁 E_a>12cm/s。侧壁 E_a≤8cm/s 提示左室舒张功能受损，并可用以鉴别二尖瓣口舒张期血流频谱的假性正常。由于心肌排列的不同，室间隔瓣环的 E_a 峰值速度较侧壁 E_a 稍低。二尖瓣口舒张期血流 E 峰与组织多普勒瓣环 E_a 速度比值（E/E_a，可理解为经 E_a 校正的 E 峰速度）与左室充盈压相关良好，与导管检查进行对比的研究表明，E/E_o（侧壁）>10 或 E/E_a（间隔）>15 提示左室舒张末压升高；E/E_a < 8 提示左室舒张末压正常。

结合分析二尖瓣口舒张期血流频谱充盈类型、肺静脉血流频谱、组织多普勒二尖瓣环运动速度等指标，可了解左室充盈特征与左房压、评价左室舒张功能：①对于左室收缩功能明显减低（EF<40%）的患者，观察二尖瓣口舒张期血流频谱特征即可了解左室充盈压情况，通常 E/A≥1.5、DT≤140ms 为充盈压升高的可靠指征。②EF 相对正常（≥40%）的患者，二尖瓣口血流频谱 E 峰与 E/E_a 是估测充盈压最好的指标：E/E_a≥15，则肺小动脉楔压（PCWP）≥20mmHg；E/E_a<10，则 PCWP 正常。③E/E_a 在 10~15 者，常需要通过评价肺静脉血流频谱特征、行 Valsalva 动作、测量左室充盈时间等综合方法估测充盈压。

三、右心功能评价与肺动脉压估测

常规检查应测量右房、右室内径，半定量评价右室壁收缩运动为正常、减弱或增强。累及右心的疾病可增加右室压力负荷（如肺栓塞）或容量负荷（如甲状腺功能亢进），造成右室、右房扩大，功能性三尖瓣反流，肺动脉收缩压升高，右室壁运动代偿增强或正常、失代偿后运动减弱；右室收缩功能显著减低时，可表现为肺动脉瓣口收缩期血流速度、三尖瓣反流速度均减低，下腔静脉增宽且内径随呼吸无变化（腔静脉压升高）。

肺动脉收缩压可通过测量三尖瓣反流速度与压差进行估测。在右室流出道通畅的情况下，可认为肺动脉收缩压=右室收缩压=三尖瓣跨瓣压差+右房压。三尖瓣跨瓣压差可依据简化的伯努利方程计算：$\Delta p=4v^2$，即通过测量收缩期三尖瓣反流峰值速度 v，就可算得收缩期三尖瓣口的峰值跨瓣压差（右室-右房压差）Δp。右房压的大小可采用简单的经验估计法：右房无扩大时，为 5mmHg；右房扩大时，为 10mmHg；右房显著扩大、三尖瓣重度反流时，为 15mmHg。

（杨阳）

第三节　心脏声学造影

心脏声学造影又称造影超声心动图。它是指将声学造影剂经不同途径导入血流，使心脏及血管内出现增强的气体回声反射，根据这些回声反射的部位、时相、走形及强弱来判断心血管解剖及血流动力学的超声心动图诊断方法。

一、心脏声学造影的适应证及相对禁忌证

（一）适应证

（1）对各种发绀型先天性心脏病患者，可确定有无右向左分流及其流量的大小。

（2）对非发绀型由左向右分流先天性心脏病患者，可观察右心系统有无负性造影区而协助诊断。

（3）确定超声心动图上曲线及暗区所代表的解剖结构。

（4）帮助确定有无左位上腔静脉永存、右上腔静脉缺如，肺动静脉瘘等。

（5）了解瓣膜情况及估测右心功能、左心室舒张功能。

（6）观察左心腔大小及室壁厚度、探查左向右分流等。

（7）用于手术后复查及追踪，评价手术效果。

（二）相对禁忌证

（1）重度心力衰竭。

（2）重度贫血。

（3）重度发绀。

（4）心血管栓塞史。

（5）冠心病心肌梗死。

二、常用心脏声学造影剂的使用方法及注意事项

心脏声学造影机制在于把能产生大量微气泡的液体注入血管中，使血流中出现与血液声阻抗不同的介质，从而在显示屏上出现增强的云雾状回声反射，其成功的关键是造影剂。

（一）常用的右心声学造影剂

1.过氧化氢（H_2O_2）

注射用3%过氧化氢0.5~1mL，静脉注射，随后用10~20mL生理盐水或5%葡萄糖液续注，使过氧化氢及时抵达心脏。

2.碳酸氢钠维生素C、盐酸或醋酸混合液

5%碳酸氢钠溶液2~10mL，按（1~2）：1再在注射器加入5%维生素C 5mL、1%盐酸0.5~1mL或5%醋酸1mL混合，稍加摇动，静脉注射。

（二）常用的左心声学造影剂

理想的左心声学造影剂必须具备以下特点：

（1）绝大部分微泡直径小于红细胞，从静脉注入血管后能通过肺及心肌的微循环。

（2）从静脉注入血管后稳定性高，能保证血管内微泡浓度。

（3）具有类似红细胞在人体内的血流动力学特点。

（4）无生物活性，对人体无毒不良反应。

氟碳造影剂应用广泛，可能是目前最有前途的声学造影剂之一。氟碳造影剂临床上可用于心内膜边界的检测，同时也可以观察心肌灌注情况，目前已进入我国市场的氟碳造影剂有 Sonovue，它的常用方法静脉内推注，通过三通管将两个注射器与静脉通道相通，其中一个注射器内为造影剂，另一个注射器内为 5~10mL 生理盐水。将造影剂快速注入后，迅速旋转三通，用另一注射器内生理盐水冲管，保证造影剂快速全部进入血流。

（三）造影剂使用注意事项

所有的左心声学造影剂均能作为右心系统显影之用，右心声学造影剂也可进入左心及冠状动脉内显影，但其直径较大，可能对心肌、脑、肾等重要脏器的微循环造成阻塞。因此，目前氟碳造影剂是较常用的造影剂之一。在使用过程中应注意：

（1）检查药物的澄明度，避免注入含有其他杂质的造影剂。

（2）注意三通开关连接及旋钮指向，避免因液体走向错误而影响观察。

（3）注射速度宜快，应在 1~2s 内完成，并立即尾随生理盐水，使管内造影剂能迅速进入血管。

（4）两次注射时间间隔应在 5min 以上；注射次数不宜过多，一般在 5 次以内。

（5）检查时应充分提高仪器的灵敏度，减少抑制与加大增益，使造影剂的回声与心脏相应结构均能显示。

（6）检查过程中应注意患者有无不良反应，如有不适应该立即停止注射。

三、心脏声学造影的临床应用

（一）右心声学造影

1.检测分流血流

（1）左心系统异常显影

1）房间隔缺损：造影剂进入右心房的同时或之后的一个心动周期内左心房、二尖瓣、左心室和主动脉内相继出现造影剂强回声反射，即提示房水平右向左分流；如出现部分不显影的低回声区（负性显影区），则提示左向右分流，但负性显影区阳性率不高，可能与左心房、右心房压力阶差不大有关。

2）室间隔缺损：平静条件下，造影剂进入右心显影后，左心室、左心室流出道、主动脉根部相继出现造影剂反射提示室水平右向左分流，它有两种可能：舒张期分流，提示右心室压已达或超过左心室压的 2/3，舒张压瞬时超过左心室压；收缩期分流，提示右心室压显著大于左心室压，提示有严重的肺动脉高压。当室水平左向右分流时，可在右心室内出现负性显影区，但其阳性率不高，若呈阳性，则具有重要诊断价值。

3）法洛四联症：静脉注射造影剂后，右心室内造影剂通过骑跨在主动脉的室间隔缺损达左心室，在左心室流出道和主动脉根部显示高浓度的造影剂反射。

4）肺动静脉瘘：造影剂在右心显影后 5~8 个心动周期，左心房、左心室持续出现较右心造影剂反射细小、亮度高的云雾状颗粒。

5）原发性肺动脉高压：由于不存在心内分流，造影剂始终留在右心系统，直至经肺循环排出，左心系统始终不出现造影剂。

6）冠状静脉窦扩张与永存左位上腔静脉：任何导致右心容量或压力负荷增加的原因均可引起冠状静脉窦扩张。先天性原因最多见于永存左位上腔静脉回流冠状静脉窦所致。

如果永存左位上腔静脉与正常的位于右侧的上腔静脉之间无交通，注入造影剂后，首先在扩张的冠状静脉窦内出现造影剂，后在右心房、右心室内出现造影剂；如果永存左位上腔静脉与正常的位于右侧的上腔静脉之间存在交通，则造影剂首先经过永存左位上腔静脉、冠状静脉窦回流至右心房，同时也通过交通血管进入正常的右侧上腔静脉后回流右心房，因路径较长，右心房内出现造影剂时间晚于冠状静脉窦。

（2）大动脉内异常显影：动脉导管未闭时，若降主动脉内出现收缩期造影剂回声，则提示肺动脉高压的存在。

2.改善多普勒信号

造影剂的多普勒信号增强作用可提高低速血流的检出率，提高心脏内各瓣膜反流检出的敏感性，避免对反流程度的低估。

3.右心功能测定

通过测定静脉注射造影剂起始至右心房内出现造影反射的时间（即臂心循环时间）和右心室内造影剂消失的时间（即右心室排空时间），来了解右心功能的变化。

（二）左心声学造影

1.左侧心腔声学造影

（1）左心系统解剖结构定位、测定左心室心腔大小及室壁厚度、观察心脏占位性病变。

（2）判断心内左向右分流：心内左向右分流在临床上十分常见，但在右心系统声学造影时不易显示。负性造影区有假阳性，存在较大的局限性。左心系统声学造影对这一问题有一定的帮助。因为心内间隔完整时，经左心途径给药后，左心的造影剂不向右分流。如伴有间隔缺损时，依病变部位可见右心系统的相应室腔内出现造影剂。

（3）探查瓣膜关闭不全。

（4）观察肺静脉血流。

2.心肌声学造影

心肌声学造影（myocardial contrast echocardiography，MCE）是近年来发展起来的一项评价心肌灌注的新技术。心肌声学造影指左心系统的微泡进入冠状动脉内达到一定的浓度，可使灌注区心肌回声增强，达到超声强化显影的效果。它具有较高的空间分辨率，在临床上备受国内外学者重视。在心导管检查、心外科手术中的应用逐渐广泛，主要应用范围：在急性心肌梗死早期诊断中的应用、在急性胸痛患者危险分层中的作用、估计侧枝循环及对存活心肌的判定、估测冠状动脉微循环储备能力、用于指导心脏停搏液的输入途径及评价停跳液的分布、指导血管桥的移植部位及评价血管桥的通畅性等。

四、心脏声学造影的局限性及展望

心脏声学造影作为一种新的超声影像技术，一方面其应用领域在不断扩大，为临床诊断和治疗提供越来越多的参考价值；另一方面其安全性、有效性仍在密切监测之中。

（1）尽管动物实验及临床实践证明心脏声学造影是安全可靠的影像技术，但仍存在超声生物效应以及微泡空化效应，临床医师必须密切关注声学造影可能存在的风险，严格遵从造影剂使用说明，掌握声学造影适应证及相关并发症的处理方法。在声学造影过程中密切监护，注意有无心律失常或其他罕见并发症，如过敏反应等。

（2）机械指数是衡量超声安全性的一个重要指标，但这一指标是没有域值的。动物实验中，即使机械指数低也能观察到声学造影引起的生物效应。因此在临床使用过程中应尽可能用低机械指数，同时尽可能减少不必要的超声暴露时间。

(3)静脉注射声学造影与二次谐波成像相结合进行心肌造影是一种判断冠状动脉血流灌注的新技术。虽然大量研究表明此法是一种评价冠状动脉解剖、生理和心肌灌注简便、易行的诊断方法，但此项技术目前仍处于实验研究阶段，只有等到药监部门的正式批准后才能广泛应用于临床。

(4)目前进入我国市场的造影剂售价昂贵，因而也限制了声学造影检查的广泛应用。

(5) 声学造影剂靶向诊断与治疗是对比超声发展的一个重要方向，研究前景光明。

（杨阳）

第四节　感染性心内膜炎

感染性心内膜炎（infective endocarditis）为细菌等微生物感染所致的心内膜炎症，最常见的致病菌为α溶血性链球菌或草绿色链球菌，以侵犯心脏瓣膜多见。临床特点是发热、心脏杂音多变、脾大、贫血、黏膜皮肤瘀点和栓塞现象及周围免疫性病理损害。

感染性心内膜炎从临床表现、病程、并发症和最后转归等方面考虑，可分为急性和亚急性两型。临床上亚急性较急性常见。急性感染性心内膜炎大多数发生于正常心脏，亚急性感染性心内膜炎绝大多数发生于原有心脏瓣膜病或心血管畸形的基础上。

由于左侧瓣膜所受的血流平均压力高于右侧瓣膜，赘生物多发生于主动脉瓣和二尖瓣，肺动脉瓣和三尖瓣较为少见。根据温特力（Venturi）效应，心内膜的病变多发生于血流高速处、高压腔至低压腔处和侧压较低区域，即二尖瓣反流的心房侧，主动脉瓣关闭不全的心室侧，室间隔缺损的右心室侧等。

一、血流动力学

感染性心内膜炎导致二尖瓣产生溃疡或穿孔、腱索或乳头肌软化断裂，将继发严重瓣膜关闭不全。此时，收缩期左心室部分血液通过关闭不全的二尖瓣反流入左心房，造成左心房血流量增加；在舒张期，反流至左心房的血流连同肺静脉回流至左心房的血流一同进入左心室，使左心室前负荷增加，从而导致左心室的扩大。长期的左心室容量负荷过重，可发生左心室功能不全。严重的二尖瓣反流可使左心房和肺静脉压力显著升高，导致肺淤血甚至肺水肿。主动脉瓣上的赘生物，常致主动脉瓣脱垂和关闭不全，舒张期左心室同时接受二尖瓣口的正常充盈血液和主动脉瓣口的异常反流血液，左心室前负荷增加。急性主动脉瓣关闭不全的患者，由于左心室快速扩张的能力有限，左心室舒张压升高明显，导致左心房压和肺静脉压升高，产生肺水肿。

感染侵袭冠状动脉窦，形成窦瘤，并可破入右心房、右心室或左心房，造成相应心内异常分流的血流动力学改变。

二、诊断要点

（一）定性诊断

1.二维超声心动图

受损瓣膜上形成团块状、条索状、扁平状或不规则状赘生物，大小不定，直径小的2.0~3.0mm，大的10.0~20.0mm；急性期，赘生物为偏低回声，而慢性期或治愈后的赘生物表现为高回声。

2.彩色多普勒超声心动图

当继发二尖瓣关闭不全或瓣膜穿孔时，收缩期于左心房内可探及源于瓣口或穿孔处的花彩反流束；当继发主动脉瓣关闭不全时，舒张期左心室流出道可探及源于主动脉瓣口的花彩反流束。

（二）定位诊断

1.主动脉瓣赘生物

感染性心内膜炎时，主动脉瓣是易受累的瓣膜，赘生物多附着于瓣叶常受高速血流冲击的左心室面及主动脉瓣下的左心室流出道（通常起自室间隔的基底部），较大而有活动性的赘生物舒张期可脱入左心室流出道，收缩期脱入主动脉瓣口。

2.二尖瓣赘生物

感染性心内膜炎时，二尖瓣较常受累，仅次于主动脉瓣。二尖瓣赘生物多数位于左心房面，可活动的赘生物于收缩期进入左心房，舒张期脱入左心室；较大的二尖瓣赘生物可引起类似二尖瓣狭窄甚至梗死的超声改变。

3.三尖瓣赘生物

三尖瓣较少受累，主要与经静脉注射毒品有关，其超声表现与二尖瓣赘生物相似（图2-4-1）。

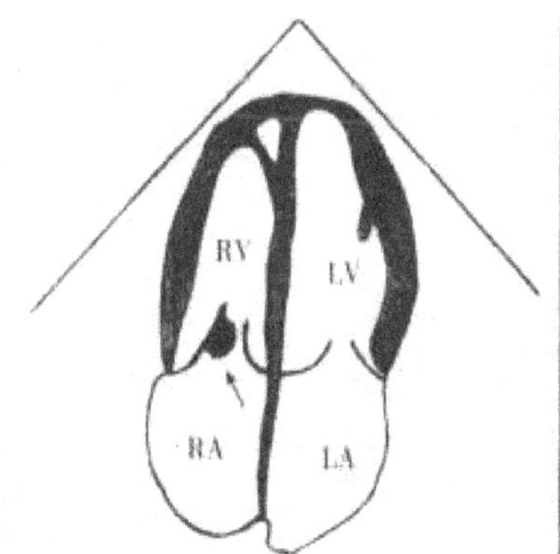

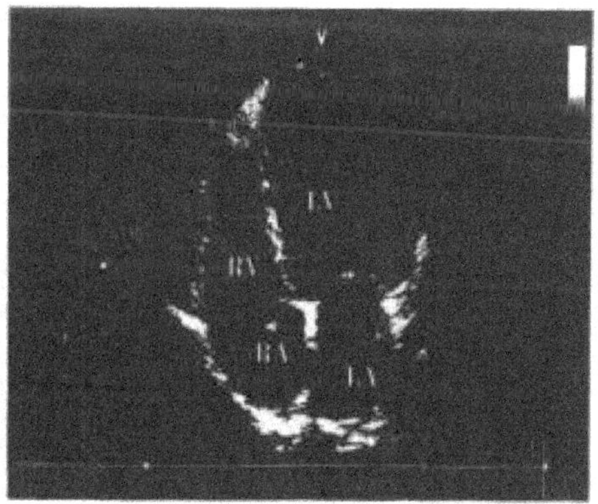

图 2-4-1　非标准切面四腔心探及三尖瓣右心房面高回声赘生物

LA：左心房；LV：左心室；RA：右心房；RV：右心室

4.肺动脉瓣赘生物

肺动脉瓣最少被累及；肺动脉瓣心内膜炎通常发生在肺动脉瓣狭窄、动脉导管未闭、法洛四联症及室间隔缺损等先天性心脏病基础上（图2-4-2）。

（三）定量诊断

赘生物的定量诊断包括对其大小进行测量和对其回声、活动度和分布范围的半定量评价，具体标准如下：

1.分布范围分级

0 级：无赘生物。

I级：单发赘生物。

II级：多发赘生物，但局限于一个瓣叶。

III级：累及多个瓣叶。

IV级：累及瓣外结构组织。

2.活动度分级

I级：赘生物固定不动。

II级：赘生物基底部固定。

III级：赘生物有蒂活动。

IV级：赘生物脱垂。

3.回声分级

I级：赘生物完全钙化。

II级：赘生物部分钙化。

III级：赘生物的回声强度高于心肌，但无钙化。

IV级：赘生物的回声强度类似于心肌。

赘生物的大小有助于评判并发症的发生率，根据文献报道：赘生物 6.0mm 时，并发症发生率约 10.0%；11.0mm 时，并发症发生率约 50.0%；16.0mm 时，并发症发生率约 100%。赘生物分布范围与活动度的分级也有帮助，其分级越高，并发症的发生率就越大。

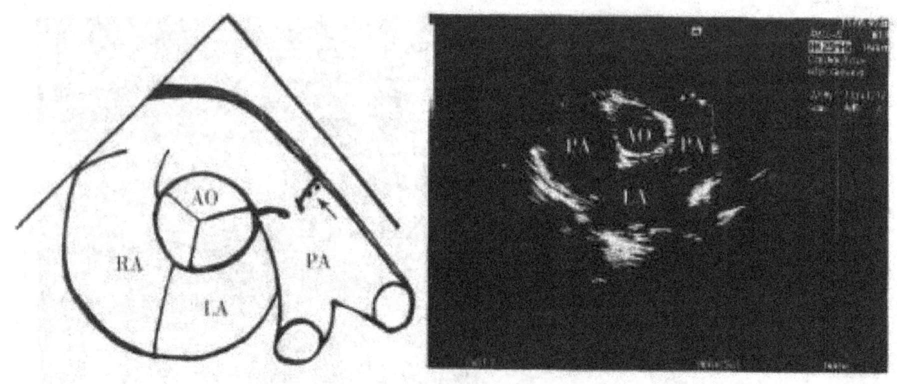

图 2-4-2 大动脉短轴切面探及肺动脉瓣上高回声赘生物

LA：左心房；RA：右心房；AO：主动脉；PA：肺动脉

三、诊断注意点

（1）相应的临床表现，如：败血症表现；心脏短期内出现杂音，且杂音多变、粗糙；在原来心脏疾病的基础上，出现原因不明发热 1 周以上伴有心脏杂音改变，伴或不伴有栓塞和血管损害现象，常见脑栓塞、肺栓塞、肾栓塞及脾栓塞，皮肤出现 Osler 结节、Roth 点及 Janeway 结节等，为超声诊断感染性心内膜炎的必备条件。

（2）临床上出现发热、吸毒、多发肺部感染三联症时，应考虑三尖瓣感染性心内膜炎的可能。大的三尖瓣赘生物需要与右心房肿瘤相鉴别。

（3）主动脉瓣感染心内膜炎时，要注意是否有二尖瓣瘤的形成。

（4）人工瓣感染性心内膜炎患者大部分伴有心脏脓肿，但经胸超声心动图检出率低，对可疑病例须进行经食管超声心动图检查。

四、并发症诊断

（一）瓣膜继发性损害

感染性心内膜炎常继发瓣膜组织严重损害，是导致死亡的主要原因。

1.主动脉瓣

主动脉瓣受损常出现瓣叶穿孔或瓣叶撕裂，其典型特征是舒张期左心室流出道内探及来源于主动脉瓣的反流束。主动脉瓣叶因高速反流束的冲击而快速颤动，在 M 型超声曲线上表现为特征性高速颤动征。主动脉瓣连枷样改变是指舒张期受累瓣叶脱入左心室流出道，呈凹面朝下。

2.二尖瓣

二尖瓣受损出现腱索断裂，瓣叶呈连枷样改变，前后叶对合点错位，腱索断端收缩期甩入左心房，舒张期则返回左心室。

3.三尖瓣

三尖瓣受损亦会造成腱索断裂，使瓣叶活动呈连枷样改变。严重的关闭不全可继发右心容量负荷过重。

4.肺动脉瓣

肺动脉瓣受破坏时也表现为连枷样改变。在 M 型超声肺动脉瓣曲线上可见舒张期颤动征。

（二）瓣膜外并发症

感染向瓣膜外扩展可导致瓣周脓肿、心内瘘管形成、化脓性心包炎、心脑肾脓肿等。

1.瓣周脓肿

瓣周脓肿常见于葡萄球菌感染所致的急性心内膜炎。当患者出现新的反流杂音、心包炎或高度房室传导阻滞时，应考虑瓣周脓肿形成可能。

（1）主动脉瓣根部脓肿：主动脉根部脓肿直接征象为主动脉壁内出现无回声区。间接征象有：①Valsalva 窦瘤形成。②主动脉根部前壁增厚≥10.0mm。③间隔旁瓣周厚度≥10.0mm。④人工瓣松脱摇动。主动脉根部脓肿还可引起二尖瓣膨出瘤及二尖瓣-主动脉间纤维膨出瘤。

二尖瓣膨出瘤表现为二尖瓣前叶局部向心房侧突出呈风袋状，其产生机制可能为主动脉瓣关闭不全的反流束冲击二尖瓣前叶，产生病损和感染，使局部组织薄弱，在左心室的压力下向左心房持续膨出。早期发现二尖瓣膨出瘤并处理可以避免二尖瓣膨出瘤破裂引起的致命性二尖瓣关闭不全并防止手术不彻底而残留感染灶。

二尖瓣-主动脉间纤维膨出瘤表现为风袋样无回声区在主动脉根部后方向左心房突出，其产生机制可能为二尖瓣与主动脉间纤维组织发生感染，使局部组织结构薄弱，在左心室的压力下向心房内或心包内膨出。

（2）二尖瓣环脓肿：即在二尖瓣后瓣的后方左心室壁内出现的圆形无回声区，其发生率较主动脉根部脓肿低。

2.室间隔脓肿

当感染性心内膜炎患者临床上出现新的房室传导异常，须考虑室间隔脓肿形成。超声表现为病变处室间隔变厚，回声增强，甚至可出现无回声区。

3.心内瘘管

当主动脉根部脓肿破入右心室、左心房或右心房，可产生主动脉→右心室、主动脉→左心房或主动脉→右心房间分流，并产生相应血流动力学改变。

4.心肌梗死

当主动脉瓣上的赘生物脱落，进入冠状动脉循环，可阻塞左右冠状动脉近端，从而产生心肌梗死，出现室壁节段运动异常。

五、鉴别诊断

1.感染性心内膜炎与风湿性心脏病相鉴别

风湿性心脏病病变的瓣膜僵硬，活动受限。而感染性心内膜炎其瓣膜的活动性多保持正常，赘生物活动幅度大。结合临床，两者鉴别不难。

2.瓣膜赘生物与瓣膜黏液变性、心房黏液瘤相鉴别

瓣膜黏液变性病变累及单个瓣膜多见，而心内膜炎常累及多个瓣叶，且为弥漫性病变；心房黏液瘤舒张期可脱入房室瓣口，但黏液瘤有蒂附着在房壁上。

（杨阳）

第五节　心包炎和心包积液

心包炎（cardipericarditis）与心包积液（pericardial fluid）关系密切，心包积液是心包炎症最重要表现之一，但并非所有心包炎均有心包积液，少数仅有少量炎性渗出物。反之，心包积液不一定是炎症性，还有非炎症性。心包炎一般分为急性、慢性心包炎及缩窄性心包炎。心包积液按性质一般分为漏出液性、渗出液性、脓性、乳糜性、血性等。

急性心包炎心包呈急性炎症性病理改变，包括炎性细胞浸润、局部血管扩张、纤维素沉积等。受累心包常有纤维蛋白渗出，纤维素沉积等多种渗出物，表现为心包积液等各种形式。心包炎反复发作，病程较长为慢性心包炎，容易发展为缩窄性心包炎，主要表现为心包增厚、粘连、纤维化和钙化等。部分心包腔消失，壁层及脏层融合或广泛粘连。

一、血流动力学

急性心包炎没有心包积液时，对血流动力学无明显影响，随心包积液量增多，心包腔内压力升高，渐渐地对血流动力学产生影响，主要表现为心房、心室舒张受限，舒张末期压力增高，心室充盈不足，心排出量减少。短时间内出现较多心包积液可引起心包填塞，发生急性心功能衰竭。缩窄性心包炎也主要影响心脏舒张功能，心腔充盈受限，

导致慢性心功能衰竭。

二、诊断要点

（一）定性诊断

1.二维超声心动图

缩窄性心包炎可见心包增厚，尤其以房室瓣环部位为显著，双心房扩大，双心室腔相对缩小，吸气时室间隔舒张早期短暂向左心室侧异常运动。超声只能间接反映积液性质，如心包腔内的纤维条索、血块、肿瘤和钙盐沉着等。化脓性和非化脓性心包积液均可见到纤维条索；手术及外伤后，血性心包积液内可见血块；恶性肿瘤时，心包腔内有时可见到转移性病灶，常附着于心外膜表面（图 2-5-1）。

2.彩色多普勒超声心动图

急性心包炎及少量心包积液一般对血流动力学不产生影响。较大量心包积液及缩窄性心包炎时，房室瓣口血流速度可增快。吸气时右侧房室瓣口血流增加更明显。

3.频谱多普勒超声心动图

较大量心包积液可疑心包填塞及缩窄性心包炎时，频谱多普勒可探及较特别血流频谱：左房室瓣口舒张早期前向血流速度明显增高、EF 斜率快速降低、舒张晚期充盈血流明显减少，形成 E 峰高尖而 A 峰低平、E/A 比值明显增大。吸气时左房室瓣口舒张早期血流峰值速度可减低。

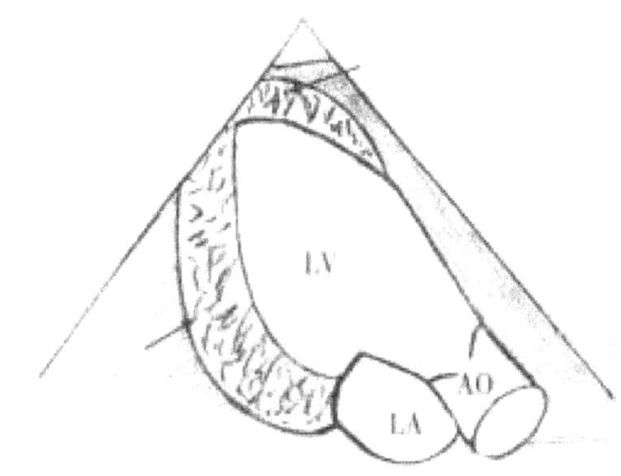

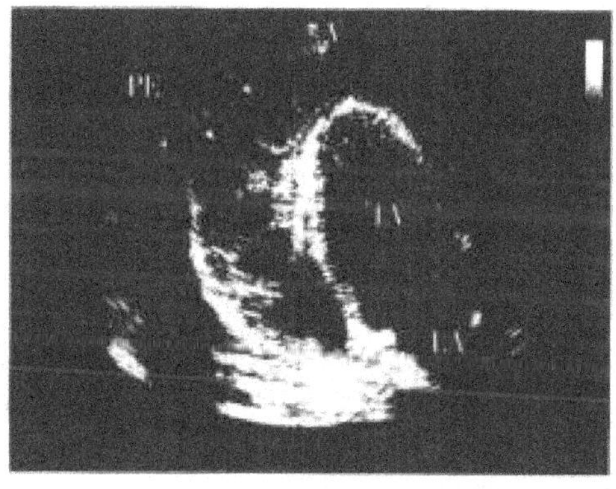

图 2-5-1　左心室流入流出道切面显示心包积液合并纤维索形成

LA：左心房；LV：左心室；AO：主动脉；PE：心包积液

（二）定量诊断

1.微量心包积液（小于 50.0mL）

心包腔无回声区宽 2.0~3.0mm，局限于房室沟附近的左心室后下壁区域。

2.少量心包积液（50.0~100.0mL）

心包腔无回声区宽 3.0~5.0mm，局限于左心室后下壁区域。

3.中量心包积液（100.0~300.0mL）

心包腔无回声区宽 5.0~10.0mm，主要局限于左心室后下壁区域，可存在于心尖区和前侧壁，左心房后方一般无积液征。

4.大量心包积液（300.0~1000.0mL）

心包腔无回声区宽10.0~20.0mm，包绕整个心脏，可出现心脏摆动征。

5.极大量心包积液（1000.0~4000.0mL）

心包腔无回声区宽20.0~60.0mm，后外侧壁和心尖区无回声区最宽，出现明显心脏摆动征。

三、诊断

（1）正常健康人的心包液体小于50.0mL，不应视为异常。另小儿心前区胸腺及老年人和肥胖者心外膜脂肪，在超声心动图上表现为低无回声区，应避免误诊为心包积液。

（2）大量心包积液或急性少量心包积液伴呼吸困难时，应注意有无心包填塞征象，如：右心室舒张早期塌陷、心房塌陷、吸气时右房室瓣血流速度异常增高等。

（3）急性血性心包积液时，应注意有无外伤性心脏破裂、主动脉夹层破入心包情况，彩色多普勒有助于诊断。

（4）超声引导心包积液穿刺已广泛应用于临床，应注意选择最适宜的穿刺途径及进针深度。

四、鉴别诊断

1.限制型心肌病

限制型心肌病的病理生理表现类似缩窄性心包炎，双心房扩大，心室舒张受限。但限制型心肌病心内膜心肌回声增强，无心包增厚及回声增强。

2.胸腔积液

胸腔积液与极大量心包积液较容易混淆，仔细观察无回声暗区有无不张肺叶或高回声带是否为心包，有助于鉴别。

（杨阳）

第六节　先天性心脏病

一、分流型先心病

1.房间隔缺损（ASD）

（1）明确诊断根据：①二维超声心动图（2DE）显示房间隔回声中断，断端清楚。通常大动脉短轴切面、心尖四腔心、胸骨旁四腔心及剑突下双心房切面，均可从不同方向扫查到房间隔。②CDFI显示明确过隔血流。③PWD与CWD频谱表现为双期连续呈三峰状频谱。④TEE更清楚地显示小至2mm的ASD及很细的分流束，也能清楚显示上、下腔静脉根部缺损。

（2）血流动力学依据：房水平左向右分流，右室前负荷增大，右心扩大。三尖瓣、肺动脉瓣血流量增多，流速增快。ASD患者通常肺动脉压力不高，三尖瓣反流压差一般正常范围和略高于正常。如果三尖瓣反流压差增高明显，要考虑是否合并其他导致肺动脉高压的原因或者为特发型肺动脉高压。

（3）分型：原发孔型（I孔型）ASD 位于十字交叉处；继发孔型（II孔型）中央型在房间隔卵圆窝周围，II孔上腔型位于上腔静脉根部；II孔型下腔型，位置低。II孔混合型则是中央孔部位缺损连续至腔静脉根部。II孔型还包括冠状静脉窦型，也称无顶冠状静脉窦综合征，是由于冠状经脉窦顶部缺失，造成血流动力学上的房水平分流。

2.室间隔缺损（VSD）

（1）明确诊断根据：①2DE 显示室间隔有明确中断。②多普勒检查示有高速喷射性异常血流起自 VSD 处，走向右室。CDFI 显示分界清楚的多彩血流束，CW 测定有高速或较高速甚至低速分流频谱。

（2）血流动力学依据：室水平左向右分流，肺循环血流量增加，左室前负荷增大，左心扩大。

（3）VSD 分型：根据所在部位分为：①漏斗部 VSD 包括干下型、嵴内型、嵴上型；②膜周型包括范围最广，只要缺损一侧为三尖瓣环均称为膜周型，缺损可朝向漏斗间隔（嵴下型），也可朝向流入间隔（隔瓣下型），也可仅仅累及膜部（膜部型）；③低位肌部 VSD 称为肌部型。

3.动脉导管未闭（PDA）

（1）明确诊断根据：①2DE 显示未闭动脉导管：用大动脉短轴切面稍上显示主肺动脉及左、右肺动脉分叉。PDA 常位于主动脉弓降部横切面与肺动脉分叉部偏左侧。胸骨上窝切面也可清晰显示 PDA 走行及大小。②CDFI 检查可见双期异常血流束从 PDA 肺动脉端起始，沿主肺动脉外缘走向肺动脉瓣侧。CW 测定有双期连续性频谱。表现为从舒张期早期开始的最高峰后，继以逐渐下滑的梯形，直到第二个心动周期的同一时相又出现最高峰。其流速在无明显肺动脉高压时为 3~4m/s。

（2）PDA 分型：①管型：2DE 显示 PDA 如小管状，连接主、肺动脉之间。②漏斗型：PDA 的主动脉端较大，进入肺动脉的入口小。根据 2DE 图形可测两个口的大小和长度。③窗型：PDA 几乎不能显示，仅见主动脉与肺动脉分叉部血流信号相通。

二、异常血流通道型先心病

1.主动脉窦瘤破裂（RAVA）

（1）明确诊断根据：①2DE 显示主动脉根部瓣环以上窦壁变薄，局限性向外突出，可能突入相邻的任一心腔。瘤壁最突出部位可见小破口。②CDFI 在与 2DE 显示瘤壁之同一切面上可见异常血流色彩充满窦瘤并流入破裂的心腔，为双期连续型的高速血流。CW 频谱可证实血流速度在 3~4m/s，舒张期更清楚。如窦瘤破入右房或左房，则呈射流。CDFI 表现为细束样从破口处穿过心房腔，直达心房外侧壁。③RAVA 常合并窦部下室间隔沿瓣环形成的新月形 VSD。2DE 观察时需仔细寻查瓣环与室间隔间之延续性。CDFI 可增加发现合并有 VSD 的敏感性，它表现为细小但流速仍较高的单纯收缩期血流。

（2）血流动力学诊断依据：多数窦瘤破入右心系统，属左向右分流类心脏病。有明显的左心容量负荷增加表现。

（3）分型：主动脉有 3 个窦即左、右及无冠状动脉窦。3 个窦均可能发生窦瘤，其破入不同。最常见的是，右窦瘤破入右室流出道、右室流入道或右心房；其次是无冠窦破入右室流入道或右房。

2.冠状动脉瘘（CAF）

（1）明确诊断根据：①2DE 显示右或左主冠状动脉显著增宽，容易辨认，可沿其走行追查，常见扩张的冠状动脉在很长的一段途径中显示清楚，但难以追查到瘘口处。瘘多埋藏在心肌组织中，受 2DE 分辨力所限，显示不清。较少情况可见瘘口边缘，则有利于诊断。②CDFI 的应用显著提高本病超声确诊率。在扩张的冠状动脉内，血流显色及亮度增加，舒张期更清楚。沿其走行可追查到瘘口。从瘘口处射出的血流时相，因其所在心腔不同，在右房者呈双期连续，在右室者亦为双期但收缩期较弱，如瘘口在左室，则分流仅出现于舒张期。CW 检查血流速度亦较高，为 3~4m/s。

（2）血流动力学诊断依据：分流部位随冠状动脉瘘口位置而定，漏到右房则为左室向右房分流，右心容量负荷增加。瘘口在左心，则在左室和主动脉间有附加循环，左室增大及搏动更明显。

3.肺静脉异常回流（APVC）

APVC 有完全型（TAPVC）及部分型（PAPVC）肺静脉异常回流。本文介绍完全型肺静脉异常回流的诊断。

（1）明确诊断根据：①2DE 的四腔心切面，在左房后上方显示一个斜行的较粗的管腔，为共同肺静脉干（CPV），是 TAPVC 的重要诊断根据，正常的肺静脉回声已不存在。如为心内型 TAPVC，可见 CPV 与右房直接相通或向后倾探头，可见 CPV 汇入冠状静脉窦；如为心上型，需沿 CPV 向上方扫查垂直静脉（W），但难以成功。心下型 TAPVC，也可能汇入门脉，能显示门脉或肝静脉扩张、下腔静脉扩张等。四腔心切面可同时显示必有的 ASD。②CDFI 可以显示异常血流途径，从 CPV 进入 VV，再入左无名静脉，然后汇入上腔静脉。VV 内血流为向上行与永存左上腔静脉向下行的血流方向正相反。PW 分析与正常静脉血流类似。③CDFI 可证实大量的房水平右向左分流。

（2）血流动力学诊断根据：由于肺静脉血未回流入左房而进入右房，左心前负荷减小，右心前负荷增大。左心依赖房或室水平分流提供的血液输入体循环，故患者均存在缺氧。

（3）分型：①心上型：血流通过上腔静脉进入右房。②心内型：血流经冠状静脉窦或直接引入右房。③心下型：血流经下腔静脉入右房。各型 TAPVR，均有 ASD，右房混合血经 ASD 引入左房供应体循环。

4.永存共同动脉干（TA）

TA 系指单一的动脉干发自心室并由它分出冠状动脉、体循环动脉及肺动脉。

（1）明确诊断根据：①2DE 显示单一的动脉干，类似主动脉位置但明显增宽且靠前。无右室流出道及肺动脉瓣回声。根据肺动脉发出的起点及形式，TA 分三型：I型的主肺动脉发自 TA 的根部，2DE 显示 TA 成分叉状；II型，左、右肺动脉分别起自 TA 较高部位，需要仔细扫查；III型的 2DE 图像不易显示，因其供应肺循环的血管可能为支气管动脉或其他较小的动脉。②2DE 的第二个特点是明确的 VSD，在 TA 的下方，两者形成骑跨关系。③CDFI 显示双室血流共同汇入增宽的动脉干内。血流动力学为左向右分流特点，二尖瓣血流量增加。

（2）血流动力学诊断依据：两根动脉均接收双心室血流，左房、左室扩大，右室亦增大，均合并肺动脉高压，肺血管病变程度严重。

三、瓣膜异常血流受阻为主的先天性心脏病

1.左侧三房心

三房心常见类型为左房内隔膜称左侧三房心。

（1）明确诊断根据：（D2DE 四腔心切面显示左房内有异常隔膜回声，将左房分为上下两腔（副房与真房）。上部接受肺静脉血通过隔膜孔入下部，下部通向二尖瓣口。隔膜位于左心耳及卵圆窝后上方，可与二尖瓣上隔膜鉴别。可能伴有 ASD 但不是必有的合并症。②CDFI 显示副房内血流受阻，显色较暗。隔膜孔常较小，血流通过时形成高速湍流。

（2）血流动力学诊断依据：由于隔膜构成对左房血流之阻力，副房增大明显，左室血流量相对低，形成二尖瓣狭窄时的房大、室相对小的状态。

2.三尖瓣下移畸形（Ebstein 畸形）

病理改变不尽相同。瓣环与三个瓣叶同时下移者少见，多见隔叶和/或后叶下移，前叶延长，也有时隔叶或后叶全或部分缺如者。

（1）明确诊断根据：①2DE 四腔心切面显示三尖瓣隔叶下移，与室间隔左侧二尖瓣的附着点距离加大，相差 1cm 以上。右室流入道长轴切面上，可见后叶下移，明显靠近尖部，低于三尖瓣及三尖瓣前叶附着点。有时不能扫查到隔叶或后叶回声。有时下移瓣叶斜行附着室壁，可能一端下移轻，而另一端严重下移。②CDFI 常呈现右室腔及右房腔的特殊伴长的三尖瓣反流束，起自明显近心尖，甚至已到流出道的三尖瓣口，反流通过房化右室部分到真正的房腔内。

（2）血流动力学诊断依据：三尖瓣关闭不全，整个右房腔（包括房化右室部分）明显增大。不下移的三尖瓣前叶活动幅度也明显增大，形成房化右室，部分室间隔活动异常。

3.三尖瓣闭锁（TVA）

三尖瓣闭锁时可合并大动脉转位，右室流出道狭窄或闭锁。

根据其合并症程度详细分型。

（1）明确诊断根据：①2DE 最佳选择切面为四腔心，三尖瓣回声波-无孔的薄隔膜或较厚的肌纤维性的致密回声带取代。同时有较大的 ASD 和 VSD 并存。②C-UCG 检查时可见对比剂回声出现于右房后全部通过 ASD 进入左房，通过二尖瓣入左室；又一部分通过室缺进入右室。

（2）血流动力学诊断依据：右房、室间无血流通过，右室依赖室水平分流提供血压，故右室发育差，肺动脉和瓣往往存在狭窄或闭锁，统称为右心系统发育不良综合征。

4.肺动脉瓣及瓣上狭窄

先天性肺动脉瓣狭窄常为瓣上粘连，开放时呈“圆顶”样，顶端有小口可使血流通过。肺动脉可见狭窄后扩张，大动脉短轴和右室流出道长轴切面可证实这种特征。瓣上狭窄如为隔膜型在 2DE 所显示瓣口上方，从两侧壁均可见隔膜回声，其中央回声脱失处为孔。管型瓣上狭窄时，在肺动脉瓣上的主肺动脉腔突然变细如管状，其后的肺动脉径又恢复正常。CDFI 检查，有起自狭窄口的多彩血流束显示，CW 证实其为高速血流。

5.右室流出道狭窄与右室双腔心

有高、中、低右室流出道狭窄，右室双腔心的狭窄处在右室体部。2DE 的左室长轴

切面、右室流出道长轴切面及肋下区右室流入道至流出道到肺动脉切面，均可显示上述特征。各处狭窄多为肌性，少数为隔膜样。前者在2DE上呈现粗大肌性回声突向右室或右室流出道腔内；后者多见于瓣下区，为隔膜样回声从壁发出，中间孔径较小阻滞血流。CDF1和CW可见发自狭窄水平高速血流。

6.主动脉瓣及瓣上、瓣下狭窄

先天性主动脉瓣狭窄常由二瓣化引起。2DE大动脉短轴可见主动脉瓣仅有两叶，关闭呈一字形，失去正常“Y”字形。也有的为三瓣叶的交界粘连。瓣上狭窄时，在主动脉瓣以上，见有狭窄段或隔膜回声。瓣下狭窄时常见主动脉瓣下隔膜，在左室长轴切面上，可见室间隔及二尖瓣前叶各有隔膜样回声突入左室流出道。CDFI在狭窄水平出现湍流的多彩血流信号，CW可证实其为高速血流。瓣上狭窄常见于Williams综合征，以瓣上环形狭窄为主，血流动力学与主动脉瓣狭窄类似。

四、综合复杂畸形

涉及大动脉、心室及瓣膜等心脏多种结构的病变。

1.单心室（SV）

（1）分型诊断：一般分为左室型、右室型单心室和共同心室。可能合并左位型或右位型大动脉转位，也可能仍保持正常动脉关系。

（2）明确诊断根据：①2DE心尖四腔心切面无正常室间隔回声，显示一个大心腔接受两个心房供血，此即为SV的主腔。左室型SV可有小流出腔在主腔的前或后方。②2DE左室长轴及大动脉短轴可判断SV是否合并大动脉转位。③CDFI显示主腔血流通过球室孔进入流出腔，再通向主动脉。④2DE及CDFI可明确房室瓣异常情况，鉴别是一组房室瓣供血（二尖瓣或三尖瓣）；另一组房室瓣闭锁或为共同房室瓣。

（3）血流动力学诊断依据：房室水平血压完全混合。体循环血压为混合血，患者均存在不同程度缺氧。如果没有肺动脉瓣狭窄同时存在，肺循环则承受与体循环相同压力的血流量，早期便出现肺动脉高压，肺血管病变进行性较重，很快便成为不可逆改变。

2.法洛四联症（TOF）

（1）明确诊断依据：①2DE左室长轴切面能全部显示TOF的四个特征：包括主动脉位置前移，与室间隔延续性中断，主动脉骑跨于室间隔上；嵴下型或干下型室间隔缺损；右室流出道狭窄；右室肥厚。与右室双出口鉴别时，可见主动脉瓣与二尖瓣前叶仍有纤维延续性。②2DE大动脉短轴切面及右室流出道包括主肺动脉及左右肺动脉的长轴切面，可分段确定其狭窄部位及腔径测值，明确其发育情况，判断手术治疗可行性。③CDFI显示主动脉下VSD有双向分流。收缩期，双室血流均进入主动脉，少量右室血流进入肺动脉。肺动脉瓣狭窄的高速血流，可用CW定量测定，其流速可达4m/s以上。

（2）血流动力学诊断依据：由于肺动脉瓣、瓣下狭窄，右室后负荷增大，右室壁增厚，右室扩大。TOF时右向左分流为主，右室壁搏动强心泵功能呈右室优势型，为确定手术适应证，须定量测定左室壁厚度、腔大小及左室泵功能。

3.完全型大动脉转位（D-TGA）

D-TGA的主要病理特征是主动脉向前移位并与右心室相通；肺动脉则与左室相通。D-TGA需要有心内或大动脉间血流分流才能维持生命，最常并存的分流是VSD的室水平分流。

明确诊断根据：①2DE 大动脉短轴表现主动脉位置前移与肺动脉同时显示两个动脉横断面。两者呈右前、左后排列，少见有前、后或左前、右后排列者。左室长轴或五腔心切面显示肺动脉出自左室，肺动脉瓣与二尖瓣有纤维延续性。主动脉出自右室，主动脉下圆锥与房室瓣远离。②2DE 左室长轴或四腔心切面显示干下型或膜周部 VSD，也可能显示 ASD。③C-UCG 法时经静脉注射对比剂，在右房、左室显示回声后迅速进入左房或左室。④D-TGA 常伴有肺动脉瓣或肺动脉狭窄。

4.功能校正型大动脉转位（CTGA）

大动脉转位规律同 D-TGA。本病主要特点是心室转位，虽然主动脉出自解剖右室但接受左房血，而肺动脉出自左室却接受右房血。结果保持正常体肺循环通路，故称功能校正型大动脉转位。

明确诊断根据：①大动脉转位：心尖五腔心切面可显示主动脉出自解剖右室；肺动脉出自解剖左室。大动脉短轴切面显示主动脉位置前移一般位于肺动脉左前方。肺动脉可能正常或有狭窄。②心室转位称心室左襻：即右室转向左前方。2DE 可鉴别解剖右室与左室。前者与三尖瓣共存，且室内肌小梁丰富而粗大，有多条肌束。左室与二尖瓣结合、左室内膜光滑，回声呈细线状，显示整齐清晰。三尖瓣特点是可找到 3 个瓣叶，四腔心切面可见隔叶起点比二尖瓣前叶起点低 5~10mm。③2DE 可显示其常见合并症 VSD、ASD、PDA 等。

5.右室双出口（DORV）

为不完全型大动脉转位，两个动脉同时出自右室，是介于 TOF 与 D-TGA 之间的动脉位置异常。两个动脉间的位置关系变化较多，关系正常时类似 TOF，区别是主动脉骑跨超过 50%，甚至完全起自右室。关系异常时类似于 D-TGA，只是肺动脉大部分起自右室。肺动脉骑跨于室间隔缺损之上者又称 Tossing’s 病。DORV 均有 VSD 并存，VSD 位置可以多变，如主动脉瓣下、肺动脉瓣下、远离两大动脉等。

（1）明确诊断根据：①2DE 显示两大动脉并列有前移，均起自右室，或一支完全起自右室，另一支大部分起自右室。大动脉关系可正常或异常。大动脉短轴表现两个动脉横断面同时显示在图的前方。心尖四腔心切面可显示两大动脉根部位置及与心室的连接关系。②左室长轴或心尖四腔心切面证实有并存的 VSD。③DORV 时左心室的唯一出口是 VSD，也是肺循环血流的出口。CDFI 表现为显著的左向右分流，在 VSD 处显示明亮地过隔血流信号。

（2）血流动力学辅助诊断依据：DORV 心室水平双向分流，但两大动脉均起自右室，右室血流量明显增加，右室增大显著，右室壁增厚。如果不存在肺动脉瓣、瓣下狭窄，早期即可出现肺动脉高压，并进行性加重。

6.心脏位置异常分类及符号

由于胚胎发育过程中，心脏是由原始心血管扭曲及部分膨大形成，故发育异常时，心脏位置及心腔相互间位置关系可能异常。

（1）整体心脏异位：包括胸腔外颈部心脏、腹腔心脏及胸腔内右位心等。

（2）正常心脏为左位心用“L”表示，心脏随内脏转位至右侧胸腔称右位心用“R”表示。内脏不转位单纯心脏旋至右胸称单发右位心或右旋心用“R”表示。内脏已转位，但心脏保留在左胸时称单发左位心或左旋心用“L”表示。

（3）心脏所属心房、心室、大动脉间的位置关系亦可能有多种变化：

1）心房位置：①心房正位（S）。②心房反位（I）。正位即指右心房位于右侧，左心房位于左侧。反位即表示心房位置与正位相反。

2）心室位置：①心室右襻（D）：正常左位心，右室在心脏右前方位置称右襻。②心室左襻（L）：为右位心时右心室位于左前方。

3）大动脉位置：①正常（S）。②右转位（R）。③左转位（L）。

（杨阳）

第七节　心脏肿瘤

心脏肿瘤（cardiac tumor）颇为少见，可分为原发性和继发性。原发性肿瘤较继发性肿瘤罕见，可分为良性与恶性。原发性肿瘤良性约占75.0%，成人以黏液瘤多见，占50.0%；儿童和婴儿以横纹肌瘤多见，占20.0%。恶性肿瘤中，肉瘤多见，占72.0%。

一、血流动力学

心脏黏液瘤的血流动力学改变取决于瘤体的位置、大小和瘤蒂的长短。较大的有蒂左心房黏液瘤舒张期瘤体移向二尖瓣口，并经瓣口脱入左心室，使左心房排血受阻，血流动力学表现类似二尖瓣狭窄，可引起肺淤血。当心脏黏液瘤位于左心室时，可于收缩期阻塞左心室流出道或主动脉瓣口，而表现为主动脉瓣狭窄。当黏液瘤发生在右心房时，舒张期可阻塞三尖瓣口及（或）影响瓣叶活动，产生与三尖瓣狭窄相似的血流动力学改变。若瘤体近于腔静脉口而阻塞腔静脉回流，引致相应的体循环充血。如果瘤体与瓣膜反复接触，可对瓣膜造成损害，形成瘢痕，类似于风湿性瓣膜病，甚至引起腱索断裂，产生瓣膜反流的血流动力学改变。其他肿瘤累及瓣膜时，可有相应的血流动力学改变；部分患者由于肿瘤较大，可造成上下腔静脉梗阻、心室流入或流出道梗阻。

二、诊断

（一）黏液瘤

1.二维超声心动图

心腔内探及圆形或椭圆形边界清界的活动性团块，通常有瘤蒂，附着于卵圆窝水平的房间隔上。瘤蒂的直径长度多数在10.0mm左右。

2.彩色多普勒超声心动图

当瘤体造成瓣膜关闭不全时，心房内探及源于相应房室瓣口的反流信号。若瘤体阻塞左心室流出道或主动脉瓣口时，可于该处探及花彩射流信号。

3.频谱多普勒超声心动图

当房室瓣口出现舒张期射流信号将取样容积置于房室瓣口，可记录到舒张期高速射流信号；若瘤体阻塞左心室流出道或主动脉瓣口时，可探及收缩期高速射流信号。

（二）脂肪瘤、乳头状弹性纤维瘤及间皮瘤

1.脂肪瘤的二维超声特征

瘤体较小，边界清楚，多为类圆形，不活动，有包膜反射。

2.乳头状弹性纤维瘤二维超声特征

瘤体体积较小，形状多变，直径一般小于 10.0mm，可单发或多发。瘤体借短蒂附着于瓣膜，一般是附着于半月瓣的心室面及房室瓣的心房面。

3.间皮瘤

间皮瘤以心包积液为主要表现，无回声区透声不良，内含密集细小点状回声。心包增厚，活动僵硬，并见大小不等略强回声团块，附着脏、壁层心包上。

（三）横纹肌瘤、纤维瘤及错构瘤

1.横纹肌瘤

为在室间隔或心室壁内的单个或多个强回声光团，瘤体最大直径 3.0~20.0mm，无包膜，边界清楚。较大的瘤体可突向心腔，引起不同程度的梗阻。肿瘤回声较强、均匀，界限清晰，边缘规整，无蒂多不活动。向心腔内生长，可使心腔狭小。

2.纤维瘤

呈现边界清楚、质地均匀的强回声团，几乎均为单发。瘤体大小不一，大的可达 100.0mm 以上。有完整的包膜反射，无蒂，无活动。瘤体较大时压迫受累部位心肌，但无心肌浸润及破坏。

3.错构瘤

回声多较强，无活动性。

（四）畸胎瘤与心包囊肿

1.畸胎瘤

呈实质性回声增强，不均匀，并可见高回声团，后方伴声影，部分患者伴心包积液。

2.心包囊肿

一般轮廓清，内透声好，与心包腔相通者称为憩室。

（五）肉瘤

（1）心腔或心包腔内可见单个或多个结节状或息肉状肿块。

（2）瘤体大小不一，形态不规则，基底面广，边界不清，肿瘤内回声不均匀。

（3）肿瘤附着处心内膜或心外膜中断，心肌遭破坏，室壁运动减弱。

（4）上下腔静脉和肺静脉可受累，部分患者可合并心包积液。

（六）继发性心脏肿瘤

（1）心包腔内见有结节状肿块，回声不均匀、活动性极差、形态不规整、边缘较粗糙、多伴有心包腔积液。

（2）当肿块位于心肌壁时，多由心脏外侧缘突向心包腔，边界模糊，心外膜回声中断。

（3）心肌浸润时，心肌内见斑点状回声，或局部增厚呈团块状，该处室壁活动减弱或消失。

（4）房室腔内的孤立性肿块，形态不规则，边缘毛糙，可随心动周期往返于瓣口，但瘤体形态无变化。

（5）如肿瘤由静脉直接蔓延而来，可见静脉内径扩张，腔内有肿瘤回声，或可见其有蒂附着于静脉壁，肿瘤较大时，可阻塞静脉引起血流受阻。

（6）当心脏肿瘤较大时可压迫心脏，使心脏正常弧形消失，呈不规则状。主动脉、肺动脉均可受压变形。

三、诊断

（1）对于肥胖及肺气肿的患者经胸壁检查显示欠佳，对形体较小的心脏肿瘤及多发性肿瘤，经胸壁超声心动图检查较易漏诊，必要时行经食管超声心动图。

（2）心脏肿瘤无论是良性或恶性，一般血流信号都不丰富或无血流信号，因此血流的多少对肿瘤的良恶性鉴别意义不大。

四、鉴别诊断

1.黏液瘤须与血栓和脂肪瘤鉴别

（1）左心房黏液瘤与左心房血栓的鉴别要点在于黏液瘤通常有蒂，附着面小，可活动；血栓形态不规则，无蒂，附着面大，无活动。

（2）脂肪瘤与黏液瘤鉴别要点在于脂肪瘤多发生在左心室或左心房，而且活动度较小有漂浮感，肿瘤边缘光滑，回声较强，没有分叶。

2.乳头状弹性纤维瘤与心脏黏液瘤和瓣膜赘生物鉴别

（1)乳头状弹性纤维瘤与黏液瘤的鉴别要点主要是乳头状弹性纤维瘤多附着于瓣膜，而黏液瘤多数附着于房间隔卵圆窝周围。

（2)乳头状弹性纤维瘤与瓣膜赘生物的鉴别要点在于瓣膜赘生物患者多有心内膜炎等病变。

3.心脏肉瘤需与心脏良性肿瘤鉴别

（1）良性肿瘤通常边界清楚，有蒂，活动度较大，心脏肉瘤则边界模糊，固定在心脏结构上，无运动。

（2）良性肿瘤不直接浸润周围组织，心脏肉瘤直接浸润周边心脏组织、瓣膜、上下腔静脉、肺静脉。

（杨阳）

第八节　心脏瓣膜病

超声心动图是心脏瓣膜病最重要、最常用的影像学评价方法，在评价心脏杂音、四组瓣膜的狭窄与反流、瓣膜修复或置换后的功能、感染性心内膜炎等方面均非常有意义。通过发现瓣膜的结构异常（如纤维化、钙化、粘连、血栓或赘生物附着）与运动异常（如瓣叶固定不动、连枷样运动、瓣叶脱垂、修复瓣膜的撕裂），并结合多普勒检测的血流动力学参数，超声心动图可以为瓣膜病诊断的确立与病因等提供极其重要的信息，同时可对心脏的大小与功能进行观察、对心室的代偿情况进行评价。只要条件允许，临床上所有瓣膜病诊断的建立及病情评估都需参考超声心动图检查结果。近年来临床观察发现，即使不造成明显血流动力学变化的瓣膜病变也有明确临床意义：如主动脉瓣硬化与钙化、二尖瓣环钙化与脂代谢异常、心肌灌注异常，甚至生存率降低相关；大规模人群观察显示动脉硬化危险因素与主动脉瓣钙化独立相关。因此超声心动图除了在传统瓣膜病评估中的重要作用外，还可能通过评价瓣膜结构变化而成为评价代谢综合征、动脉粥样硬化进展的重要替代方法。

心脏四组瓣膜的基本功能是保证心动周期中血液在心腔内及心脏与大血管间通畅地正向流动。瓣膜病变在血流动力学效应上无一例外地表现为反流，狭窄，或二者兼具。

一、瓣膜反流

瓣膜反流或称关闭不全，可由多种病因造成，包括感染、退行性变、钙化、纤维化、瓣膜支撑结构变化、瓣环扩张等。病变导致瓣叶对合不良，或脱垂、连枷、运动受限、穿孔，造成瓣叶在本应闭合的心动周期时相（二尖瓣、三尖瓣于收缩期，主动脉瓣、肺动脉瓣于舒张期）出现反流。微量至少量的瓣膜反流在正常人群中常见，且随年龄增长而更多发。多普勒技术因敏感性极佳而可发现这些听诊不易发现的生理性反流。Klein 等应用彩色多普勒血流显像对一组正常志愿者的观察发现，少量反流在二尖瓣、主动脉瓣、三尖瓣、肺动脉瓣的发生率分别约为 48%、11%、65%、31%，无性别差异，但主动脉瓣反流通常不发生于 50 岁以下的正常人。生理性反流者瓣膜结构、心腔大小正常。

（一）二维与 M 型超声

二维与 M 型超声用于评价瓣膜结构，以及因反流所致容量负荷增加而造成的受累心腔扩大、肥厚、功能障碍等情况。

瓣叶增厚、粘连、钙化、运动受限、脱垂、连枷运动、赘生物形成等造成反流的病理改变易于在二维超声检查中发现。心腔扩大情况由反流持续时间、反流严重程度等因素决定，如慢性明显反流（中度以上）可造成受累心腔扩大、肥厚；而急性反流即使为重度反流，受累心腔常常并无明显扩大。

（二）多普勒超声心动图

多普勒超声用于发现瓣膜反流、测量血流动力学参数、评价反流程度。

1.彩色多普勒血流显像（CDFI）

CDFI 可直观地显示反流信号，表现为与瓣口正向血流方向相反、时相不同的异常血流束。传统上通过反流束的最大面积半定量评估反流程度，但需考虑到反流持续时间亦影响反流量大小，有时反流并非全收缩期（二尖瓣、三尖瓣）反流或全舒张期（主动脉瓣、肺动脉瓣）反流，如二尖瓣脱垂时反流可只发生于收缩中晚期，在反流束最大面积相同的情况下，反流量很可能少于全收缩期反流。CDFI 显示的反流束面积大小虽与反流程度密切相关，但准确评估反流程度应对反流信号的 3 个组成部分进行综合观察与分析。

（1）反流束：在接受反流的心腔内观察到反流束是瓣膜反流的直接征象。通常反流束面积越大反流程度越重，故可通过反流束面积大小半定量评估反流程度。但反流束面积受探头频率、仪器设置（尤其是脉冲重复频率与彩色增益）、瓣膜病变情况、生理状态等因素影响明显，因而单独依赖反流面积评价反流程度可能造成明显误差。

（2）反流颈：反流颈是反流血流行程中最窄的部分，位于反流通过的瓣口处，或紧邻其下游。由于边界效应影响，反流颈略小于解剖反流口。反流颈的面积等于有效反流口面积（EROA）。反流颈的大小不受流率、压力影响，受技术条件（如脉冲重复频率）影响很小，因而可更准确地反映反流程度。但反流颈大小有可能在心动周期中有动态变化。因反流颈直径通常较小（很少超过 1cm），所以很小的测量误差即可对反流程度判断的准确性造成显著影响，故对测量精确度的要求较高。检查时应使用尽可能小的彩色取样框（增加时间分辨力）、放大图像（使用 zoom 功能）、在能够探及最大反流颈的切面（可为非标准切面）测量反流颈直径。

（3）近端血流汇聚（或近端等速面，PISA）：在反流发源的心腔内，当反流血流向反流口汇聚时，速度逐渐增高，形成以反流口为中心、由远及近、半径逐渐减小的半圆形等速面。

2.脉冲多普勒（PW）与连续多普勒（CW）

使用 PW 获取瓣环处的速度频谱，包络勾画频谱、测量一个心动周期的瓣环处血流速度-时间积分（VTI）；再使用二维超声测量瓣环的直径 d，即可计算每搏输出量（SV）：SV=半环面积×VTI=（$\pi d^2/4$）×VTI。使用该公式的前提是假设瓣环为圆形，三尖瓣环因形态不规则而不适用于该公式。在没有反流与分流、心律规则的正常人中，使用该方法在二尖瓣环处、主动脉瓣环处、肺动脉瓣环处测量的 SV 应均相等。而存在反流的瓣膜其 SV 将大于无反流瓣膜的 SV。据此可计算反流容积、反流分数及 EROA：

反流容积=$SV_{反流瓣膜}$-$SV_{非反流瓣膜}$

反流分数=（$SV_{反流瓣膜}$-$V_{非反流瓣膜}$）/$SV_{反流瓣膜}$

EROA=反流容积/$VTI_{反流}$

其中 $VTI_{反流}$为由 CW 频谱测量的反流 VTI。

（三）反流程度定量

轻度反流通常为良性临床病程，而重度反流将造成心腔重构、死亡率增高。准确评价反流程度对临床治疗决策的选择与预后评估非常重要。然而虽有上述诸多参数可供参考，定量评价反流程度仍非易事。因受图像质量、测量者经验、参数本身在理论上的不足等因素影响，各种参数测量虽可为定量反流程度提供重要参考依据，但对其准确性与局限性仍应有充分认识。检查当时的临床情况（如血压、用药情况）也会对反流定量产生影响。工作中可综合多普勒参数、心腔大小、患者临床情况等，对反流量进行轻度、轻~中度、中度、中~重度、重度等分级。

（四）各瓣膜反流特点

1.二尖瓣反流

二尖瓣装置包括瓣叶、瓣环、腱索、乳头肌、乳头肌所附着的室壁。装置的任何部位病变或功能失调都可导致二尖瓣反流的发生。常见病因包括风湿性心脏病、脱垂、连枷、腱索断裂、乳头肌功能失调或断裂、瓣环钙化、瓣叶裂、感染性心内膜炎、穿孔等。

功能性二尖瓣反流者二尖瓣叶结构并无异常，反流由左室重构造成。多见于缺血性心脏病、扩张型心肌病等，常为中央型反流。左室重构导致室腔扩大、瓣环扩张，乳头肌空间移位而与瓣叶间距离增大、腱索紧张而牵拉瓣叶致其闭合不良，此外缺血导致的节段性室壁运动不良与乳头肌功能障碍也是功能性二尖瓣反流的常见原因。

2.主动脉瓣反流

主动脉瓣反流的病因包括退行性钙化、风湿性心脏病、先天性瓣叶畸形（如二叶瓣）、主动脉根部扩张、Marfan 综合征、感染性心内膜炎、主动脉夹层、人工瓣功能失常等。TEE 对于明确经胸检查不能明确的瓣膜病变有帮助。长期大量的主动脉瓣反流将造成左室扩大。偏心型主动脉瓣反流如冲击二尖瓣前叶可造成二尖瓣前叶舒张期震颤。M 型超声可很好地观察二尖瓣前叶的震颤、二尖瓣提前关闭、舒张期主动脉瓣开放等现象，后二者常为急性重度主动脉瓣反流、左室舒张压升高的标志。

3.三尖瓣反流

轻度三尖瓣反流见于2/3以上的正常人，并无血流动力学意义，但可用以估测肺动脉收缩压。方法为使用CW测量三尖瓣反流最大速度时的压差（右房-右室收缩期最大压差，因收缩期肺动脉瓣开放、右室与肺动脉相通，故可认为右室压=肺动脉压，所以三尖瓣反流压差=肺动脉-右房压差），估计右房压（最简单的方法为经验估计：右房大小正常的情况下，右房压为5mmHg，右房增大时为10mmHg，右房显著增大并重度三尖瓣反流时为15mmHg），肺动脉收缩压=三尖瓣反流压差+右房压。右室流出途径收缩期存在压差时（如流出道狭窄、肺动脉瓣狭窄）此法不适用于肺动脉收缩压估测。

病理性三尖瓣反流的原因包括风湿性心脏病、脱垂、类癌瘤综合征、Ebstein畸形、瓣环扩张、右室梗死、感染性心内膜炎（右心瓣膜受累多见于静脉不洁注射者）、三尖瓣破损等。功能性三尖瓣反流多由肺动脉高压造成，肺动脉压恢复后反流可减少或消失。右心起搏导线通常只造成轻度或轻至中度三尖瓣反流，但偶尔亦可造成大量反流。

4.肺动脉瓣反流

不同的研究报道少量肺动脉瓣反流见于40%~78%的受检者，无瓣叶结构异常与器质性心脏病证据。病理性肺动脉瓣反流少见。成人功能性三尖瓣反流多继发于肺动脉高压，常伴肺动脉扩张、右室右房扩大，多数情况下反流程度并不严重。重度肺动脉瓣反流多见于瓣叶解剖异常及瓣叶切除术后。

二、瓣膜狭窄

（一）二尖瓣狭窄

正常二尖瓣开口面积可达4~6cm^2，面积轻度减小时虽有解剖狭窄，但并不造成血流动力学障碍；通常面积小于2.0cm^{2}时引发血流动力学异常。风湿性心脏病是二尖瓣狭窄最常见的病因。其他少见原因包括退行性钙化、二尖瓣手术后、药物毒性（抗偏头痛药物咖啡角、减肥药芬芬等）、嗜伊红细胞增多症、赘生物等。

风湿性二尖瓣反流的超声心动图表现为：①二尖瓣叶、瓣下结构（腱索）增厚、钙化，瓣叶联合处粘连。②长轴图像中二尖瓣前叶开放时呈“鱼钩”样（或“曲棍球杆”样）、后叶运动障碍，短轴图像中二尖瓣开口呈“鱼口”样。③二尖瓣口舒张期多普勒频谱E峰降支平缓。④左房扩大，可见自发显影，甚至附壁血栓形成。对于拟行经皮二尖瓣球囊成形术的患者，应通过评价瓣叶厚度、钙化、活动度、瓣下结构等情况进行超声积分，≤8分者更可能从球囊扩张术中获益。

二尖瓣口面积的测量方法包括：①二维法：在胸骨旁获取二尖瓣尖（开口最小）水平短轴切面，使图像停帧于舒张期瓣叶开口最大时，在二维图中手动勾画瓣口面积。该法测得的面积最接近解剖面积，但有时难以获得满意切面，在瓣叶钙化明显、瓣口形状不规则时也难于准确测量。②压力减半时间（PHT）法：使用CW在心尖长轴切面中获得瓣口最大流速频谱，沿E峰降支（E峰下降斜率方向）测量PHT，通过经验公式算得面积：二尖瓣口面积=220/PHT。合并重度主动脉瓣反流或左室充盈压增高者不适用此法。③连续方程法：因各瓣口每搏量相等，通过测量主动脉瓣环水平每搏量即可算得二尖瓣口面积：二尖瓣口面积=主动脉瓣环直径 2×0.785×（VTI 主动脉瓣环/VTI 二尖瓣）。合并明显主动脉瓣或二尖瓣反流者不适用此法。④PISA法：二尖瓣口面积=（2π×等速面半

径 ^{2}×尼奎斯特速度/二尖瓣口峰值流速）×（等速面基底角度/180）。除使用上述 4 种方法测量瓣口面积外，还应通过 CW 二尖瓣口舒张期频谱包络勾画法测量平均压差、通过三尖瓣反流速度估测肺动脉收缩压，以便综合各参数评价狭窄程度。

（二）主动脉瓣狭窄

正常主动脉瓣为纤薄的三叶结构，开放面积 3~4cm^2，瓣叶间距约 2cm，且在收缩期持续不变。低心排或左室流出道梗阻患者可出现主动脉瓣早期关闭。主动脉瓣狭窄常见病因包括退行性瓣叶钙化、风湿性心脏病、先天性瓣叶畸形。退行性变者可见瓣叶增厚、僵硬、回声增强、开放受限。风湿性心脏病者常二尖瓣亦有累积，瓣叶粘连明显。中青年患者孤立的主动脉瓣狭窄者常常为二叶主动脉瓣畸形，经胸检查多可明确瓣叶数目，图像不良者可行 TEE 检查。瓣膜狭窄几乎均为慢性病程。狭窄进展导致左室肥厚（室壁增厚、质量增大）、舒张功能减低，并可继发肺动脉高压。中等到重度的主动脉瓣狭窄者仍可无明显临床症状。超声心动图随访评价瓣口速度、压差、面积的进展情况及左室肥厚与收缩功能变化情况，对于瓣膜置换手术时机的选择非常重要。当重度狭窄者出现左室收缩功能减低、每搏量减小时，瓣口速度可减低。

（三）三尖瓣狭窄

三尖瓣狭窄最常见的病因为风湿性心脏病。其他少见原因包括：类癌瘤综合征、肿瘤、赘生物、导管术或起搏器植入术中损伤瓣叶、瓦氏窦瘤外压、人工瓣狭窄等。正常三尖瓣口舒张期血流速度<0.5~1.0m/s，平均压差<2mmHg。平均压差>7mmHg、PHT>190ms 提示重度三尖瓣狭窄。

（四）肺动脉瓣狭窄

肺动脉瓣狭窄常为孤立的先天性畸形，或复杂先天畸形（如法洛四联症）的一部分。少见病因包括类癌瘤综合征、赘生物、心内或心外团块（肿瘤、血栓）阻塞。使用 CW 测量瓣口流速与压差可反映狭窄程度。

三、人工瓣结构与功能的评价

人工瓣置换可使严重瓣膜病的预后得以改善，但目前的人工瓣尚不能达到与正常自体瓣相同的完美功能，故瓣膜置换术后需对人工瓣功能情况进行定期随诊评估、评价可能出现的人工瓣功能异常。需强调，置换术后人工瓣的基线功能评估非常重要，它可作为日后随诊评估瓣膜功能变化的参考依据。人工瓣种类繁多，基本类型包括机械瓣与生物瓣两大类。人工瓣与自体瓣膜的形态结构、血流动力学效应不同，且不同类型与型号的人工瓣之间血流动力学参数也相异，故检查者应在对患者人工瓣类型及换瓣手术基本方法有一定了解的基础上进行评估。

导致人工瓣结构与功能失常的情况包括撕脱、瓣周漏、赘生物形成、血栓、退行性变、人工瓣-患者不匹配等。二维超声检查可发现严重的结构与运动异常，人工瓣功能的评价更多地有赖于多普勒参数测量。对于经胸检查不能明确的病变，需行 TEE 检查。人工瓣置换术后的患者常规超声心动图检查应提供的信息包括：心室大小与功能、人工瓣形态结构、重流动力学参数（瓣口峰值流速、最大压差、平均压差、PHT 或减速时间、有效瓣口面积、肺动脉收缩压、舒张充盈类型、反流分数等）。

四、感染性心内膜炎

感染性心内膜炎为潜在致命性疾病，6 个月病死率高达 25%~30%。依据改良的 Duke

诊断标准，主要诊断标准的确立有赖于血培养和超声心动图两项辅助检查。多发于有基础器质性心脏疾病（风湿性瓣膜病、二叶式主动脉瓣畸形、二尖瓣脱垂、先天性心脏病）、人工瓣置换、心腔内器械植入（如起搏器）、静脉吸毒（右心瓣膜感染性心内膜炎）者，但在既往健康者中也不少见。瓣膜最常受累，但亦可发生于其他心内膜部位。

超声心动图检查用于发现赘生物、评价瓣膜损害所致的血流动力学异常程度及并发症（脓肿、穿孔、分流）、高危患者复查评价病情变化。经胸超声心动图检查发现赘生物的敏感性为60%~75%，经食管超声心动图敏感性可达95%以上。感染性心内膜炎的直接征象包括：①赘生物。“蓬草”样不规则团块，可附着于瓣叶、腱索、起搏导线、间隔缺损的低速血流侧心内膜表面，发生部位通常为高速血流的下游。在赘生物>10mm 的患者中，50%以上至少会发生一次栓塞事件，二尖瓣赘生物要比主动脉瓣赘生物更易致栓塞。②脓肿。③新发的瓣膜反流、新发的人工瓣撕脱。

（杨阳）

第九节　心肌梗死

一、心肌梗死概述

心肌梗死（myocardial infraction，MI）属于贫血性梗死。MI 的形态学变化是一个动态演变过程。一般梗死在 6h 后肉眼才能辨认，梗死灶呈苍白色，8~9h 后呈土黄色。光镜下可见心肌纤维早期凝固性坏死、核碎裂、消失，胞质均质红染或不规则粗颗粒状，间质水肿，少量中性粒细胞浸润。4d 后，梗死灶外围出现充血带。7d~2 周后，边缘区开始出现肉芽组织，或肉芽组织向梗死灶内生长并呈红色。3 周后，肉芽组织开始机化，逐渐形成瘢痕组织。

二、心肌梗死的超声检查

（一）检查方法及注意事项

1.应用切面观

冠心病经常受累部位为乳头肌水平以下，因此应采用胸骨旁左室长轴、各短轴、心尖四腔观、心尖两腔观、心尖左室长轴及左室第一斜位观，充分显示心尖前、后壁及侧壁。左室短轴观包括二尖瓣水平、腱索水平、乳头肌水平及心尖部位。通过上述切面仔细观察室壁运动是否协调。

2.切面超声左室壁节段划分

以乳头肌为标准，将左室沿长轴分为大约等长的 3 个部分：①底部→自二尖瓣环平面至乳头肌顶端→二尖瓣水平。②中部→自乳头肌顶部至乳头肌底部→乳头肌水平。③心尖部→自乳头肌底部至心尖顶端→心尖水平。

二尖瓣和乳头肌水平短轴观各分为 5 个节段，心尖水平分为 4 个节段，共 14 个节段。

短轴水平划分节段的解剖标志：①二尖瓣水平，以二尖瓣前后叶外侧连接处为前壁与侧壁交界，以二尖瓣后叶中部处为侧壁与后壁交界，二尖瓣前后叶连接处为后壁与后间隔交界，室间隔分为前后两部分。②乳头肌水平，以前外乳头肌与后内乳头肌中部处分室壁为左室前壁与侧壁、后壁与后间隔的分界，两乳头肌间中点后壁处为侧壁与后壁交界。③心尖部短轴观，分为室间隔、前壁、侧壁、后壁 4 个节段。

3.各节段与冠状动脉供血支的关系

①左前降支→前间隔、左室前壁、心尖。②左旋支→左室侧壁、后下壁。③右冠状动脉→后间隔、后下壁。

4.节段性室壁运动异常的观察与测量

正常室壁各节段收缩期振幅略有差异，变化程度为基底部<心尖部<中部；正常运动：收缩期心内膜向心腔运动幅度及收缩期增厚率均正常。

室壁运动异常分为：①收缩亢进，指运动幅度增强，收缩期增厚率增加。②运动减弱，即较正常运动幅度减小，收缩期增厚率下降（低于正常室壁运动幅度低限的 50%~75%）。③不运动，即心内膜运动及收缩率消失。④反向运动（也称矛盾运动），即心室收缩时室壁运动背离心腔，收缩期室壁变薄、明显膨出者为室壁瘤形成。

5.切面超声心动图节段性心功能检测及计算方法

（1）室壁收缩期增厚率（ΔT%）：为检测冠心病心肌收缩功能的敏感指标，正常参考值为<35%。

（2）半轴缩短率（ΔH%）：正常参考值平均值二尖瓣水平为 27%~35%，乳头肌水平为 36%~42%，室间隔略低于游离壁。

（3）局部射血分数（RAEF）：正常参考值为 50%~65%。

（4）室壁运动指数：各节段室壁运动计分，正常运动为 0，减弱为 1，不运动为 2，矛盾运动为 3。把全部节段得分相加并除以节段数，所得分数为 0 为正常，分数越大表示心功能越差。

（二）超声心动图表现

1.急性心肌梗死

（1）节段性室壁运动异常：室壁运动幅度可反映室壁活动情况，受累节段室壁变薄，运动减弱，无运动或反常运动，未受累节段室壁代偿性运动增强。

（2）室壁收缩期增厚率异常：室壁增厚率是心肌收缩期心肌最厚时心肌厚度与舒张期心肌最薄时心肌厚度的差值，与舒张期心肌最薄时心肌厚度的比值，反映心肌纤维伸展与缩短的生理状态，其预测价值较室壁运动幅度更高。

（3）局部室壁回声异常：急性心肌梗死发病数小时后局部回声减弱，以后随胶原沉着及瘢痕形成回声逐渐增强。

（4）左室功能降低左室整体心功能低下：若病变局限，则整体心功能可正常，节段性收缩功能均降低。

（5）心腔扩大：梗死心腔有不同程度的扩大。

2.陈旧性心肌梗死

心尖部局部变薄，回声增强，局部不运动。①病变区心室壁运动减弱或不运动。②收缩期室壁增厚率减小或不增厚。③病变区心肌回声增强伴室壁变薄，偶有室间隔病变区增厚。④心腔形态失常，多为乳头肌水平以下不同程度扩大，心尖圆钝，失去正常锥形。⑤左心功能减低。

3.心肌病变部位及范围的诊断

根据二维超声心动图室壁运动异常出现的节段，可确定病变部位，并了解受累冠状动脉支。

M 型超声心动图室间隔运动曲线平坦。

三、诊断标准与鉴别诊断

（一）诊断标准

1.急性心肌梗死

①局部室壁运动异常。②室壁收缩期增厚率异常。③正常心肌代偿性运动幅度增强。

2.陈旧性心肌梗死

①局部室壁运动减弱或不运动，伴运动不协调。②局部室壁收缩期增厚率下降。③局部室壁变薄，回声明显增强。

（二）鉴别诊断

急性心肌梗死的鉴别诊断，包括下列情况。

1.心绞痛

主要是不稳定型心绞痛的症状可类似于心肌梗死，但胸痛性质轻，持续时间短，服用硝酸甘油效果好，无心电图动态演变及心肌酶的序列变化。

2.缩窄性心包炎

主要表现为双房增大，左、右心室壁舒张运动受限，而收缩期向心性运动正常，心包回声增强。

3.急性肺动脉栓塞

常有突发胸痛、咯血、呼吸困难、发绀和休克，多有骨折、盆腔或前列腺手术或长期卧床史。右心室前负荷急剧增加，P_2亢进，颈静脉怒张、肝大等。心电图肺性 P 波、电轴右偏，即I导联出现深 S 波，Ⅲ导联有明显 Q 波（<0.03s）及 T 波倒置。X 射线胸片显示肺梗死阴影。放射性核素肺灌注扫描可见放射性稀疏或缺失区。急肺栓塞与右心室心肌梗死，二者在右心形态学和血流动力学表现方面很相似，应用超声心动图很难鉴别。二者可单独发病，也可因右心室心肌梗死并发急性肺栓塞，主要是右心室心肌梗死常并发心腔内血栓，血栓脱落引起急性肺栓塞。

4.主动脉夹层动脉瘤

前胸出现剧烈撕裂样锐痛，常放射至背、肋、腹部及腰部。在颈动脉、锁骨下动脉起始部可听到杂音，两上肢血压、脉搏不对称。胸部 X 射线示纵隔增宽，血管壁增厚。超声心动图和核磁共振显像可见主动脉双重管腔图像。心电图无典型的心肌梗死演变过程。

5.急腹症

急性胰腺炎、消化性溃疡穿孔、急性胆囊炎和胆石症等均有上腹部疼痛。

四、心肌梗死并发症的超声心动图表现

（一）室壁瘤

10%~20%的透壁心肌梗死患者有左室室壁瘤形成，约在心肌梗死 5d 后出现，并持续数周。常见于左室前壁心肌梗死，约 80%位于前壁心尖部，下壁和后壁心肌梗死合并室壁瘤相对较少。

UCG 超声心动图主要表现为梗死区心肌的扩展、变薄，呈矛盾运动，在收缩期和舒张期都会膨出，瘤颈较宽。

（二）左室假性室壁瘤

急性心肌梗死（AMI）或心脏创伤、脓肿引起左室壁破裂，破口处形成局限性心包积血，称左室假性室壁瘤。

UCG 见室壁连续性回声中断，心腔外无回声区，瘤颈较窄，收缩期左室腔缩小而假性室壁瘤扩张，瘤壁由心包或血栓等组织构成。

CDFI 见破口处血流往返于心室腔和瘤腔之间，舒张晚期和收缩中期进入假性室壁瘤，收缩晚期开始回流，停止于舒张早中期。

（三）心室壁破裂

最常见的是心室游离壁破裂，多发生在 AMI 1 周内，通常导致患者立即死亡。

UCG 可发现心脏周围心包腔内液性暗区及心壁破裂处回声中断，CDFI 显示由心壁破裂处向心包腔喷射的多彩血流。据此可确定破裂口部位及大小。

（四）室间隔穿孔

室间隔穿孔发病率占 AMI 的 1%~2%，多发生在 AMI 后 2 周内，好发部位为室间隔前下方近心尖部，常合并前壁心肌梗死。

UCG 见室间隔下方回声中断，断端通常极不规则，无明显回声增强。缺损的直径在收缩期明显增大，舒张期减小，较小的穿孔在舒张期几乎看不到。

CDFI 见心尖部室水平自左向右分流以红色为主的多彩分流血流束。

（五）心腔附壁血栓

心腔附壁血栓是心肌梗死最常见的并发症，多发生于心肌梗死后 6~10d。附壁血栓脱落可引起栓塞，左侧心腔血栓脱落可引起体循环动脉栓塞，右侧心脏血栓脱落可导致肺栓塞。二维超声心动图是诊断心室血栓的敏感方法。

UCG 可显示心室腔内不规则团块状回声，呈多层状、中空状等，回声强度及密度不均匀。通常位于心尖区，附着于心内膜表面，可凸向左心室腔，也可呈片状。从多个断面对同一部位进行扫查，附壁血栓位置固定。极少有蒂，团块回声附着区域室壁运动减弱或消失，呈僵硬感。边缘不规则，与心肌、心内膜无连续性，与心内膜有明确界限。动态观察附壁血栓，在形态、大小及回声强度等方面变化较大，特别是经过临床治疗后变化更显著。

经胸超声心动图检查心腔内血栓存在一定的漏诊率，采用其他超声技术可提高其检出率，如经食管超声心动图、经静脉左心超声造影、对比增强超声等。在经胸超声无法显示左心耳等部位的血栓以及新鲜血栓时，经食管超声心动图（TEE）经常作为首选检查。

（六）乳头肌功能不全和乳头肌断裂

左心室乳头肌功能障碍系乳头肌邻近心肌缺血或心肌梗死所致，是冠心病患者最常见的并发症。其发生与心肌梗死的部位有关，也是心肌梗死后发生二尖瓣反流的重要原因。

UCG 显示，前、后 2 组乳头肌形态变异：缺血的乳头肌比正常乳头肌增大，回声增强，形态明显不规则，收缩运动明显减弱；梗死的乳头肌形态不规整，回声不均匀、增强，收缩运动减弱或无运动。乳头肌附着和室壁运动异常；二尖瓣功能异常，二尖瓣无明显退行性病变，但运动幅度减小，瓣环扩大。在心肌梗死后首次发现二尖瓣脱垂或错位，应首先考虑乳头肌功能障碍。乳头肌功能障碍主要导致二尖瓣关闭不全，故 CDFI 显示其反流束多数呈偏心状，也可呈中心性。

（七）心肌梗死超声心动图检查的临床价值

急性心肌缺血发作时几乎立即出现室壁运动异常，早于心电图及酶学改变，是医学影像诊断急性心肌缺血及梗死的基础。

（杨阳）

第十节　慢性肺源性心脏病

慢性肺源性心脏病（Chronic pulmonary heart disease，CPHD），又称慢性缺氧（血）性肺源性心脏病；或称慢性阻塞性心脏病；慢性肺气肿性心脏病；常简称为肺心病。肺心病是慢性支气管炎、肺气肿、其他肺胸疾病或肺血管病变引起的心脏病，有肺动脉高压、右心室增大或右心功能不全。肺心病是老年人的一种常见病，在我国严寒地区发病率较高。据国内调查，60 岁以下患病率为 1.5%，而 60 岁以上则为 14.9%，全国平均患病率为 0.5%，年龄多在 40 岁以上。超声心动图对肺心病诊断敏感性高，便于临床上筛选病例和动态观察，对肺心病的早期诊断具有重要意义。

一、肺心病病因及病理

（一）病因

肺支气管疾病、胸廓畸形与运动障碍性疾病、肺血管疾病包括多发性肺小动脉栓塞、原发性肺动脉高压、血吸虫引起的肺动脉内膜炎等。

（二）肺心病的病理学

1.心脏的病理形态学改变

（1）心脏重量增加：正常成年人心脏重 250g±50g。而早期肺心病组均重 350g，标准差 109g；晚期组均重 450g，标准差 125g。

（2）右心室厚度增加：正常成人右心室厚 0.5cm 以下，肺心病患者右心室壁厚 0.5~0.86cm，最厚者可达 0.93cm。左心室厚度也可增加。正常成人左心室厚 1.2cm 以内，晚期肺心病患者左心室也可增厚，这说明晚期肺心病患者表现出左、右心室皆肥厚，是整个心脏都被累及地全心性损害。

2.肺心病的病理学诊断标准

由多种慢性肺疾病所致肺循环阻力增加，形成肺动脉高压，引起右心室和心脏长期负荷加重而导致右心室肥大。病理学家诊断肺心病的标准是：临床上有慢性肺疾病；尸检测量右心室壁厚度>0.5cm 时，作为主要诊断依据。长期持久的肺动脉高压，可使右心室压力负荷加重，右心室壁肥厚扩大。因右心室肥厚顺应性降低，右心室舒张末压增高，右心房代偿性增大，导致右心衰竭。

二、临床表现及相关检查

（一）症状与体征

1.症状

在有慢性肺部疾患症状的同时还有乏力、心悸、呼吸困难并反复发作。

2.体征

患者活动后气短或有轻度发绀，有明显肺气肿征、桶状胸、肺部叩诊呈过清音、肝浊音界下移、心浊音界缩小、颈静脉轻度怒张、肝大伴压痛、下肢浮肿等。

3.严重者可发生肺性脑病、心律失常、电解质紊乱和酸碱平衡失调等。

4.听诊心音轻，肺动脉瓣区第二心音亢进，三尖瓣区心音较心尖部明显增强，或出现收缩期杂音。

5.肝颈反流征阳性，静脉压增高。

（二）心电图表现

出现肺性 P 波。QRS 波群平均电轴右偏，右心室肥厚。不完全性的右束支传导阻滞。可有低电压及心脏顺时针转位。

（三）X 线检查

有肺气肿的表现。右下肺动脉扩张肺动脉段凸出，右心室增大。心脏呈垂直位。

三、肺心病的超声心动图诊断

（一）超声心动图检查方法与技术难点

经胸超声心动图是首选的常规检查方法。对一般的心脏病患者，将探头置于胸骨左缘 2~3cm 处，在 2~4 肋间即可显示清晰的心脏二维图像及曲线图。但在肺心病患者行超声心动图检查时，因肺气肿气体干扰或其他肺部病变导致胸廓畸形及心脏位置下移的影响，使我们在常规探查位置不能显示清晰的标准心脏切面。只有把探头置于 4~6 肋间近中线处才可显示心脏结构。为了显示清晰的心脏结构，需随时变换患者的体位。大多患者只能在肋下区探测到心脏结构，肺心病患者的心脏在此位置靠近探头，能显示右心室前壁、右心室流入道、右心室流出道、三尖瓣、肺动脉瓣、主肺动脉，有时还可清晰地显示左、右肺动脉。

（二）M 型超声心动图

1.右心室流出道增宽及其与左心房比值

早期右心室流出道较肥厚，右心室可增大，也可正常，完期右心室流出道较薄，肺心病患者的右心室压力负荷增加时右心室流出道增宽，>30mm。因心脏顺钟向转位和肺血偏少，使左心房前后径测值减低，右心室流出道与左心房前后径比值>1.4。

2.右心室前后径增大

晚期肺心病患者右心室容量负荷过重，右心室前后径>20mm。左心室与右心室前后径比值<2。

3.右心室前壁增厚

肺心病患者早期右心室前壁增厚，其厚度>5mm，右心室前壁活动增强，活动幅度>6mm。

4.室间隔与左心室后壁同向运动

5.二尖瓣与三尖瓣前叶活动曲线改变

肺心病患者可出现假性“二尖瓣狭窄”的超声图像。三尖瓣前叶活动曲线表现为DE上升速度与EF下降速度增快，E峰高尖，A峰低小或消失。

6.肺动脉瓣活动曲线变化

a波减低变浅<2mm或消失，由于肺心病患者的右心房收缩时右心室压力难以打开处于肺动脉高压状态下的肺动脉瓣所致（图2-10-1，2-10-2）。

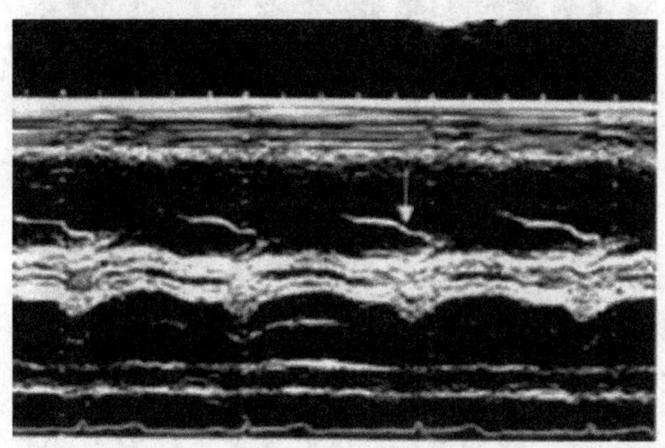

图2-10-1　正常人肺动脉瓣M型曲线（箭头示a波）

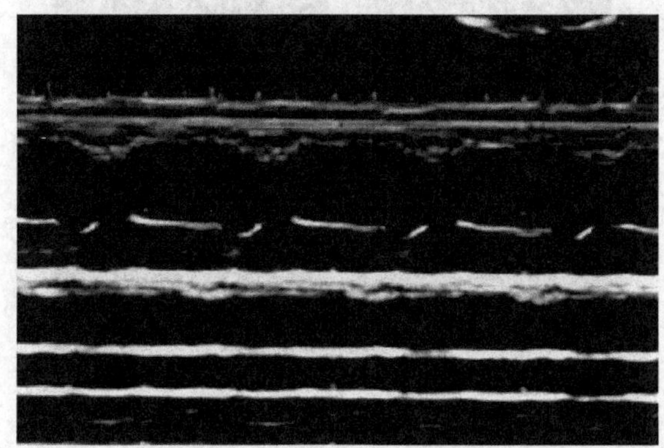

图2-10-2　肺心病患者肺动脉瓣M型曲线，a波几乎消失

（2）肺动脉瓣收缩中期有关闭现象，表现为CD段呈现“W”形态。

（3）肺动脉瓣提前关闭，由于右心室收缩压不能克服高水平的肺动脉压保持肺动脉瓣全收缩期开放，而从收缩中期开始逐渐关闭，形成肺动脉瓣活动曲线的“V”字形态。

（4）肺动脉瓣开放速度加快。肺动脉高压时，右心室收缩早期压力不足以克服肺动脉压力使肺动脉瓣开放，而在右心室压迅速上升较晚时瓣膜才开放，其开放速度明显加快。

（5）舒张期ef斜率减慢<5.2mm/s，甚至变平坦，或呈完全反方向向上运动。

（6）肺动脉瓣开放延迟。表现为肺动脉瓣关闭时间与三尖瓣关闭时间之间隔延长；右心室射血前期延长>120ms；右心室射血期缩短，致使射血前期/射血期增大>0.3。

（三）二维超声心动图

二维超声心动图可显示整个右心系统包括上腔静脉、下腔静脉、右心房、三尖瓣、右心室、肺动脉瓣、主肺动脉及左、右肺动脉等，对诊断肺心病提供有价值的数据。

1.右心室扩大，右心房扩大在左心室长轴切面（图 2-10-3）、心尖部四腔心切面（图 2-10-4）均可显示。右心室增大明显时，右心室腔失去正常的新月形或三角形结构，变成椭圆形。四腔心切面显示心尖变圆钝，右心室成为组成心尖的主要部分。

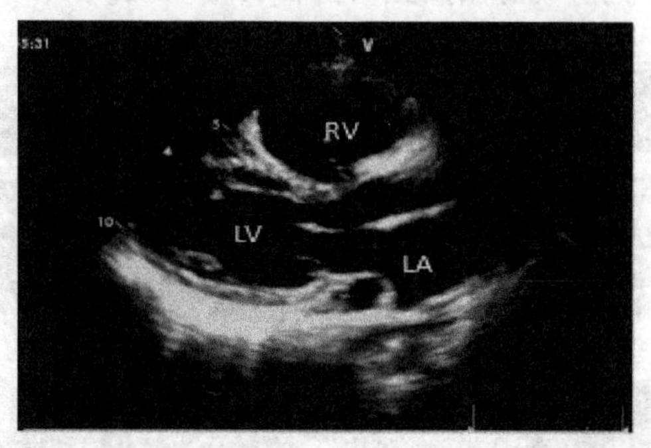

图 2-10-3　左心室长轴切面显示右心室增大、右心室前壁增厚

（RV：右室，LV：左室，LA：左房）

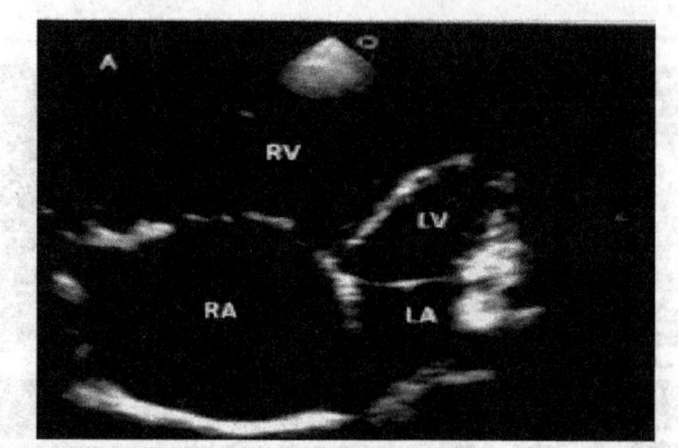

图 2-10-4 心尖部四腔心切面显示右房、右室明显增大

（RV：右室，LV：左室，LA：左房，RA：右房）

2.右心室前壁增厚与室间隔变化。在左心室长轴切面、左心室短轴切面、剑突下四腔心切面可见右心室前壁增厚>5mm，活动增强。

3.主肺动脉增宽，右心室流出道增宽。在胸骨左缘大血管短轴切面上可见主肺动脉内径明显大于主动脉内径（肺动脉主干通常≥24mm），严重者还可见有瘤样扩张（图 2-10-5）。

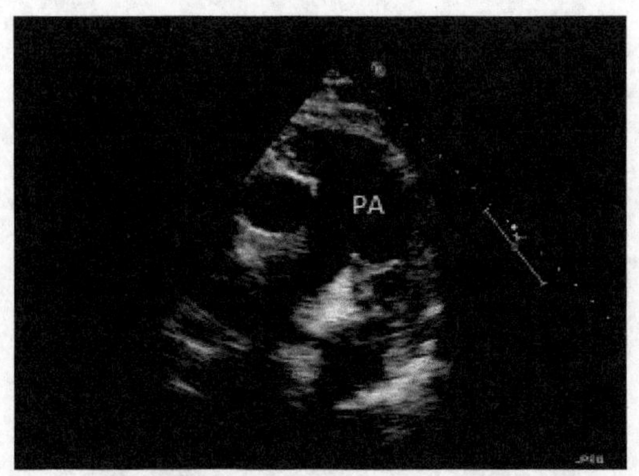

图 2-10-5 大血管短轴切面显示肺动脉明显增宽（PA：肺动脉）

4.肺动脉分支尤其右肺动脉增宽：内径>18mm。

（四）多普勒超声心动图

超声多普勒技术是 20 世纪 80 年代发展应用的新的超声检测技术，主要观察心血管内血流动力学的改变。在临床应用中，评价肺心病患者肺动脉状态是多普勒技术的主要用途之一，重点是对肺动脉瓣及三尖瓣血流的检测。

1.肺动脉瓣口血流及频谱

置于肺动脉瓣口主肺动脉内显示收缩期血流频谱呈典型的三角形（图 2-10-6）。正常肺动脉血流频谱有以下的特点：

（1）呈收缩期负向频谱；

（2）中间无填充，两边基本对称的尖峰样层流图形；

（3）收缩早期血流速度逐渐增加，收缩中期达到高峰，收缩晚期血流速度逐渐减慢；

（4）峰值速度为 50~130cm/s，加速度时间为 60~180ms。峰值速度受呼吸影响。

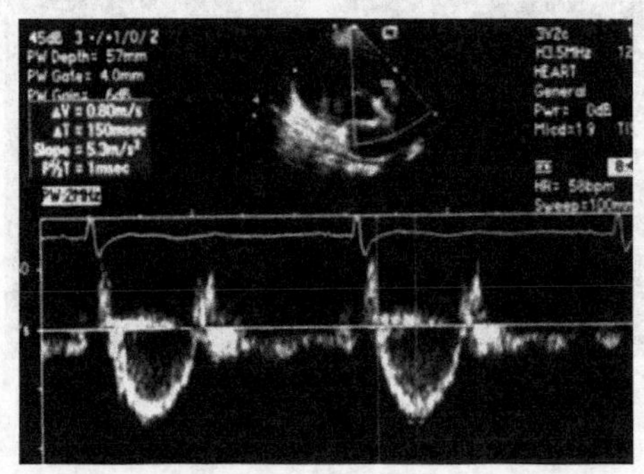

图 2-10-6 正常人肺动脉瓣血流频谱

2.肺动脉高压时肺动脉血流频谱的变化

肺动脉高压时，肺动脉血流频谱的变化有两种：一种是类似三角形，加速度增快，峰值提前，快速减速；另一种是血流速度快速达到峰值水平，随后减速，再次缓慢加速，在收缩中期产生“V”字形的山峡（图 2-10-7）。根据右心室流出道或肺动脉血流速度频谱的变化，可得知有无肺动脉高压。

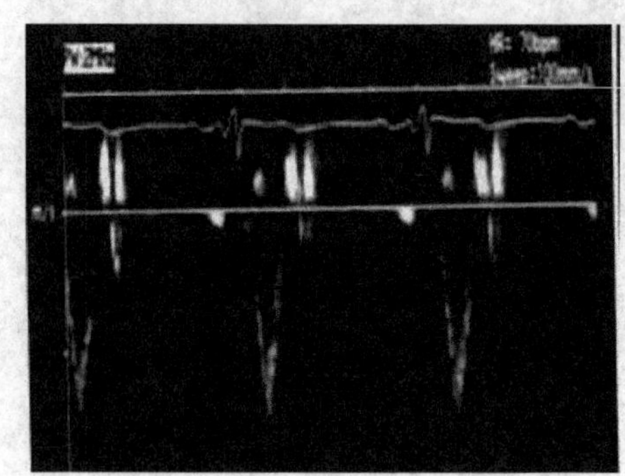

图 2-10-7 肺心病患者肺动脉高压时的肺动脉血流频谱，其加速时间缩短

3.三尖瓣反流频谱

肺动脉高压时，右心室舒张期压力增高，可使三尖瓣口血流速度减慢。当有三尖瓣关闭不全时，在心尖部四腔心切面、大血管短轴切面、胸骨旁右心室流出道切面上，将脉冲多普勒取样容积置于三尖瓣环右心房侧，从右心房的一侧探查到另一侧，可探及收缩期负向湍流频谱，其特征有：最大血流速度>2m/s，也可达 3~4m/s；呈单峰型，其上升加速支及下降减速支均陡直，顶峰较圆钝，频谱增宽，内部充填，此反流信号从三尖瓣环向右心房延伸。连续多普勒反流频谱呈负向单峰波形（图 2-10-8），频谱显示的最大反流速度可达 2~2.6m/s。由于三尖瓣关闭不全，血液反流可使右心房的血容量增加，于舒张期流经三尖瓣口的血流量增加，此时可显示正向血流频谱幅度增高，E 峰速度加快。

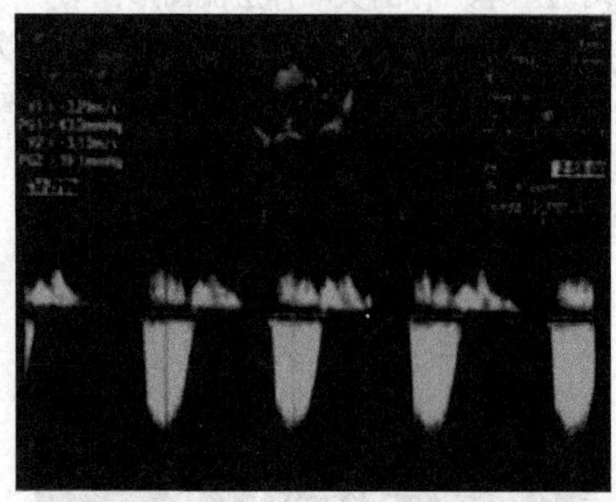

图 2-10-8 三尖瓣反流频谱

4.肺动脉瓣关闭不全时血流频谱

在大血管短轴切面上，将脉冲多普勒取样容积置于肺动脉瓣上、瓣膜水平或瓣下的右心室流出道内，可检测到舒张期正向层流频谱信号，频谱呈单峰型，加速时上升支呈陡直，频谱外形类似三角形或梯形。肺动脉压升高不明显时，肺动脉反流束频谱呈双峰。一般肺动脉反流速度>1.5m/s，如有重度肺动脉高压，反流速度可>4m/s。

5.右心室舒张功能检测

将脉冲多普勒取样容积置于心尖四腔心切面的三尖瓣右心室侧，显示舒张期血流频谱，测 E、A 峰值血流速度，并计算 E/A 比值。正常人组 E/A 比值为 1.46±0.27，肺心病组为 1.16±0.37。

（五）彩色多普勒血流显像（Color doppler flow image，CDFI）

CDFI 能宏观地显示心脏断面上整体血流分布状态。可用以显示三尖瓣、肺动脉瓣反流的部位、方向，指引脉冲多普勒、连续多普勒检查，增加连续多普勒测定流速的准确度。

1.肺心病患者右心室、右心房扩大可导致三尖瓣关闭不全，CDFI 能直接显示起源于三尖瓣环的反流束射向右心房内，反流束呈细条状，严重者呈喷泉状，大部分反流束沿右心房中部走行，少部分沿房间隔或右心房侧壁走行。反流束显色主要为蓝色，当反流速度明显加快时，CDFI 显示出五彩镶嵌（图 2-10-9）。

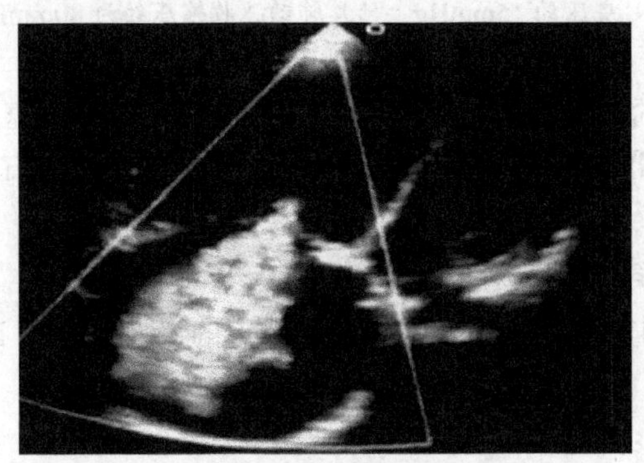

图 2-10-9　三尖瓣反流

2.肺动脉高压引起肺心病，而肺心病患者往往又出现肺动脉瓣关闭不全。在大血管短轴切面上，右心室流出道内可见有肺动脉反流束。反流束起源于肺动脉瓣环延伸入右心室流出道，反流面束在肺动脉瓣环处较细，进入右心室流出道后增宽，增宽程度与反流量成正比，反流束一般显示为明亮红色，呈火焰状。当流速加快后显示为五彩镶嵌的图像。

（六）多普勒技术在测定肺动脉压中的作用

自 20 世纪 80 年代以来，超声多普勒技术应用于心血管检查，为无创定量检测肺动脉压力开辟了一条新途径。肺动脉压力是判断肺循环血流动力学的重要指标之一。准确地估测肺动脉压力对临床选择治疗方案及判断预后具有十分重要的意义。超声心动图技术的提高与完善，为临床无创而准确地估测肺动脉压力，开辟了一条新的途径。到目前为止，常用的多普勒超声无创估测肺动脉压力的方法如下：

1.三尖瓣反流的跨瓣压差计算肺动脉收缩压（PASP）

肺动脉高压可引起功能性三尖瓣关闭不全，而多普勒超声心动图能敏感而特异地探查出三尖瓣反流存在（图 2-10-10）。测三尖瓣口最大反流速度，根据简化的伯努利方程（$\Delta P=4V^2$）计算出收缩期右心室、右心房间压差（ΔP）。该值与右心房平均压之和即等于右心室收缩压（RVSP）即右心室收缩压=ΔP+右心房压。当不存在右心室流出道梗阻时，RVSP=肺动脉收缩压（PASP），此方法与心导管检查测值的相关性很好（r=0.93）右心房压可采用颈静脉高度推算，可定为10~15mmHg。(图2-10-10)。

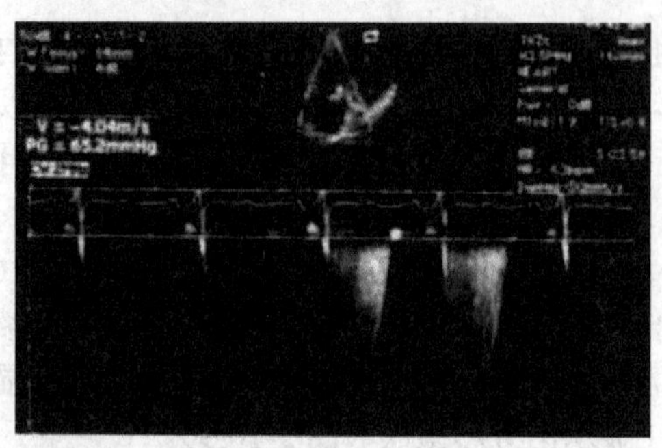

图2-10-10 三尖瓣返流频谱，其反流压差65mmHg，心房压约15mmHg，估算肺动脉收缩压约为80mmHg

2.肺动脉舒张压的测量方法即测舒张期肺动脉瓣最大反流速度，根据简化的伯努利方程，推算出肺动脉舒张压，即PADP=ΔP（肺动脉瓣反流）+右心室舒张压，因右心室舒张压≈ΔP（三尖瓣反流）+右心房舒张压。

四、肺心病超声心动图诊断标准（1980年修订）

根据1980年全国第三次肺心病学术会议拟定的慢性肺心病M型超声心动图诊断标准有：

（一）主要条件

1.右心室流出道>30mm。

2.右心室内径>20mm。

3.右心室前壁厚度>5mm，或有前壁搏动幅度增强。

4.左、右心室内径比值<2.0。

5.右肺动脉内径>18mm，或肺动脉干≥24mm。

6.右心室流出道与左心房内径比值>1.4。

7.肺动脉瓣活动曲线出现肺动脉高压征象：a波低平或<2mm，有收缩中期关闭征等。

（二）参考条件

1.室间隔与左室后壁呈同向运动。

2.右心房增大>25mm（剑突下区探查）。

3.三尖瓣前叶曲线的DE、EF速度增快，E峰呈高尖型或有AC间期延长者。

4.二尖瓣前叶曲线幅度低，CE<18mm，CD段上升缓慢延长，呈水平位或有EF下降速度减慢<90mm/s。

（三）说明

1.凡有胸肺疾病的患者，具有上述两项条件者（其中必具一项主要条件）均可诊断为肺心病。

2.上述标准仅适用于心前区探测部位。

二维超声心动图与M型超声心动图同时应用可使M型超声心动图测定心内结构的方法标准、规范化，能减少误差，也更有助于客观地观察和测定右心房室的大小及结构变化。另外，估测肺动脉压力变化，检测右心系统的时相，不断增加新的指标，则可提高超声心动图对肺心病的诊断符合率。目前国内有人用三维超声心动图对右心功能进行研究。发现肺心病人的收缩末期容量增大，每搏输出量及右心室射血分数降低，认为三维超声心动图是研究右心功能的可靠方法。也有研究认为肺心病患者与正常人比较其左心舒张功能有极显著性差异，表现为超声多普勒二尖瓣血流速度 E 峰下降，A 峰升高，E/A 比值减少，早期充盈分数减少，晚期充盈分数增加。

五、肺心病的鉴别诊断

肺心病的超声心动图表现多为非特异性的，因此需排除其他原因引起的肺动脉高压及右心负荷过重，尤其在早期肺心病的诊断，需要密切结合临床表现及其他有关检查进行综合分析，作出判断。

（一）肺动脉瓣狭窄

超声心动图显示右心室壁增厚及肺动脉扩张（窄后扩张），但肺动脉瓣开放受限、开口窄小及肺动脉内见有高速湍流频谱，CDFI 见有五彩镶嵌的湍流束为其特点，这些特征可与肺心病进行鉴别。

（二）风湿性心脏病

风湿性心脏病引起二尖瓣狭窄及左心房增大，可导致肺动脉高压。肺心病患者有时也会出现假性二尖瓣狭窄征象，需要进行鉴别。但风湿性二尖瓣狭窄，有二尖瓣口面积变小、二尖瓣瓣尖部有增厚粘连及钙化存在，二尖瓣前后瓣叶为同向运动、左心房有不同程度扩大、二尖瓣口血流速度加快等变化，可与肺心病鉴别。

（三）缺血性心脏病

肺心病可同时合并缺血性心脏病，临床上有心力衰竭的症状，需要进行鉴别。肺心病患者有右心室、右心房增大，而缺血性心脏病有左心房增大、节段性室壁运动异常、左室顺应性降低等变化。

（四）房间隔缺损

由于长时间心房水平血流的左向右分流，造成右心室、右心房增大和肺动脉高压，但在声像图上可显示房间隔缺损的直接征象，CDFI 可发现在两心房之间有左向右分流征，且右心室壁常无明显增厚改变。

（五）室间隔缺损

在不同切面的声像图上可显示出室间隔的缺损部位及右心室壁增厚或右心室增大，甚至肺动脉高压，CDFI 可显示经室间隔缺损处左向右分流征象，这些特征与肺心病可鉴别。

六、超声心动图应用的临床价值

超声心动图对肺心病的诊断具有很重要的诊断价值，可检出心脏内部结构形态变化，也可以估测肺动脉压力。其检出率、敏感性均远远高于 X 射线、心电图等检查方法。而多普勒超声又是唯一能对肺动脉压力进行检测的无创伤性检查手段，因此对肺心病的病程、病情能做全面确切的了解，对肺心病预后有准确的估计。

（韦馨）

第十一节 冠状动脉疾病

心脏的血液供应来自升主动脉的左、右冠状动脉及其分支。冠状动脉疾病包括获得性和先天性两大类。获得性冠状动脉疾病在成年人中最常见的是冠状动脉粥样硬化性心脏病，在婴幼儿中最为常见的是川崎病。最常见先天性的冠状动脉疾病是冠状动脉瘘及冠状动脉起源异常。

心脏的血液供应来自升主动脉的左、右冠状动脉及其分支。冠状动脉疾病包括获得性和先天性两大类。获得性冠状动脉疾病在成年人中最常见的是冠状动脉粥样硬化性心脏病，在婴幼儿中最为常见的是川崎病。最常见先天性的冠状动脉疾病是冠状动脉瘘及冠状动脉起源异常。

一、冠状动脉解剖、病理及超声检查方法

（一）冠状动脉的开口部位

心脏的血液供应来自左、右冠状动脉，开口于升主动脉起始部的主动脉窦（aortic sinuses)。主动脉窦在主动脉内壁和主动脉瓣之间，共有三个，一个在前方，两个在后方，分别称为前窦(anterior sinus)、左后卖(left posterior sinus)和右后窦(right posterior sinus)；如室间隔位于矢状方向时，则两个在前方，一个在后方，分别称为右窦（right sinus，或右冠状动脉窦)、左窦（left sinus，或左冠状动脉窦）和后窦（posterior sinus，或无冠状动脉窦)。

（二）冠状动脉主干和分支

1.左冠状动脉（left coronary artery，LCA）

起源于升主动脉左后方的左主动脉窦，其开口位于左窦外侧中上部、窦嵴下方 1cm 处，内径 0.4~0.5 cm，为一短而粗的主干，长 0.4~0.8cm。主干行于肺动脉起始部和左心耳之间，于左心耳下方分为左前降支（left anterior descending，LAD）和左回旋支（left circumflex LCX)。LAD 沿前室间沟下行至心尖部或再向后终止于后室间沟近心尖部。沿途分出对角支及向室间隔发出多个前穿隔支。LCX 沿左房室沟由心脏作前向左右绕行，沿途发出钝缘支、左房支，有些左主干还直接发出一支粗大的中间支，位于 LAD 和 LCX 夹角中央。

2.右冠状动脉（right coronary artery，RCA）

起源于升主动脉右前方的右主动脉窦，其开口位于右窦外侧中上部，窦嵴下方 1cm 处，内径 0.4~0.5cm。在肺动脉的起始部与右心耳之间进入冠状沟，向右下行，绕过心右缘至心脏隔面，继续沿冠状沟向左行走，多数终于心左缘与房室交点之间，沿途发出分支：圆锥支；窦房结支；右心室支；锐缘支；房室结支；后降支，在后室间沟内向下延伸到心尖，沿途向心脏后室间沟垂直发出多个后穿隔支；左心室后侧支。

前降支和后降支在心尖部附近吻合，左旋支和右冠状动脉的左心室后侧支在心脏背面的房室沟内吻合。

（三）冠状动脉和心脏各部位的供血关系

1.左心室壁血液供应

（1）50%来自前降支及其分支，其供血左心室前壁、前侧壁、室间隔前上 2/3、心

尖部，当前降支较长，绕过心尖沿室间沟上升时，则前降支还供血左心室下壁前段近心尖处。

（2）30%来自左旋支，其供血左心室后侧壁、左心房。左心室游离壁有时由中间支供血，或当对角支较小时则由左旋支发出的钝缘支供血。

（3）20%来自右冠状动脉的后侧支和后降支，其供血左心室后壁和室间隔后下 1/3。

（4）左心室前乳头肌由对角支供血，后乳头肌通常由左旋支和右冠状动脉双重供血。

2.右心室壁血液供应

右心室前壁由右心室支和前降支向右心室前壁的小分支双重供血；侧壁由锐缘支供血；后降支供血右心室后壁和室间隔的后下 1/3。

（四）冠状动脉的病理

冠状动脉最常见的病理改变是动脉粥样硬化，好发于冠状动脉左前降支和右冠状动脉主干上、中 1/3 处，其次为左旋支、后降支和左冠状动脉主干，特别多见于分支、分叉、变细及动脉固定的部位。其发生机制是内膜损伤、脂质沉积及平滑肌细胞由血管中层向损伤的内膜浸润的综合作用，从而形成粥样硬化斑块，使管壁狭窄或合并冠状动脉痉挛造成管腔狭窄致冠状动脉供血不足。斑块进一步发展可发生钙化、出血和血栓形成，使管腔闭塞而引起心肌梗死。冠状动脉缺血还见于痉挛、炎症、血栓栓塞及畸形等。

（五）超声心动图检查

1.检查方法

（1）左冠状动脉胸骨旁长轴显示：成像平面应在主动脉瓣水平，与主动脉瓣的短轴相平行，然后上下倾斜成像平面以定出左心室的上缘和肺动脉的降部，在主动脉短轴的后外侧壁 4~5 点钟部位，就可以找到左冠状动脉主干。在扫查过程中可观察到一致密的回声团沿主动脉的左下缘，向左延伸到右心室流出道下方。在肺动脉之后所见到的致密回声，即房肺沟。左主冠状动脉即位于此沟中。小心旋转探头，使扫描平面于左主冠状动脉长轴平行，可以显示出左主冠状动脉口和左主干。如显示左主干时逆时针旋转探头，并稍向外侧倾斜，于左、右心室流出道与左心室间的前室间隔内可见左前降支。调节探头角度，当发现左主干的分叉时，指向肺动脉瓣者为左前降支，其下方为左旋支。

（2）右冠状动脉胸骨旁长轴显示：右冠状动脉位于左中冠状动脉的稍上方，需将成像平面向上倾斜进行显示。采用胸骨旁±动脉根部水平，使探头从主动脉瓣水平向上倾斜至右侧主动脉窦上方，检查主动脉根部的右上缘，在主动脉短轴的 10~11 点钟部位，右冠窦的基底部主动脉壁出现中断，可见到右冠状动脉的长轴显像。

2.正常冠状动脉的特征

正常左冠状动脉开口呈漏斗状，起自主动脉短轴切面 4~5 点钟之间，为两条相距约 4mm 平行的线状回声，向外向肺动脉后壁下方走行约 1cm 后，分为向前外走行的左前降支及向后走行的左旋支，内壁光滑。

右冠状动脉开口在 10~11 点钟处，呈两条平行的线状回声，在离开主动脉根部后，几乎呈直线向右走行并向前呈一定的角度。

冠状动脉与主动脉相连，随心动周期收缩或舒张运动与心尖运动一致。

3.冠状动脉的测量

采用高灵敏度、高分辨率的超声心动图仪或有条件者进行经食管超声检查，均可获得实时的近端冠状动脉的二维图像。用二维方法取得左冠状动脉主干图像后，可用 M 型测量同部位左冠状动脉内径。

4.冠状动脉畸形

冠状动脉畸形可见于左冠状动脉异常和（或）冠状动脉瘘管。如左、右冠状动脉的起源异常，可有另一支冠状动脉扩张改变。川崎病（皮肤-黏膜-淋巴结综合征）可有冠状动脉瘤。冠心病患者中，亦可发生动脉瘤。

5.冠状动脉的观察项目

观察左冠状动脉主干、左前降支、左旋支及右冠状动脉近端，了解其形态、特征。

（1）确定左冠状动脉主干、右冠状动脉的起源及走行是否正常：一般左主干向肺动脉倾斜 15°~30°，平直走行；左前降支顺室间隔下行，左旋支向后行。

（2）测量血管壁是否增厚：左主干与右冠状动脉壁厚 1.4~2.0mm，左前降支与左旋支壁厚 1.0~2.0mm，大于 2.0mm 为增厚。

（3）测量血管腔内径：左主干及右冠状动脉管腔为 3~6mm，平均（4±1）mm；左前降支近端及左旋支近端 3~5mm。管腔小于 3mm 为狭窄，大于 6mm 为扩张。

（4）观察血管内膜：正常人内膜光滑，回声均匀，可见明确的管腔，无斑块。粥样硬化的冠状动脉多呈不完全或完全闭塞，血管走行迂曲，管腔变窄，内膜增厚，回声增强而不均匀。冠状动脉粥样硬化可分为三度：I度仅为内膜增厚，回声均匀一致，无突出的斑块；II度为内膜增厚，回声不均匀并有突出管腔的斑块，管腔小于正常的 1/2；III度为内膜形态消失，为斑块替代，已无明确管腔，其内径小于正常的 1/3。单纯痉挛的冠状动脉以管腔缩小为主，可不伴管壁增厚。

（5）观察冠状动脉近端的血流：冠状动脉的血流受主动脉血流心室肌收缩状态和主动脉瓣启闭的影响。收缩期冠状动脉灌注的血流量只占一个心动周期的 1/3，舒张期占 2/3。因此，多普勒超声所获得的血流频谱以舒张期为主占 2/3，收缩期占 1/3，为低幅中频波，不受呼吸影响。舒张期流速为 30~80cm/s，收缩期为 12~20cm/s，—般以舒张期血流速度小于 30cm/s 或大于 80cm/s 为异常，前者为狭窄近端、后者为狭窄远端所测血流，为管腔狭窄的反映。

二、冠状动脉粥样硬化性心脏病

冠状动脉粥样硬化性心脏病（coronary atherosclerotic heart disease，CHD），简称冠心病，其病理基础是冠状动脉的粥样硬化斑块形成，造成管腔狭窄或易发生痉挛引起冠状动脉血流减少，导致心肌缺血；如果粥样硬化斑块出血、冠状动脉内血栓形成则导致管腔闭塞、血流中断，将引起其供血区域局部急性心肌梗死，当坏死心肌逐渐纤维化，形成心肌瘢痕，即为陈旧性心肌梗死。冠状动脉粥样硬化最常见于左前降支，其后依次为右冠状动脉、左旋支和左冠状动脉主干。

冠心病分为五种类型：①无症状性心肌缺血；②心绞痛，包括劳累性心绞痛、自发性心绞痛、混合性心绞痛；③心肌梗死；④充血性心力衰竭和心律失常；⑤猝死

（一）心肌梗死及其并发症

1.病理

急性心肌梗死是由于冠状动脉粥样硬化斑块内出血、撕脱、血栓形成等原因导致其管腔闭塞、血流中断，引起其供血区域急性心肌缺血、坏死。坏死心肌收缩力减弱或丧

失，心排出量减少。心肌梗死急性期过后，坏死心肌逐渐纤维化，形成瘢痕组织，成为陈旧性心肌梗死，由于瘢痕处无收缩力，导致室壁运动不协调和左室收缩功能减低。心肌梗死易发生以下并发症：

（1）室壁瘤：梗死心肌形成疤痕后，导致室壁变薄，并在心室内压力的作用下，向外膨出，而且与正常心肌呈反向搏动，又称矛盾运动。

（2）乳头肌功能不全或断裂：乳头肌缺血或梗死后，收缩无力甚至断裂，导致二尖瓣关闭不全，引起或加重左心衰竭。

（3）附壁血栓形成：急性或陈旧性心肌梗死区心内膜下心肌受损伴随局部血流速度减低，易于形成附壁血栓，室壁瘤内多见，脱落后可造成脑、肾、脾等重要器官和肢体动脉的栓塞。

（4）室间隔穿孔：室间隔梗死后可能破裂穿孔，造成急性室水平左向右分流和重度心力衰竭，最终导致死亡。

（5）心脏破裂：较罕见，发生于心室游离壁，于心肌梗死后破裂、穿孔，造成心包大量积血和急性心包填塞而导致猝死。

2.临床表现

急性心肌梗死发生前常有前驱症状，如频繁发作的心绞痛，发病时表现为胸骨后或心前区持续性剧烈绞痛，甚至刀割样疼痛，并向左肩、左臂和颈部放射，伴有强烈的压迫感，憋闷感，也有患者表现为上腹部痛。持续多在30分钟以上，休息和含化硝酸甘油不能缓解。可出现心悸，面色苍白，头晕，恶心，呕吐，烦躁不安，多汗和冷汗，濒死感等症状，常发生休克、心律失常或者急性左心衰竭表现，如呼吸困难，不能平卧。查体可发现心率加快或减慢，血压降低，听诊常有舒张期奔马律。心电图可出现相应导联的病理性Q波、ST段弓背样抬高。血清酶学检查可发现心肌酶升高，根据心肌酶浓度的序列变化和特异性同工酶的升高等改变即可诊断急性心肌梗死。室壁瘤是心肌梗死的常见并发症，较大的室壁瘤会导致心力衰竭、心律失常。乳头肌断裂可导致肺水肿，听诊心前区突然出现粗糙的收缩期杂音，临床上有时与室间隔穿孔不易鉴别。室间隔穿孔为急性心肌梗死预后较差的并发症之一，临床上发现胸骨左缘新出现粗糙而响亮的收缩期杂音，并伴随严重充血性心力衰竭。心肌梗死或室壁瘤患者常发生附壁血栓形成，以心尖部多见。

3.超声检查

（1）超声检查方法：超声心动图是通过观察室壁舒缩运动的能力间接地判断心肌供血状态的。室壁运动减弱、丧失及矛盾运动或收缩期室壁增厚率降低、不增厚或变薄是冠心病的特征表现。局部室壁明显变薄，运动丧失或矛盾运动，心肌回声减弱或增强是诊断急、慢性心肌梗死的依据。

①超声心动图检测室壁运动异常的方法：

M型超声心动图：能够测量室壁搏动幅度、室壁的上升和下降运动速度，和室壁增厚率，其计算方法为：

室壁增厚率=（收缩期厚度－舒张期厚度）/舒张期厚度×100%

传统的M型超声心动图只能显示右室前壁、室间隔和左室后壁的运动曲线，全方位M型，或解剖M型，则可以获得多方位取样线扫描的运动曲线，进行室壁各方向的向心运动幅度和速度的检测。

二维超声心动图：能够实时、动态、全方位观察室壁运动异常，观察范围广泛，可以由心底向心尖进行系列左室短轴扫查，全面地观察室壁各部位的运动状态，向心性运动是否协调、一致。

②左室壁节段划分法及对应的冠脉血供：二维超声心动图的室壁节段划分有多种方法，目前最为常用的是美国超声心动图学会推荐的十七节段划分法：将左室二尖瓣和乳头肌短轴水平各划分 6 个节段，心尖短轴水平划分为 4 个节段，无心腔心尖为 1 个节段（图 2-11-1）。

十七节段划分法与冠状动脉各分支的供血范围存在相对较好的对应关系，通常室间隔前 2/3、左室前壁及心尖部由前降支供血，高侧壁、正后壁由左旋支供血，侧后壁及后下壁由左旋支供血或由右冠状动脉后降支供血，后间隔及下壁由后降支供血，根据运动异常室壁节段可初步判断受累的冠状动脉。但冠状动脉发育因人而异，冠脉的优势型各不同，因此室壁节段与冠脉分支的供血关系只是相对的、大致对应的。

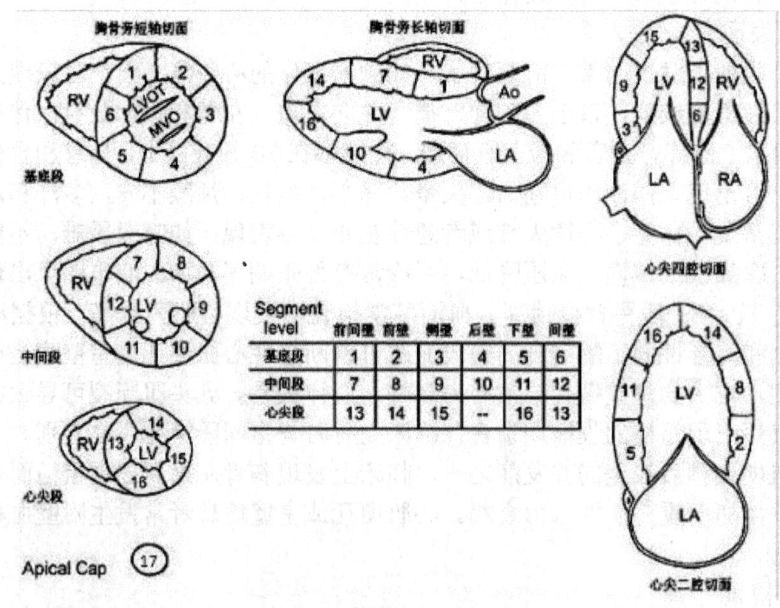

Segment level	前间壁	前壁	侧壁	后壁	下壁	间壁
基底段	1	2	3	4	5	6
中间段	7	8	9	10	11	12
心尖段	13	14	15	--	16	13

图 2-11-1 心脏 17 节段划分法

③室壁运动及运动记分：正常心室壁运动包括短轴方向的向（离）心性运动、沿心脏长轴方向舒缩运动和扭转运动，室壁各部位舒缩运动基本协调一致，室壁短轴方向的向（离）心性运动幅度各部位不尽相同，通常为心底部低于心室中部及心尖部，室间隔低于游离壁，而左室后壁、侧壁通常幅度最强。正常值：室间隔 6~11mm，左室后壁 7~12mm，室壁增厚率≥30%。

正常：在收缩期心内膜向内运动和室壁增厚率正常，记分为“0”。

运动减低：室壁运动减弱（＜正常的 50%~75%），收缩期室壁增厚率小于 20%：记分为“+1”。

运动丧失：该室壁节段运动幅度 0~2mm 或收缩期无增厚，记分为"+2"。

矛盾运动：在收缩期室壁节段向外运动或收缩期变薄，记分为"+3"。

运动增强：与正常节段比较，该室壁节段运动增强，记分为"-1"。

左室壁运动指数：全部节段的记分之和/节段数。室壁运动指数 0 为正常，大于 0 为异常。室壁运动指数越高，病情越严重、并发症越多。

④其他类型的室壁运动异常：

室壁运动不协调：室壁各节段向心运动不协调一致，异常节段运动减弱或消失，受到周围正常室壁的牵拉呈被动运动或扭动。

室壁收缩运动延迟：局部室壁收缩时相较正常室壁延迟，常以 M 型检测，并与心电图对比。心肌缺血部位局部收缩时相较正常心肌延缓。M 型心动图可显示收缩时相落后于正常心肌，室壁运动幅度可能减弱，也可能不减弱。

（2）急性心肌梗死超声表现

①二维超声心动图：病变部位室壁变薄，局部略向外膨出（图 2-11-2）。室壁运动明显减低或消失，甚至呈矛盾运动，正常室壁运动可代偿性增强。右室心肌梗死表现为右室游离壁矛盾运动，室间隔与左室同向运动。早期心肌回声减低，以后逐渐增强。心梗范围较大时左室整体收缩功能降低。部分患者可有少量心包积液。

②M 型超声心动图：心肌梗死部位可表现为室壁运动明显减低、基本无运动、矛盾运动，或运动延迟（图 2-11-3）。

③彩色多普勒：乳头肌功能不全时，可检出二尖瓣反流。

④组织多普勒：局部运动异常区频谱异常，S 峰减低，消失或倒置。

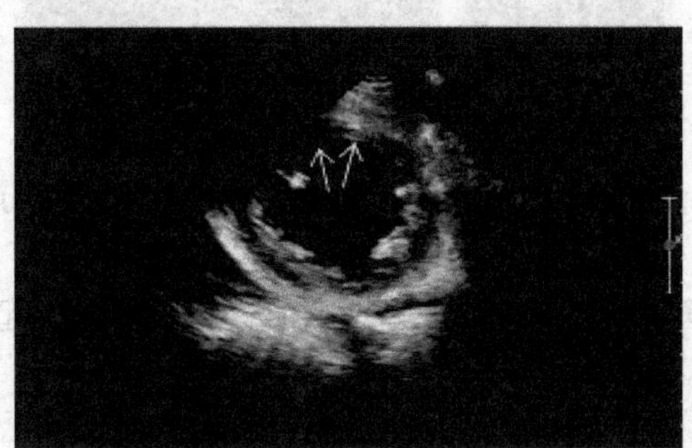

图 2-11-2　前间隔及左室前壁中间段变薄（箭头所示）

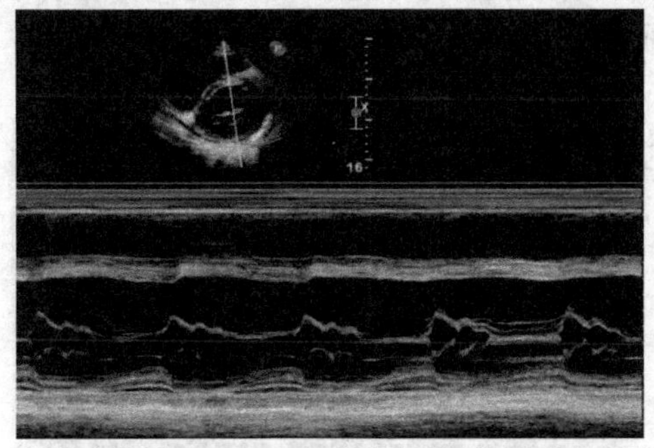

图 2-11-3　前室间隔室壁运动明显减低

（3）陈旧性心肌梗死超声表现

①二维超声心动图：心室壁局部变薄，心肌回声明显增强，正常室壁的三层回声结构消失，舒张期厚度小于7mm。局部运动幅度显著减低，甚至消失或呈矛盾运动。非透壁心肌梗死，表现为局部心内膜下心肌内回声增强，室壁运动减弱或正常。

②M型超声心动图：局部室壁运动明显减低、消失或矛盾运动，室壁变薄，收缩期无增厚或变薄。

③彩色多普勒：乳头肌功能不全时，可检出二尖瓣反流。右室心肌梗死常出现三尖瓣反流。

4.心肌梗死并发症

（1）室壁瘤：10%~20%的透壁心肌梗死患者有左室室壁瘤形成，约在心肌梗死5d后出现，并持续数周。常见于左室前壁心肌梗死，约80%位于前壁心尖部，下壁和后壁心肌梗死合并室壁瘤相对较少。

超声心动图主要表现为梗死区心肌的扩展、变薄，呈矛盾运动，在收缩期和舒张期都会膨出，瘤颈较宽（图2-11-4）。

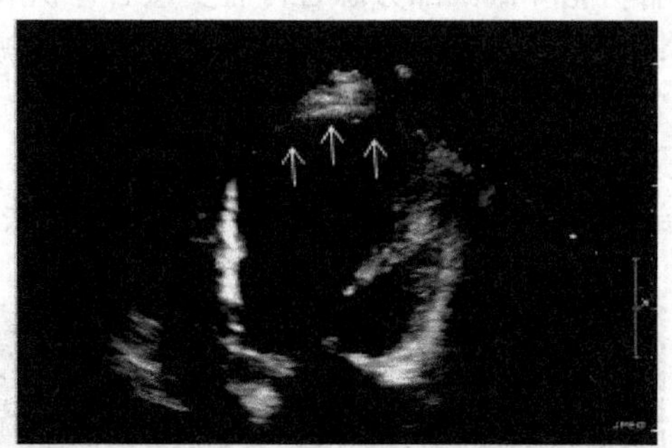

图2-11-4 心尖四腔心室显示左心室心尖室壁瘤（箭头所示）

（2）左室假性室壁瘤：急性心肌梗死或心脏创伤、脓肿引起左室壁破裂，破口处形成局限性心包积血，称左室假性室壁瘤。

二维超声心动图主要表现为室壁连续性回声中断，心腔外无回声区，瘤颈较窄，收缩期左室腔缩小而假性室壁瘤扩张，瘤壁由心包或血栓等组织构成。

彩色多普勒见破口处血流往返于心室腔和瘤腔之间，舒张晚期和收缩中期进入假性室壁瘤，收缩晚期开始回流，停止于舒张早中期（图2-11-5）。

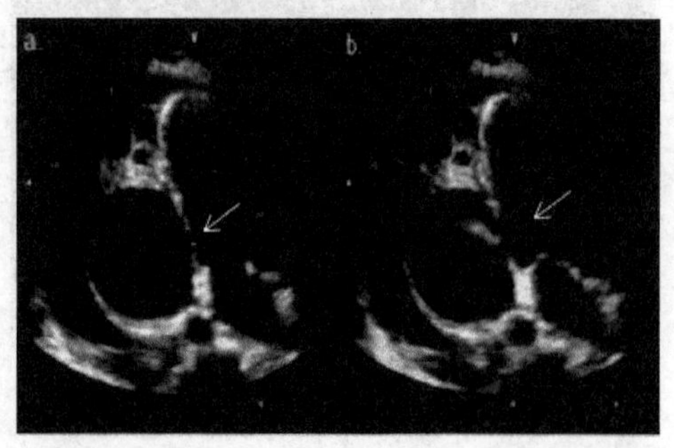

图 2-11-5 假性室壁瘤二维及血流图（箭头所示）

（3）心室壁破裂：最常见的是心室游离壁破裂，多发生在急性心肌梗死 1 周内，通常导致患者立即死亡。

二维超声发现心脏周围心包腔内液性暗区及心壁破裂处回声中断，彩色多普勒显示由心壁破裂处向心包腔喷射的多彩血流。据此可确定破裂口部位及大小。

（4）室间隔穿孔：室间隔穿孔发病率占 AMI 的 1%~2%，多发生在 AMI 后 2 周内，好发部位为室间隔前下方近心尖部，常合并前壁心肌梗死。

二维超声：室间隔肌部回声失落，连续中断，边缘不甚整齐（图 2-11-6）。室间隔近心尖部穿孔多发生于广泛前壁前室间隔心肌梗死后，后室间隔基底部或中部穿孔多发生于左室下壁和后室间隔心肌梗死后，穿孔附近室壁运动异常。多位于前室间隔近心尖部、后室间隔基底部或中部。右心室、左房扩大。

彩色多普勒：收缩期五彩镶嵌血流信号由左室经穿孔处射入右室。

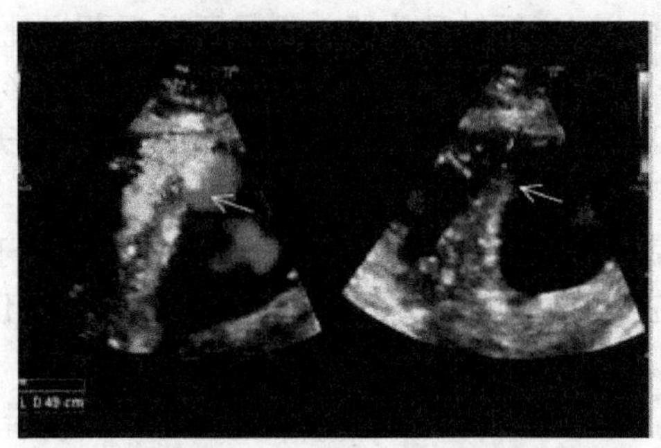

图 2-11-6 心尖部室间隔穿孔

（5）心腔附壁血栓：心腔附壁血栓是心肌梗死最常见的并发症，多发生于心肌梗死后 6~10d。附壁血栓脱落可引起栓塞，左侧心腔血栓脱落可引起体循环动脉栓塞，右侧心脏血栓脱落可导致肺栓塞。二维超声心动图是诊断心室血栓的敏感方法。

二维超声可显示心室腔内不规则团块状回声，呈多层状、中空状等，回声强度及密度不均匀（图 2-11-7）。通常位于心尖区，附着于心内膜表面，可凸向左心室腔，也可呈片状。从多个断面对同一部位进行扫查，附壁血栓位置固定。极少有蒂，团块回声附着区域室壁运动减弱或消失，呈僵硬感。边缘不规则，与心肌、心内膜无连续性，与心内膜有明确界限。动态观察附壁血栓，在形态、大小及回声强度等方面变化较大，特别是经过临床治疗后变化更显著。

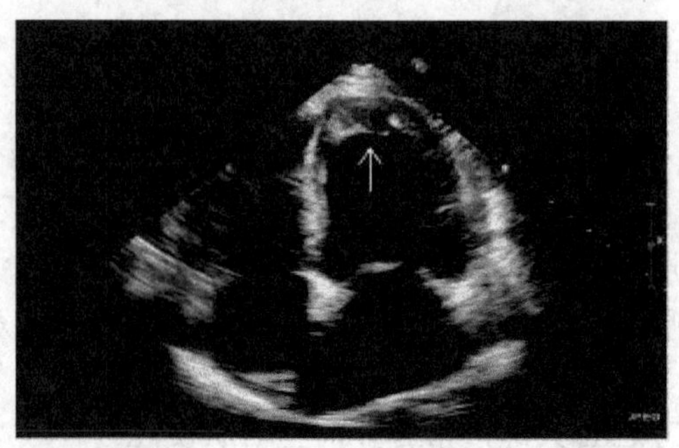

图 2-11-7 左心室心尖部附壁血栓（箭头所示）

经胸超声心动图检查心腔内血栓存在一定的漏诊率，采用其他超声技术可提高其检出率，如经食管超声心动图、经静脉左心超声造影等。在经胸超声无法显示左心耳等部位的血栓以及新鲜血栓时，经食管超声心动图经常作为首选检查。

（6）乳头肌功能不全超声表现

①左室心尖两腔切面或左室短轴乳头肌水平显示前后两组乳头肌变异：前后两组乳头肌形态呈现明显差异。缺血乳头肌较对侧增大、回声增强，形态明显不规则，收缩运动明显减弱。梗死乳头肌显示形态不规整，回声不均匀且增强，无收缩运动或运动减低。计算乳头肌收缩期增厚率＜30%。

②乳头肌附着的心室壁运动发生障碍：后组乳头肌主要附着于左室下壁和后内侧壁，前组乳头肌主要附着于左室前外侧壁。这些部位由于冠状动脉阻塞导致节段性室壁运动异常，较易合并乳头肌功能不全。

③二尖瓣功能异常：收缩期前后瓣叶对合点错位，或二尖瓣因一侧乳头肌张力减弱使腱索松弛而表现轻度脱垂。尤其是心肌梗死后首次发现二尖瓣脱垂或错位，更应考虑乳头肌功能障碍。

④CDFI 显示二尖瓣收缩期反流多呈偏心状。反流束方向多偏向受累瓣叶对侧。

⑤左心房、左心室内径扩大。

⑥持续乳头肌功能不全导致严重二尖瓣关闭不全，可因为肺循环高压而最终引起肺动脉高压。频谱多普勒超声心动图检查可呈现肺动脉高压特征。

（7）乳头肌断裂的超声表现：二维超声心动图可见二、三尖瓣断裂的乳头肌连于腱索，随心动周期呈“连枷”样往返运动，收缩期进入心房，舒张期回到心室，并导致瓣尖脱垂伴关闭不全。具有心肌梗死表现：相应部位室壁运动明显减低或消失，甚至呈矛盾运动，室壁变薄，局部略向外膨出；二尖瓣前外乳头肌断裂常在左室前壁、前室间隔和心尖部心梗时出现，而后内乳头肌断裂则是伴随着左室下、后壁、后室间隔心梗出现，三尖瓣乳头肌断裂则见于右室心梗。.病变侧心房、心室增大。

彩色多普勒显示二、三尖瓣反流，频谱多普勒可以录得反流频谱。

5.鉴别诊断

急性心肌梗死的鉴别诊断，包括下列情况。

（1）心绞痛：主要是不稳定型心绞痛的症状可类似于心肌梗死，但胸痛性质轻，持续时间短，服用硝酸甘油效果好，无心电图动态演变及心肌酶的序列变化。

（2）缩窄性心包炎：主要表现为双房增大，左、右心室壁舒张运动受限，而收缩期向心性运动正常，心包回声增强。

（3）急性肺动脉栓塞：常有突发胸痛、咯血、呼吸困难、发绀和休克，多有骨折、盆腔或前列腺手术或长期卧床史。右心室前负荷急剧增加，P_2亢进，颈静脉怒张、肝大等。心电图肺性P波、电轴右偏，即I导联出现深S波，Ⅲ导联有明显Q波（＜0.03s）及T波倒置。X射线胸片显示肺梗死阴影。放射性核素肺灌注扫描可见放射性稀疏或缺失区。急肺栓塞与右心室心肌梗死，二者在右心形态学和血流动力学表现方面很相似，应用超声心动图很难鉴别。二者可单独发病，也可因右心室心肌梗死并发急性肺栓塞，主要是右心室心肌梗死常并发心腔内血栓，血栓脱落引起急性肺栓塞。

（4）主动脉夹层动脉瘤：前胸出现剧烈撕裂样锐痛，常放射至背、肋、腹部及腰部。在颈动脉、锁骨下动脉起始部可听到杂音，两上肢血压、脉搏不对称。胸部X射线示纵隔增宽，血管壁增厚。超声心动图和核磁共振显像可见主动脉双重管腔图像。心电图无典型的心肌梗死演变过程。

（5）急腹症：急性胰腺炎、消化性溃疡穿孔、急性胆囊炎和胆石症等均有上腹部疼痛。

6.临床价值

超声心动图检出急性和陈旧性心肌梗死具有很高的敏感性和特异性，在定位心肌缺血、判定受累冠状动脉支准确性也很高，能够随访观察心梗后室壁运动异常的演变，对急性心肌梗死的发展与转归作出评估。超声检测急性心肌梗死是否伴有二尖瓣反流，以及反流的程度对预后的判断也有较大意义。超声心动图检测较小室壁瘤的敏感性明显优于心电图，还可显示室壁瘤占左室大小的比例，判断是否需要手术切除；能够早期明确诊断乳头肌断裂，对及时手术、挽救患者生命有重要的意义；检出心肌梗死室间隔穿孔的准确率很高，能够显示穿孔部位、大小；对检出血栓有较高的敏感性和特异性，为临床及早治疗、防止发生重要器官栓塞提供依据。

（二）心肌缺血

1.病理

心肌缺血是因冠状动脉粥样硬化斑块形成或痉挛引起冠状动脉狭窄，导致冠脉血流供求不平衡，引发心肌损害的病变。冠状动脉主要分支管径狭窄率大于50%而且无侧枝循环时，在体力劳动或应激情况下，冠脉血流量的增加不能满足心肌耗氧量的增加，就会发生心肌缺血、缺氧改变。慢性心肌缺血诊断治疗不及时可能会发展为心肌梗死。心肌供血障碍除与管腔狭窄的程度有关外，还与侧枝循环发展有关，因此心肌缺血的程度与冠状动脉狭窄的程度并不完全一致。

2.临床表现

慢性心肌缺血可表现为隐匿型和心绞痛型冠心病。隐匿型冠心病无临床症状，但有心电图典型缺血性ST-T段改变、心肌核素显像等检查显示血流灌注减少等心肌缺血客观证据，部分患者有严重的冠状动脉粥样硬化病变，可能发生急性猝死，故也应引起足够重视，及早发现与治疗。心绞痛型冠心病的主要症状为阵发性的胸骨后或心前区压榨样疼痛或闷痛，并向左肩、左上臂及颈部、咽喉、下颌和上腹部放射，持续3~5分钟，休息或舌下含服硝酸甘油后可缓解。分为：①劳力型：常发生于体力劳动、精神紧张、情绪激动等心肌耗氧量增大时；②自发型：心绞痛发作和心肌耗氧量增加无明显关系；③变异型：多在午夜或凌晨发作，无明显诱因，持续时间较长。

3.超声检查

（1）超声检查方法：节段性室壁运动异常是心肌缺血的特异性表现，超声心动图应用二维、M 型及其他显像模式，检查左右心室壁和室间隔各部位有否出现节段性室壁运动异常，来诊断冠心病心肌缺血。常用切面包括胸骨旁左室长轴及胸骨旁系列左室短轴切面，心尖四腔、左室长轴和两腔切面。应用二维超声观察测量整体室壁运动的协调性、各部位室壁运动的幅度，可疑处采集常规 M 型或解剖 M 型曲线，同步记录心电图，观察曲线形态，测定室壁运动幅度和时相变化。

（2）超声心动图表现

①二维超声：节段性室壁运动幅度减弱即室壁运动减弱的标准为小于正常室壁运动幅度的 50%~75%，0~2mm 为无运动，心肌缺血通常可表现为运动减弱，严重者可表现为不运动。局部室壁增厚率减低（＜30%），对心肌缺血检出的特异性较高，但敏感性较低；室壁运动不协调：某一局部运动幅度减弱，被动地受附近室壁运动牵拉而使整个室壁运动出现不协调，可呈顺时针或逆时针扭动。心内膜、心肌回声增强，缺血区局部常有心肌弥漫或不均匀回声增强，或心内膜面线状回声增强。左室形态失常，心尖部扩大、圆钝，多因侵犯左前降支致左室乳头肌平面以下室壁缺血所致。

②M 型超声心动图：室壁运动减低、不协调，或延迟。室壁收缩与舒张速度较正常减低，收缩速度大于或等于舒张速度。局部室壁运动时相延迟：心肌缺血部位收缩时相较正常室壁延迟，收缩高峰常在舒张早期，可测出落后的时间。

③心功能的改变：局部室壁功能减低。左室整体收缩功能正常或降低。

④组织多普勒：取样容积置于局部运动异常区表现为 S 峰减低，E 峰减低，A 峰可增高。置于心尖四腔二尖瓣环显示 E 峰减低，A 峰增高，E/A＜1。

⑤负荷超声心动图（Stress echocardiography，SE）：冠脉狭窄 50%~75%的慢性心肌缺血患者静息时大多并不出现节段性室壁运动异常，负荷试验通过采用多种手段增加心脏耗氧量或使已狭窄的冠状动脉供血区血流进一步减少，在负荷前、中、后进行超声心动图检查，观测胸骨旁左室长轴和左室系列短轴切面、心尖四腔、心尖二腔等切面的室壁运动，记录血压、心率及十二导联心电图，若原运动正常的室壁出现节段性运动异常，或原运动轻度减弱的室壁运动异常进一步恶化，为负荷试验阳性，可提高超声检出心肌缺血的敏感性，十分有价值。可选用的方法有多种，包括运动负荷试验、药物负荷试验、心房调波及冷加压试验等，目前以运动负荷试验和多巴酚丁胺负荷试验使用较多。目前临床主要用于冠心病心肌缺血诊断、危险性分层和心肌存活性的检测。

4.临床价值

超声心动图通过检测节段性室壁运动异常可以明确心肌缺血的部位、范围，初步判断受累的冠状动脉或其分支。但冠状动脉狭窄较轻时，或者虽然冠状动脉狭窄较重、但形成了良好侧枝循环时，静息状态超声心动图并不出现室壁运动异常，因此常规超声心动图检出的敏感性较低。负荷试验可以明显提高超声心动图对心肌缺血的检出率，应作为诊断冠心病的一项常规检查。

（三）缺血性心肌病

1.病理

缺血性心肌病是由于冠状动脉各分支广泛受累，导致的心肌广泛缺血、坏死、纤维化，继而心脏明显扩大，收缩舒张功能明显受损的心脏疾病。缺血性心肌病一般均有多支冠状动脉粥样病变，或冠状动脉普遍较细，且常合并较广泛的陈旧性心肌梗死。长期反复发生心肌缺血，引起左室僵硬度升高、顺应性降低。大面积心肌梗死或纤维化更加重心腔僵硬度增加，顺应性降低，同时由于心肌细胞受损减少，心肌收缩功能障碍显著减低。

2.临床表现

常见于中、老年人，以男性患者居多，多有明显冠心病病史，症状主要包括心绞痛、心力衰竭、心律失常等。心绞痛是患者主要症状之一，大约有72%~92%的缺血性心肌病病例出现过心绞痛发作，但随心力衰竭的出现，心绞痛发作可逐渐减少乃至消失。也有一些患者始终无心绞痛或心肌梗死的表现，仅表现为无症状性心肌缺血。心力衰竭是缺血性心肌病发展的必然结果，患者常表现为劳力性呼吸困难，严重时可发展为端坐呼吸'和夜间阵发性呼吸困难等左心室功能不全表现。心脏听诊第一心音减弱，可闻及舒张中晚期奔马律。两肺底可闻及散在湿啰音。晚期可合并有右心室功能衰竭。长期、慢性的心肌缺血导致心肌坏死、顿抑或冬眠以及局灶性或弥漫性纤维化甚至瘢痕形成，引起心脏电活动，包括起搏、传导等均可发生异常，可以出现各种类型的心律失常，尤以室性期前收缩、心房颤动和束支传导阻滞多见。心脏腔室明显扩大、心房颤动、心排出量明显降低的患者心脏腔室内易于形成血栓，引起外周动脉栓塞。

3.超声表现

（1）二维与M型超声：①左室明显扩大、近似球形，左房扩大，右房、右室可扩大；②室壁运动普遍减低或大部分室壁运动减低；③室壁点状回声增强；部分室壁回声明显增强，可变薄、膨出，呈陈旧性心肌梗死改变；④二尖瓣动度降低，开放相对较小，呈“大心腔，小开口”；⑤左室射血分值及短轴缩短率明显减低。

（2）多普勒超声：①彩色多普勒多可见二尖瓣反流，也可有三尖瓣或主动脉瓣反流；②二尖瓣口血流频谱或二尖瓣环组织多普勒频谱显示左室舒张功能显著减退，常呈限制型充盈障碍。

4.鉴别诊断

缺血性心肌病的超声表现与扩张型心肌病有类似之处，主要鉴别点为扩张型心肌病患者年龄相对偏低，多为中青年，无心绞痛症状和冠心病史，心脏呈均匀性扩大，一般不出现明显的局部膨出，室壁运动多呈普遍均匀性减低，室壁厚度和心肌回声基本正常，冠状动脉造影多无明显狭窄。

5.临床价值

二维超声心动图根据左室明显扩大，收缩功能明显减低以及室壁回声增强，局部变薄、室壁搏幅不均匀性降低，呈节段性分布可提示缺血性心肌病。如有心绞痛及陈旧性心梗病史则更有助于该病的诊断。诊断过程中主要应与扩张型心肌病鉴别，个别患者两者易混淆。

三、冠状动脉瘘

冠状动脉瘘（Coronary artery fistula，CAF）于1865年由Krause首先描述，是一种

少见的先天性冠状动脉畸形，约占先天性心脏病总数的0.3%。CAF为冠状动脉直接与心房、心室、上腔静脉、冠状静脉、冠状静脉窦、肺动脉或肺静脉之间的异常连接。可单独存在，也可以合并其他心脏畸形，常伴有不同程度的血液分流、心肌缺血、心脏和冠状动脉的形态学改变。其临床表现取决于瘘口的位置和分流量的大小，但大多数CAF患者早期无明显自觉症状，随着年龄的增长，才逐渐出现相应临床表现，如心悸、胸痛、呼吸困难等，严重者可出现肺动脉高压或充血性心力衰竭的表现。目前CAF治疗原则是在患者出现严重并发症之前，通过手术缝合或心导管栓塞阻断冠状动脉的异常分流。

（一）病理

在人类胚胎前2个月，心肌结构呈海绵状，血液经心肌小梁间的窦状间隙与心房、心室和冠状动脉、冠状静脉交通。随着胚胎的发育，心肌变为致密结构，窦状间隙缩小，与冠状血管间的交通也变少、变小，直至消失。如果在胚胎早期心肌组织发育受到影响，甚至停止发育，心肌间的窦状间隙则继续保持原有状态，形成先天性冠状动脉瘘，而获得性冠状动脉瘘比较少见，多数是医源性或外伤性原因造成的。

冠状动脉瘘可起源于左、右或双侧冠状动脉的主干或分支，以右冠状动脉瘘多见，受累冠脉常显著增宽伴扭曲，少部分可呈动脉瘤样扩张。冠状动脉可瘘入各个心腔和周围的大血管，以瘘入右心系统为常见，瘘入左心系统相对少见，依次为右室、右房、肺动脉、冠状静脉窦、左房和左室。人右室多在房室沟附近，肺动脉多在近端前壁或侧壁。瘘管小的可无明显血流动力学改变，瘘管粗大的，引流入右心或左心，会相应地导致右心或左心系统容量负荷加重，心脏可有不同程度增大。由于冠状循环经瘘管分流而造成其正常供血区血流量下降，导致相应供血区的心肌缺血，出现冠状动脉窃血现象。

（二）临床表现

大部分患者可终身无症状，少部分患者在儿童期无症状而在成年后出现，但冠状动脉心腔瘘左向右分流流量较大者，可在体力活动后出现心悸、气短，甚至水肿、咯血和阵发性呼吸困难等心力衰竭症状。瘘入冠状静脉窦者则易发生心房纤颤。发生冠状动脉窃血现象，则导致缺血性心绞痛，但较少发生心肌梗死。体检于心前区可闻及连续性杂音并伴局部的震颤，杂音最响部位取决于冠状动脉瘘入心脏的部位。右心室瘘以胸骨左缘4、5肋间舒张期杂音最响，右房瘘以胸骨右缘第2肋间收缩期最响，肺动脉或左房瘘则以胸骨左缘第2肋间最响。

（三）超声检查

1.检查方法

冠状动脉瘘的起源、走行及瘘口位置多变，检查时必须采用多切面全面扫查，发现异常血管或血流后，沿其走行逆行或正向追踪受累冠脉及引流部位。主动脉根部短轴、心尖五腔切面及胸骨旁左室长轴可显示左、右冠状动脉起始部有无增宽，并可沿其增宽的分支或血流追踪至瘘口部位。

2.超声心动图表现

（1）二维超声心动图

①直接征象：于主动脉短轴、心尖五腔或胸骨旁左室长轴切面可显示右冠状动脉或左冠状动脉起始部不同程度扩大（图2-11-8，2-11-9），异常的冠状动脉常显著扩张，其走行多迂曲，管径粗细不均，有时形成梭形扩张，甚至囊状动脉瘤。追踪该粗大血管，

可探查出其走行途径和长度，最终显示其瘘口，多数病例为单一瘘口，少数为多个瘘口。

②间接征象：瘘入的心腔或血管内径增大，呈容量负荷增大的表现。瘘口附近的瓣膜可有扑动。发生冠状动脉窃血时，可见节段性室壁运动异常和左室收缩功能减低。

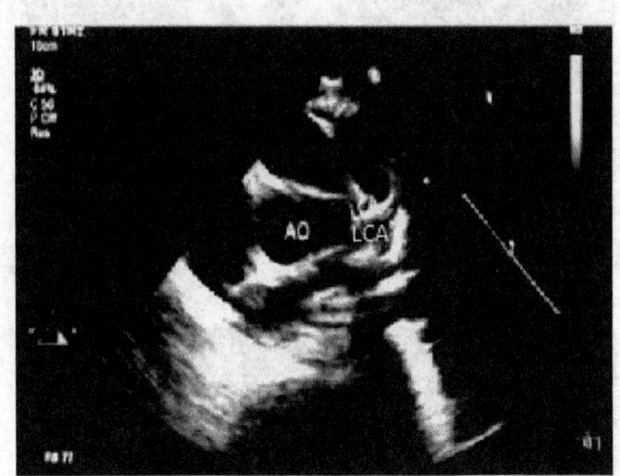

图 2-11-8　左冠状动脉扩张（AO：主动脉，LCA：左冠状动脉）

（2）多普勒超声

①彩色多普勒：扩张的冠脉血管内血流变宽、加速，瘘口处可见五彩镶嵌明亮的彩色血流自冠状动脉内呈喷射状瘘入心腔或血管（图 2-11-10，2-11-11），多呈双期湍流。瘘入左室时，由于收缩期左室压力明显增加并高于主动脉压力，因而收缩期没有血液分流，分流进入左室的多彩湍流出现于舒张期。

②频谱多普勒：于受累冠状动脉起始部或走行区间的管腔内，以及瘘口处可记录到双期或舒张期为主的高速湍流频谱（图 2-11-12）。

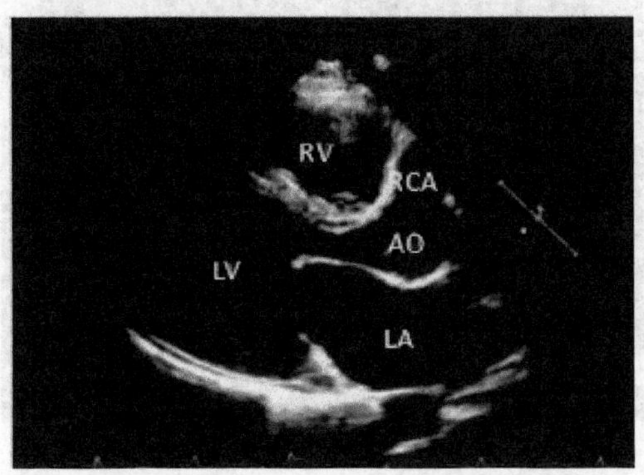

图 2-11-9　右冠状动脉起始部扩张（RV：右室，RCA：右冠状动脉，AO：主动脉，LV：左室，LA：左房）

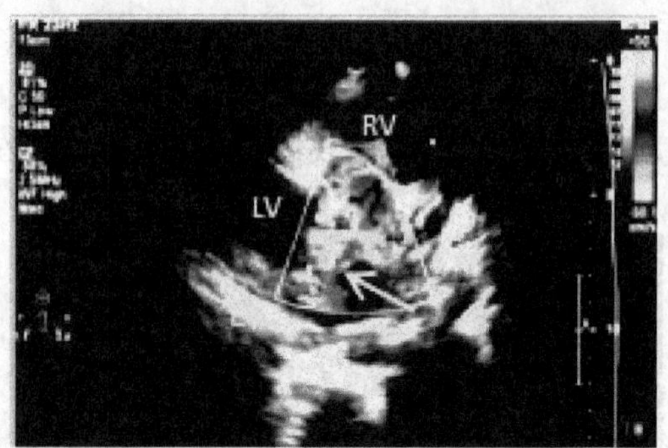

图 2-11-10　左冠状动脉旋支血流（箭头示）汇入右房（RV：右室，LV：左室）

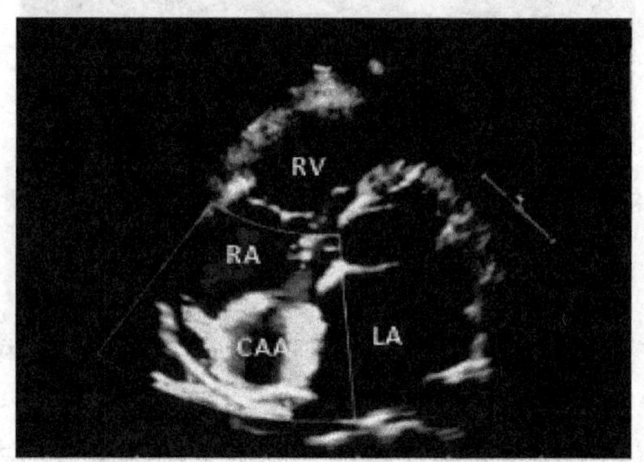

图 2-11-11　CDFI 示右冠状动脉远端于右房内形成瘤样扩张，
其上可见破口（RV：右室，RA：右房，CAA：冠状动脉瘤，LA：左房）

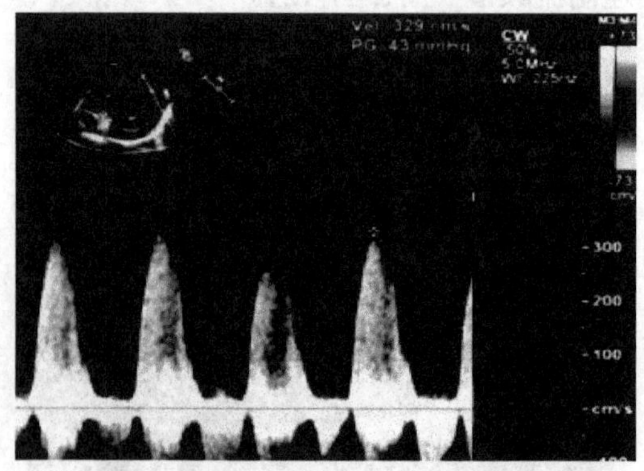

图 2-11-12　瘘口处高速血流频谱

（四）鉴别诊断

冠状动脉瘘的鉴别诊断包括：①动脉导管未闭：主肺动脉内持续左向右分流，收缩期为主，来自主肺动脉与降主动脉之间的异常通道，彩色血流根部位于肺动脉分叉处。冠状动脉-肺动脉瘘也可见主肺动脉内双期连续性分流，但其血流根部位于肺动脉前壁或侧壁的中、下部，不存在动脉导管结构，可见左冠状动脉及左前降支扩张。②主动脉窦动脉瘤破裂：胸骨左缘 3、4 肋间可闻及双期连续性杂音，但超声显示主动脉窦显著扩张，并与心腔之间存在交通口和分流。③高位室间隔缺损合并主动脉瓣脱垂并关闭不全：双期杂音位于胸骨左缘3、4肋间，但不连续，超声易于显示室间隔上部缺损和主动脉瓣脱垂并关闭不全伴有反流。

（五）临床价值

临床听诊发现双期连续性杂音，或者超声检查发现心腔内异常分流，在排除动脉导管未闭、主动脉窦瘤破裂、主-肺动脉间隔缺损及其他先天性心脏病后，应考虑本病。二维超声显示冠状动脉主干及分支增粗，彩色多普勒显示瘘口处多彩镶嵌血流，即可明确诊断。

四、川崎病

川崎病（Kawasaki disease，KD）是一种婴幼儿急性发热性疾病，伴有皮肤黏膜病变和颈部非化脓性淋巴结肿大，故又称皮肤黏膜淋巴结综合征（Mucocutaneous lymphnode syndrome，MCLS）。本病于1961年由日本人川崎富作（Tomisaku Kawasaki）首先发现。本病在婴儿与儿童均可发病，但80%~85%患者在5岁以内，好发于6~18个月的婴幼儿。无论发病率或死亡率，男性较女性为高（1.35∶1~1.5∶1）。复发率1%-3%。亚裔人发病率较高，日本民族尤甚。近年来已取代风湿热成为我国小儿后天性心脏病的主要病种之一。川崎病病因及发病机制迄今未明，目前多认为川崎病是一定易感宿主对多种感染病原触发的一种免疫介导的全身性血管炎。累及中小血管，冠状动脉易受累。血管内皮免疫性损伤、内皮功能障碍是川崎病发生、发展的始动环节。超声心动图检查可显示扩张的冠状动脉，对典型川崎病的诊断能提供重要的信息。

（一）病理

本病其主要病理基础为全身多发性血管炎，急性期后动脉瘤可消退或持续存在，瘤壁可呈不规则增厚，可伴有冠状动脉内血栓形成，造成管腔狭窄甚至闭塞，导致心绞痛，甚至心肌梗死。

川崎病的临床表现主要为发热、皮肤黏膜损害、淋巴结肿大等，发病可能与嗜淋巴组织病毒等病原体感染所致免疫异常及遗传易感性有关，其主要病理变化全身多发性血管炎，表现为全身微血管炎和心内膜炎及心肌炎，而后进展为累及主动脉分支的动脉内膜炎，冠状动脉最易受到损害，其次为主动脉、头臂动脉、腹腔动脉和肺动脉等。病理改变为动脉全层粒细胞和单核细胞浸润，内膜增厚，内弹力层断裂，管壁坏死，管腔不均匀性增宽，部分病例形成动脉瘤。本病血管炎病变可分为四期：

第一期（初期1~2周）：弥漫性心肌炎，微血管、小动静脉、大中型动静脉内膜炎、外膜炎和血管周围炎。

第二期（极期2~4周）：微血管炎及大血管炎减轻，以中型动脉炎为主，特别是冠状动脉炎，易形成冠状动脉瘤和冠状动脉血栓，并可导致心肌梗死。

第三期（肉芽期4~7周）：小血管及微血管炎消退，中型动脉肉芽肿形成。

第四期（陈旧期7周以后）：血管急性炎症消失，中型动脉（尤其是冠状动脉）管壁瘢痕化、内膜增厚、钙化等。约有5%的患儿可遗留有无症状的冠状动脉瘤，其中部分患儿可因冠状动脉狭窄或血栓导致急性心肌梗死、猝死或心肌炎。

在急性发热期，如心尖部出现收缩期杂音，心音低钝，心律不齐和心脏扩大，提示冠状动脉炎，冠状动脉扩张。起病1~6周发生冠状动脉瘤，在亚急性期与恢复期，可因冠状动脉瘤而发生心肌梗死。冠状动脉瘤多数于1-2年内消退。3%~19%的冠状动脉瘤患者可发生血管狭窄性病变，心肌梗死的危险性很高。未出现冠状动脉扩张者也会残留血管内膜增厚等后遗损坏。患儿发生冠状动脉瘤的高危因素：男性，<1岁，C反应蛋白阳性，血细胞比容>0.35，血浆清蛋白小于35g/L，其他体动脉瘤或末梢小动脉闭塞还可致肢端坏疽。

（二）临床表现

持续高热1~2周，非化脓性颈部淋巴结肿大，自肢端开始，全身出现多形性红斑或斑丘疹，一周内消退，第二周脱屑，眼结膜充血，口腔黏膜、嘴唇鲜红、干裂出血，舌常呈杨梅舌。可有心肌炎、心包炎或心力衰竭表现。心电图可见ST-T改变，及P-R间期延长，少数病例可见病理性Q波。

（三）超声检查

1.超声检查方法

心底主动脉根部短轴切面能清晰显示左冠状动脉主干和左前降支、回旋支近段；非标准左室长轴切面和心底短轴切面是显示右冠状动脉主干的主要切面；在非标准心尖两腔切面上，分别于近心尖部前、后室间沟处能探测到前降支和右冠状动脉远端；剑突下四腔心切面能够观察右冠状动脉末端及左冠状动脉回旋支。检查时应选用较高频率（5.0~7.5MHz）的探头，适当旋转探头使之与受检冠状动脉长轴基本平行，能显示更长范围的冠脉支。经食管超声心动图可以更清晰地显示左、右冠状动脉及其分支。

2.超声心动图表现

（1）冠状动脉病变的分级和冠状动脉瘤的诊断标准：川崎病的主要病变在冠状动脉据，根据日本1984年确定的标准，经心血管造影或超声心动图检查5岁以下幼儿冠脉内径绝对值大于3mm，5岁及5岁以上冠脉内径绝对值大于4mm，或某节段冠脉内径为邻近节段的1.5倍及以上，或冠脉管腔明显不规则，均为冠状动脉异常冠状动脉内径与主动脉内径与主动脉根部内径之比值不受年龄影响，各年龄组均<0.3综合川崎病的冠状动赇造影及超声显像特征，将川崎病的冠状动脉表现分为四级：

①正常：冠状动脉管壁光滑，不存在任何部位的扩张冠状动脉内径与年龄，体表面积正相关。冠状动脉与主动脉内径的比值<0.16。依年龄评估冠状动脉正常值：3岁以内<2.5mm，3~9岁<3mm，9~14岁<3.5mm（图2-11-13）。

②轻度：又称为冠状动脉扩张，冠状动脉动脉轻度损害，其内径增宽，但<4mm，冠状动脉与主动脉内径的比值<0.3（图2-11-14），大多数在发病第30~60天内内径恢复正常。

③中度：又称冠状动脉瘤，冠状动脉相应部位出现球状、囊状、梭形扩张，或呈串珠样改变。冠状动脉内径一般为4~8mm，冠状动脉与主动脉内径的比值<0.3，大多在发病第1~2年内消退，但有一部分病人可转为狭窄（图2-11-15）。

④重度：称为巨大冠状动脉瘤，发生率约为5%，冠状动脉明显扩张，内径达到或超过8mm，冠状动脉与主动脉内径的比值大于0.6，病变多为广泛性，累及1支以上，其大多数由于血栓形成或者内膜增厚而转化为狭窄或闭塞性病变（图2-11-16）。

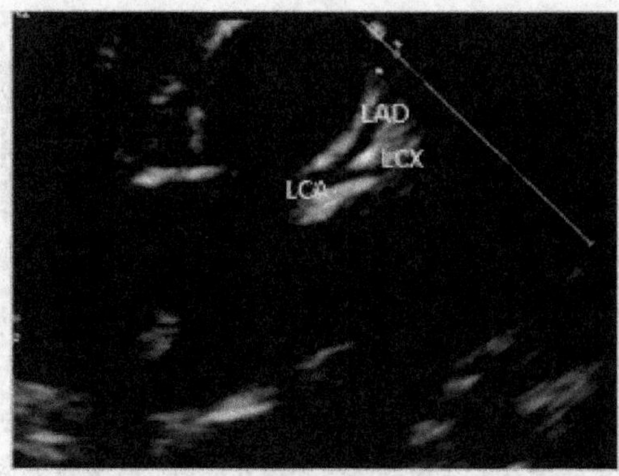

图 2-11-13　正常的左冠状动脉及其分支（LCA：左冠状动脉，LAD：左前降支，LCX：左回旋支）

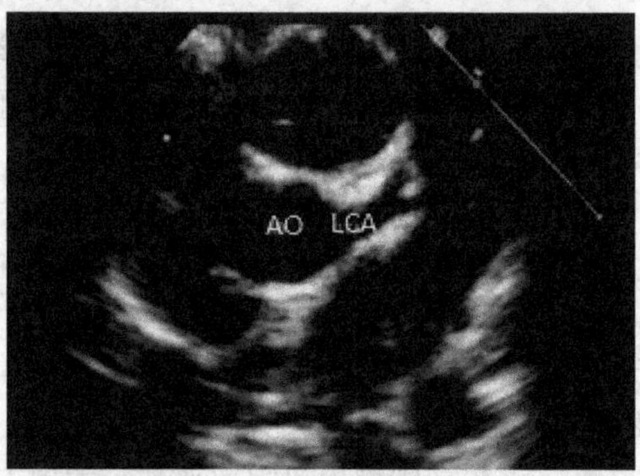

图 2-11-14　左冠状动脉扩张（AO：主动脉，LCA：左冠状动脉）

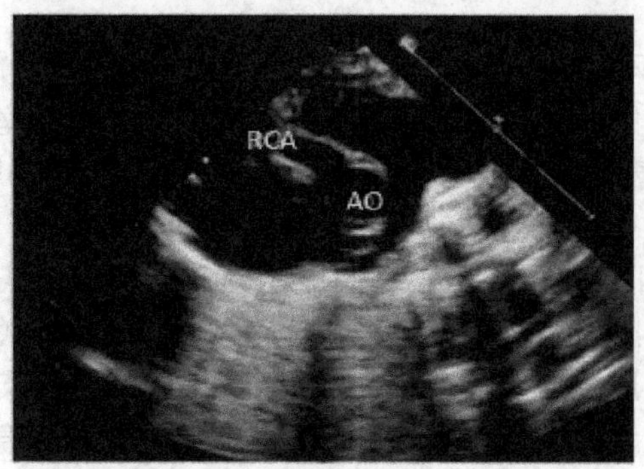

图 2-11-15　右冠状动脉起始段冠状动脉瘤（AO：主动脉，RCA：右冠状动脉）

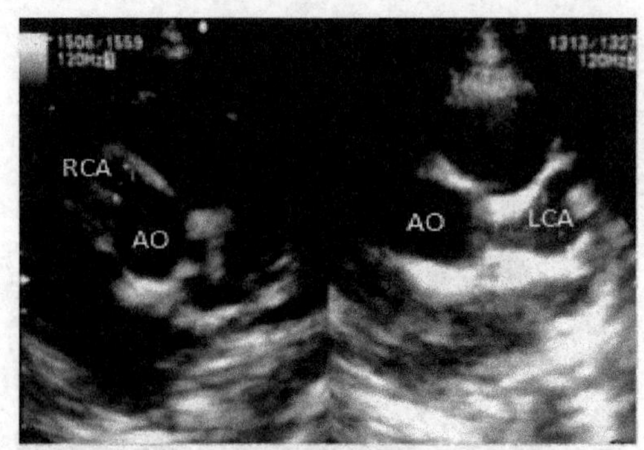

图 2-11-16　左侧冠状动脉瘤并右侧冠状动脉扩张
（AO：主动脉，RCA：右冠状动脉，LCA：左冠状动脉）

（2）冠状动脉瘤的发生率及发生部位：经多数学者研究报道，川崎病急性期冠状动脉扩张性病变发生率为35~45%，根据超声心动图随访结果，冠状动脉扩张一般自发病第 5 天开始，多在第 14 天达到最大直径。

冠状动脉瘤可发生于冠状动脉的任何部位，以左冠状动脉主干，右冠状动脉主和前降支为多发病变可累及一支。冠状动脉，亦可累及多支，并且同一支冠状动脉可多处发生。

彩色多普勒显像于冠状动脉瘤处见血流信号缓幔，可漩涡样流动。

（3）冠状动脉病变的并发症

①冠状动脉内血栓形成：冠状动脉瘤内可形成血栓，表现为冠状动脉内出现异常回声，多见于左冠状动脉主干和左冠状动脉前降支分叉处，血栓较大者可使冠状动脉管腔变窄，彩色血流可见冠状动脉彩色多普勒血流显像可显示血栓形成处血流变细，远端血流中断。

②心肌梗死：冠状动脉内血栓形成可使冠状动脉管腔变窄，受累冠状动脉供血范围内室壁运动幅度明显减低，甚至消失或呈矛盾运动，伴有局部室壁增厚率减低和室壁变薄，可呈急性心肌梗死表现。瘤内血栓脱落也可导致远端冠状动脉栓塞，发生心肌梗死。

3.其他表现

（1）心脏改变：川崎病早期可发生心肌炎、心包炎、二尖瓣关闭不全、心衰等心血管并发症。发热末期可出现充血性心力衰竭、心包炎和二尖瓣关闭不全等。心肌炎心包积液及瓣膜病多于 1 个月内消失。患儿可表现为左室扩大，二尖瓣不同程度的反流，左室收缩、舒张功能减低，心包积液。冠状动脉血流受阻时造成局部心肌供血不足或发生心肌梗死，室壁可出现运动异常。

（2）外周血管改变：冠状动脉瘤可与周围动脉瘤并存，可于腋动脉、髂动脉等部位发生动脉瘤。

（四）鉴别诊断

儿童不明原因长时间发热、皮疹伴颈部淋巴结肿大，应考虑本病的可能。进行超声心动图检查，有助于及时发现川崎病及其对心脏的损害，及早进行治疗。对于日常超声心动图检查过程中发现的冠状动脉增宽的病例，应注意对本病恢复期与冠状动脉瘘进行鉴别，后者多为一支冠状动脉从起始部到瘘口处普遍的增宽，冠脉扩张相对比较均匀，极少形成动脉瘤，其内为高速多彩明亮的血流，另外病史、心脏杂音和实验室检查等都有助于鉴别诊断。

（五）临床价值及局限性

超声心动图是本病急性期检查冠状动脉和心脏受损情况的首选方法，对左、右冠状动脉主干及主要分支近端的动脉瘤的检出率达到92%，对远端动脉瘤的显示受到一定限制，但仍然可以作为心功能评价的重要手段。川崎病儿童治疗的随访也非常重要，即使一切正常，也要保持每年一次的健康体检，其中超声心动图检查是随访的手段之一，对于预防患儿成年后的冠心病具有重要作用。

五、冠状动脉起源异常

冠状动脉起源异常（anomalous origin of coronary artery）是一种较为罕见的冠状动脉先天性畸形，冠状动脉造影检查中其发生率为0.3%~1%。部分冠状动脉起源异常的患者，由于其血流动力学没有改变，因而可没有任何临床症状。另一部分患者则与心肌缺血、心肌梗死及猝死有密切联系。过去冠状动脉起源异常多由冠状动脉造影明确诊断。近年来，由于超声诊断技术的提高，超声心动图可以较准确地显示冠状动脉的起源部位，为冠状动脉起源异常的诊断提供了一项新的手段。

（一）冠状动脉起源异常的分类、解剖特点及血流动力学改变

1.冠状动脉异常起源于主动脉的其他部位

右冠状动脉、左冠状动脉均可异常起源于主动脉的其他部位，冠状动脉造影其发生率为0.5%。主要有以下几种情况：

（1）左冠状动脉主干起源于右冠状动脉或右冠窦：如左冠状动脉主干起源于右冠状动脉，此时仅有一支冠状动脉开口于右冠窦，左冠状动脉动脉主干从右冠状动脉主干或其分支发出，偶尔前降支和左旋支分别起源于右冠状动脉近端或远端。如左冠状动脉主干直接起源于右冠窦，则右冠窦发出两支冠状动脉，多见于男性。异常起源的左冠状动脉可有以下几种走行途径：①主动脉和右室流出道前方；②主动脉后方；③主动脉与肺动脉之间；④右室漏斗部下方的室间隔内。左冠状动脉走行于主动脉与右室流出道前方时，一般不会导致心肌缺血改变，但是当走行与主动脉与肺动脉之间时，与年轻人发生心肌梗死和猝死密切相关，尤其易发生于剧烈运动过后。其发生机制可能为剧烈运动时，主动脉、肺动脉同时扩张后挤压行走于二者之间的冠状动脉，导致冠状动脉供血不足。

（2）右冠状动脉起源于左冠窦、无冠窦或左冠状动脉，约70%起源于左冠窦，异常起源的右冠状动脉多于主动脉和肺动脉之间右行至右侧房室沟下行，与正常右冠状动脉分布的区域相同。也可出现心绞痛、心肌梗死或猝死，发生机制与左冠状动脉起源与右冠窦或右冠状动脉，走行于主动脉与肺动脉之间的机制导致心肌梗死和猝死的机制相似。

（3）左旋支起源于右冠状动脉、右冠窦或左冠窦，异常起源的左旋支多经主动脉后方再分布到其正常分布的区域，此种畸形无血流动力学改变，不影响心肌供血，若不合并其他畸形，患者可无任何临床症状。

（4）左前降支起源于右冠状动脉或右冠窦，相对少见。

（5）冠状动脉起源于主动脉窦上的主动脉，称为冠状动脉高位发出，也可导致心肌缺血，机制于左冠状动脉主干异常起源于主动脉时相似。

2.冠状动脉异常起源于肺动脉

左冠状动脉异常起源于肺动脉约占90%，而右冠状动脉异常起源于肺动脉约占10%，左、右冠状动脉均起源于肺动脉则极为罕见，新生儿期即发生死亡。

（1）左冠状动脉异常起源于肺动脉（Anomalous origin of the left coronary artery from the pulmonary artery，ALCAPA），又称Bland-White-Garland综合征，发生率在占新生儿约1/30万，多为单发疾病，5%可合并其他先天性心脏畸形，如室间隔缺损，房间隔缺损，法洛四联症、主动脉缩窄、主-肺动脉窗等。发生机制尚不明确，多数学者认为与胚胎时期冠脉胚芽移位异常或动脉干内螺旋间隔发育异常有关。异常的左冠状动脉多为主干，少数为左前降支、左回旋支或圆锥支。一般主干预后较差。异常的左冠状动脉多起自肺动脉左后窦，其次为右后窦、左侧壁和后侧壁，起于前窦、前壁或右肺动脉者罕见。

根据左、右冠状动脉间侧枝循环发育情况可分为两型：婴儿型即左、右冠状动脉之间无明显侧枝血环形成，若不手术，患儿多数在1年内死亡；成人型即即有侧枝形成，根据侧枝形成情况，可出现不同程度心肌缺血症状。

本病血流动力学可分为四期：①肺动脉灌注期：出生后肺动脉压力仍较高，左冠内血供仍来自肺动脉，尽管肺动脉内血氧含量较低，但由于血液供给较充分，可满足心肌灌注需要，可无临床症状；②心肌缺血期：随着肺动脉压力的下降（出生1周后），左冠状动脉逐渐通过侧枝由右冠状动脉逆向供血，此时由于侧枝循环还不充分，心肌的血液灌注仍较少，可引起心肌缺血症状；③动、静脉瘘期：左冠状动脉血流完全由右冠状动脉通过侧枝进行供给，此时右冠状动脉明显迂曲扩张，右冠状动脉的血流经侧枝循环到达左冠状动脉，一方面可改善左冠状动脉的供血，另一方面由于肺动脉阻力低于冠状动脉毛细血管床阻力，血流又经左冠状动脉逆向引流入肺动脉，在肺动脉内形成左向右分流，产生冠状动脉“窃血”现象，导致心肌供血不足，若侧枝循环程度适中，肺动脉内分流量较少，心肌受损程度较轻，心室收缩功能可基本正常，但若侧枝血环低灌注仍可导致慢性心肌缺血；④冠状动脉盗血期：若冠状动脉内大部分血流分流入肺动脉，出现明显的冠状动脉“窃血”现象，则会出现心肌缺血的各种表现。

（2）右冠状动脉异常起源于肺动脉（Anomalous origin of the right coronary artery from the pulmonary artery， ARCAPA）：右冠状动脉起源于肺动脉根部左后窦或右后窦，沿右房室沟下行，多分布和走行正常，但血管扩张，管壁较薄，与左冠状动脉开口于肺动脉相似，左冠状动脉也迂曲扩张，通过侧枝循环供应右冠状动脉，此类患者预后多良好。在婴儿期，由于右室壁张力低，虽然右冠状动脉起源于肺动脉，也能使心肌获得一定的血液供应，另外，侧枝循环的建立也可使右室的血流供应得到代偿，因此临床多无症状。随着与左冠状动脉侧枝循环的发展，丰富的侧枝也可产生冠状动脉“窃血”现象，严重者引起心脏骤停，应手术矫治。

（3）双侧冠状动脉异常起源于肺动脉（Anomalous origin of the both coronary artery from the pulmonary artery，ABCAPA）：此种畸形极为罕见，均因出生后肺动脉压力下降，心肌缺氧，心力衰竭而死亡。

（二）检查方法

应掌握冠状动脉标准及非标准切面，左心室长轴切面可显示右冠状动脉开口，嘱患者右侧卧位，探头位于右侧胸壁第2、3肋间，标点指向12~1点钟方向，看到主动脉时探头朝患者右肩稍倾显示右冠状动脉远端。左心长轴切面与右室流出道切面之间可显示左冠状动脉主干及分支。右室流入道长轴切面于三尖瓣前、后叶瓣膜根部各有一个小的圆环状结构，分别为右冠状动脉主干远端后后降支的横断面。主动脉根部短轴切面为观察冠状动脉起源的最佳切面，一般在 2~3 点钟方向可见左冠状动脉主干开口，向左走一小段后分为向前行的左前降支和向后行的左回旋支；主动脉根部短轴约 10 点钟方向可见右冠状动脉的开口，逆时针旋转 30°可显示右冠状动脉主干的中远端。胸骨旁四腔心切面基础上上移一个肋间，将探头略下倾，显示左心后壁心肌，可见后降支呈线样沿室间隔沟下行。

（三）超声心动图表现

1.二维超声心动图

（1）冠状动脉异常起源于主动脉的其他部位：左冠状动脉主干起源异常：当左冠状动脉主干起源于右冠窦时，右冠窦内可见两支冠状动脉开口，而左冠窦内则无冠状动脉开口；当左冠状动脉直接开口于右冠状动脉时，右冠窦内仅有一支冠状动脉开口，左冠窦内则无冠脉开口。

右冠状动脉起源异常：当起源于左冠窦时，于左冠窦内可见两个开口；当右冠状动脉开口于左冠状动脉时，右冠窦内无冠状动脉开口，左冠窦仅有一个开口。

左回旋支起源异常：当开口于右冠窦时，右冠窦内可见两个独立的开口，左冠窦内可见一个冠状动脉开口，此时为左冠状动脉前降支，而非左冠状动脉主干；当开口于左冠窦时，左冠窦内可见两个开口，冠状动脉主干不复存在，右冠窦内仍有正常的右冠状动脉开口。

左前降支起源异常：当起源于右冠状动脉时，左冠窦内仍可见左冠状动脉开口，较正常偏细，不能探及分叉结构；右冠状动脉增粗，于主干近端可见一异常分支发出；当起源于右冠窦时，左冠窦内发出较细的左冠状动脉，右冠窦内可见两个开口。

左冠状动脉起源于主动脉窦上的主动脉：若冠状动脉主干高位开口，则在主动脉根部短轴切面上仅能探及一根冠状动脉起自主动脉窦，探头上移至主动脉窦上可见另一冠状动脉起自主动脉壁。

（2）冠状动脉起源于肺动脉：左冠状动脉异常起源于肺动脉：左冠状动脉与主动脉间无正常连接，左冠窦无左冠状动
脉开口；右冠状动脉与主动脉为正常连接，成人型患者主干迂曲扩张（图 2-11-17），婴儿型患者可不宽或轻度增宽；近肺动脉瓣上于肺动脉左侧壁或后侧壁探及由两分支汇合而成的异常血管开口（图 2-11-18）；心肌缺血表现包括①左室乳头肌纤维化：表现为乳头肌回声增强，增厚率降低，以前外乳头肌为著；②二尖瓣脱垂和关闭不全；③室壁运动异常：以左室前壁、侧壁明显，部分合并心尖室壁瘤；④左室扩大，心功能降低；⑤婴幼儿期心肌缺血还可继发心内膜弹力纤维增生，表现为心内膜增厚，回声增强（图 2-11-19，2-11-20））。

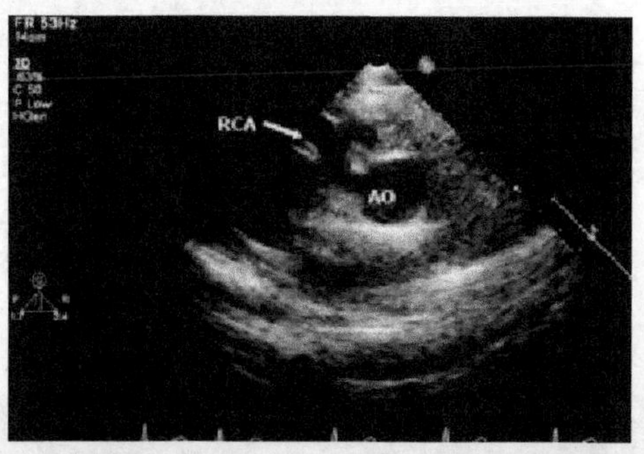

图 2-11-17　右冠状动脉起源正常，内径增宽（AO：主动脉，RCA：右冠状动脉）

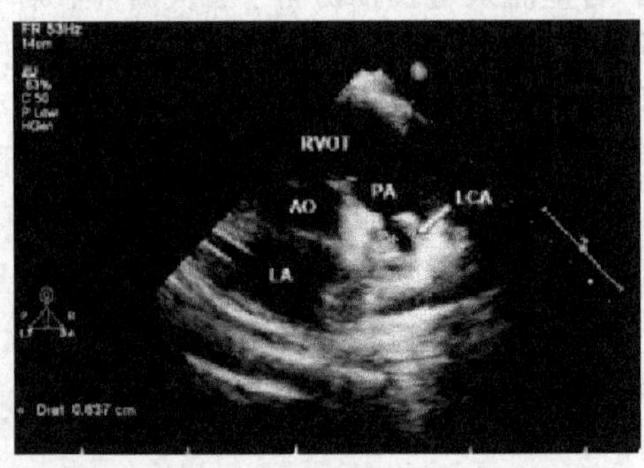

图 2-11-18　左冠状动脉开口于肺动脉

（PA：肺动脉。LCA：左冠状动脉，LA：左房，AO：主动脉，RVOT：右室流出道）

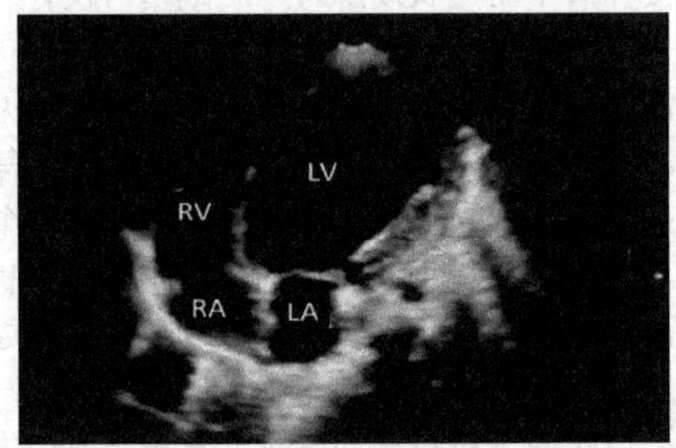

图 2-11-19　左室扩大，室壁变薄（RA：右房，RV：右室，LV：左室，LA：右室）

右冠状动脉异常起源于肺动脉：左冠窦可见左冠状动脉开口，而右冠窦内无冠状动脉开口，肺动脉根部左后壁或右后壁可见一平行管道结构为右冠状动脉（图 2-11-21），可出现心肌缺血表现。

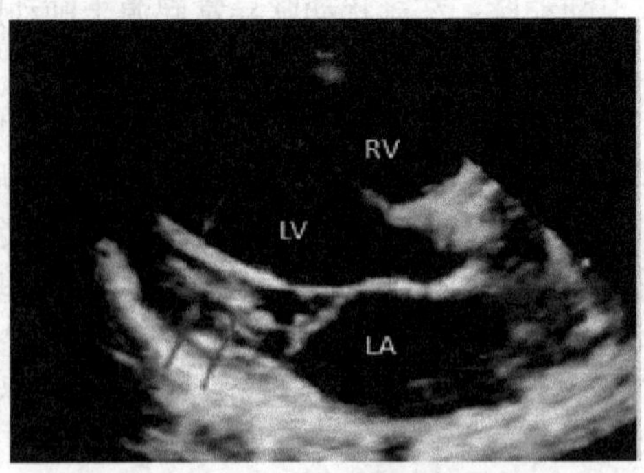

图 2-11-20　二尖瓣腱索乳头肌纤维化，回声显著增强（RV：右室，LV：左室，LA：右室）

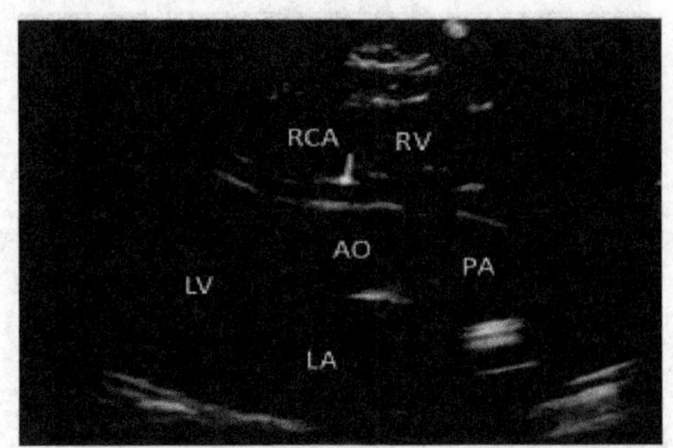

图 2-11-21　右冠状动脉开口于肺动脉

（AO：主动脉，RCA：右冠状动脉，PA：肺动脉，LA：左房）

2.彩色多普勒超声

（1）冠状动脉异常起源于主动脉的其他部位：冠脉内血流灌注途径未发生变化，无明显异常血流。

（2）冠状动脉起源于肺动脉：左冠状动脉异常起源于肺动脉：肺动脉内冠状动脉开口出显示经冠状动脉引流入肺动脉内的逆流信号，血流信号为连续性，以舒张期为主，一般不超过 2.5m/s（图 2-11-22）；左冠状动脉内血流逆向灌注即异常冠脉内的血流方向与正常左冠状动脉内血流方向相反；左右冠状动脉间侧枝循环形成即室间隔、心室前后壁左右室交界处及心尖部心肌内均可见舒张期为主的连续性血流信号，以左室短轴切面显示的侧枝血流最有特征性（图 2-11-23）；右冠状动脉血流加速，呈明亮红色连续性血流。其他心内异常如二尖瓣反流等；可见二尖瓣反流。

右冠状动脉起源于肺动脉：肺动脉内可见右冠状动脉逆流如肺动脉的分流信号，为舒张期为主的连续性频谱，一般不超过 2.5m/s，左冠状动脉主干血流加速，其余表现类似于左冠状动脉异常起源于肺动脉患者（图 2-11-24）。

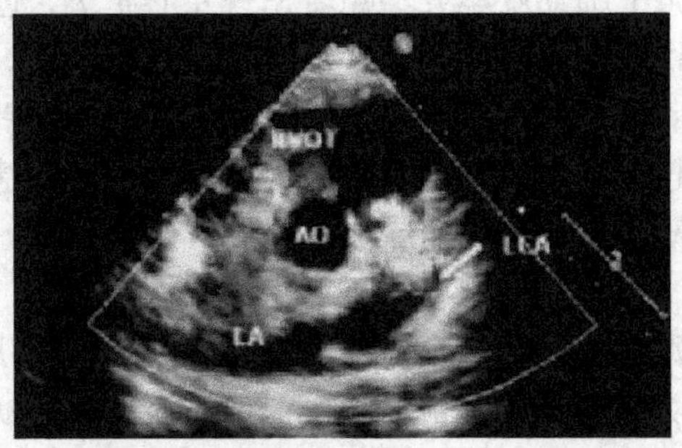

图 2-11-22　CDFI 示异常起源的左冠状动脉血流流入肺动脉

（PA：肺动脉，LCA：左冠状动脉，LA：左房，AO：主动脉，RVOT：右室流出道）

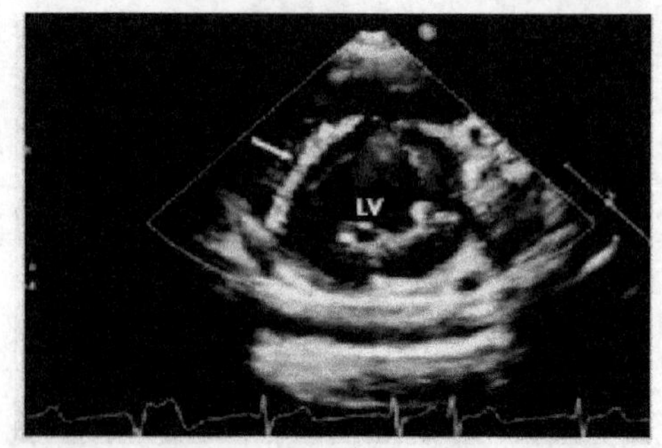

图 2-11-23　左、右冠状动脉之间侧枝循环血流丰富，
箭头所示（RA：右房，RV：右室，LV：左室，LA：右室）

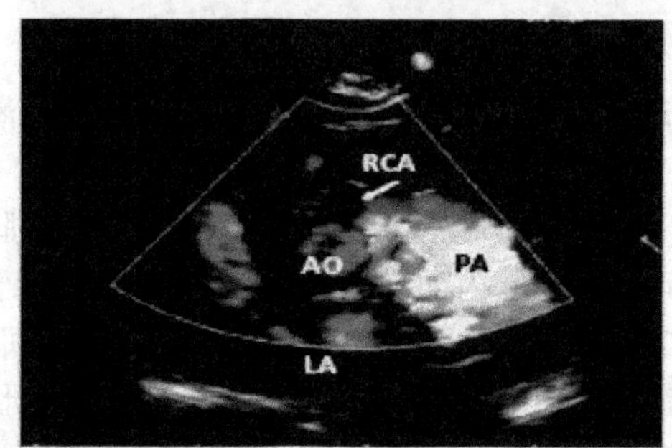

图 2-11-24　收缩期肺动脉向右冠状动脉供血（白色箭头），
右冠状动脉内血流呈红色（AO：主动脉，RCA：右冠状动脉，PA：肺动脉，LA：左房）

（四）鉴别诊断

该病主要于以下几种疾病相鉴别：

1.心内膜弹力纤维增生症

左冠状动脉异常起源于肺动脉婴儿型患者出现左心扩大，心功能降低，心内膜增厚，若忽略冠状动脉检查或将患者的心包横窦误认为是左冠状动脉，则易误诊为单纯心内膜弹力纤维增生症。对于所有怀疑为心内膜弹力纤维增生症、扩张型心肌病的婴幼儿患者应常规排除左冠状动脉起源异常。单纯心内膜弹力纤维增生症患者其右冠状动脉内径正常，左冠状动脉血流为朝向探头，肺动脉内也无异常血流表现。

2.冠状动脉瘘

左冠状动脉异常起源于肺动脉患者需要与右冠状动脉-肺动脉瘘相鉴别，二章都有右冠状动脉内径增宽，肺动脉内存在异常血流，但前者左冠状动脉其血流方向与后者的血流方向相反。前者室间隔可见丰富的侧枝血流信号，后者一般无。

3.肺动脉瓣关闭不全

肺动脉瓣关闭不全为舒张期血流信号，而冠状动脉起源于肺动脉的血流为舒张期为主的连续性分流信号。

4.动脉导管未闭

动脉导管未闭可见左心增大，肺动脉增宽，肺动脉内异常血流通常沿肺动脉外侧壁行走，频谱为收缩期为主的连续性分流信号，而冠状动脉起源异常通常是舒张期为主的连续性分流信号，并且较少合并肺动脉增宽的超声表现。

（四）临床价值及局限性

以往冠状动脉起源异常多由冠状动脉造影诊断，其损伤大，费用高，不能作为筛查手段，临床应用有一定局限性。近年来随着二维超声分辨率和彩色多普勒敏感性的提高，经胸超声心动图能够显示异常冠状动脉的起源、走行和方向等，以其无创、方便、准确受到临床重视。检查时超声医师应对冠状动脉起源异常有足够的诊断意识，充分了解冠状动脉的解剖关系，手法熟练，结合多角度、多切面探查，能够显示冠状动脉的起源和近端走行。经胸超声心动图对远端冠状动脉走行的显示有一定局限性，但只要检测出异常起源的冠状动脉开口位置，即可提示存在冠状动脉起源异常，为临床提供重要的信息。

（韦馨）

第三章　乳腺超声诊断

乳腺疾病临床很常见，乳腺肿瘤是女性最常见肿瘤之一，乳腺癌已成为中国多数地区女性恶性肿瘤发病之首，而且发病高峰正是处于工作和劳动的重要年龄段。大量研究表明，乳腺癌的早期诊断和及早治疗直接关系到该病的预后，因此提高乳腺癌生存率、降低病死率的关键是早期发现。乳腺位置表浅，非常适合高频超声检查，而且不受乳腺结构致密、孕期或哺乳期的影响，超声仪器已在我国普及至乡村、厂矿等基层单位，所以超声已成为我国乳腺检查最常见、最实用的影像技术。需要注意的是，乳腺超声检查非常依赖操作者的个人经验，因此，在选择适宜超声仪器的同时，还必须对超声医师进行培训。

第一节　乳腺正常超声表现

乳腺实质起源于外胚层上皮芽，向间质组织内生长，出生后，乳芽开始发育成以乳头为中心呈辐射样网状分支状乳管；月经前3~5年乳腺开始发育，乳管延长和增生，成熟小叶形成；随后的几年，结缔组织逐渐生长，脂肪组织缓慢增加；青春期乳腺发育快，至月经初潮发育成熟，乳腺、乳晕、乳头相继增大，乳腺受雌激素和孕激素刺激开始出现正常周期性变化，其特征是月经前腺叶腺泡细胞和基质成分发生变化，乳腺水肿和血管充血，1年后在乳头下可扣及盘状物，少数由单侧开始；妊娠期，激素引起乳腺导管和腺叶组织特征性增生。在正常情况下，随着年龄的增长，乳腺组织可发生不同程度的退化，这种退化多发生在绝经前期，并以导管和腺叶的萎缩为主要特征。

一、乳腺的位置和形态

成年女性的乳房边界在外形上难以准确划定，但基部位置较固定。乳房的形状、大小和功能随种族、遗传、年龄、营养和机体的生长发育、妊娠而发生较大的变异。就成年女性来讲，未生育者乳腺呈圆锥形，两侧大小相似，但非一定对称；已哺乳的乳房常趋于下垂且稍扁平；老年妇女的乳房因腺体萎缩，体积变小且松软。正常成年女性的乳房位于前胸壁两侧，在胸前第2至第6肋软骨之间、胸大肌的浅面，内至胸骨内缘，外起自腋前线或腋中线，内侧2/3位于胸大肌之前，外侧1/3位于前锯肌表面，但有的乳房组织掩盖范围可能更大，有时薄层乳腺组织可上达锁骨，下达腹直肌前鞘，内及胸骨中线，外侧达背阔肌前缘，95%的乳房其外上部分有一狭长的乳腺组织延伸至腋窝，称为乳腺的腋尾部（图3-1-1），该部与胸肌的淋巴结相邻近。

乳头位于乳腺的中心，呈杵状突起，直径0.8~1.5cm。周围由色素沉着较深的乳晕包绕，直径3cm左右，乳晕区有许多呈小圆形凸起的乳晕腺，乳头和乳晕表面为角化的复层扁平上皮，即表皮，其深面的真皮深嵌于表皮基底面的凹陷中，因含有丰富的毛细血管与皮肤表面接近。肤色较浅的年轻妇女，其乳头和乳晕呈粉红色；肤色较深呈淡褐色者，妊娠期间乳晕面积扩大。乳头双侧对称，通常青年女性乳头一般正对第4肋间或第5肋骨水平，略指向外下方，双侧乳头间距为22~26cm。乳头表面有许多小窝，窝内为输乳管开口，称为输乳孔，直径约0.5mm，是哺乳时乳汁排泌的出口。正常乳房内，每侧包含15~20个腺叶，每个腺叶又分成许多小叶，每个腺叶由10~15个腺泡组成。腺叶之间由脂肪及结缔组织分隔，每个腺叶有一根单独的腺管，由乳头皮肤开口部起始向四周辐射，在乳晕深部输乳管扩大，形成直径为5~8mm的输乳窦，在乳头基底部为较窄的短乳管，而后为膨大的乳管壶腹，其后为大乳管，再分支为中小乳管，最后为末端乳管与腺泡相通（图3-1-2）。腺叶间的纤维束连接腺体和皮肤，使其得到支撑称乳房悬韧带（Cooper’s ligament）。

成年乳房包括皮肤、皮下组织与乳腺组织三种结构，乳腺组织位于皮下浅筋膜的深、浅两层之间，由实质和间质组成，实质由管道系统构成，乳房各部的腺实质与间质含量不一，在上部和中央部，实质占优势，以外上部最多。由乳腺浅层至深层，依次为皮肤、浅筋膜浅层、皮下脂肪、乳腺腺体（包括腺管和结缔组织）、浅筋膜深层、胸大肌及肋骨等。

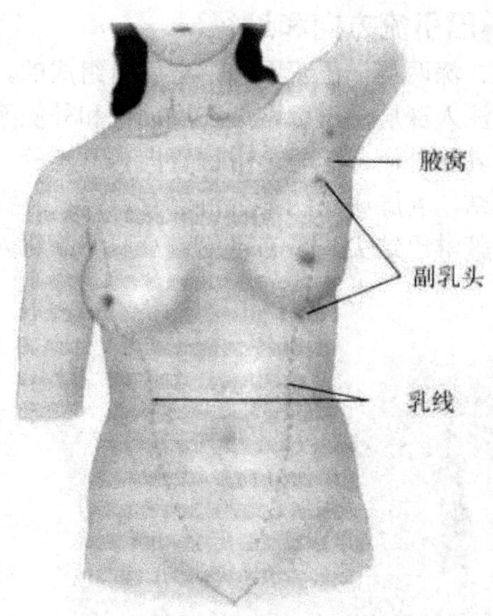

图3-1-1　乳腺位置大体解剖

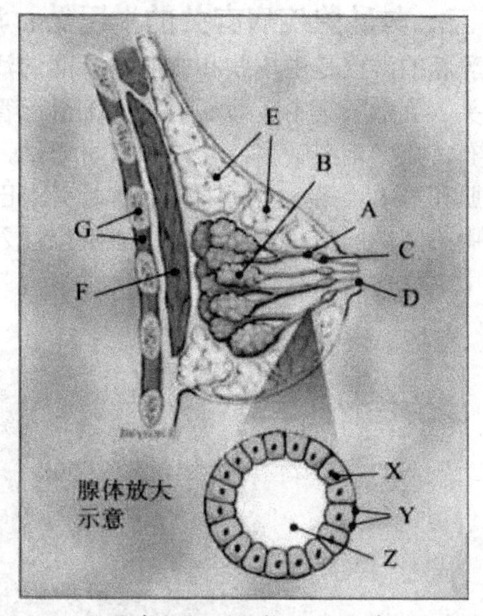

图3-1-2　乳腺内部解剖结构 A.输乳管；B.乳腺小叶 C.输乳管窦；D.乳头；E.脂肪组织；F.胸大肌；G.肋骨；X.正常腺体细胞；Y.基 底细胞膜；Z.腺体中央

二、乳腺血管

1.乳腺动脉

供应乳腺的动脉有胸廓内动脉的穿支、第3至第7肋间动脉前穿支及腋动脉的分支（图3-1-3），这些动脉血管的分布有许多个体差异，在同一个体也非双侧对称。

2.乳腺静脉

乳腺的静脉分深、浅两组，浅组皮下静脉位于浅筋膜浅层，分横走型和纵走型两种。横走型的静脉向胸骨旁走行，在中线两侧有吻合；纵走型的静脉向锁骨上窝走行，注入颈下部的浅静脉，而后注入颈浅静脉。

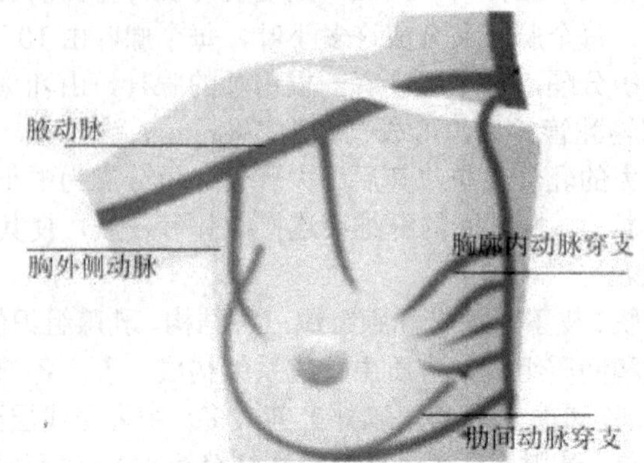

图 4-1-3　乳房动脉解剖

三、与乳腺疾病有关的淋巴结、淋巴引流方向和途径

乳腺的淋巴是由皮肤和乳腺小叶间的浅、深两层淋巴管网和淋巴管丛组成的。浅层向乳头、乳晕下集中，而后再经毛细淋巴管注入深层淋巴管网；在胸前壁和外侧壁呈扇形分布，集中走向腋窝，并注入腋淋巴结，乳腺外侧部的集合淋巴管向内侧走行，穿过胸大肌和第 1 至第 5 肋间隙注入胸骨旁淋巴结，乳腺底部的集合淋巴管，穿过胸大肌，经过胸肌间淋巴结或直接沿胸小肌上缘注入腋淋巴结尖群，亦可沿胸小肌下缘注入腋淋巴结中央群（图 3-1-4）。

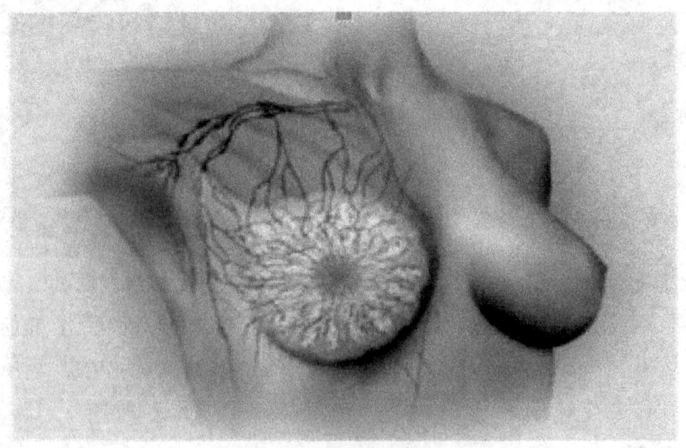

图 3-1-4　乳腺淋巴引流

乳腺上部的部分集合淋巴管有时可穿过胸大肌，向上直接注入锁骨上淋巴结。乳腺各部淋巴引流并无恒定的界限，乳腺任何部位的淋巴液均可引流到腋窝淋巴结。一般认为，腋窝淋巴结接受乳腺淋巴引流的 75%，胸骨旁淋巴结接收 20%~25%。

前哨淋巴结是接受肿瘤区淋巴引流的第一个淋巴结，该淋巴结是肿瘤淋巴转移的第一站，如果肿瘤仅发生于前哨淋巴结，无须清扫淋巴链第一站以外的淋巴结群。一般认为瘤细胞播散按淋巴回流顺序进展，跳跃式的转移罕见，其发生率低于2%。探查前哨淋巴结目前主要有3种方法：第一，术前淋巴闪烁摄影；第二，术前肿瘤注射蓝色染料；第三，用示踪剂与Y探头检测放射活性。已有学者开展以反转录-聚合酶链反应（RT-PCR）技术为基础的前哨淋巴结病理检查。

四、乳腺的正常声像图

正常乳腺声像图由皮肤、皮下脂肪层、腺体层、乳腺后间隙和胸壁组成（图3-1-5）。不同生理状态下声像图表现有所不同，主要表现在皮下脂肪的厚度和腺体层回声的差异。

1.皮肤

表现为一条平直带状稍强回声，厚度约2mm，光滑、整齐。乳头大小因年龄、发育及经产情况而异。年轻、乳房发育良好及未生育者，乳头较小，回声较低；哺乳后乳头增大，回声逐渐增强，边界清楚，形态规则。乳头后方常可看到阴影，称为乳头阴影，主要是由于声波穿过乳头内的致密结缔组织及输乳管周边的结缔组织吸收效应引起，如果探头加压或侧动探头，回声阴影会消失。不分泌乳汁时输乳管通常不明显，但在乳头下能看到扩大的输乳管，为输乳窦，放射状扫查时容易看到输乳管由乳头向周边的分支状态。

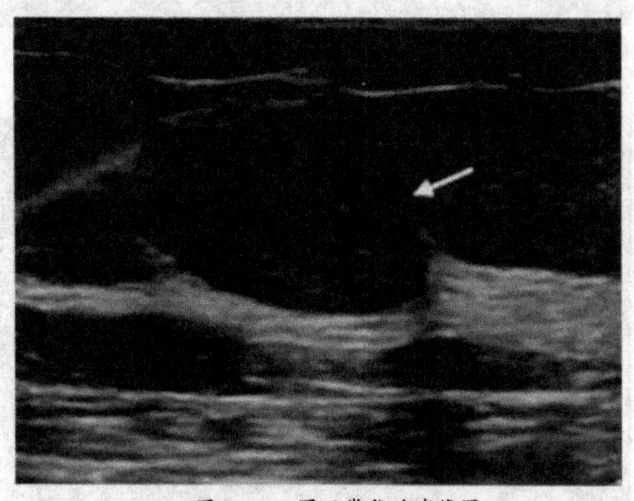

图3-1-5　图正常乳腺声像图

白色箭头为Cooper韧带，黑色箭头为浅层的浅层筋膜

2.皮下脂肪层

介于皮肤和腺体层之间，除乳头外，腺体层均被脂肪组织覆盖。皮下脂肪厚度因年龄和肥胖程度不同而差异较大，通常随年龄增加皮下脂肪增厚。皮下脂肪呈低回声。穿行于其间的线状或隔膜状回声为Cooper韧带，一端连于皮肤和浅筋膜浅层，一端连于浅筋膜深层，在韧带顶端之下常有阴影，酷似肿瘤后方的阴影（图3-1-6），韧带下阴影通过加压或改变探头角度，这种阴影就会消失，另外，这种阴影从韧带与浅层筋膜交接处

向下延伸，也是其特点。Cooper 韧带将皮下脂肪分隔为结节样低回声结构。Cooper 韧带通常在老年女性容易显示；青春期由于皮下脂肪菲薄而不易显示。部分女性的皮下脂肪呈条状或团块状深入腺体内，腺体内可以见到局限性脂肪团。转动探头，多数腺体内脂肪可与皮下脂肪层相连接，腺体内局限性脂肪团不与皮下脂肪相连通（图 3-1-7），应注意与肿瘤相鉴别。

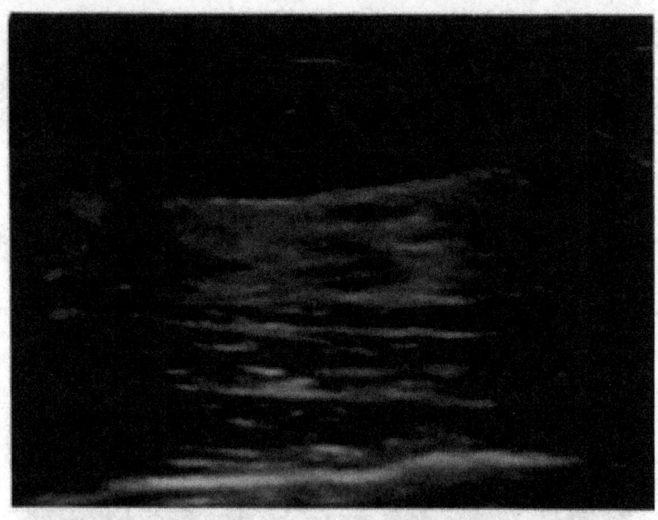

图 3-1-6　Cooper 韧带顶端之下阴影，酷似肿瘤后方的阴影

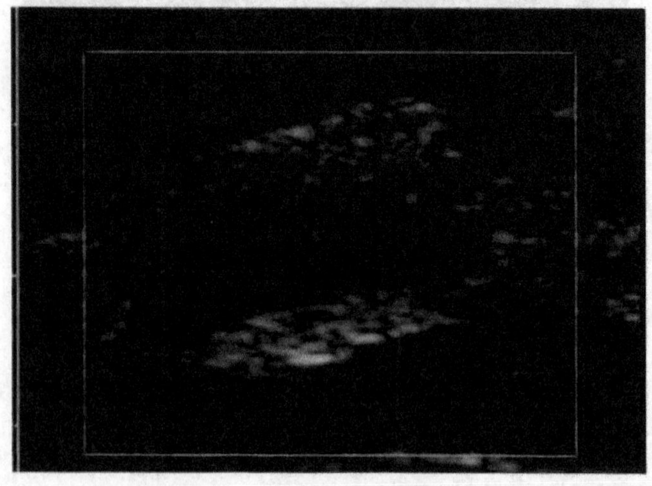

图 3-1-7　腺体内脂肪声像图

3.腺体层

由导管系统与间质组成，含有纤维腺体组织和脂肪组织，腺体层回声高低与所含纤维腺体组织和脂肪组织的比例密切相关，而其比例因年龄、经产状态、妊娠、哺乳及停经与否而异。

哺乳后腺体层回声逐渐增强，大多呈强弱相间，分布较均匀。随年龄增加腺体回声逐渐增强变薄，老年女性腺体层萎缩变薄呈强回声。

4.正常乳腺导管

在非哺乳期处于闭合状态，绝大多数女性乳腺不显示导管的管壁和管腔暗区，仅在妊娠晚期和哺乳期可见到扩张的乳腺导管呈管状暗区，管壁呈细的双线样较强回声，乳腺外带在哺乳期通常也不显示导管的管状暗区。

正常情况下，腺体内血流信号稀少，可见稀疏点状或节段性细条状红、蓝血流信号，有时取样框内见不到血流信号。条状血流信号多见于 Cooper 韧带周围（图 3-1-8）。

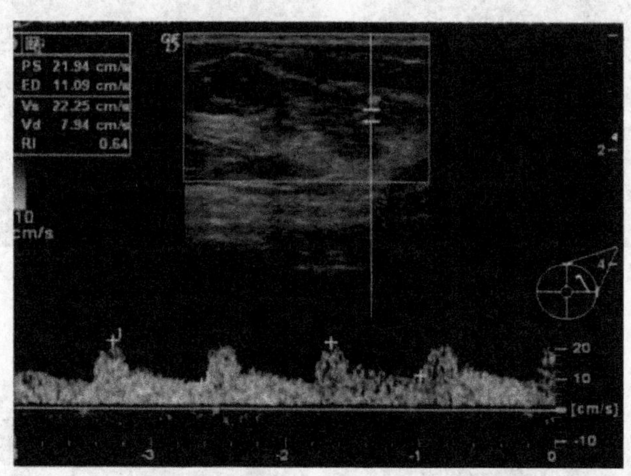

图 3-1-8　Cooper 韧带周围血流信号

5.乳腺后间隙

在超声切面中呈线状或条状低回声，大多数女性的乳腺后间隙菲薄，两层筋膜相距较近，甚至相贴。老年妇女尤其是脂肪较厚的乳腺后间隙境界清晰。

6.胸壁肌层

呈低回声，显示与解剖结构一致的肌纤维纹理，排列整齐。肌筋膜为线状较强回声，连续光滑。

7.肋骨

为薄片状强回声，后方回声衰减；肋软骨为低回声，短轴呈球形或椭圆形，边界清楚，形态规则，后方回声衰减可与囊肿和纤维腺瘤鉴别；肋软骨钙化表现为低回声中心出现斑片状强回声。

8.区域淋巴结

正常腋窝淋巴结仔细扫查时多数可显示，高频探头可显示长度为 5~10mm，甚至更大的正常腋窝淋巴结。纵断面呈卵圆形，淋巴结皮质表现为位于被膜下的低回声，淋巴结髓质表现为中心较强回声，皮质低回声与髓质较强回声界面清楚。正常淋巴结血流信号稀少。胸骨旁淋巴结和胸肌间淋巴结通常不易显示。

9.不同生理时期正常乳腺的超声表现

（1）青春期和青年未生育妇女：大多数双侧乳腺发育基本对称，青春期主要乳房结构是腺体层，皮下脂肪菲薄，Cooper 韧带不易显示。中央区回声较外带腺体回声相对较低（图 3-1-9 和图 3-1-10），导管通常不显示。随年龄增加，中央区低回声范围逐渐减小。大多数青春期乳腺中央区表现为粗大的强弱相间，外带表现为相对细密的强弱相间。较厚的腺体层，因较不成熟回声较低，随着腺体组织的成熟，回声会加强，部分区域呈现蜂窝的图像（图 3-1-11）。年轻女性的乳腺组织主要由纤维腺体组织构成，脂肪只占小部分或看不到（图 3-1-12），随年龄的增长，乳腺所含脂肪的比例也随着增加。

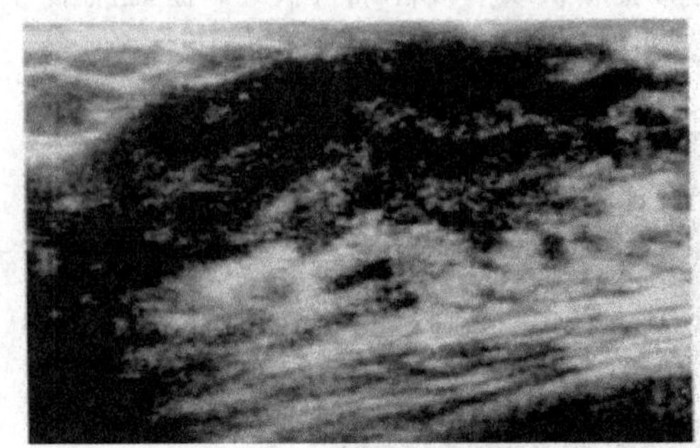

图 3-1-9　青春期乳腺中央区

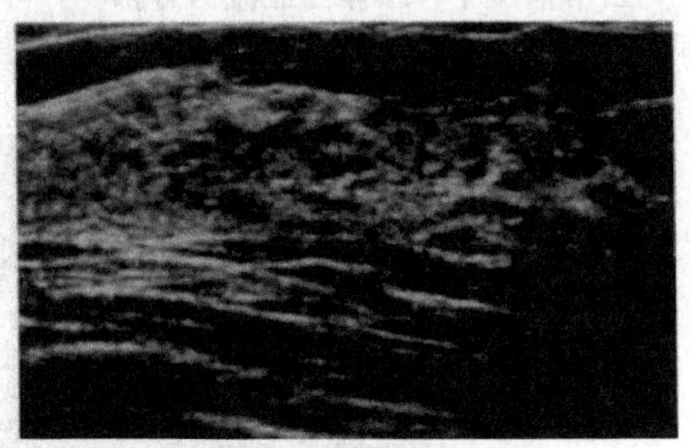

图 3-1-10 青春期乳腺外围区

A　　B

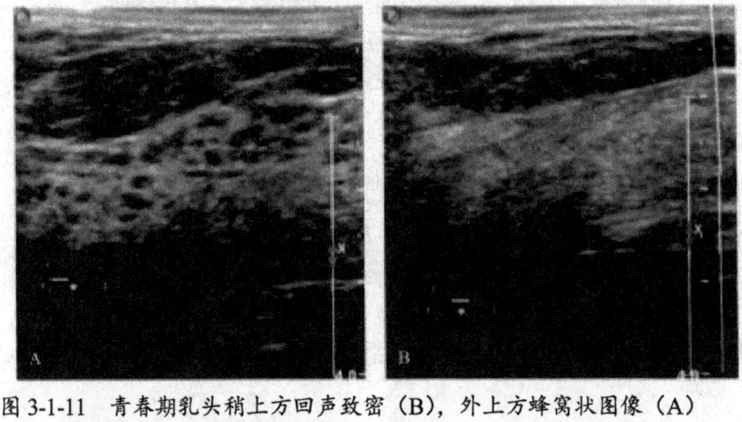

图 3-1-11　青春期乳头稍上方回声致密（B），外上方蜂窝状图像（A）

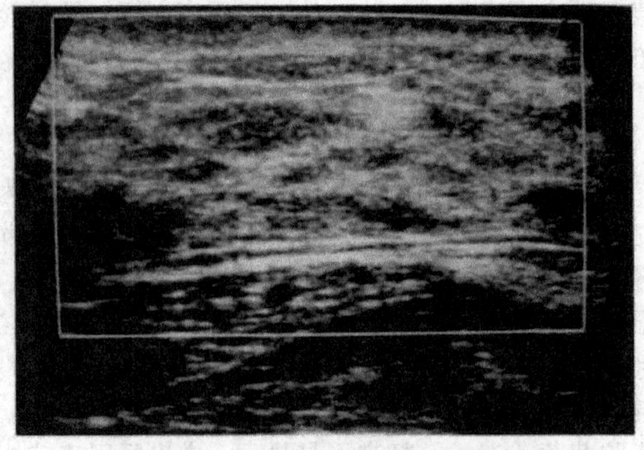

图 3-1-12　年轻女性脂肪层薄，腺体层厚

（2）已生育妇女：生育后妇女乳腺腺体层厚度和回声个体差异较大。通常已生育妇女腺体回声逐渐增强，大多数表现为强弱相间，各象限分布均匀。随年龄增加，皮下脂肪逐渐增厚，腺体回声逐渐增强，腺体厚度逐渐减小（图 3-1-13）。

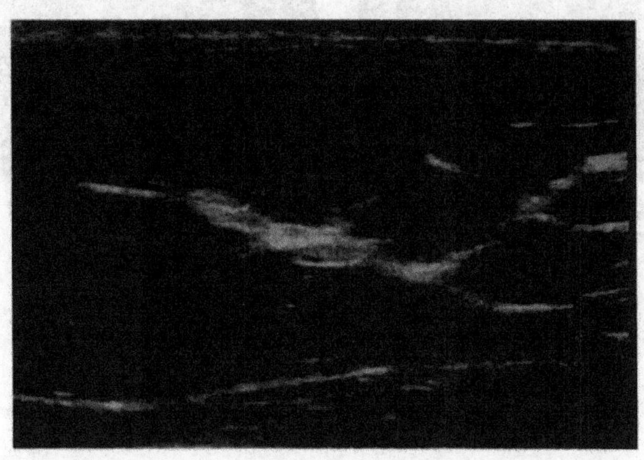

3-1-13　中年乳房丰满，脂肪厚，腺体薄

（3）妊娠期和哺乳期：由于腺泡和导管显著增生，腺体层明显增厚。哺乳期中央区可见扩张的乳腺导管，内径为 2~4mm，甚至更宽呈囊肿状，管壁薄而光滑，管腔内为无回声，显示清楚（图 3-1-14），有些管壁仍显示不清，外周部分导管不扩张（图 3-1-15）。腺体组织回声可与皮下组织回声相同或稍高，部分区域回声可呈现高低混合。乳腺血管增多、增粗，血流速度加快。终止哺乳后，发生退化性改变，腺体层较哺乳期变薄，回声增强或强弱相间。

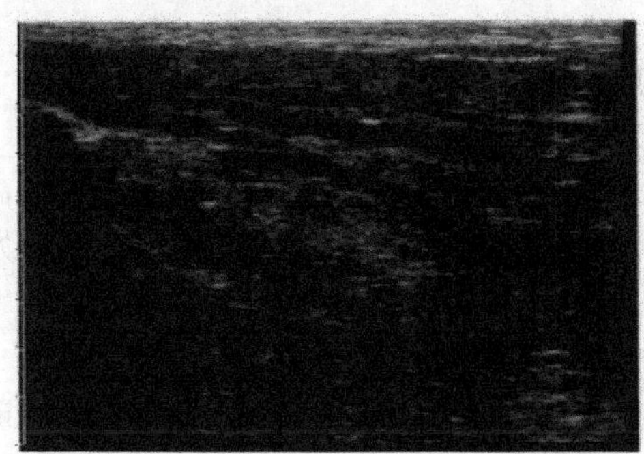

图 3-1-14　哺乳期，乳腺中央区导管扩张

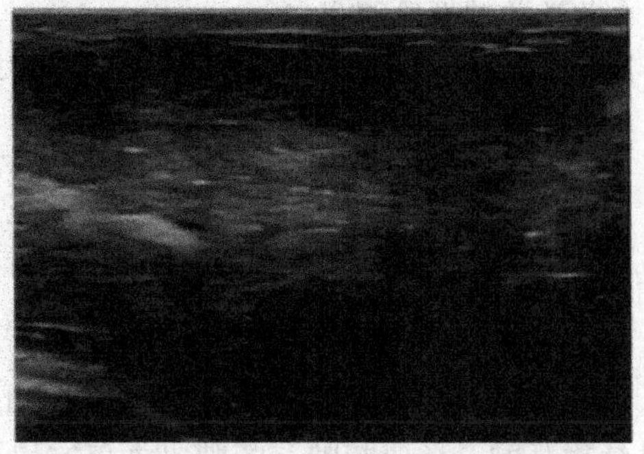

图 3-1-15　哺乳期，外围腺体增厚明显，导管不扩张

（1）绝经期及老年期：腺体层萎缩变薄，回声致密、增强，两层界面清晰（图 3-1-16），看不出输乳管，可见到较多的皮下脂肪及腺体后脂肪，韧带容易显示（图 3-1-17）。乳头下（或乳头后）有明显的回声阴影，加大探头角度，大部分阴影消失。

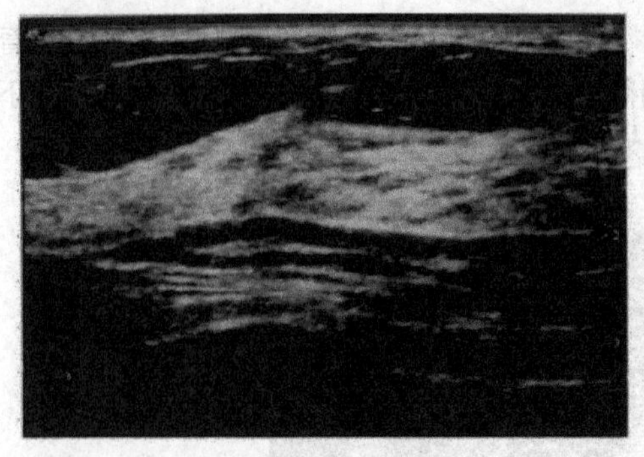

图 3-1-16　绝经期，腺体回声强

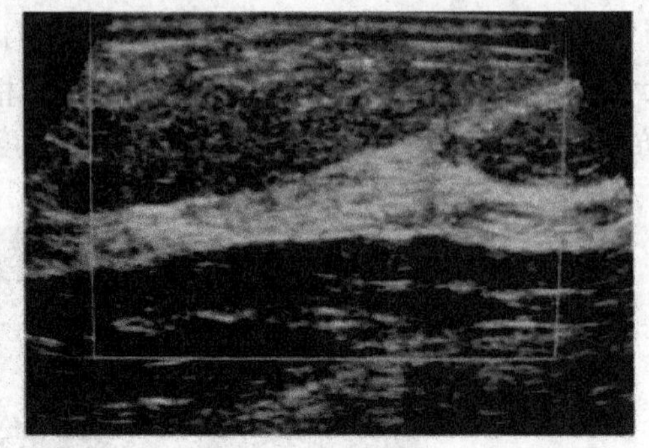

图 3-1-17　老年期，腺体变薄，回声致密强

()

第二节　常见乳腺疾病诊断

一、乳腺炎

本病多发生于产后哺乳的最初 6 周、断奶期间和产后 3~4 周，以初产妇为多。乳头及周围的破损，使细菌沿淋巴管侵入蔓延至乳管，乳汁淤积有利于入侵细菌的生长繁殖。继而炎症扩散至乳腺间质引起感染。其致病菌以金黄色葡萄球菌、链球菌为常见。乳腺炎也可发生在未哺乳的乳房。乳头过小或内陷、乳管本身的炎症、肿瘤及外在压迫，造成的乳管不通、排空不完全等是乳腺炎发生的常见病因。

（一）临床表现

1.急性单纯性乳腺炎

初期主要是乳房胀痛，皮温高，压痛，乳房某一部位出现边界不清的肿块。

2.急性化脓性乳腺炎

局部皮肤红、肿、热、痛，出现较明显的硬结，触痛明显，同时患者出现寒战、高热、无力、脉快等全身症状。另外，腋下可出现肿大、有触痛的淋巴结。化验室检查发现白细胞计数升高。

3.脓肿形成

由于治疗措施不得力和病情的进一步加重，局部组织发生坏死、液化，大小不等的感染灶相互融合形成脓肿。脓肿可为单发也可为多房性。

4.乳腺导管瘘

较易发生在乳晕区域，导管与皮肤之间形成交通。常见于非哺乳期脓肿引流、炎性肿块自发性溢液、乳腺导管扩张活检等术后，患者常常有反复的脓肿形成和开口处溢脓。

（二）超声表现

1.急性期

病变区域皮肤层增厚，皮下脂肪层回声增强，腺体呈不规则低回声结节状，边界不清，边缘回声可增强，内部回声分布不均，容易探及血流信号，多为II~III级，血管走行尚规则、自然。探头挤压时，局部有压痛。

2.脓肿形成期

肿块内部呈一个或数个不均质的无回声区，但边界增厚且不光滑（图 3-2-1）。脓液稠厚时无回声的腔内呈现星点状或云雾状弱回声发射，肿块内部也可呈多房性改变，脓肿边缘处可见血流信号（图 3-2-2），呈低速低阻型频谱。

乳腺导管瘘：病变处可见条形管状结构，上端与皮肤层相通，下端与扩张的导管相通，管状结构壁增厚，毛糙，腔内透声差。

慢性炎症或脓肿液化不全时，内部可呈现不均质的点状或团状回声。

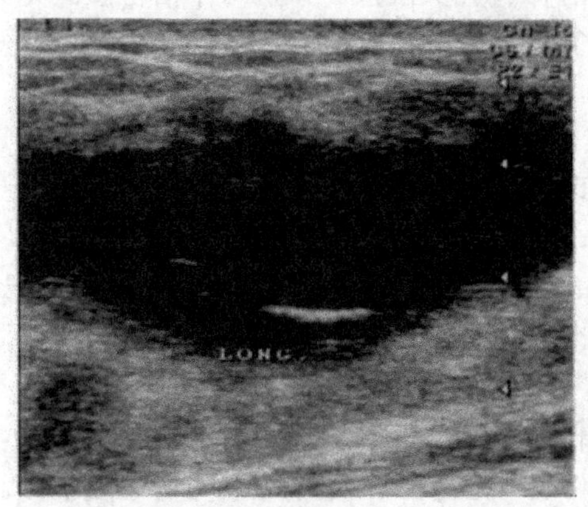

图 3-2-1　乳腺脓肿

以夜性暗区为主，内课件索状强回声；

LONG 为纵切面检查

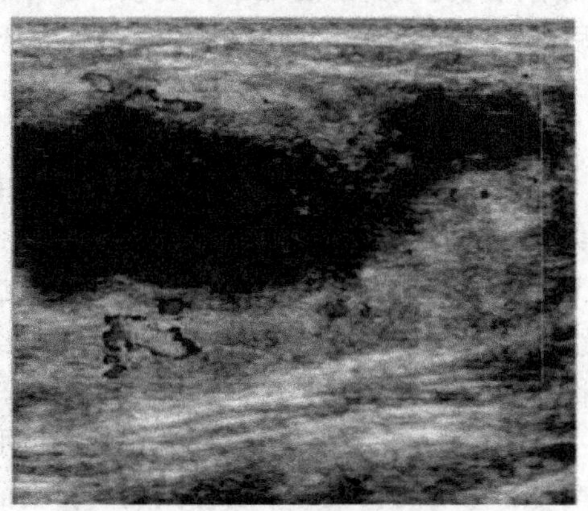

图 3-2-2　乳腺脓肿 CDFI

病灶周边血流信号较多

（三）鉴别诊断

1.急性期应与乳腺癌相鉴别

乳腺炎多发生于哺乳期或产后的初产妇，35 岁以下多见，而乳腺癌多见于 40 岁以上；乳腺炎常有典型的炎性症状，而常见的乳腺癌一般无此症状；乳腺炎血流信号常规则自然，而乳腺癌血流信号粗细不一、走行不规则；乳腺炎白细胞计数增高，而乳腺癌正常。

2.脓肿应与乳腺囊肿相鉴别

当乳腺炎形成脓肿时，内部不均质的无回声区，但囊肿边界光滑、壁薄，内部呈均质的无回声区。即使囊肿感染，通常不会有明显的感染症状，周围常有低回声环，有时可见病灶与导管相连。

二、乳腺增生

乳腺良性增生性病变的病名尚未统一。最早于 1945 年由 Geschickter 在其专著中首次提出乳腺结构不良症的命名，随后 WHO 也采用了这一命名，只是在其分类中含有增生的内容。国内目前将本病俗称乳腺增生症。

该病的发生、发展与卵巢内分泌状态密切相关。当卵巢内分泌失调、雌激素分泌过多，而孕酮相对减少时，不仅刺激乳腺小叶单位增生，而且使末梢导管上皮增生，分泌物增加、潴留，引起导管扩张和囊肿形成，也因失去孕酮对雌激素的抑制而导致间质结缔组织过度增生与胶原化及淋巴细胞浸润。

临床上主要表现为双侧乳腺胀痛和乳房肿块。患者的共同特点可表现为疼痛的周期性，即疼痛始于月经前期，经期及经后一段时间明显减轻。有的疼痛呈弥漫性钝痛或为局限性刺痛，触动和颠簸加重，并向双上肢放射，重者可致双上肢上举受限；有的并无症状。两侧乳房同时或先后发生多个大小不等的结节，结节可为单一结节、多个结节或区段性结节。结节与周围组织界限不甚清楚，但与皮肤或胸大肌不粘连。触诊呈片状或结节状，大小不一、质地不硬和周围组织边界不清，可推动。肿块大小随月经周期变化，经期增大、变硬，经后缩小、变软。部分患者伴有乳头溢液。该病可不治自愈。尤其结婚后妊娠及哺乳时症状自行消失，但时有反复；绝经后能自愈。不典型增生存在恶变危险，被视为癌前病变。

（一）诊断

根据乳腺增生症病理基础的不同阶段出现不同的形态变化，可分为如下三型。

1.单纯小叶性增生

为育龄妇女常见病，常在经前乳房胀痛、隐刺痛，其程度与月经周期有关。叩诊乳腺组织质地坚韧，肿块呈颗粒状，片状或结节状，界限不清。因为常常有疼痛症状，也有称其为乳痛症，可属于生理变化的范围。

超声表现：乳腺组织增厚、变粗，小叶间纤维组织结构紊乱，回声分布失常（图3-2-3），典型时腺体层的表现有学者称其为“豹纹征”或“斑马征”，末梢导管可有轻度扩张。该型超声不易明确诊断。

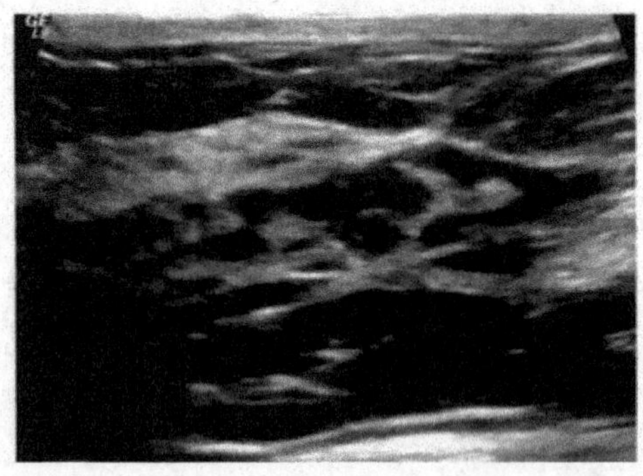
图3-2-3　乳腺单纯小叶性增生声像图

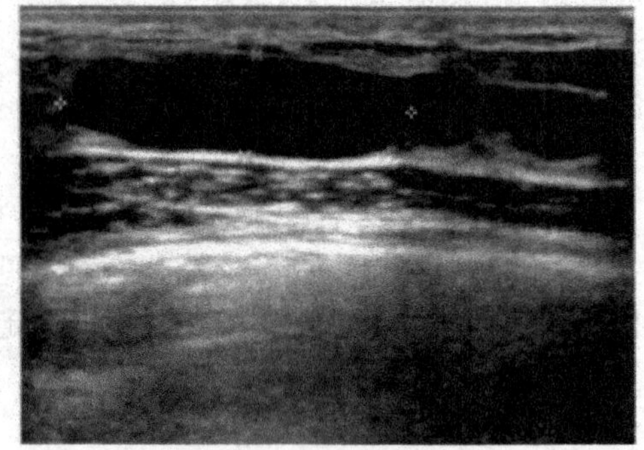
图3-2-4　乳腺囊性增生声像图

2.囊性增生

即乳腺囊性增生症。多发于中年妇女，可有经前期乳房胀痛及月经紊乱。叩诊有坚韧的小结节，境界较清但不光滑，可有压痛，活动度好。

超声表现：受累腺体内可见大小不一的、数毫米到数厘米的圆形、椭圆形或分叶状无回声区，如果囊壁光滑完整，囊腔内透声较好，形成单纯性囊肿（图3-2-4）；如果囊壁光滑且与导管相连，形成导管囊性扩张（图3-2-5）；如囊液浑浊，内部透声差，超声表现似低回声结节；囊肿与其周边较强回声组织相间隔，构成“叠瓦征”。

3.乳腺腺病

由单纯性小叶增生和乳腺囊性增生的继续发展而来，小叶内腺泡及纤维结缔组织的中度增生或重度增生，小叶增大、多个小叶融合成块，呈肿瘤状。

（1）超声表现：腺体层增厚或不厚，组织结构紊乱，回声强弱不一，导管可轻度扩张（图3-2-6）；腺体内可见一个或多个回声强度不等的瘤样结节，形态多不规则，内部回声不均匀或欠均匀，边界清晰或欠清晰（图3-2-7，图3-2-8）；血流信号不丰富、无特点（图3-2-9）。

（2）彩色多普勒超声：以上三型病变腺体内均无异常血流信号。有时乳腺腺体层内及结节内可探及少许血流信号，频谱为低速低阻型，阻力指数小于0.70。

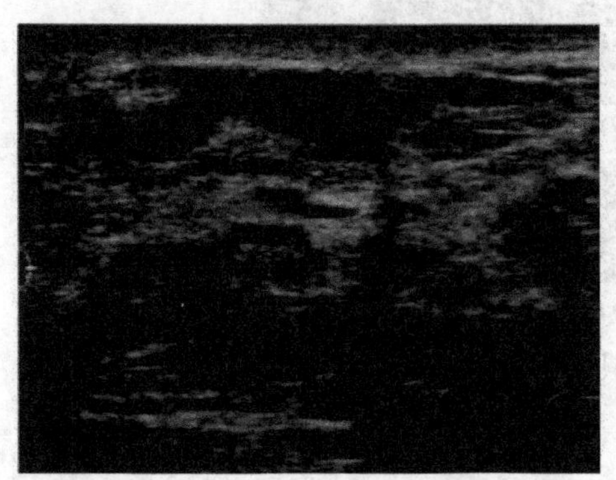

图3-2-5　乳腺囊性增生声像图（二）

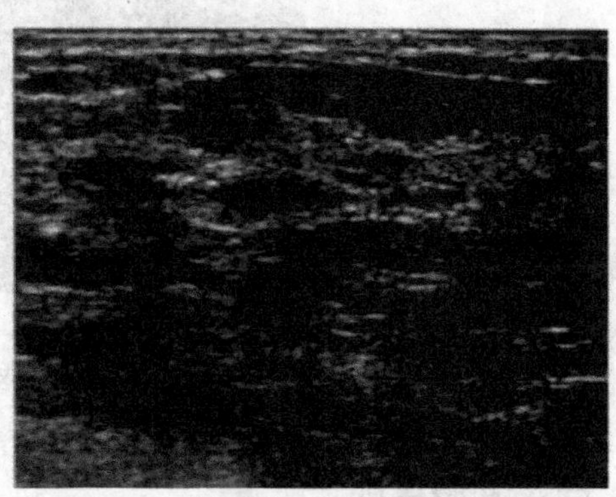

图3-2-6　乳腺腺病（一）

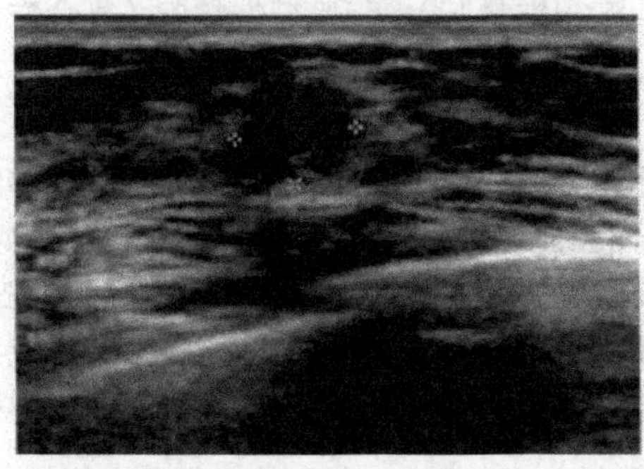

图3-2-7　乳腺腺病（二）

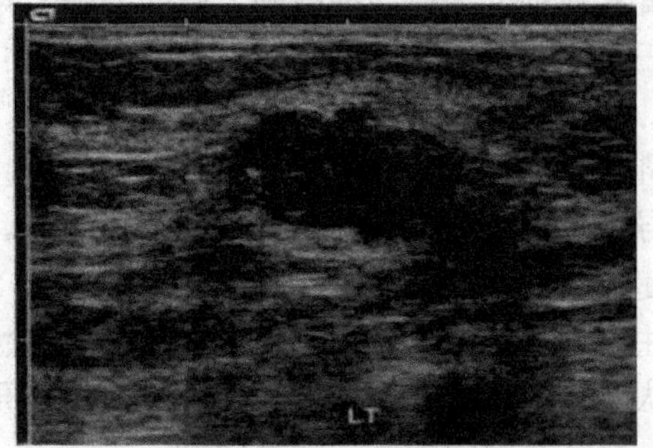

图3-2-8　乳腺腺病（三）增生呈肿瘤样

（二）鉴别诊断

1.本病若发生于单侧乳房，应与乳腺癌相鉴别

有些乳腺癌可有类似增生症的表现，但肿块固定不变，且有生长趋势，在月经周期变化中可表现增大，而无缩小趋势，周边有浸润性改变，内部可见微钙化点，发生转移可见淋巴结肿大。对两者难以鉴别时，应定期观察随访，必要时可行超声引导下穿刺活检行组织病理学检查。

2.本病应与乳腺脂肪坏死相鉴别

后者好发于外伤后、体质肥胖的妇女，其肿块较表浅，位于脂肪层内，未深入乳腺腺体，肿块不随月经周期改变。

3.本病应与乳腺囊肿相鉴别

乳腺囊肿典型的超声表现为腺体层内见局限性无回声区，薄膜完整、光滑，后方回声增强，两侧可见侧壁声影。

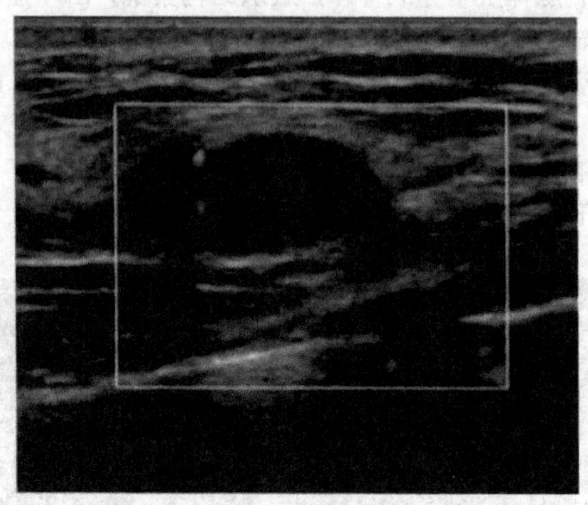

图 3-2-9 乳腺腺病（四）

增生呈肿瘤样，仅周边可见血流信号

三、乳腺囊肿

（一）类型

乳腺囊肿分为单纯性囊肿、积乳囊肿（乳汁淤积性囊肿）、非典型性囊肿（复合性囊肿）三种。

1.乳腺单纯性囊肿

乳腺单纯性囊肿为卵巢功能失调所致，主要在增多的雌激素作用下，乳腺腺泡与终末小导管上皮增生、局限性扩张，腺泡融合，不能维持分泌与再吸收的平衡，分泌物积聚，使终末小导管内压升高，管壁血供障碍，最终囊肿形成。囊肿壁内有一层扁平上皮，无增生表现，壁薄内含清亮液体。乳腺单纯性囊肿于 30~50 岁多见。病变较小时，无症状，大者多以乳房肿块就诊。触诊肿块为圆形或椭圆形，表面光滑，边界清楚。囊内张力高，触之有弹性感或光滑而较硬。

超声表现：乳腺腺体层内见无回声区，单发或多发。无回声区呈圆形、椭圆形或叶状，囊肿可大可小（图 3-2-10，图 3-2-11），外有完整、光滑的包膜或看不出包膜。无回声区后方回声显著增强，有的侧方声影明显，有的囊肿后方并无增强（图 3-2-12），有时单纯性囊肿内部的前缘出现与皮肤平行的反射回声（reverberation echoes），或在囊肿内部的后方有少许斑絮状的杂乱回声（clutter echoes），囊肿合并感染时，囊壁增厚、回声毛糙、囊内透声差，可出现分层现象（图 3-2-13）。

2.积乳囊肿

积乳囊肿又称乳汁淤积性囊肿，常在哺乳期或之后发现，是哺乳期因一个腺叶的乳汁排出不畅，致使乳汁在乳内积存而成。引起积乳囊肿的原因很多，但临床上较常见的是乳腺结构不良、炎症、肿瘤的压迫所造成。囊肿可继发感染导致急性乳腺炎或乳腺脓肿，如不继发感染可长期存在，囊内容物变稠，随时间的延长可使囊内水分被吸收而使囊肿变硬。囊肿壁由薄层纤维组织构成，内面覆以很薄的上皮细胞层，有些地方甚至脱落，囊内为淡红色无定形结构物质及吞噬乳汁的泡沫样细胞，囊肿周围间质内可见多量的单核细胞、类上皮细胞、多核巨细胞、淋巴细胞和浆细胞浸润，还可见小导管扩张及哺乳期腺小叶组织。

乳腺肿物为初始症状，单侧多见，肿物多位于乳晕区以外的乳腺周边部位。呈圆形或椭圆形，边界清楚，表面光滑，稍活动，触之囊性感，有轻度触痛，直径常在 1~3cm 腋下淋巴结一般不大。

超声表现：乳腺腺体层见囊性肿块，绝大多数单发，多数位于乳晕区以外。囊性肿块有完整包膜，较薄，完整光滑，后方回声无明显增强；乳汁未完全浓缩，内部回声不均匀，可见密集的点状回声（图 3-2-14）；乳汁完全浓缩，内部呈偏强回声，且后方可有轻度声衰减；

有时可出现水-脂分离现象；有时可见囊性肿块与乳腺导管相连通。

3.非典型性囊肿：非典型性囊肿也叫复合性囊肿。

超声表现：超声表现比较复杂，圆形、椭圆形、分叶状或不规则形囊性肿块，单发或多发，边缘平滑、清楚或模糊，囊壁较厚或不规则，内部具有回声、隔膜（图 3-2-15）、结节状隆起，囊肿内可出现液体与碎片间界面，后方回声轻度增强或出现衰减表现。

彩色多普勒：乳腺囊肿内无血流信号，囊肿壁上偶见点状或棒状血流，为 0~1 级。

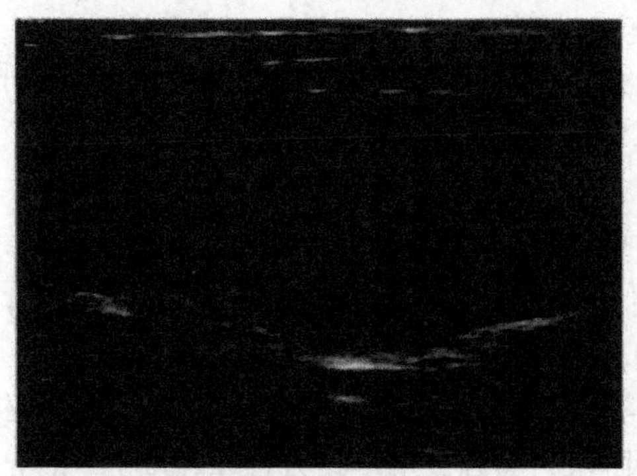

图 3-2-10　乳腺单纯性囊肿（一）

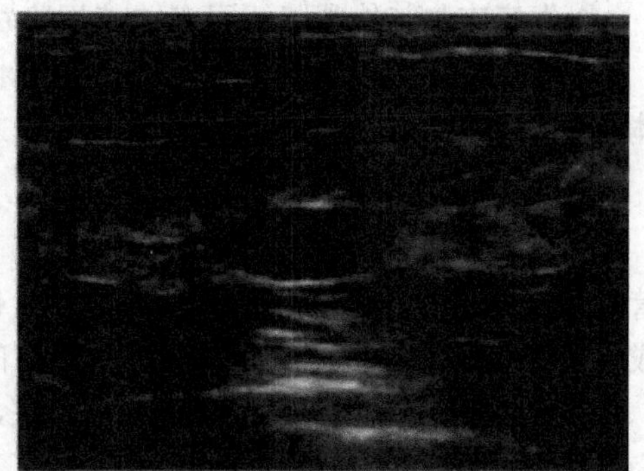

图 3-2-11　乳腺单纯性囊肿（二）

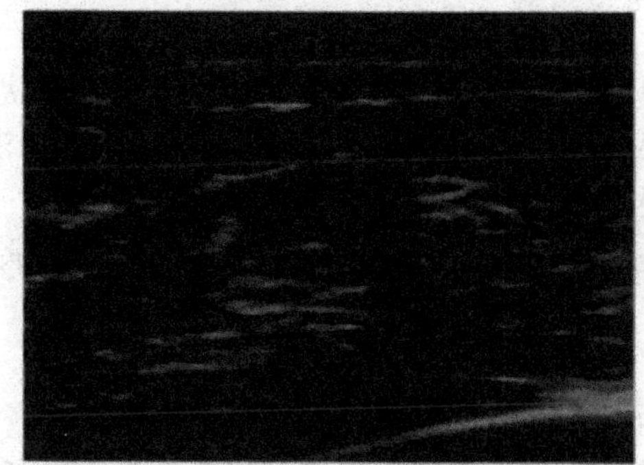

图 3-2-12　乳腺单纯性囊肿（三）

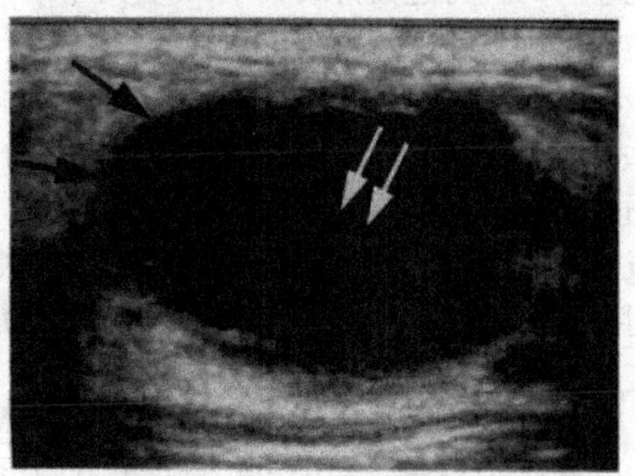

图 3-2-13　乳腺单纯性囊肿（四）

后方无增强　　　　囊液与碎片间界面（白色箭头），周回声带（黑色箭头），抽出黄白色浑浊液体

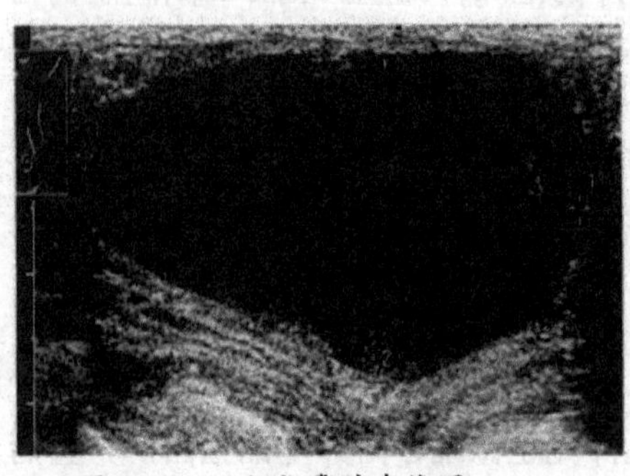

图 3-2-14　积乳囊肿声像图

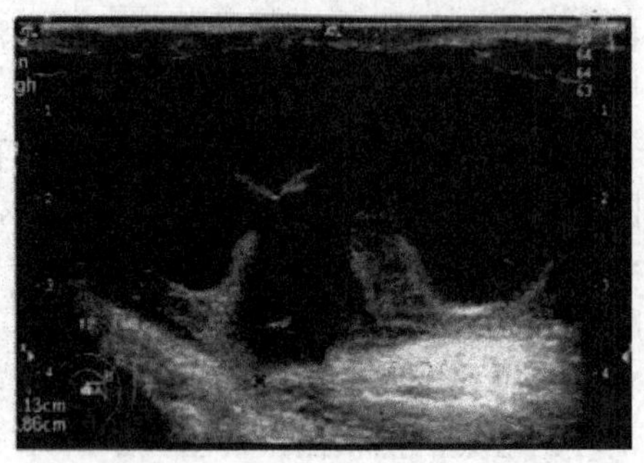

图 3-2-15　复合性囊肿

（二）鉴别诊断

1.本病应与乳腺脓肿相鉴别

后者常有典型的病史和临床表现，声像图为边界不整，壁增厚，内为不均匀的暗区，腋下淋巴结可肿大。

2.本病应与乳腺囊性增生病相鉴别

后者常多发，不呈圆形，壁薄，双侧乳腺增大，与月经周期有关。

3.本病应与其他乳腺低回声结节相鉴别

积乳囊肿和复合性囊肿，当受压时形状会发生一定的改变。存在油-液界面的囊肿在体位或外在因素的作用下，其内部回声会发生变化，变得浑浊，透声差。

四、浆细胞性乳腺炎

本病又称乳腺导管扩张症。由于乳晕下导管有阻塞，引起导管扩张，管壁上皮萎缩，管腔内积聚的类脂质等物质侵蚀导管壁，在管壁周围的脂肪组织内产生浆细胞浸润，造成导管周围脂肪组织出现坏死灶，受累及的乳腺小叶结构被破坏。

浆细胞性乳腺炎是一种非细菌性炎症，早期可无症状，或表现为乳头浆液性分泌物。临床可分为急性期、亚急性期，慢性期 3 个阶段。①急性期，乳房有红、月中、热、痛。乳腺内触及硬结、边界不清、有触痛，病程一般为数周。②亚急性期，症状减轻、硬结缩小，病程可达数月或数年。③慢性期，临床红肿、热、痛症状消失，仅留下界限不清、质硬的肿块，病程迁延可达数年。

本病最常见于 35~40 岁的经产妇、非哺乳妇女，其次为绝经期妇女。早期症状为乳头溢液，溢液常为棕黄色或血性及脓性分泌物。检查时发现乳房肿物，多位于乳晕深部，质地坚硬，与周围组织有明显的固着性，并与乳腺局部皮肤粘连，呈橘皮样改变。多数发病比较迅速。白细胞计数不升高，分类正常，应用抗生素治疗效果不明显。发病初期可有不同程度的腋窝淋巴结肿大，但不硬，有压痛。

（一）超声表现

急性期表现为腺体内导管扩张，管腔内有时隐约可见的实性回声，透声较差。

随病程进展，数周或数月后在乳晕区腺体内可探及边界不清、形态不规整的低回声

区（图 3-2-16），或呈囊实混合性结节，成为浆细胞性乳腺炎“包块”，其回声强度往往比乳房皮下脂肪层低；并较表浅，常突破皮下脂肪层到达皮肤，这是此病的又一声像学特征。

另外，此类包块往往中心部位回声较强，周边回声较低；病灶内虽有囊形成分，但后方回声一般不增强，甚至衰减。

彩色多普勒：肿块内可检出动脉血流信号，多位于中心部位，血流信号丰富或不丰富（图 3-2-17）。

脉冲多普勒：血流速度一般较低，有学者报道，峰值流速 17.2cm/s±8.57cm/s，阻力指数 0.60±0.07。

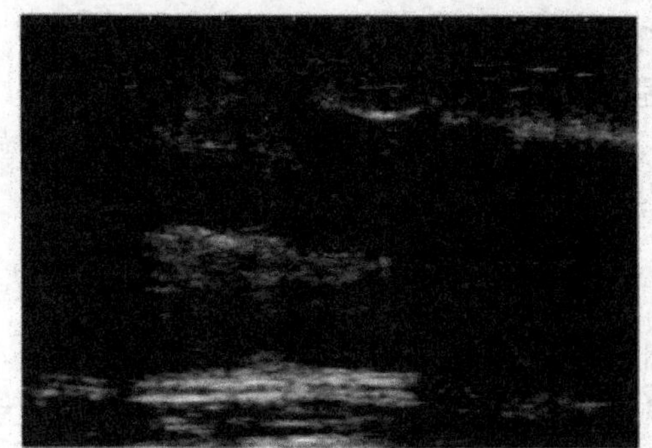

图 4-2-16　浆细胞性乳腺炎（一）
弥漫性偏低回声区，见囊状扩张的乳管，内见中等回声

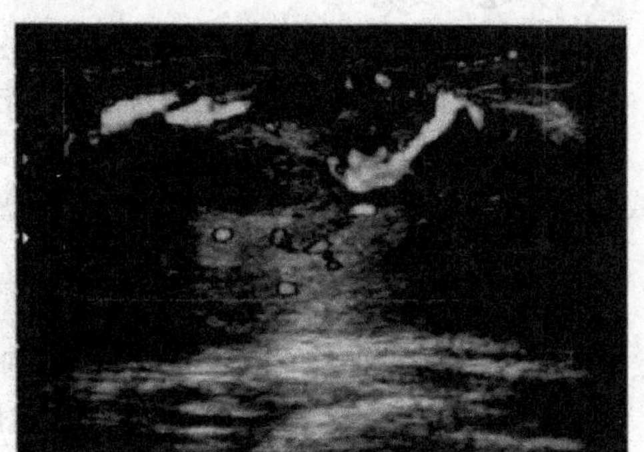

图 4-2-17　浆细胞性乳腺炎（二）
病灶区血流信号丰富

（二）鉴别诊断

1.本病应与乳腺囊性增生相鉴别

乳腺导管扩张症以乳晕区及其近旁的乳腺大导管病变为主，而乳腺囊性增生病灶多位于乳房的外周部，外上象限居多。

2.本病应与乳腺癌相鉴别

乳腺导管扩张的包块内液性暗区呈管状，乳腺癌肿块内的液性暗区性多不规则；乳腺癌肿块以实性低回声为主，乳腺导管扩张的包块内部回声为较强回声实性与管状暗区相间隔。

3.本病应与导管内乳头状瘤相鉴别

导管内乳头状瘤受累乳导管多为一条，一般导管内透声较好，有实性回声团块。

4.本病应与急性乳腺炎相鉴别

急性乳腺炎多有明确哺乳史，腺体层内见局限的偏强回声团，边界不清，或壁厚的脓肿形成，囊内有沉积物回声，一般无导管明显扩张，炎性肿块内见散在的血流信号，脓肿内无血流信号。

五、乳腺纤维腺瘤

一般认为本病发生与以下因素有关：①性激素水平失衡，如雌激素水平相对或绝对升高，雌激素地过度刺激可导致乳腺导管上皮和间质成分异常增生，形成肿瘤；②乳腺局部组织对雌激素过度敏感；③饮食因素，如高脂、高糖饮食；④遗传倾向等是其易发原因。本病可发生于乳腺的任何部位，一般乳腺上方较下方多见，外侧较内侧多见。多为无意中发现，往往是在洗澡时自己触及乳房内有无痛性肿块，亦可为多发性肿块，或在双侧乳腺内同时或先后生长，但以单发者多见，肿瘤边界光滑，呈圆或椭圆形，活动度大，质地坚硬，触诊有滑动感，无触压痛，肿瘤表面皮肤无改变，腋窝淋巴结不大。肿瘤一般生长缓慢，妊娠期及哺乳期生长较快。

乳腺纤维腺瘤的发病率在乳腺良性肿瘤中居首位，约占乳腺肿瘤的10%。乳腺纤维腺瘤可发生于任何年龄的妇女，好发年龄18~25岁，月经初潮前及绝经后妇女少见。乳腺纤维腺瘤是良性肿瘤，极少数可恶变，绝经期和绝经后期妇女恶变危险性提高。

（一）超声表现

1.椭圆形（纺锤形）或轻微的分叶（图3-2-18），较小时可呈圆形。

2.边界光滑，完整，有时边缘为很薄的较强回声包膜，较光滑。

3.内部多为等回声或稍低回声，分布均匀。少数纤维腺瘤内可见无回声区、粗颗粒状或棒状钙化等（图3-2-19），部分纤维腺瘤内有横向的条状较强回声。

4.部分纤维腺瘤后方有回声增强现象。

5.大多纤维腺瘤声像图存在双侧边阴影。

6.探头压迫时，部分纤维腺瘤会改变其形状。

彩色多普勒超声：体积较小的乳腺纤维腺瘤多无血流或少许血流（0~I级），为点状或棒状；体积较大的纤维腺瘤内部血流信号可较丰富（图3-2-20）；纤维腺瘤内部血流多为低速低阻型，血流速度据报道多在20cm/s以下，阻力指数一般小于0.70。

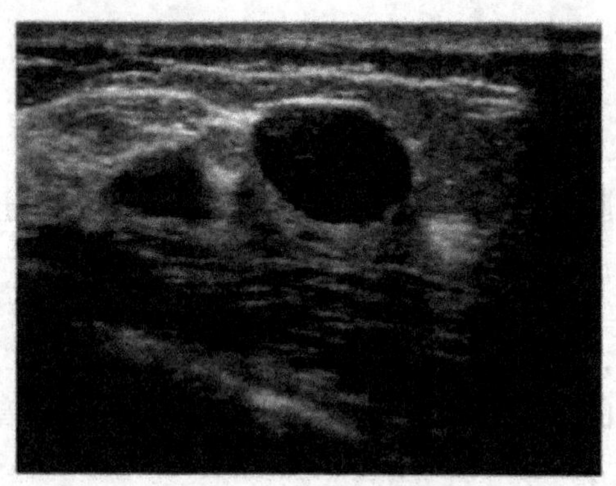

图3-2-18 乳腺纤维腺瘤（一）

椭圆形，内部回声均匀

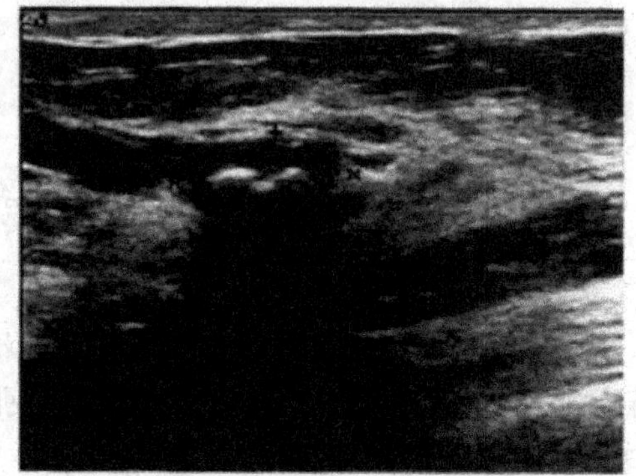

图3-2-19 乳腺纤维腺瘤（二）

内见粗大钙化灶

（二）鉴别诊断

1.本病应与乳腺癌相鉴别

后者边界不整，不光滑，内部钙化呈点状，有浸润现象。

2.本病应与乳腺囊肿相鉴别

后者为无回声区，后壁回声增强。较小的纤维腺瘤（通常<1cm），会表现为圆形的肿瘤，需要与复合囊肿相鉴别。当复合囊肿内部回声为分布均匀的等回声或低回声时，

这种囊肿与圆形的纤维腺瘤很难区别，复合囊肿通常内部常有清楚的多条分隔。

3.本病应与乳腺增生结节相鉴别

后者边界不清，无包膜，结节后方回声无改变，疼痛与月经周期相关，双乳多发。

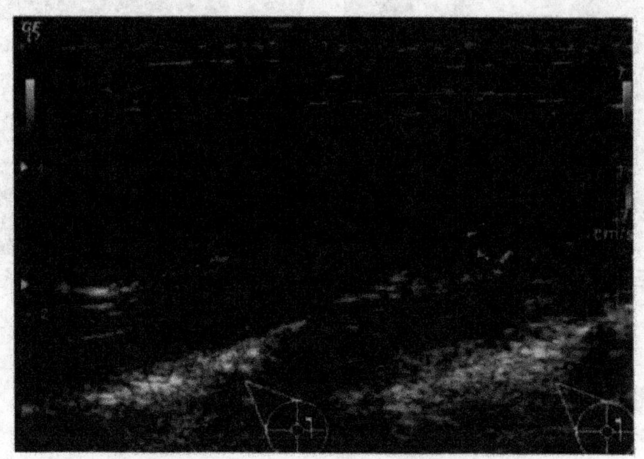

图 3-2-20　乳腺纤维腺瘤（三）

左图形态规则，右图示其内血流信号丰富，走行规则

六、叶状良性肿瘤

叶状良性肿瘤为一种少见疾病，非洲黑人妇女常患此病。本病的发生可能和体内雌激素水平失调有关。叶状肿瘤呈分叶状结构，由纤维组织和上皮组织组成，本瘤过去称为叶状肉瘤，实际上叶状肿瘤由于含有上皮成分，并不是真正意义上的乳腺肉瘤，叶状囊肉瘤和分叶状纤维腺瘤视为两个独立的疾病，前者为恶性，后者为良性，又将良性称为乳腺巨纤维腺瘤，但有局部复发的风险。有调查显示，肿瘤的复发是由于手术切缘是否仍有肿瘤决定，普遍认为所有良性肿瘤的复发均是由初治时切除不完全所致。

本病可发生于任何年龄的妇女，以中年妇女居多，平均年龄在 45 岁左右。最常见的临床表现为局部无痛性肿块，也有少数患者有刺痛或轻度胀痛。肿瘤生长一直是缓慢的，但大多数是一向缓慢而近期迅速增大（图 3-2-21）。瘤体虽然很大但与周围组织及皮肤无粘连，个别病例可因瘤体巨大使局部皮肤变薄、发亮、充血，甚至因压迫而形成溃疡。乳头被推移，但很少发生回缩或溢液。少数患者可有腋窝淋巴结肿大。

（一）超声表现

肿块大多体积较大，最大者可达 40~50cm，呈分叶状，少数可以是小到 1cm 的结节，呈圆形或椭圆形，边界光滑完整，界限清晰，甚至常有包膜。肿块内部大多呈低回声，分布均匀或不均匀，一部分肿块内部可见无回声暗区，少数病例肿块内可见强回声或较强回声结节，肿块较大时内部常有呈强回声的分隔（图 3-2-22）。探头压迫时，会改变其形状，有弹性感或囊性感，活动性好。后方回声增强，侧方回声减弱或消失。患侧腋下可有淋巴结反应性增生。

部分病例肿块内或分隔处可见明显的血流信号和皮下浅静脉扩张。

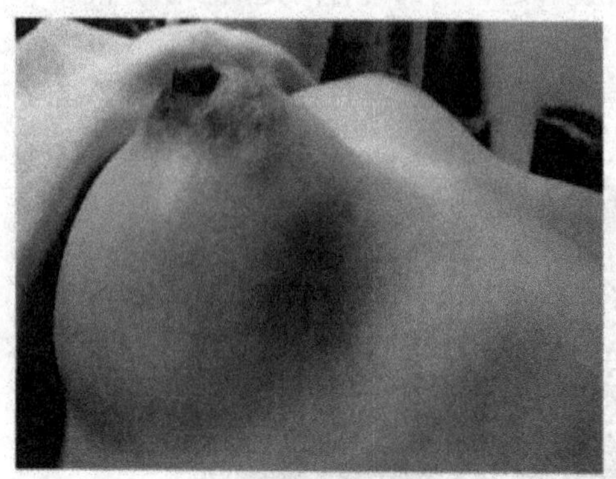

图 3-2-21　右乳巨大包块，表皮发红

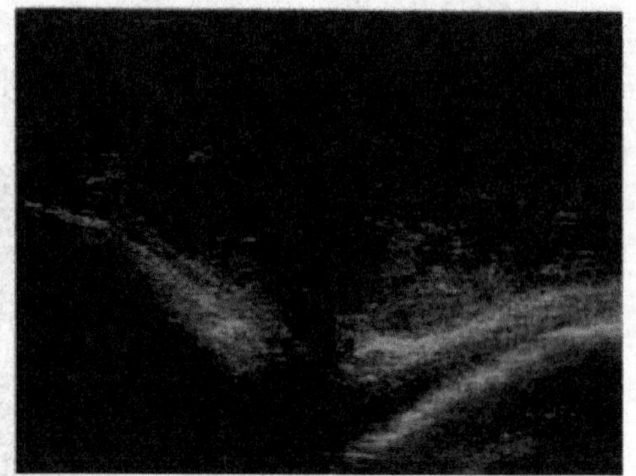

图 3-2-22　良性叶状肿瘤低回声肿块，边界清楚，内见分隔回声

（二）鉴别诊断

1.本病应与乳腺囊肿相鉴别

后者体积小，内部为透声较好的无回声区。

2.本病应与乳腺纤维腺瘤相鉴别

后者肿瘤体积小，发病年龄相对较小，前者常有肿瘤迅速增长病史，常为单侧单发，确诊有赖于病理检查。

3.本病应与乳腺癌鉴别

相对而言，叶状肿瘤病程较长，体积较大，呈分叶状，部分呈囊性感，边界清楚，一般不侵及皮肤，无乳头内陷，很少有腋窝淋巴结转移。

4.本病应与乳腺肉瘤鉴别

主要通过穿刺活检或手术病理鉴别。

七、导管内乳头状瘤

导管内乳头状瘤又称大导管乳头状瘤、囊内乳头状瘤等，是起源于大导管上皮的良性肿瘤，极少数发生癌变，多发生于乳头及乳晕区，与机体内分泌功能有关，多见于 40~45 岁的经产妇女，挤压肿块常见乳头有浆液或血性分泌物溢出。大体形态为乳晕下大导管扩张，腔内有淡黄色或浑浊的血性液体。导管壁有乳头状新生物突入腔内，乳头大小、形态不一。乳头细而尖者质脆易出血，有恶变可能。来自中心导管的乳头状瘤常伴增生。肿瘤常为单发，少数亦可累及几个大导管。

（一）超声表现

1.导管内乳头状瘤在病变早期超声难以发现，或仅见乳晕区导管扩张。病程较长者，导管扩张明显，可发现在导管内壁有实性的乳头状物向腔内突起（图 3-2-23）。

2.扩张的乳腺导管大多表现为囊状扩张。内壁连续性好，无中断或被侵蚀的征象。

3.乳头状物一般为低回声或中强回声，形态尚规则，边界较清楚。

多普勒超声：瘤体较小时内部一般无血流信号，较大时可探及点状或棒状血流信号。

脉冲多普勒：常为低速低阻型。

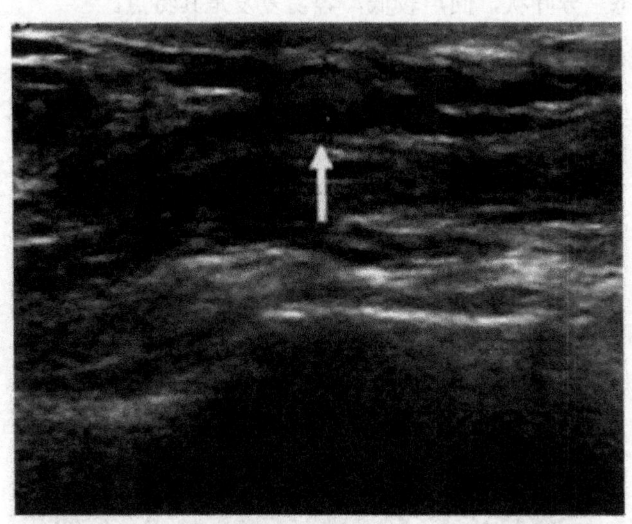

图 3-2-23　导管内有实性的乳头状物（箭头所指）

（二）鉴别诊断

1.本病应与乳腺囊肿相鉴别

后者为内部为无回声区，包膜较薄，无囊实性改变。

2.本病应与乳头状癌相鉴别

两者均有乳头溢液，扩张的导管内见中等回声肿块。后者一般体积较前者大，形态不规则，肿块附着处导管壁较前者增厚、不规则，回声减低、不均匀，多有明确的动脉血流信号。

八、乳腺错构瘤

乳腺错构瘤是一种残留的胚芽在出生后异常发育所形成的畸形生长物，由混合着不同数量的纤维、脂肪组织及乳腺导管和小叶组成。此瘤少见，多发生于 30 岁以上，国内也有报道 1 岁 8 个月发现的。此病常在无意中发现，大小在 2~8cm，在瘤体密度减低的背景下出现密度不均匀是本病的 X 线征象。

（一）超声表现

该病超声表现多样，通常为椭圆形或圆形，少数为分叶状。大部分表现为内部回声较均匀，也可为不均匀，高与低回声混杂存在（图 3-2-24），内部回声强弱和分布决定于肿瘤内各种成分的不同比例，纤维成分越多，呈现越多的高回声。可压缩性是该瘤的另一特征，其程度决定于肿瘤内脂肪成分的多少。大部分较大肿瘤周有细薄的包膜回声，后方回声没有特点。

（二）鉴别诊断

1.脂肪瘤发病部位在皮下脂肪，回声以高回声为主，瘤体较小。

2.纤维腺瘤发病年龄较小，常为偏低回声，内部可有较大粗大钙化。

3.乳腺癌常形态不规则，边缘呈毛刺或蟹足样，内部回声减低，可有微钙化，内部可探及血流信号。

4.叶状肿瘤形态呈分叶状，回声较低，容易复发是其特点。

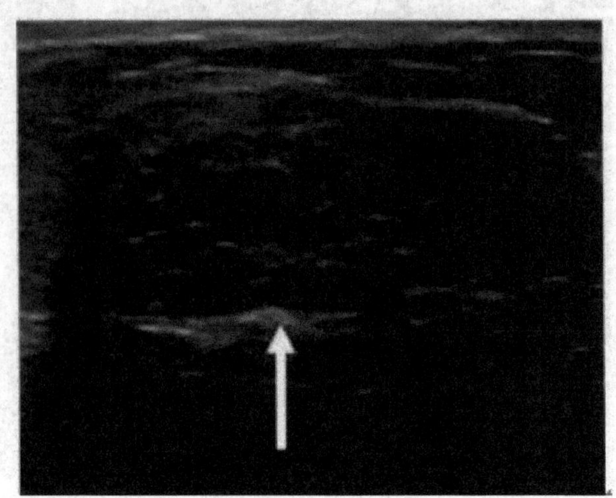

图 3-2-24　乳腺错构瘤包块内回声强弱相间（箭头所指）

九、乳腺脂肪瘤

脂肪瘤多位于皮下脂肪层内，多为单侧单发，也有两侧多发者，边界清楚，质软有弹性，病程发展缓慢，无临床不适。

（一）超声表现

常在皮下脂肪层内，表现为高回声结节，边界多数清楚，内部回声均匀（图 3-2-25），也可呈现中等回声结节，使得超声不易分辨，通过占位效应加以识别，具有可压缩性。内部不易探及血流信号。

（二）鉴别诊断

浅表脂肪瘤较易诊断，较深在的脂肪瘤如果形体较大且生长较快时，需与脂肪肉瘤鉴别，鉴别须经活检或手术病理确诊。

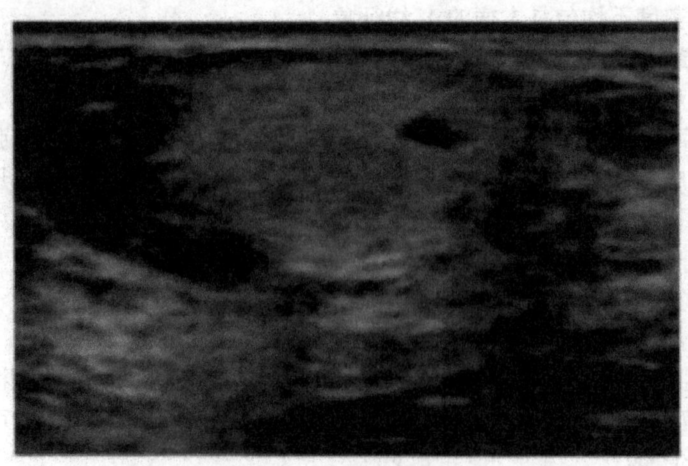

图 3-2-25　乳腺脂肪瘤

十、乳腺脂肪坏死

乳腺脂肪坏死是手术或非医源性外伤引起的一种良性疾病，病变通常位于一侧乳房的皮下，形成紧靠皮肤的硬结。临床表现与乳腺癌相似。根据病变部位可分为皮下型和腺体型两种。

（一）超声表现

常表现为低或无回声结节，后方回声有或无增强，有时呈现极低回声内结节或可见带状高回声区。

（二）鉴别诊断

主要与乳腺癌进行区别，乳腺癌一般无外伤史，肿物不断增大或近来生长迅速。

十一、副乳

副乳是胚胎时期沿乳线走行的非乳腺部位所形成的乳腺组织，常位于腋前线，多为单侧，副乳大小不等，外观腋下隆起（图 3-2-26），组织松软，有时触及肿块样，与周围脂肪界限不清，少数可见到副乳头，但较正常乳头小。可有疼痛和发胀感，也可发生增生、腺病、纤维腺瘤甚至癌变，但不多见。

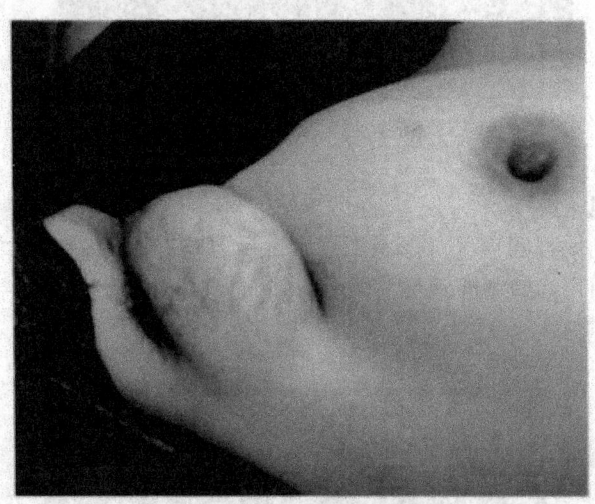

图 4-2-26 右侧腋窝副乳

（一）超声表现

常在腋下等非乳腺部位探及乳腺腺体样回声，周围脂肪组织增多、增厚，常为片状或三角形分布，如果伴发增生，课件导类似乳腺增生都声像图改变。（3-2-27）

（二）鉴别诊断

主要区分腋下隆起有无肿大淋巴结或其他囊性或实性包块，根据各自特点较易做出鉴别。

十二、脂膜炎

脂膜炎可能是一动态的炎性过程，多发生于中老年乳房较大者。病变部位在皮下脂肪层内，而腺体正常。由中性粒细胞、淋巴细胞导致脂肪组织细胞炎症，最后纤维化，萎缩性结痂。脂肪组织细胞浸润期脂膜炎也可呈肉芽肿性。脂膜炎随临床特点、关联的疾病、病理改变不同而可分为不同亚型。因亚型不同，其临床表现也不尽相同。发生于乳腺的脂膜炎，皮下结节是本病的主要特征。起始于皮下的部分结节向上发展，皮面可轻度隆起，呈现红斑和小肿；部分则有潜于皮下，表面皮肤呈正常皮色，常与皮肤粘连，活动度小，疼痛和触痛明显。结节常成批发生，对称分布。经数周或数月后结节自行消退，消退处局部皮肤凹陷并有色素沉着。结节每隔数周或数月反复发作。

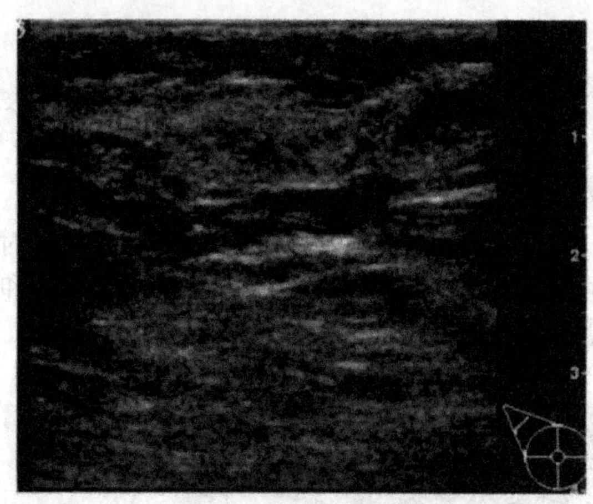

图 3-2-27　副乳增生

（一）超声表现

常于真皮层下见偏强回声区，形态不规则，后方略有回声衰减，内部回声欠均匀，可见点状或条状强回声，如脂肪液化，可于偏强回声区内见片状无回声（图 3-2-28）。乳腺腺体层无改变。

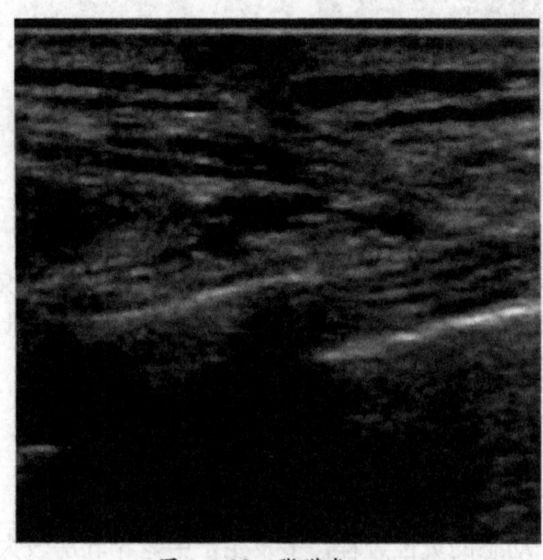

图 3-2-28　脂膜炎

偏强回声区内见片状无回声

（二）鉴别诊断

1.本病应与乳腺癌相鉴别

前者多有明确的外伤史，病变位置较表浅，肿块内部呈中高回声，较少形成囊肿，皮肤与肿块界限不清，与深部组织界限清晰。乳腺癌病变主要在腺体层内，边界不规整，界限多不清晰，内部多呈低回声，可与皮肤、深部组织界限不清。

2.本病应与表皮样囊肿相鉴别

后者可位于皮肤层内，或部分位于皮肤内部分位于皮下脂肪内，或完全位于皮下脂肪内，它为圆形或椭圆形无回声区，包膜完整光滑，部分表皮样囊肿内部回声为偏强回声。

十三、乳腺内异物

乳房受到枪弹伤或弹片伤后的弹片残留，乳腺手术过程中手术器械的遗留，隆乳手术后隆乳材料的破溃或泄漏，这些物质进入乳房的腺体层或脂肪层内，均为异物。

（一）超声表现

1.如为金属，异物显示为点状、团状或环状强回声，其后方有彗星尾征。异物的超声图像与异物的形状相近。异物周围可见条状无回声区包绕（图 3-2-29）。

2.如为非金属，异物的超声图像与异物的形状相近。回声中等，异物周围可见条状无回声区包绕。

3.如为硅化物（又称硅胶）等，在超声图像中表现为乳腺的腺体层内或脂肪层内见无回声区或极低回声区（图 3-2-30，图 3-2-31）。

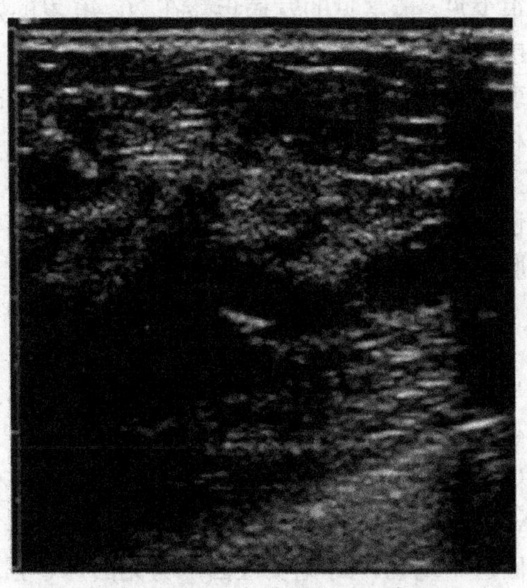

图 3-2-29　金属异物强回声

（二）鉴别诊断

1.较强回声异物应与 Cooper 韧带相鉴别

Cooper 韧带连接与浅筋膜的深浅两面，与乳腺腺体层一般为近似垂直走向，角度较固定，另外旋转探头可显示全貌及与周围组织关系。异物一般长度较短，周围见条状无回声区，另可见其与皮肤破口与其的位置关系。

2.较强回声异物应与钙化灶鉴别

一般钙化多与一些乳腺疾病伴发，钙化性病灶多在乳腺肿块内。

3.低回声、极低回声或无回声异物应与乳腺囊性增生鉴别

乳腺囊性增生时病变发生在腺体组织内，多位于双侧乳腺的外上象限或外下象限，它一般有明确的病史和症状。而前者有明确的隆乳史或外伤史，腺体层后方见无回声区，一般透声差，振动探头时可见破裂的包膜在无回声区内移动，腺体内的低回声、极低回声或无回声区与腺体后方的无回声区相连通。

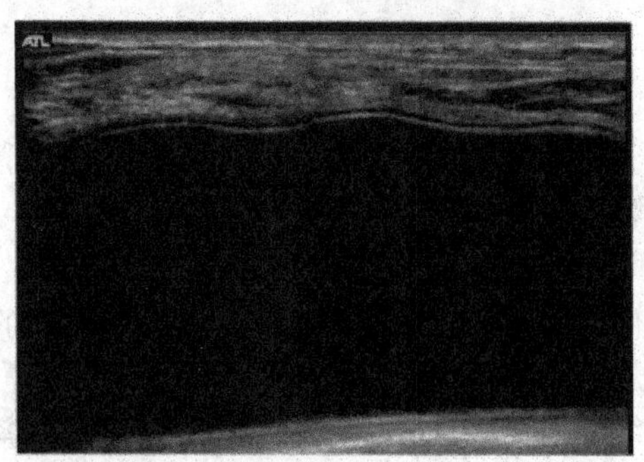

图 3-2-30　乳腺隆胸术后声像图

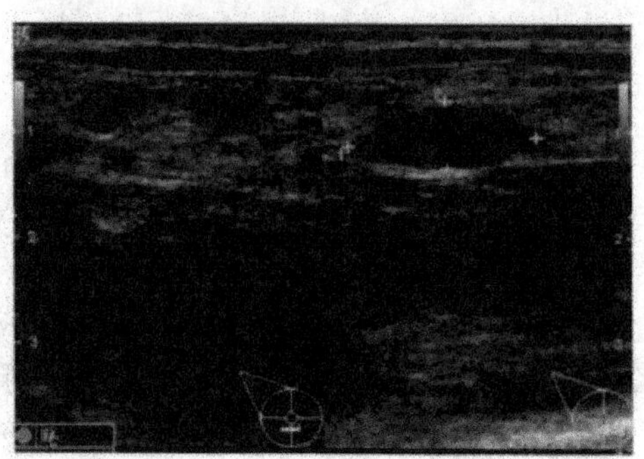

图 3-2-31　乳腺隆胸术后假体渗漏

十四、乳腺结核

原发于乳腺的结核很少见，最常见的发病年龄在 20~40 岁的妇女，多数已婚并生育。病程进展缓慢，可由肺或肠系膜淋巴结结核经血行传播所引起，或是由于邻近的结核病灶经淋巴循环逆行播散或直接蔓延而引起。初期乳内硬结表面光滑、边界不清，可推动。随着病变的进展，硬结相互融合成更大的肿块，此时切开肿块可见中心坏死（干酪样坏死）。有的液化形成脓腔，数个脓腔相互沟通，形成多发脓肿。如果穿透皮肤便形成经久不愈的窦道，流出结核性脓液，乳腺组织发生广泛性破坏。中年妇女的乳腺结核，多半易发展为硬化性病变，肿物切面可见纤维组织增生，但中心坏死区不大。同侧腋下淋巴结肿大。

（一）超声表现

1.早期乳腺腺体层内见低回声病灶，病灶形态不规则，边界较清或欠清，可伴有液化，实性部分回声较均匀（图 3-2-32，图 3-2-33）。

2.病程较长者病灶内可见斑状强回声钙化灶，其后方声影可不明显。

3.病变晚期病灶可呈无回声区，形态不规则，边界不清，实性部分回声尚均匀；液化不完全的病灶，内部回声不均匀，可见实性回声与无回声、强回声钙化斑混合分布，部分病灶破坏局部皮肤、脂肪层等，除引起它们坏死和溃疡外，还常有窦道与表皮相连通。

（二）鉴别诊断

声像图并无特异性，早期似肿瘤图像，不易与乳癌相鉴别。其鉴别点为除乳腺肿块以外，乳腺结核患者常出现其他结核病灶，最常见的是肋骨结核、胸膜结核和肺门淋巴结结核，此外，颈部及腋窝的淋巴结结核也较常见，身体其他部位的结核如肺、骨、肾结核亦非罕见；乳腺结核除肿块以外，即使其表面皮肤已经粘连并形成溃疡，也很少有水肿，乳腺结核发展较慢且病程长。

结核形成脓肿时，又似囊肿或肿瘤坏死液化的改变，诊断与鉴别需结合临床资料。

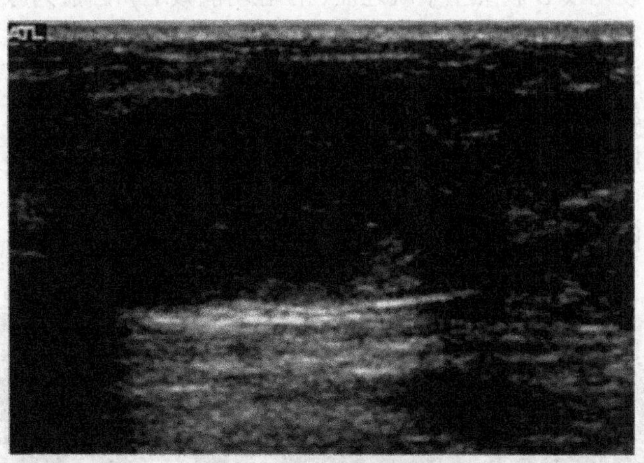

图 3-2-32　乳腺结核

边界不清，形态不规则

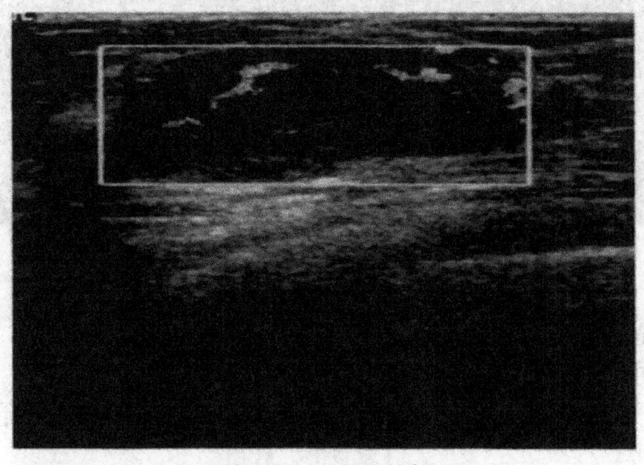

图 3-2-33　乳腺结核

病灶内血流信号丰富

十五、男性乳腺发育

男性乳腺发育是指男性在各个年龄阶段因不同原因出现单侧或双侧乳腺发育。本病多见于青春期及老年期，多为单侧，少数为双侧。表现为一侧或双侧乳房增大，中央区隆起。原发性男性乳腺发育可见于新生儿、青春期及老年期。青春期男性乳腺发育一般为双侧对称性，大多可自行消退。老年男性乳腺发育者，常为不明原因出现单侧乳房增大，少数者呈单侧乳房增大，无明显肿块，形如青春发育期的乳房，虽然乳房发育明显，但乳头仍呈男性型。常在 1~2 年内自行消失。

继发性男性乳腺发育可见于先天性无睾丸、Klinefelter 综合征（一种小睾丸疾病）、睾丸女性化、Reifenstein 综合征（一种不完全男性假两性畸形）、真两性畸形．病毒性睾丸炎、创伤后引起的睾丸萎缩、特殊类型的睾丸肿瘤．肾上腺肿瘤、甲状腺功能亢进症、重症性肝炎和肝硬化或 B 族维生素缺乏症、性腺功能减退和因前列腺癌、前列腺增生症或变性手术而长期服用雌激素者。

（一）超声表现

根据增生程度不同，其超声表现各异。

一般男性乳腺内不易看到乳腺腺体组织，过度发育时，患病侧可见乳腺组织回声，薄厚不一，增生明显时，可见类似女性乳腺增生的图像，有时在乳头、乳晕深面可见盘状低回声肿块（图 3-2-34）。

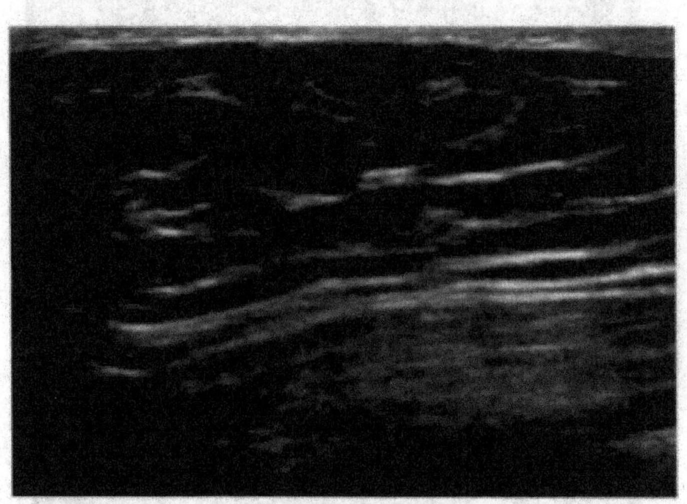

图 3-2-34　男性乳腺发育

（二）鉴别诊断

1.本病应与男性乳房皮下脂肪增厚鉴别

后者男性的乳房皮下脂肪增多，呈对称性肥大隆起，并与乳房周围的脂肪组织相延续，无腺体层增厚。

2.本病应与男性乳腺癌相鉴别

男性乳腺癌有明确的肿块，多为单侧肿块，肿块多呈偏心性、肿块压迫性差。

十六、乳腺癌

乳腺癌是从乳腺导管上皮及末梢导管上皮发生的恶性肿瘤。病因尚未完全明了。病因学研究与遗传、环境密切相关，与体内激素失调、外源性雌激素的应用、接触放射源等有关，还与饮食与肥胖等存在一定相关性。据我国统计，乳腺癌已成为妇女恶性肿瘤的第一位。男性也偶见患乳腺癌患者。早期无任何症状，最初表现为一侧乳房无痛性肿块，质硬，边界不清，多为单发，可以被推动。肿瘤逐渐长大时，可浸润筋膜或 Cooper 韧带，肿块处皮肤出现凹陷，继之皮肤有橘皮样改变及乳头凹陷。早期乳腺癌也可以侵犯同侧腋窝淋巴结及锁骨下淋巴结，通过血液循环转移，侵犯肝、肺及骨骼。

（一）超声表现

1.乳腺癌较小时，形态可规则或不规则，体积较大时，形态多不规则，呈小分叶状。

2.乳腺癌边界多不整，无包膜，边界呈毛刺、锯齿或蟹足状，界限往往不清（图 3-2-35），有时可见较强回声晕（图 3-2-36）。

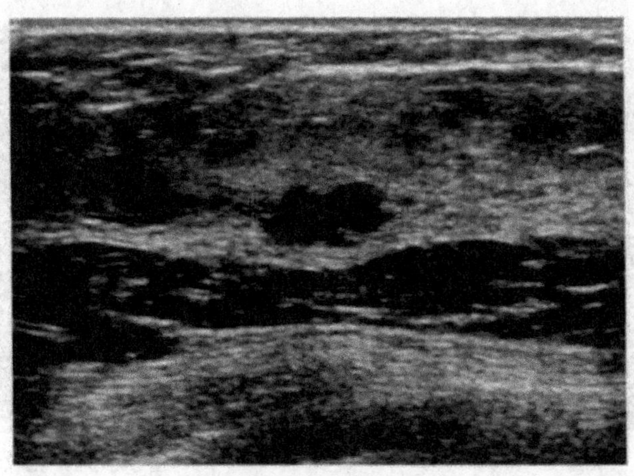

图 3-2-35　乳腺癌（一）

3.肿块内部多呈实性低回声，分布不均，微小点状、密集或簇状分布的强回声钙化是其特征性表现（图 3-2-37）。

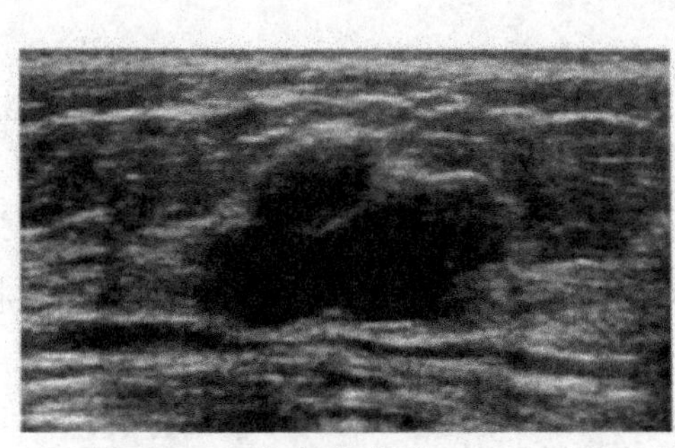

图 3-2-36　乳腺癌（二）

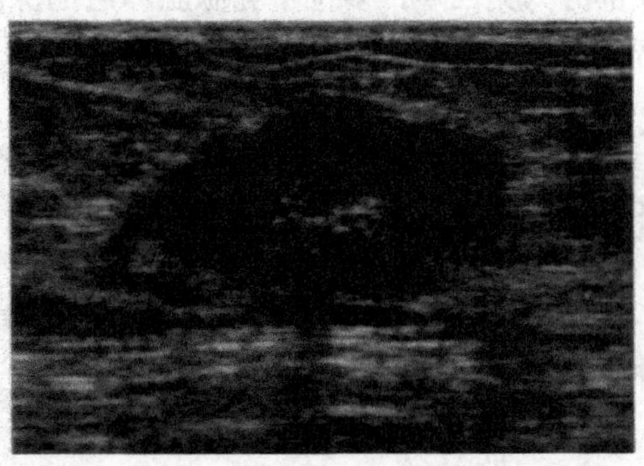

图 3-2-37　乳腺癌（三）

4.肿瘤后壁回声及后方组织回声减低或消失。髓样癌后方回声可轻度增强。

5.肿瘤纵横比大于 1。

6.多数情况下，肿块内部没有无回声区。少数肿瘤中心发生液化坏死时，可见低回声或无回声暗区。

7.肿瘤压迫或浸润 Cooper 韧带造成移位或中断。

8.肿瘤发生转移，腋窝或锁骨上窝淋巴结肿大，也可经血行转移至肺．肝、骨等器官。

彩色多普勒超声：大多数肿块血流信号增多，呈条状或紊乱表现，多有穿入型或中心型血流，部分肿块内可见动静脉瘘出现。血流丰富程度为Ⅱ~Ⅲ级（图 3-2-38，图 3-2-39）。小结节血流丰富对诊断恶性意义大。

脉冲多普勒：血流速度较高，呈高阻型，峰值流速大于 20cm/s，阻力指数高达 0.7，甚至更高。

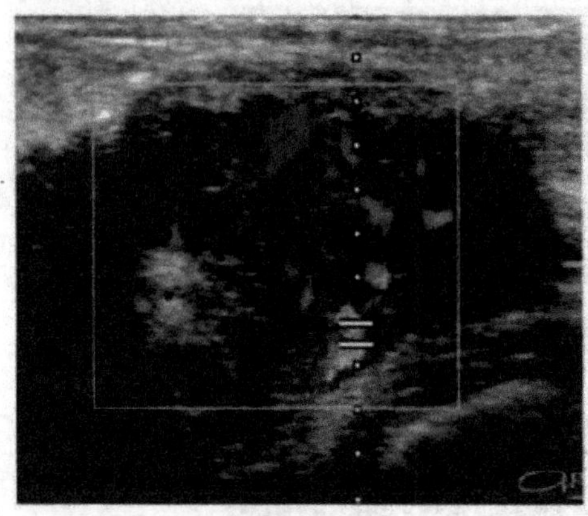

图 3-2-38　乳腺癌（四）

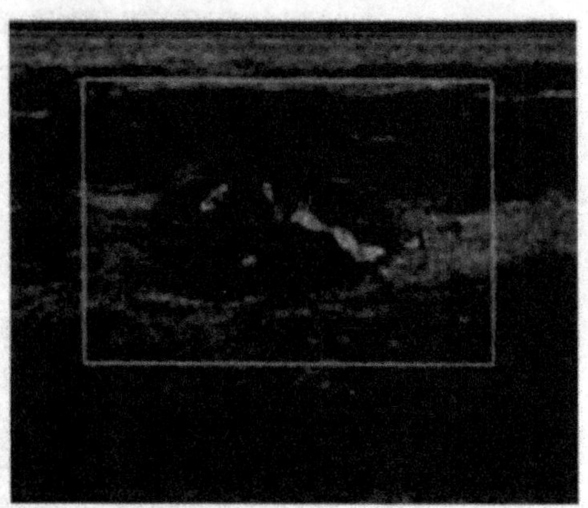

图 3-2-39　乳腺癌（五）

（二）各种类®乳腺癌的声像图表现

1.髓样癌

一般体积较大，直径可达 4~6cm，圆球形，界限清晰，内部回声与脂肪层回声相近或部分为无回声，多位于乳腺腺体层的深面。多有同侧腋下淋巴结肿大，后期肿块与皮肤界限不清。

2.乳腺硬癌

一般体积不大，形态不规则，边界不整，界限不清，内部回声呈低回声或极低回声，肿块后方回声衰减。肿块可压迫性差。

3.乳头状导管癌

常位于较大的导管内，肿块呈中等回声或低回声，形态不规则，部分边界呈蟹足状，肿块后方有回声衰减现象。

（三）鉴别诊断

乳腺癌是恶性肿瘤，其鉴别主要应与良性病变进行区分（表 3-2-1）。

表 3-2-1　乳腺良、恶性病变鉴别点

	良性	恶性
轮廓与边缘	整齐、光滑、多有侧方声影、横向生长	不整、粗糙、侧方声影罕见、纵向生长
包膜	有	无
内部回声	无回声或均质低回声	分布不均、呈实性衰减、点状钙化
后壁回声	整齐、增强、清晰	不整、减弱、不清

肿物后回声	正常或增强	衰减
皮肤浸润	无	可有
组织浸润	无	可有

十七、乳腺黑色素瘤

黑色素瘤是一种高度浸润的恶性肿瘤，来源于表皮及真皮交界处的黑色素细胞，分为结节性黑色素瘤和浅表性黑色素瘤。前者占15%~30%，为垂直生长，侵袭性强，预后差，预后往往与肿瘤厚度有关。后者占70%左右，它易早期发现，中等厚度的与结节性黑色素瘤相比预后较好。黑色素瘤可发生于正常皮肤、先天性或后天性小痣。病变开始表现为色斑，以后逐渐高出皮肤，并不断扩大。黑色素瘤的厚度与患者的存活率有密切的关系。

（一）超声表现

1.黑色素瘤呈低回声结节，能清楚地与高回声的真皮相区别（图3-2-40）。

2.大多数病例两侧边缘不光滑，而基底部界限一般可分辨。

3.溃疡型或疣状型的黑色素瘤，可见入射回声中断，后缘轮廓不清。

4.通过与正常皮肤比较，可见其内有增多的血流信号。

（二）鉴别诊断

本病应与乳房脂肪坏死相鉴别。

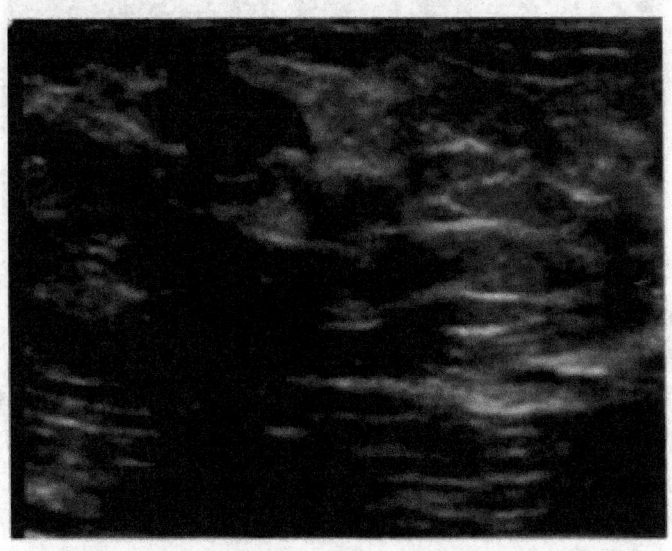

图3-2-40　黑色素瘤，病变位置表浅，呈低回声

十八、特殊性乳腺癌

炎性乳腺癌较罕见，仅占所有乳腺癌的1%~2.5%，可发生于任何年龄，平均发病年龄为50~54岁，是乳腺癌中的一种特殊类型。炎性乳腺癌的组织学类型可见于各种类型的乳腺癌，可为导管内癌、硬癌或小型癌细胞，可为多中心型。但大多数为分化很差的

腺癌。其病理特点是扩张的表皮下、淋巴管中常见有癌细胞团的浸润、有时皮内的浅表淋巴管和乳房内的淋巴管，甚至血管中也可见癌栓。

临床均以乳房急性炎症就诊。该病表现为红肿热痛及局部压痛，皮肤红肿至少占乳房表面的 1/3 以上，皮肤增厚，有时有疼痛、热感，皮肤亦有橘皮样变。乳腺肿瘤可很快累及整个乳房（图 3-2-41），短期内出现皮肤卫星结节。病程短，进展快，来势凶险。该病病程常为数周或数月。据报道，最短约 4 周，最长 30 个月。非炎性乳腺癌的转移率在 5%左右，而炎症样乳癌确诊时的转移率高达 30%~40%。几乎 100%患者确诊时伴有腋窝淋巴结肿大，约 1/3 患者确诊时伴肺、骨等处的远位转移。患者实验室检查无阳性发现，白细胞多在正常范围，偶有升高。初诊时易误诊为乳腺炎或蜂窝织炎而用抗生素治疗，但无效或效果不明显。

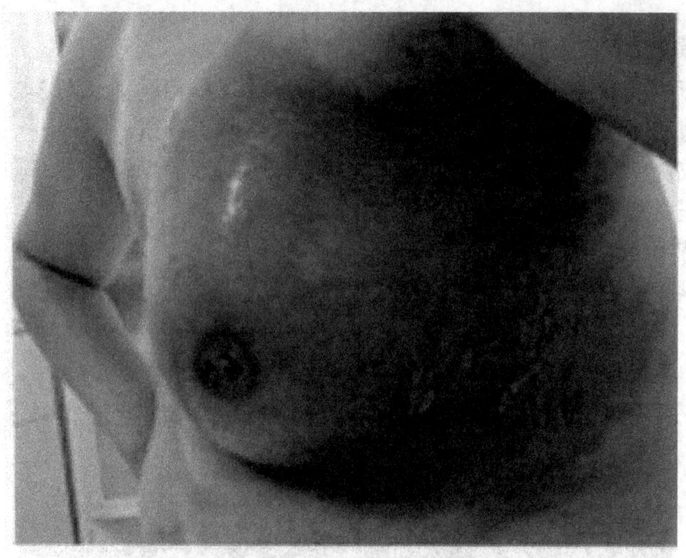

图 3-2-41　炎性乳腺癌外观

（一）超声表现

乳房解剖层次不清，一般无明显的肿块图像，皮肤及皮下组织增厚、模糊，内部回声不均，腺体结构明显紊乱（图 3-2-42，图 3-2-43），化脓时，可见无回声区。病变处血流信号增多，出现高速高阻型的动脉频谱。大多伴有同侧腋窝淋巴结肿大。

（二）鉴别诊断

诊断本病一定要注意结合临床表现。

1.急性乳腺炎和乳腺脓肿

急性乳腺炎和乳腺脓肿多见于年轻、哺乳期的妇女，除局部炎症外，尚有全身发热、白细胞升高等反应；查体乳房皮肤有充血水肿，但橘皮样变不明显，绝无卫星结节；针吸穿刺可为脓液及坏死组织，细胞学检查为炎症细胞，应用抗生素治疗明显有效。

炎性乳腺癌的皮肤为暗红色，抗炎治疗无效。肿瘤区域皮肤呈粉红色并伴有刺痛，非常近似急性炎症，炎性乳腺癌临床虽不多见，但也多发生在年轻妇女，尤其在妊娠或哺乳期。这种乳腺癌发展迅速，可在短期内侵及整个乳房，患乳淋巴管内充满癌细胞，皮肤充血、发红，犹如急性炎症，整个乳房增大变硬，而无明显的局限性肿块，但炎性乳腺癌无发热、白细胞计数升高的情况，疼痛不明显。

2.乳腺白血病灶及恶性淋巴瘤性浸润

该病可有白血病及恶性淋巴瘤的全身表现及实验室检查相符合；乳腺红肿、炎症表现仅限于肿瘤区域；针吸细胞学检查和局部组织活检可明确诊断。

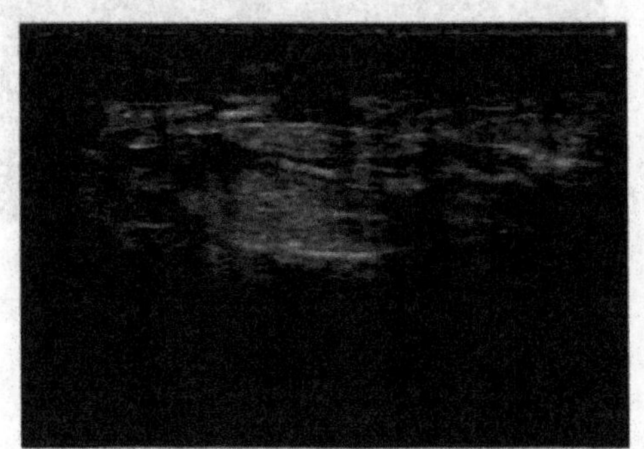

图 3-2-42　炎性乳腺癌（一）
皮肤及皮下组织增厚

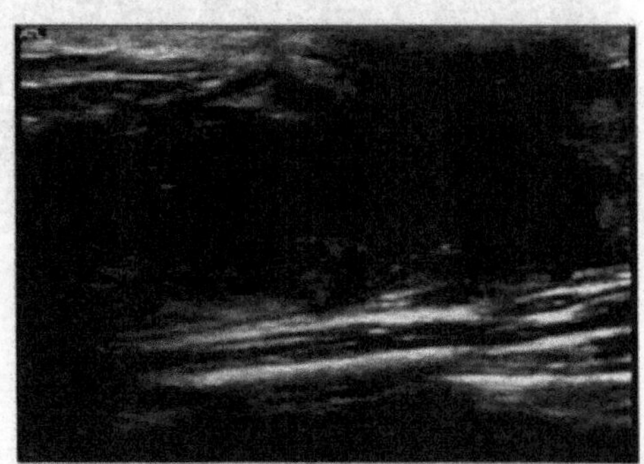

图 3-2-43　炎性乳腺癌（二）
腺体结构明显紊乱，内部回声不均

十九、乳腺淋巴瘤

淋巴瘤是一组起源于淋巴结或其他淋巴组织的恶性肿瘤，分为霍奇金病和非霍奇金淋巴瘤两类。淋巴瘤主要原发于淋巴结，以颈部和锁骨上淋巴结肿大为首发表现，但10%~35%的淋巴瘤可原发于淋巴结外的组织器官。乳腺淋巴瘤发病率极低，占乳腺恶性肿瘤的 0.04%~0.53%，可能与乳腺组织中的淋巴组织较少有关。

乳腺淋巴瘤属结外性淋巴瘤，以非霍奇金淋巴瘤为主。组织学所见易误诊为癌。

本病多见年轻女性（40 岁）。临床表现与乳腺癌相似，为生长迅速的乳腺肿块，常伴有不同程度的发热。肿块多为单侧，少为双侧，多位于外上象限内。查体可见肿块呈结节状或分叶状，质地坚韧，早期边界清楚，可动，与皮肤及胸壁无粘连。无乳头凹陷及溢液。肿块巨大时可占据整个乳房，表面皮肤菲薄，血管扩张，甚至破溃。

（一）超声表现

1.该病的声像图表现与其他部位的淋巴瘤超声表现相似，常表现为多个低回声融合性肿块。

2.肿块形态尚规则，有些肿块呈分叶状。

3.肿块无包膜或有假包膜，边界清晰。

4.肿块内部回声较低或极低，甚至接近无回声（图 3-2-44）。

5.肿块内部回声不均匀，有时内部有乳头状中低回声团块，有时见条索状中等回声或偏强回声位于病灶中心部位（图 3-2-45）。整个肿块呈偏心型假肾样声像特征。

6.探头加压，肿块形态发生改变。

彩色多普勒：肿块内血流信号丰富，有在肿块中部出现血流缺失现象。

脉冲多普勒：呈假肾样的肿块，门部为低阻型。边缘部位为高阻型。

（二）鉴别诊断

本病应与脓肿、囊肿相鉴别。

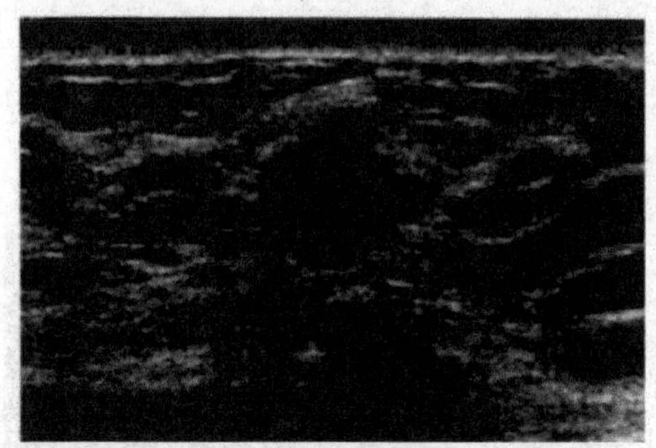

图 3-2-44　乳腺淋巴瘤（一）
分叶状，极低回声肿块

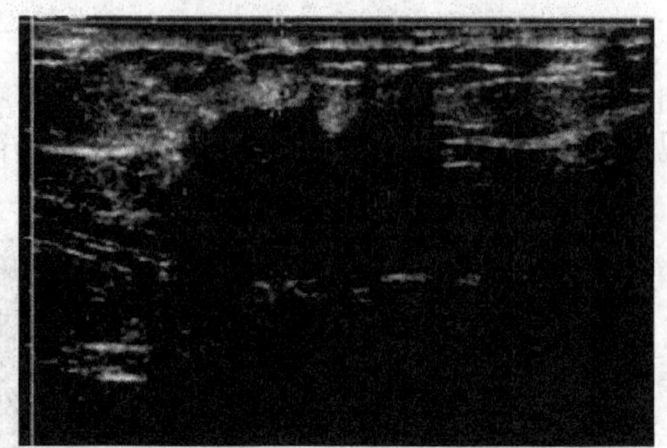

图 3-2-45　乳腺淋巴瘤（二）
肿块内部回声不均匀，可见中等偏强回声

二十、叶状恶性肿瘤

叶状恶性肿瘤是叶状瘤的一种，很容易复发，光靠触诊无法与纤维腺瘤区分，即使细针抽吸细胞学及活组织切片检查也诊断困难。治疗须将乳房切除。

（一）超声表现

分叶的形状和内部回声的不均匀是其特征，但超声无法区分良性或是恶性。

（二）鉴别诊断

本病需与纤维腺瘤和良性叶状瘤鉴别，需通过手术切除病理确诊。

二十一、乳腺肉瘤

发生于乳腺间叶组织的恶性肿瘤称为肉瘤。按肿瘤来源基本上可分为纤维上皮性和间叶组织性，另外还有混合性（癌肉瘤）及淋巴系统来源的恶性肿瘤。尚有化生而来的乳腺骨肉瘤、软骨肉瘤、横纹肌肉瘤等。乳腺中发生的肉瘤，较乳腺癌明显少见，占乳腺恶性肿瘤中的0.12%~3%。本病组织类型复杂多样。

（一）超声表现

1.乳房内肉瘤的病理类型不同，肿块所在乳腺的层面不同。平滑肌肉瘤位于皮下。乳腺纤维肉瘤多来自皮下或筋膜中的纤维组织。血管肉瘤可发生于乳腺的任何部位，常侵犯右乳腺，以外上象限多见。乳腺血管肉瘤肿块多位于乳腺深部。纤维肉瘤位于乳腺中央或占据整个乳房。

2.肉瘤肿块一般体积均较大，甚至侵犯整个乳腺形成一个较大的肿块（图 3-2-46，图 3-2-47）。

3.一般为单发，脂肪肉瘤可多发。

4.肿块形态一般较规则，脂肪肉瘤有时呈分叶状。乳腺软骨和骨肉瘤呈结节状或分叶状。纤维肉瘤呈圆形或椭圆形结节状或略有分叶的肿块，肿块边界常清晰。

5.肿块内部回声一般较低，较均匀。如发生囊性变或肿块内出血坏死，可见其中的无回声区。骨肉瘤和软骨肉瘤回声多不均匀，内可见斑点状强回声。

6.肿块后方回声一般有增强表现。乳腺软骨、骨肉瘤和纤维肉瘤有时后方可见衰减。

7.肿块压迫性一般较差。但脂肪肉瘤的压迫性一般较好。

8.如果生长迅速，局部皮肤可改变颜色并可有静脉曲张。因肿瘤压迫乳腺导管可发生导管扩张等并发症。

9.肉瘤常浸润邻近组织，在周围形成一些结节。乳腺血管肉瘤肿块向周围浸润生长，包膜不完整或无包膜，边界不清。乳腺软骨和骨肉瘤包膜不明显。纤维肉瘤与周围组织可有明显界限，有不完整的假包膜。脂肪肉瘤不与皮肤粘连，边界清楚（图 3-2-48）。横纹肌肉瘤呈圆形或椭圆形、分叶状，边界不甚清楚，无包膜或有不完整假包膜。乳腺平滑肌肉瘤无包膜。乳腺癌肉瘤也可有少数病例肿块与皮肤粘连，出现乳腺癌的特征。

10.肉瘤多经血行转移，也可经淋巴转移。纤维肉瘤少见腋淋巴结转移；乳腺脂肪肉瘤可经血行、淋巴管转移；纤维肉瘤大多经血行转移至肺、肝脑等器官，淋巴结转移较少；横纹肌肉瘤多数经血行转移到肺、骨，少数转移至肝、淋巴结及胸膜和其他器官；平滑肌肉瘤大多经血行转移至肺或肝肾等处，少数转移至局部淋巴结。

11.肉瘤体血流信号多较丰富（图 3-2-49）。

（二）鉴别诊断

本病应与乳腺癌、乳腺脓肿、乳腺结核相鉴别。

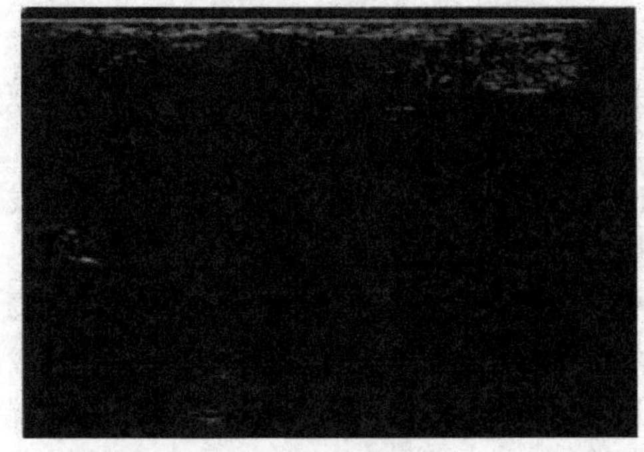

图 3-2-46　乳腺肉瘤（一）

肿块较大，边缘呈分叶状

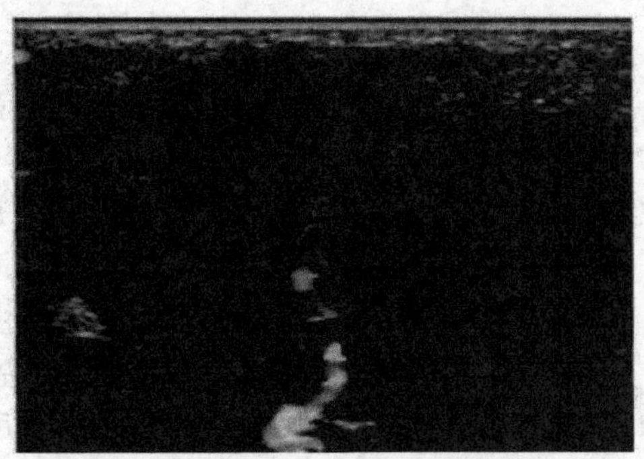

图 3-2-47　乳腺肉瘤（二）

强回声分隔伸入处见血流信号丰富

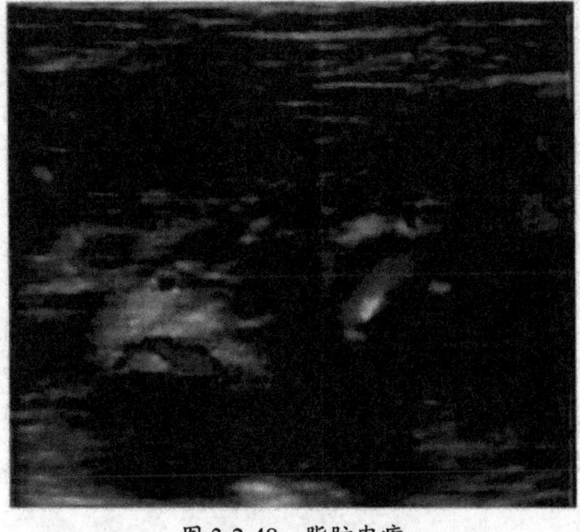

图 3-2-48　脂肪肉瘤

肿块回声中等，边界清楚

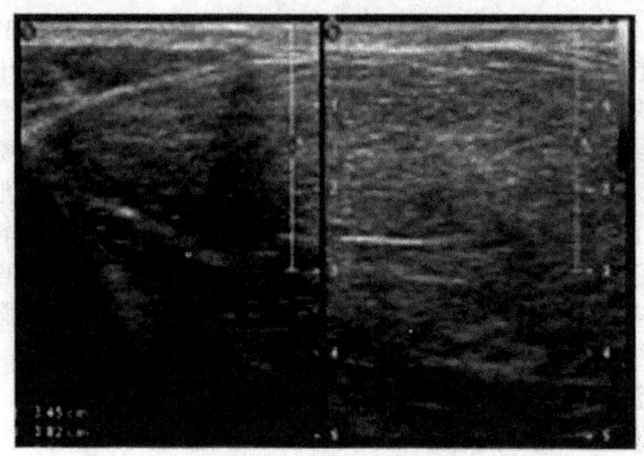

图 3-2-49　肉瘤内部血流信号丰富

二十二、男性乳腺癌

男性乳腺癌是一种罕见疾病，多见于老年人。男性乳腺癌的病因尚不清楚。多数学者认为有遗传倾向，女性乳腺癌患者男性一级亲属发病率偏高。另外，内分泌异常、男性乳腺发育症、放射性损伤．局部创伤、Klinefelter 综合征、肝病等可能与本病的发生有关。任何原因引起的雌激素水平升高，其患乳癌的危险因素会增加。

患者就诊时的常见主诉为乳晕下无痛性肿块，可侵犯皮肤及乳头，并可出现溃疡。一般为单侧，左右发病均等，少有双侧，副乳亦可发生。最初在乳头及乳头下出现较小的及界限不清的无痛性肿块，约半数患者可出现皮肤发红、瘙痒、乳头回缩及乳头湿疹等现象。随着

病史进展，肿物可以和皮肤粘连．固定，并出现“卫星”结节。少数为出现乳头血性溢液。早期可以出现乳晕皮肤粘连及腋窝淋巴结肿大。

男性乳腺癌的发病年龄较女性偏高。

（一）超声表现

1.乳头后方常可见发育增厚的腺体层，与女性正常乳腺腺体结构相似。

2.肿瘤位置较深，乳头乳晕深面可见肿块。

3.肿块形态不规则，边界不清，呈“蟹足样”改变。

4.肿块内部为低回声，不均匀，可有点状钙化（图 3-2-50）。

5.发生乳内区转移者，乳房内上象限可见低回声结节。

6.血流信号粗大，不规则，流速加快，高阻动脉频谱（图 3-2-51）。

7.发生腋窝、锁骨上窝转移时，可见肿大淋巴结，回声减低，血流丰富。

8.有时肿块侵犯皮肤及乳头，并可出现溃疡，整个图像与结核脓肿相近。

9.胸大肌常受累者，肿块与浅筋膜深层，腺体后脂肪、胸大肌界限不清。

（二）鉴别诊断

1.男性乳腺癌应与男性乳腺发育症鉴别。男性乳腺癌患者多为老年人、单侧肿块、

肿物偏心性。而男性乳腺发育症多见于青春期和肝病患者，多为双侧盘状物，有触痛。

2.男性乳腺癌应与乳腺结核、乳腺脓肿相鉴别。

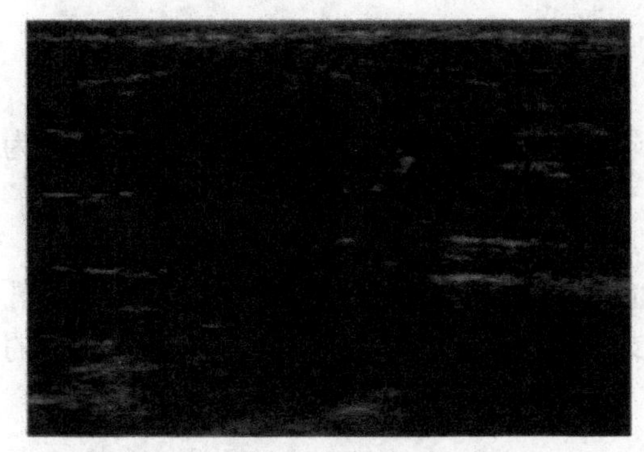

图 3-2-50　男性乳腺癌（一）
乳腺低回声肿块，边界不清，内可见多发点状强回声

图 3-2-51　男性乳腺癌（二）
肿块内可见血流信号

（龚玉萍）

第三节　乳腺良性肿瘤诊断

一、乳头的乳头状瘤、头状腺瘤

乳头和乳腺大中小导管的上皮细胞，在某些内分泌因素的影响下，发生上皮源性肿瘤，为乳腺的良性肿瘤。乳腺导管上皮增生突入导管内，呈乳头状生长，称乳头状瘤。发病部位多在乳腺的中央或乳头区，大导管内上皮呈腺瘤样增生形成乳头状腺瘤。多为无痛性肿块，病程缓慢。

1.简要病理

（1）乳头的乳头状瘤（papilloma of papilla）：为乳头表皮增生呈乳头状，多个乳头聚积在一起似菜花状。有时与乳腺鳞状细胞癌相似。

大体检查：肿瘤生于乳头，外观疣状、菜花状，脆弱，切面灰白，散在出血。

镜下所见：由鳞状细胞增生成乳头状，外被鳞状上皮细胞。因其为良性不转移，术后不复发。

（2）乳头状腺瘤：乳头区大导管内上皮呈腺瘤样增生而成的良性肿瘤，兼有不同程度的乳头状瘤灶较少见。肿瘤位于乳头乳晕下，0.5~1.0cm 大小，质硬略有弹性或砂粒感，无包膜，边界清楚，少数肿瘤有小囊或导管扩张。有时纤维化形成硬化性腺病样。导管上皮实质性增生，充满管腔。

2.临床表现

多见于中年（30~50 岁）女性，乳头表面凸凹不平，疣状、菜花状棕色肿块。或表面糜烂、溃疡、结痂，乳头有血性或浆液溢出。触诊乳头处有硬性结节病程缓慢。

3.超声表现

乳头乳晕下实质性小乳头状或结节样中高回声，内部不均匀，边界清楚，邻近大导管可伴有扩张。

二、乳腺导管内乳头状瘤

乳腺导管内乳头状瘤因内分泌的影响，导管上皮增生突入导管内呈乳头状生长，为良性肿瘤。在乳腺良性肿瘤中占第3~4位。

（一）乳腺大导管内乳头状瘤

乳腺大导管内乳头状瘤（intraductal papilloma）多发生在乳晕下大导管，即从乳头乳管开口部至壶腹以下约1.5cm间，单发或几支导管内。乳头状瘤位置一般不超出乳晕的范围。

1.简要病理

（1）大体检查：大导管内乳头状瘤位于乳头与乳晕之间，使导管囊状扩张，浅黄色液体潴留，囊壁见0.5~1.0cm棕黄、质软而脆的乳头状物突入腔内。乳头可能有蒂，蒂的粗细不等，与囊壁相连。短粗的乳头纤维成分较多，质地坚实不易断，细长顶端颗粒状乳头质地脆弱，树枝状尖细的乳头易折断出血，有恶变倾向。乳头状瘤在导管内生长，分泌物潴留引起导管囊状扩张。或形成条索、硬结及肿块。液体自乳头溢出后肿块可缩小，或消失。如此反复数年。

（2）镜下所见：似腺样结构，导管上皮细胞高度增生，乳头相互融合成实性细胞团，间质少。乳头粗短间质纤维多，久之可发生玻璃样变。

2.临床表现

多见于40~45岁的经产妇，发病与绝经期雌激素分泌紊乱有关。

（1）早期症状不明显，生育过中年女性乳头自发性溢液、溢血可为10~15d间歇性。压迫乳腺某点，或积压肿块有血性或浆液性分泌物自乳头溢出。

（2）乳内肿块，乳头、乳晕边缘触及条索、硬结或肿块边界清楚。大小自数毫米到1cm左右，最大者2.5cm。

（3）乳腺钼钯X线检查及乳腺导管造影，摄片可见乳头状瘤的形态。

3.超声表现

（1）乳头或乳晕下乳腺中心区，大导管至壶腹部，囊状扩张呈液性无回声。

（2）扩张的大导管内见中等或稍强回声的乳头、结节、实质性团块（图2-3-1），回声不均匀，强弱不等，结构紊乱，有微钙化。

（3）乳头瘤大小不等，>0.5~1.0cm的病变，实质性，边缘清楚，<2~3mm的病变，仅见强回声光点。

（4）乳头瘤基底部有时可见较细的蒂与囊壁相连。

（5）彩超可见有点、条索状彩色血流进入实质性团块内，有时血流较丰富。

（6）3D成像，导管内乳头状瘤于扩张的乳管内液性回声中，见不均匀中强回声的结节混合成实质性团块。容积3D成像扩张的大导管内中等回声团块不均匀，与液性区边界清楚，块内可见微小钙化点。血管能量图3D成像扩张导管的长、短轴、冠状切面及3D成像均见丰富血流（图2-3-2）。

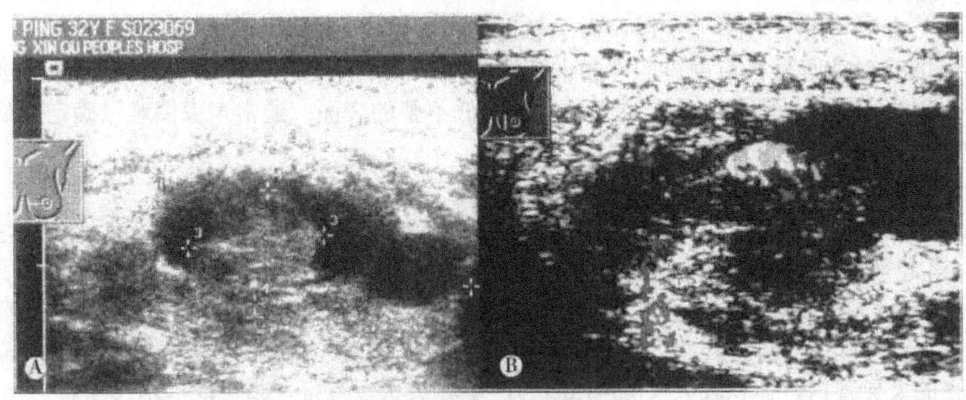

图 2-3-1　导管内乳头状瘤

顾 xx，32 岁，女。A.左乳扩张乳管长 1. 9cm，内径 0. 9cm 见一实质性不均匀肿块 0. 8cm×0. 61cm；B.彩超显示块内有血流

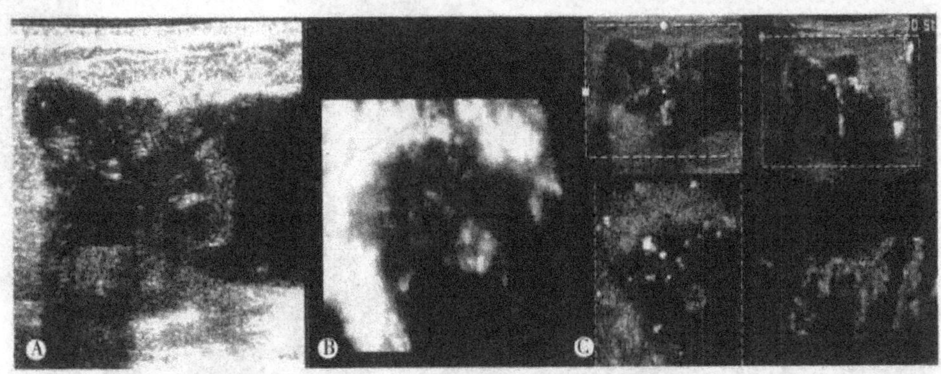

图 2-3-2　导管内乳头状瘤 2D、3D 成像

A.2D 扩张的大导管内，液性回声中见不均匀中强回声的结节混合成实质性团块；B.容积 3D 团块内有微小钙化点，与液性区边界清楚；C.血管能量图 3D 成像：扩张导管长、短、冠状切及 3D 成像均见丰富血流

（二）乳腺中、小导管内乳头状瘤

乳腺中、小导管内乳头状瘤（papillom of middleor small catheteri auct）发生在乳腺中小导管内乳头状瘤较多，为大导管内乳头状瘤的 2 倍。

1.简要病理

乳腺中小导管内乳头状瘤位于扩张的中小导管内，呈半透明的小颗粒，大小不等，附着管壁，多少不定。形成肿块时易误为癌。乳头状瘤为导管上皮和间质增生形成，乳头中心有纤维血管束，瘤内反复出血纤维化，结构紊乱，纤维化成分多为纤维化型乳头状瘤。

2.临床表现

中小导管乳头状瘤瘤体较小，症状体征均不明显，临床不易发现，乳腺超声普查或乳腺其他疾病手术时才得以发现。

3.超声表现

（1）一侧或两侧乳腺的外区中小导管扩张。

（2）扩张导管内有中等回声的小颗粒，大小不等的微小结节，附着管壁，单个或多个，边界尚清楚。数个小结节堆积一起呈高低不整的表面；通常声像图难以确定其病理性质，常高度疑为恶性病变。

（3）乳腺内可有小叶增生的各种表现。

（4）容积 3D 成像大小不等的微小结节附着管壁，堆积在一起，形状清楚（图 3-3-3）。

4.超声诊断乳腺导管内乳头状瘤的价值

（1）无症状乳腺导管内乳头状瘤，常在超声检查中发现导管内异常微小结节肿块。

（2）中年女性乳头自发性溢液、溢血或触及肿块者，超声检查大导管内乳头状瘤在扩张的大导管内，体积较大（0.5~1.0cm），呈乳头状，有蒂，超声能提示诊断。

（3）中小导管及乳头处乳头状瘤，病灶微小；声像图可提示乳管及内部病变部位、大小，邻近组织导管扩张程度，难确定病理性质。

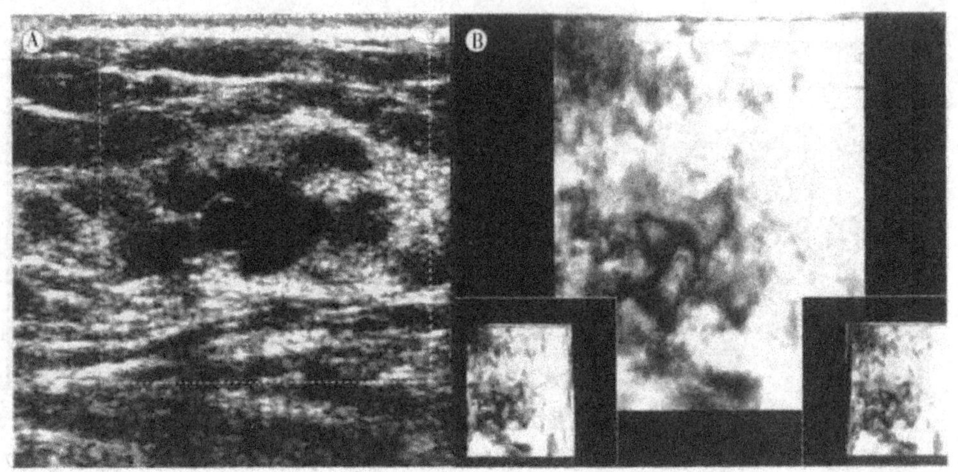

图 3-3-3　乳腺中小导管内乳头状瘤

尹 xx，女，43 岁。A.扩张导管内有中、低回声大小不等的微小结节附着管壁，其间有液性无回声；B.3D 容积成像见导管内多个小结节堆积一起，形状清楚

（4）乳头溢液，病灶为无导管扩张的实性结节及条片状，不规则，与乳腺癌难以区别。

三、乳腺腺瘤、乳腺纤维腺瘤、乳腺腺纤维瘤

乳腺腺瘤（adenoma of the mammary）、乳腺纤维腺瘤、乳腺腺纤维瘤是乳腺良性上皮混合瘤，为最常见的良性肿瘤。发病率高，我国发病率占良性肿瘤的第 1、2 位。Cheatle 对病变乳腺做连续切片，发现未触及肿块的乳腺中 25%有微小的腺纤维瘤。有些微小的乳腺纤维腺瘤临床触诊很难发现。超声检查虽能发现，但三者的声像图表现相似，难以分辨病理特征。

1.病因

病因尚不甚清楚，与过度的雌激素刺激，或乳腺局部对雌激素敏感性强有关。好发卵巢功能旺盛，调节紊乱的女性，部分人伴月经不调或原发性不孕。

2.病理

瘤内腺管增生为主，纤维组织较少称纤维腺瘤，纤维组织在瘤内为主腺管较少，称腺纤维瘤，常伴小叶增生，极少数恶变为纤维肉瘤、小叶癌等。

（1）大体检查：肿瘤质硬韧，球形或椭圆形，或分叶状，有完整纤维性包膜，边界清楚，活动性好。肿瘤一般 3cm，小者数毫米，大者达 20cm。切面灰白色，含上皮较多半透明状，黏液感；腺管内或分叶型含黏液或水肿明显切面光泽。腺管周围陈旧性病变纤维成分多呈编织状或玻璃样变性钙化或骨化。

（2）镜下所见：组织学按黏液-纤维组织及腺管增生成分比例分纤维腺瘤、腺瘤与腺纤维瘤。纤维腺瘤按各种组织增生部位排列分为管内型、管周型及混合型纤维腺瘤。

3.临床表现

发病年龄为 18~40 岁的女性，60%为 30 岁以下。多在无意中或超声普查时发现，圆形或椭圆形肿块表面光滑，活动性好，单发或多发，或为双侧。多为无痛性，少数阵发性或月经期有隐痛、胀痛。可能局部乳腺组织对雌激素敏感有关。

4.超声图像

（1）乳腺上部，孤立性或多发或双侧：圆形或椭圆形肿瘤，表面光滑，包膜完整，纤维性回声增强，少数分叶状，边界清楚，活动性好，瘤体可推动。一般为 l~4cm 大小，大者达 10~20cm（图 3-3-4）。

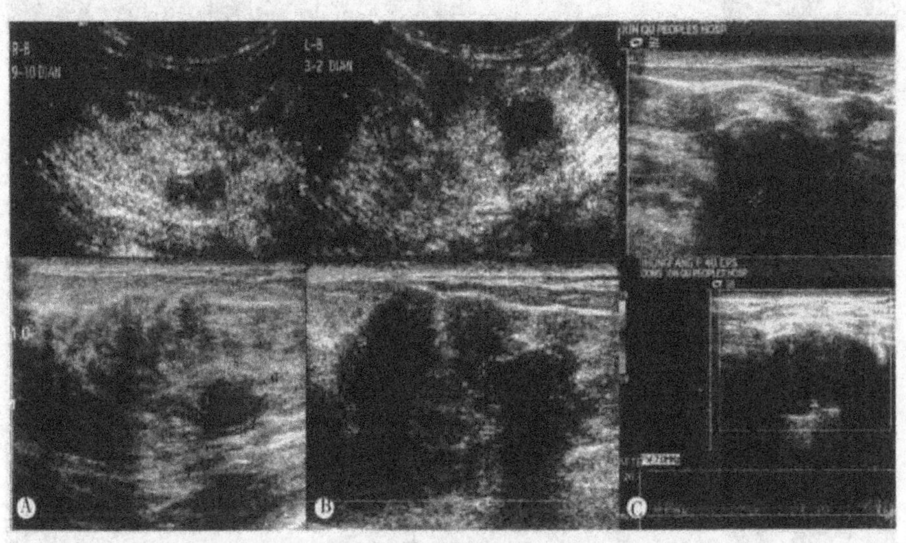

图 3-3-4　乳腺纤维瘤管内型、双乳小叶增生

施 xx，40 岁，女，双乳巨大，左乳头凹陷，哺乳期奶多。声像图：A、B. 双乳（A 为右乳，B 为左乳）明显增大，厚 3.5cm，半径 8~10cm，呈间质型，乳腺内多个不规则低回声块边缘不整；C. 上图-右乳 6~7 时钟位 2.2cm×1.5cm 实质性不均匀低回声团块包膜光整后方衰减，血流少，下图超声造影微泡慢进，不均匀慢出，分布周边血流频谱有微泡爆破声。手术病理诊断：右乳纤维瘤管内型、双乳小叶增生

（2）肿块内部含黏液或水肿呈实质性均匀低回声，少数不均匀，后方回声增强。

（3）陈旧性肿块纤维组织增生较多，呈实质性不均匀中低回声，周围组织回声较强。

（4）少数实质性不均匀低回声，内部有颗粒状高回声或显著增强的钙化，伴声影。囊性增生肿瘤的小囊呈液性无回声。

（5）乳腺纤维瘤 3D 成像血管中度增生：一般纤维腺瘤周边或内部可见彩色血流，腺管增生为主彩色血流丰富。单有颗粒状高回声或钙化的纤维腺瘤彩色血流极少多普勒显示血流速度较低，RI 多<0.7。

（6）3D 容积成像：①纤维腺瘤 3D 成像具有良性肿瘤的一般表现，充分显示肿瘤的外形，圆形或分叶状肿块；②病灶不均匀中、低回声块内增强斑片，后方略增强或多结节组成；③边缘多数完整，边界清楚，波浪形、近圆形的低回声晕圈，包膜深入块内形成间隔与多叶；④不典型汇聚征，低回声肿块边缘多个等号样回声呈模糊的放射状汇聚征，来自周边增生血管（图 3-3-5），或病灶周边多个宽窄不同放射状扩张导管形成汇聚征（图 3-3-6）。灰阶 3D 容积图像向左右侧转动，可见血管自边缘进入肿瘤进一步手术证实汇聚征非乳癌特有的表现，乳腺纤维瘤也可出现。

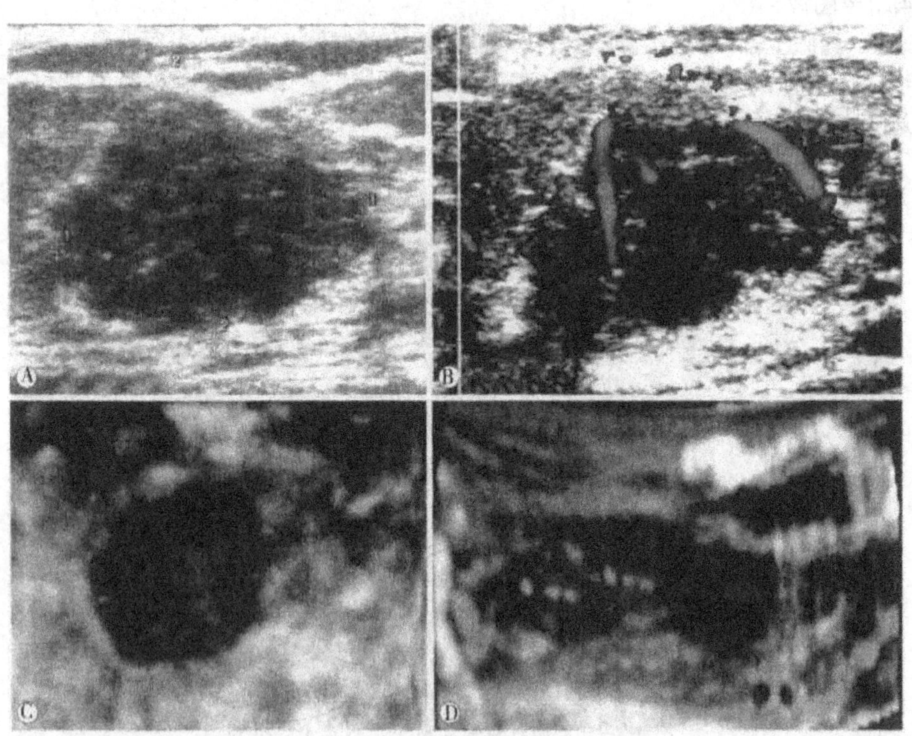

图 3-3-5　乳腺纤维瘤 3D 成像一血管中度增生

A．王 xx，48 岁，女，右乳 9 时钟位分叶状肿块 1.74cm×1.36cm×1.25cm，后方略增强包膜完整入块内形成间隔与多叶；B．血管沿间隔走行，肿块周边血流包绕，血管少许增生；C．贾 xx，45 岁，女，胸骨左旁实质低回声 2.2cm×2cm×1.2cm，容积成像低回声块内增强斑片边缘尚光整；D．能量图 3D 成像肿块外周 2 支粗大血管环状包绕，分支进入病灶

（7）血管能量图及 BF 的 3D 成像，显示病灶内外血管结构的立体空间形态、多少、分布，对鉴别诊断有一定帮助。一组经血管能量图 3D 检查病理诊断分别为纤维腺瘤、纤维腺瘤伴小叶或导管内皮增生、纤维腺病的患者。17 例中病灶血管结构明显增多 4 例占 23.5%，中度增生 6 例 35.3%（图 3-3-7），少许增生 4 例占 41.2%。

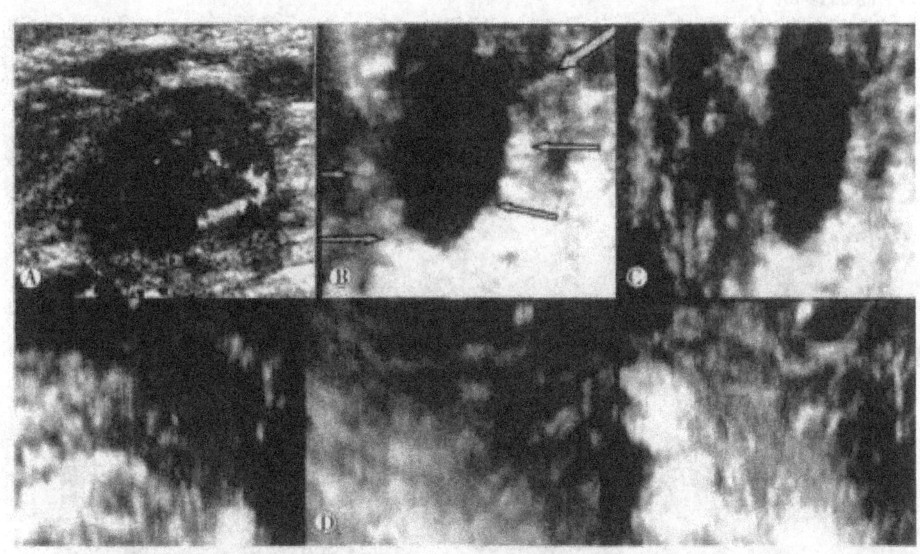

图 3-3-6　乳腺纤维瘤小汇聚征血管少许至中度增生

孙 xx，33 岁，女，右乳肿块 6 个月无痛。A．9 时钟位不均匀低回声；B、C．3D 容积成像边缘多个等号样回声呈汇聚征；D．血管能量成像向左右转动血管自边缘进入

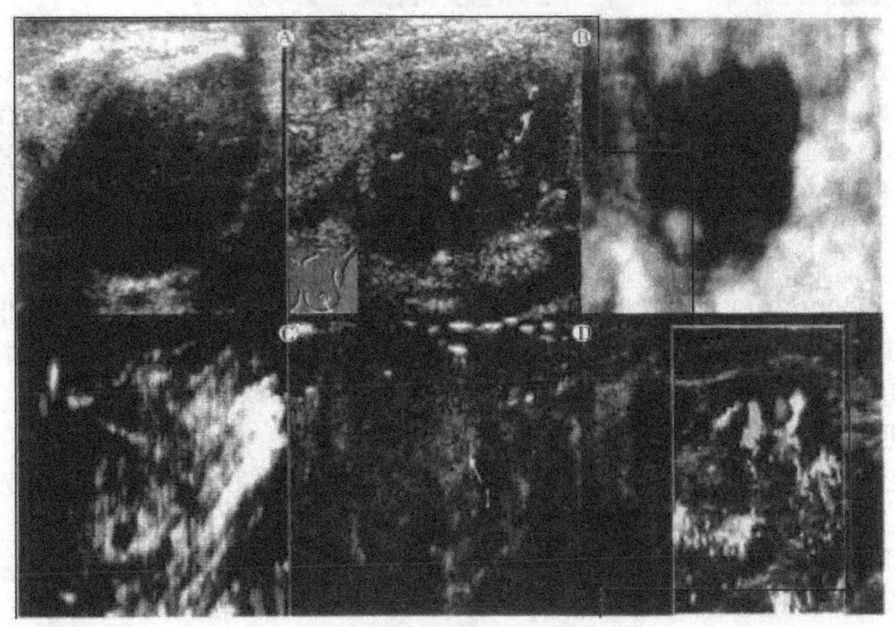

图 3-3-7　纤维腺瘤超声造影

周xx，32岁，女。A. 左乳头下低回声1.5cm×0.8cm内有贯穿性血管动脉流速5. 2/1. 6cm/s，RI0.7；B. 3D容积：肿块低回声内中高回声小结节，边缘波浪形无明显汇聚征；C. 3D能量图示血管由边缘进入块内做细直行；D. 造影：快进，21s全部充盈，较周围组织强，快出，造影后2min40s病灶内彩色血流极丰富，提示乳腺纤维瘤

5. 鉴别诊断

（1）乳腺导管扩张症：慢性期乳腺中心或外区，结构紊乱，大小不等结节团块，其远端导管回流受阻扩张，腔内有絮状物积存，注意与少数伴有乳管扩张的实质性不均匀低回声纤维腺瘤鉴别（图3-3-8）。

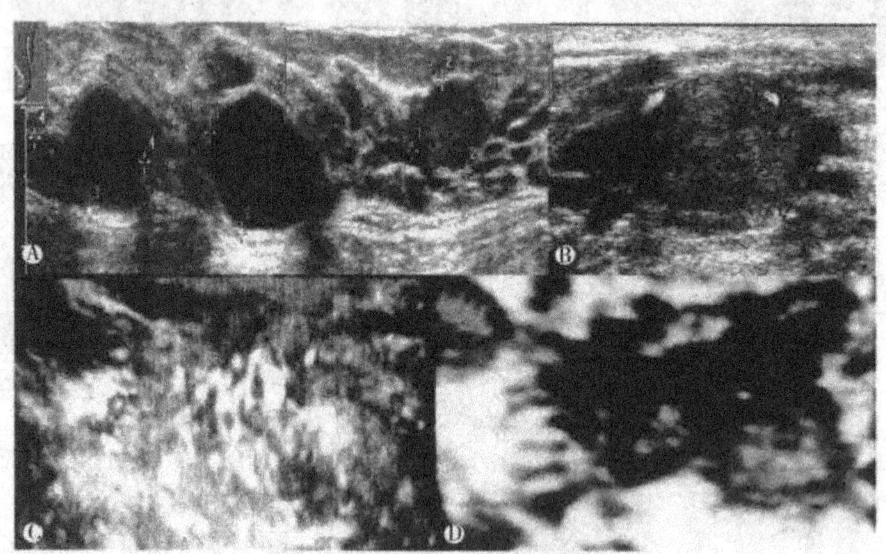

图3-3-8　纤维瘤复发血管明显增多伴阻塞性乳管扩张

李xx，37岁，双乳纤维瘤两次手术后，左乳流黄水2年。A. 9~11时钟位基底部乳管囊状扩张；B. 近端见一实质性不均匀团块形成阻塞，周边少许血流及多支扩张导管；C. 能量图3D成像团块血管明显增多，粗细不一，右下实质性团块等回声区血管形成环形包绕；D. 灰阶3D成像病灶不规则形周边汇聚征为多个宽窄不同放射状扩张导管

（2）乳腺癌：早期呈低回声彩色血流不丰富需与纤维腺瘤鉴别；分叶状纤维腺瘤（图3-3-9）与乳腺癌的形态相似，两者需鉴别。通常无后方衰减，稍增强，彩色血流相对较少，RI相对低，乳腺良性肿瘤可能性大。在动态检查过程中，推动肿块时，恶性肿块的毛刺样边缘形态不改变，而分叶状纤维腺瘤的不规则边缘可改变，有助于鉴别。

四、乳腺巨纤维腺瘤（分叶性纤维腺瘤）

乳腺巨纤维腺瘤（giant adenofibroma），其结构与管内型腺纤维瘤基本相似，为良性肿瘤。瘤体积较大结构分叶状故称分叶性纤维腺瘤。

1.简要病理

（1）大体检查：肿瘤直径5~7cm以上，体积大，个别较小。椭圆形或扁平，质地不均，中等硬度。切面淡红色，有狭长的裂隙，分叶状。不发生浸润和转移。

（2）镜下所见：瘤体内腺上皮异常增生，腺管高度扩张，纤维细胞增生活跃。上皮下的纤维组织明显增生突入管腔内呈乳头状挤压扩张管腔，使之形成很大的裂隙，并分割瘤体呈分叶状。

2.临床表现发病年龄多为青春期女性，生长迅速短期内长成大肿物，略有疼痛。多数 5~7cm，最大者直径 19cm。中等硬度，活动尚可。术后不复发。

3.超声图像

（1）乳腺内实质性肿块，大小不等，一般为 5~7cm，甚大者占据半个乳房。

（2）肿块近似椭圆形（图 3-3-10），可有包膜，外形欠光整，边缘略呈分叶状。包膜呈树枝状进入肿块实质内。

（3）实质性肿块内部中高回声，分布不均匀，有索条状高回声及低回声裂隙与隐约可见的低回声管腔，当切换为彩超时其间立即有彩色血流充盈。

（4）有多支血管供血，形成肿块边缘包绕，并进入实质内走行扭曲，血管较粗内径 2~4mm，血流丰富。动脉血流速度 25/55.7cm/s，RI0.72。

（5）3D 容积成像示实质性中、高回声，内含无壁缝隙样低回声，由正位向左、右侧转动，观察肿瘤的后壁，均见边界光滑，包膜完整，无汇聚征，不向周围组织浸润。呈典型良性病变特征。

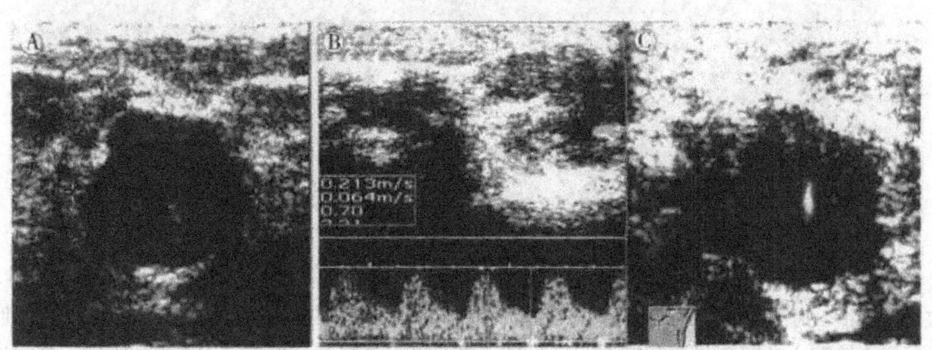

图 3-3-9　乳腺纤维腺痛伴腺病误为恶性病变

张 xx，43 岁，女，左乳无痛性肿块。A．2D 声像图显示肿块不均匀回声，边缘分叶状、不整形；B．周边内部有血流，动脉流速 21/6.4　　cm/s；C．3D 容积成像部分汇聚征超声疑恶性病变。病理证实纤维腺瘤伴腺病

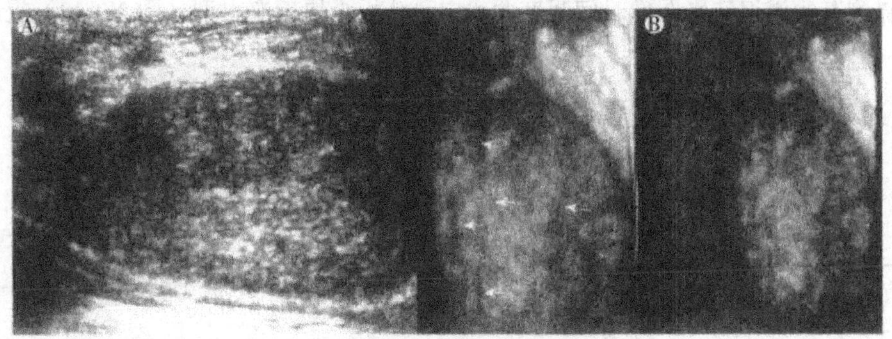

图 3-3-10　乳腺巨纤维瘤

窦某，20 岁，右乳块 2 年无痛，近期迅速增大。A.2D 示实质性中低回声 10cm×5cm 内含无壁缝隙样低回声（↑）包膜完整；B.3D 容积成像巨块实质性中高回声内有低回声的管样结构与裂隙，由正位向右侧转动边界光滑包膜完整，无汇聚征

（6）血管能量图及 B-F 的 3/4D 成像，用彩色血流图、B-F 血流图、血管能量图显示病灶内外血管结构的立体空间形态、多少、分布。正面观察后，向左或右任意角度转动侧位观，能显示肿瘤有 2~3 支大血管供血，并深入瘤体内血管粗细不等许许多多小分支血流极其丰富（图 3-3-11）。

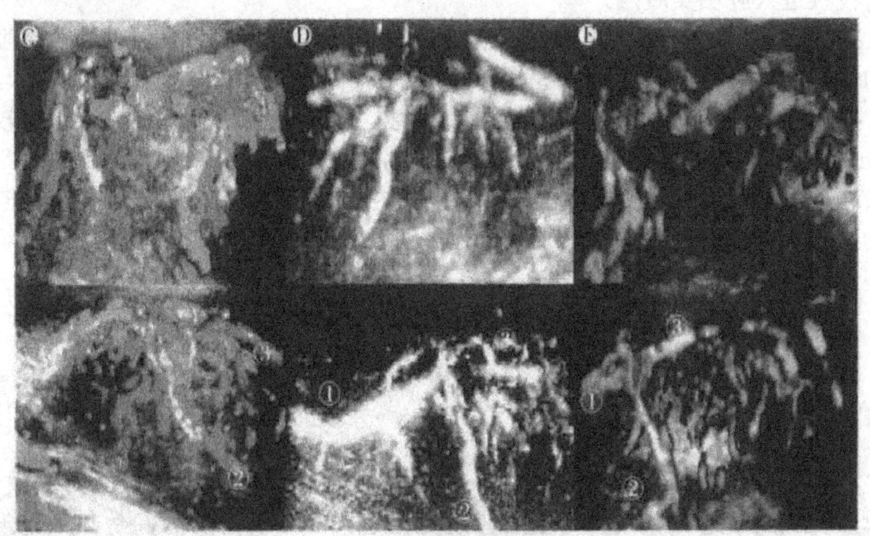

图 3-3-11　乳腺巨纤维瘤

窦某，20 岁（接前 I），3/4D 成像显示不同模式血管立体结构，上排正面观，下排向左或右转动 90°侧位观；C.彩色血流图；D.B-F 血流图；E.血管能量图均见肿瘤有：①来自胸外侧动脉，②来自肋间动脉，③来自胸廓内动脉 3 支大血管供血，并有粗细不等许许多多小分支，血流极其丰富。超声提示乳腺巨纤维瘤

（7）超声造影：肘静脉注入超声造影剂后，微泡快速（11~12s）由肿块周边开始进入，富血管区弥漫增强，持续 40~50s 后，块内微泡开始消退，呈网络样分布；1.5~2min 块内微泡基本消退造影图像时间强度曲线定量分析为快近慢出型（图 3-3-12）提示良性肿瘤。

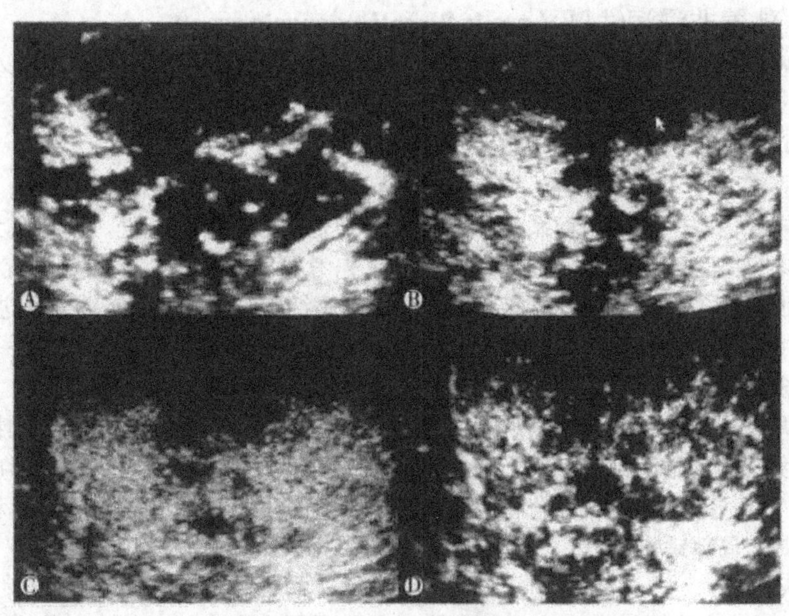

图 3-3-12　乳腺巨纤维瘤超声造影

窦 XX，（接前）A.造影微泡 13s 由周边进入；B.15s 迅速灌注整块；C.持续至 43s；D.1min20s 微泡消退成网状。从微泡分布显示病灶为 2 组血管滋养的 2 个团块，造影全过程快进快出，提示血供极为丰富

（徐庆华）

第四节　乳腺癌诊断

乳腺癌（mammary carcinoma）是危害妇女健康和生命的最常见的恶性肿瘤。发病率有逐年增加的趋势，一些国家和地区已成为女性恶性肿瘤之首。由于乳腺癌的组织学形态极为复杂多样，生物学行为各不相同，为诊断、治疗、预防带来一定困难。超声检查在无症状的人群中普查发现可疑乳腺癌，与有症状者诊断性检查，均是重要、首选方法。但超声与其他影像诊断一样受到仪器性能与分辨率的限制，对较小的原位乳癌，某些图像显示相同，性质不同病变的鉴别诊断还有差距。一般超声提示病变图像的声学性质，需结合临床表现确定诊断，而不能进行病理学诊断。

乳腺癌病因复杂，可能与病毒、遗传、内分泌的雌激素、催乳素有关，X 线、电离辐射有某些影响，但真正病因尚未确定。

乳腺癌的生物学特性、组织发生、病理形态均与临床诊断、治疗及预后有关，WHO 将乳腺癌分为三大类：非浸润性癌、浸润性癌和特殊癌。而临床超声诊断中常见的乳腺癌主要为：①浸润性导管癌（硬癌）；②髓样癌；③乳腺导管内癌。还有其他各类型黏液癌、炎症性乳腺癌等。

一、乳腺非浸润性癌（noninfiltrating carcinoma）

乳腺癌细胞的生长仅局限于基底膜以内又称原位癌，按组织来源又分小叶原位癌（lobular carcinoma in situ）和导管内癌。

（一）腺导管内癌（intraductal carcinoma）

1.病理

乳腺导管内癌来源于导管系统的上皮，特别是中小导管分支处，以往认为仅限于导管壁，但未突破基底膜，故管腔内有肿块时首先考虑导管内癌。20 世纪研究结果表明，导管内癌小病灶多始发于末梢导管小叶单位内，癌细胞不断增生，末梢导管进行性扩张，融合后似中、小导管，管腔有分泌物。增生的癌细胞向腔内生长，互相搭桥呈孔状、实体状，形成导管内癌。

肿瘤大小不等圆形或不规则形，无包膜。癌组织呈结节状、条索状、颗粒状。癌细胞不同程度充满管腔，排列方式不同；管腔中央有坏死称粉刺性管内癌；形成许多腔隙称筛状管内癌；癌细胞充满整个管腔堆积成乳头状，其中心有纤维血管束，称乳头状导管内癌。偶有局部钙化灶。

2.临床表现

（1）50 岁左右女性发病多见：乳头下乳晕周围，乳房外上某部，肿块大小不等，或境界不清的肥厚组织，少数有刺痛不适感。部分扪不到肿块，仅有境界不清坚实肥厚区。

（2）乳头溢液：为导管内癌报警信号，多为血性，或浆液性，尚有挤出牙膏样条索。一般认为溢液 3 年以上未发现癌症可能为良性。乳腺癌溢液时间平均 4.9 个月，最长 1~2 年；单侧、单乳管溢液多为癌，溢液同时有乳房肿块癌可能性大。70 岁以上乳管溢液为癌症。双侧多乳管溢液病变范围广，多见于良性。

3.超声图像

（1）病灶部位：多在乳房外上显示大小不等肿块。

（2）导管扩张：乳腺局部不同程度扩大处导管不均匀扩张，走行不规则。扩张管壁不光滑，隆起大小不等的团块，或絮状回声，积液中有高回声点状漂浮物。

（3）病变形态多样：导管内癌沿着导管壁匍匐生长形成肿块大小为 1.0cm×0.4cm~3.2c×2.5cm。中、低或等回声结节、团块，无包膜呈蟹足样向外凸出，后方有/无衰减。肿块形态多样：①外形似扩大扭曲的导管，边界清楚，低回声的癌组织充塞整个管腔，为实质性导管内癌（图 3-4-1）；②癌组织不同程度侵入管腔，呈粗细不等的树枝状，癌块间有空隙，可能为筛状管内癌；③乳头状管内癌的中低回声呈乳头状，中心有高回声纤维血管束，并有分支；④甚大的导管内癌 6cm×7cm，后方有衰减，边界不清与皮肤脂肪粘连，呈囊实混合性不均匀杂乱回声。

（4）彩超显示：结节、团块内有血流信号，血流沿导管壁进入块内微细血管内径 0.4~0.6mm

（5）周围乳腺组织：有结构不良小叶增生表现。

（6）腋窝：可能淋巴结增大与淋巴系转移。

（7）3D 灰阶成像：肿块周边放射状汇聚征，边缘可向外突破浸润周围组织。能量图 4D 成像显示肿瘤主干血管 2~3 支，块内血管多密集。

（8）超声造影：微泡迅速充盈整个肿块，其走向与 2D 血管分布相同。

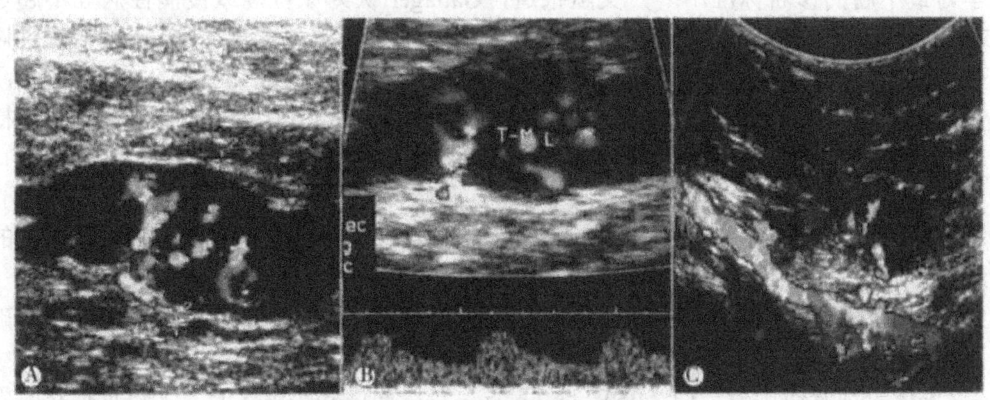

图 3-4-1　乳腺实质性导管内癌

女性，56 岁，右乳 9~11 时钟位肿块。A.外形似扩大扭曲的导管腔内充塞实质性低回声；B.血供从周边深部进入瘤体内血流极丰富，RI 低；C.右腋窝淋巴结增大，血流从周围进入

（二）乳腺小叶癌与乳腺小叶原位癌

1.乳腺小叶癌（lobular carcinoma of the mammary）

为乳腺小管和末梢导管上皮细胞发生的癌，较少见。癌细胞在管内增生，直到胀满管腔，管内压力增加管径增粗成为小叶癌。

病理学根据周围组织被浸润的程度分两型：凡小叶癌细胞未突破基底膜只在小叶内的小型乳管内生长为非浸润型小叶癌。凡小叶癌细胞已突破基底膜向间质内呈浸润性生长为浸润型小叶癌（invasive lobular carcinoma）。因癌细胞较小，分散，癌灶小累及范围窄。可同时累及几个小叶，或 1 个小叶内的几个末梢导管或腺泡。又称小细胞癌，与周围组织分界不清。

2.乳腺小叶原位癌（lobular carcinoma in situ）

指乳腺小叶癌细胞在乳腺小叶、小管基底膜内，呈膨胀性生长的阶段。它被认为是一种癌前病变，非真正癌。但随时间的增长可使原位癌变成浸润性癌。

（1）病理

1）大体检查：病灶孤立分散在乳腺内，与小叶增生或乳腺纤维囊性病同时并存。切面粉红或灰白界限不清。有时仅见局部增厚、单个或多个变大的乳腺小叶集团，与小叶增生不易区别。

2）镜下所见：小叶增大腺管变粗聚集成簇。小叶瘤组织由均匀一致的圆形细胞构成大于正常，小叶体积增大。或小叶内的腺管增生，管腔内充满大小不等、形态不一、体积较大的瘤细胞。

（2）临床表现：发病年龄较浸润性导管癌年轻 8~10 岁，平均 42~46 岁。多不浸润、不转移，绝经期后可自行消退，与内分泌关系密切。无自觉症状，乳腺内无明显肿块。

（3）超声图像：①乳腺内微小的低回声结节或小团块，内部不均，边缘不规则，边界不清，有钙化点。术前超声仅发现病灶。②彩色血流较少，多为星点状血流。

（三）乳腺最小癌

乳腺最小癌（minimal breast canecer）指触诊检查不易发现、体积甚小的乳腺癌。病理学对最小癌的诊断标准不一，文献报道，Gallager 认为原位癌或浸润性病灶不超过 0.5cm，Ackerman 将 1cm 以下病灶均视为乳腺最小癌，日本规定直径<5mm 的浸润性癌才是乳腺最小癌。国内许寅宏、张建兴等超声造影诊断小乳腺癌为直径 2.0cm，包括浸润性导管癌、导管内癌、乳腺浸润性小叶癌及黏液癌。有学者认为目前高频超声仪能检出直径 1.0cm 以下病灶，故认为 1.0cm 作为小乳癌大小范围的界限是可行的。

1.病理

（1）大体检查：乳腺最小癌<1.0cm 的灰白色结节，无明显的肿块，切面呈较硬的组织，单个或多个散在分布，界限清楚无包膜。

（2）镜下所见：似小叶原位癌或乳腺导管内癌的组织学表现，基底膜完整或部分破坏，癌细胞可突破基底膜或浸润到间质中。

2.临床表现发病年龄平均（48.9±11.2）岁，较浸润性癌年轻 3 岁。无自觉症状，乳腺内无明显肿块。多为超声检查发现 1.0cm 左右的实质性结节，质硬韧，界尚清或欠清，活动无明显受限，单侧或双侧。腋淋巴结可触及。

3.超声图像

（1）病灶回声：小乳腺癌多在乳腺 9~12 时钟位间，直径<1.0cm 圆形或椭圆形，低回声结节或多边形，肿块纵横比<1。导管内癌结缔组织增生，低回声内有条索状中高回声，透声差。部分浸润性导管癌肿中心坏死，或淋巴浸润，后方增强。

（2）病灶边缘：分叶、蟹足、毛刺状，包膜不明显。

（3）微钙化：异常的癌组织钙盐沉着，小乳腺癌病灶内部有钙化的点、颗粒状、明亮的高回声。或簇状粗大、分布不等，密度不均的高回声，后方明显衰减。

（4）彩色血流：新生的毛细血管从病灶周边进入肿瘤内部（图 3-4-2）。小血管微细内径 40um~1mm，自周边进入内部内径 0.4mm，血流为低速。随肿瘤长大血管数量增加，分布更新。

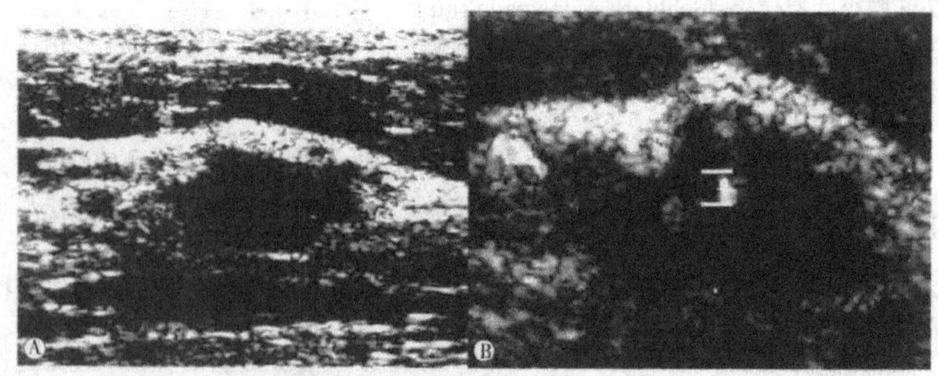

图 3-4-2　乳腺微小癌

于 xx，54 岁，女，无症状，临床视、触诊未发现肿块，钼靶提示乳腺增生病。超声图像：A.乳腺浅层低回声结节 6mm×5mm，内有条索状中高回声边缘蟹足状；B.周边微细小血管 0.6mm，内部 0.4mm，提示恶性病变可能，病理示乳腺微小癌

（5）腋窝淋巴结：腋窝淋巴结成类圆形不规则低弱回声，包膜不光滑，皮质明显增厚，淋巴门结构紊乱，结门偏移或消失，彩色血流丰富。腋窝淋巴结亦可钙化。

有学者曾见2例无症状，临床视、触诊均未发现肿块，钼靶检查提示乳腺增生病。超声见乳腺浅层低回声结节6mm×5mm~7mm×8mm，内有条索状中高回声，后方衰减，边缘不规则呈蟹足状，微细小血管0.6mm提示恶性病变可能。手术病理诊断乳腺微小癌及浸润性导管癌。

二、乳腺浸润性癌

乳腺浸润性癌（infiltrating carcinoma）指癌细胞穿破基底膜侵入到间质内生长。由于多种因素的制约，原位癌演变到浸润性癌少则几周多则长达几十年。乳腺浸润性癌最多见占乳癌总数的75%左右，危害最大。癌肿质地较硬，边界不清，放射状浸润间质，淋巴道转移，可引起患者死亡。本文以临床常见的乳腺浸润性导管癌、乳腺髓样癌及乳腺浸润性小叶癌为重点。

（一）乳腺浸润性导管癌

乳腺浸润性导管癌（infiltrating ductal carcinoma）最多见，占乳腺癌总数的50%~80%。浸润性导管癌在组织学上是不具备特殊组织结构的癌，常与其他类型乳癌如浸润性小叶癌、黏液癌、乳头状癌腺癌囊性变并存。以往的文献报道乳腺非浸润性癌演变为浸润性癌者，30个月4%~5%，5年后9%，10年后15%。因此，发现非浸润性乳腺癌时应尽快根治。

1.病理

（1）大体检查：肿块偏小，结节状，边缘不规整，边界不清，无包膜，与周围脂肪和纤维组织常有粘连。实质性含纤维成分多者较硬，有放射状黄白条纹伸入周围间质。

（2）镜下所见：①腺癌癌组织呈腺样结构，癌细胞大小较一致，呈腺状排列，浸润纤维间质，腺管样结构不规则，有分泌现象。常与管内癌并存。②硬癌间质多实质少，大量增生的纤维间质中，有较小癌细胞呈不规则条索、单个或成堆散在间质中，间质纤维有玻璃样变性，钙化与骨化退行性变。③单纯癌癌间质和实质数量相等，癌细胞条索状或小管状混杂浸润在间质中。④不典型髓样癌间质少，实质多。

2.临床表现

（1）中、老年女性最多见，90%为40岁以上。近年健康体检超声发现乳腺癌发病率增多，趋向年轻化。

（2）浸润性导管癌早期瘤体不大，因间质纤维增生明显癌细胞已向周围组织浸润，可出现乳腺局部不适，刺痛、放射痛、经前胀痛，乳腺沉重感或深部烧热感等。症状不明显，偶然或超声普查发现乳内肿块。

（3）肿块多在外上，中心区次之，坚硬，大小不等，一般2~3cm，边界清或不清，推之稍动。硬癌体积小坚硬如石，界不清，浸润强，转移早。

（4）癌瘤浅表侵犯皮肤，出现橘皮样外观，乳头回缩。单纯癌1/2有腋下淋巴转移。

3.超声图像

由于乳腺癌病理的复杂多样，癌肿类别均需镜下病理检查方能确定诊断。目前超声仪的图像质量与分辨率对乳癌微细的病理结构尚难明确判断，因此，仍以乳腺癌声像图共同表现作为识别和超声诊断的依据。

（1）乳腺癌 2D 彩超表现

1）病灶部位：多在乳房外上或中心区乳晕附近。

2）肿块大小：浸润性导管癌早期瘤体不大，临床发现或有症状者大小不等（21mm×20mm~30mm×25mm），大肿块周围可能有浸润性癌灶呈卫星结节，<10mm 为乳腺小癌。测量上下、左右及前后三径线，纵横比接近等于 1。

3）形状不一：因间质纤维增生明显可能由于癌细胞释放大量溶酶体促使癌细胞周围组织浸润，呈树根样或蟹爪样生长。病灶局部不规则圆（图 3-4-3）、椭圆形或扭曲的长圆形，分叶状，边缘不清，均无完整包膜。形态不规则，或大部向周围组织不规则的浸润呈蟹爪样、毛刷样或锯齿状回声。

4）肿块回声：实质性肿块较多，内部不均匀低回声，后方衰减，质偏硬探头挤压有抵抗力。

5）钙化点：伴有多少不等，大小不一的钙化点。

6）彩色血流：乳癌病灶血流多少不定与组织学结构有关。大量纤维组织增生彩色血流少，癌组织成分多血流丰富，瘤体周边及内部血管增多粗细不等结构杂乱，动脉流速达 33cm/s，RI0.64~0.88。

7）淋巴结：增大的淋巴结呈低回声（图 3-4-4），单个或多个大小不等。其淋巴门偏心或结构不清。淋巴结血流丰富，动脉流速快，且较乳腺肿瘤病灶的血流易显示。超声常规检查以腋下淋巴结为主，其次为锁骨下淋巴结。

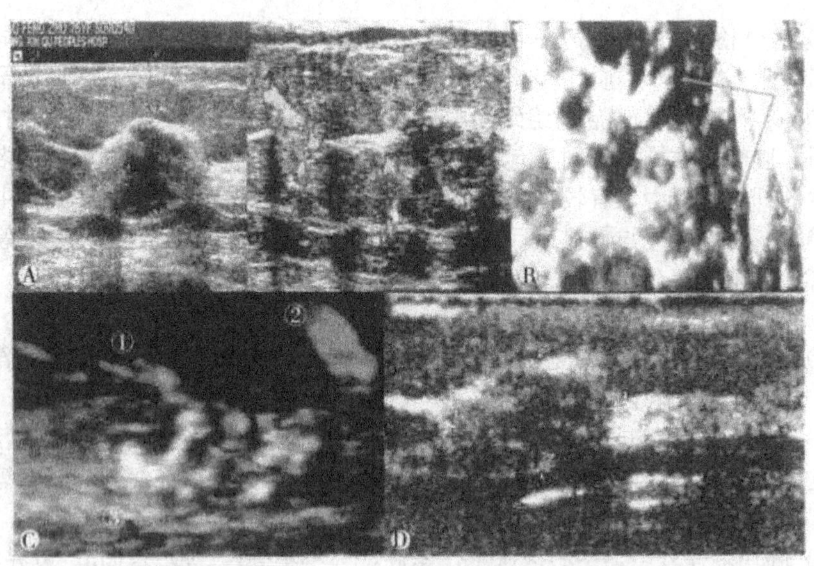

图 3-4-3　浸润性导管癌一筛状型浸润周围纤维脂肪组织

邵 xx，76 岁，女，绝经期后，体检发现左乳无痛性肿块。钼靶疑乳腺癌。A.乳腺外区局部近球形低回声 1.5cm×1.3cm，3 支微血管进入内径 0.4~0.6mm；B.3D 灰阶图像肿块周边放射状汇聚征，1/3 边缘向外突破浸润周围组织（↓间）；C.能量图 4D 成像肿瘤主干血供来自①②③方向，块内多支血管密集；D.超声造影，两股微泡由上向下迅速充盈肿块，其走向与 2D 血管分布相同

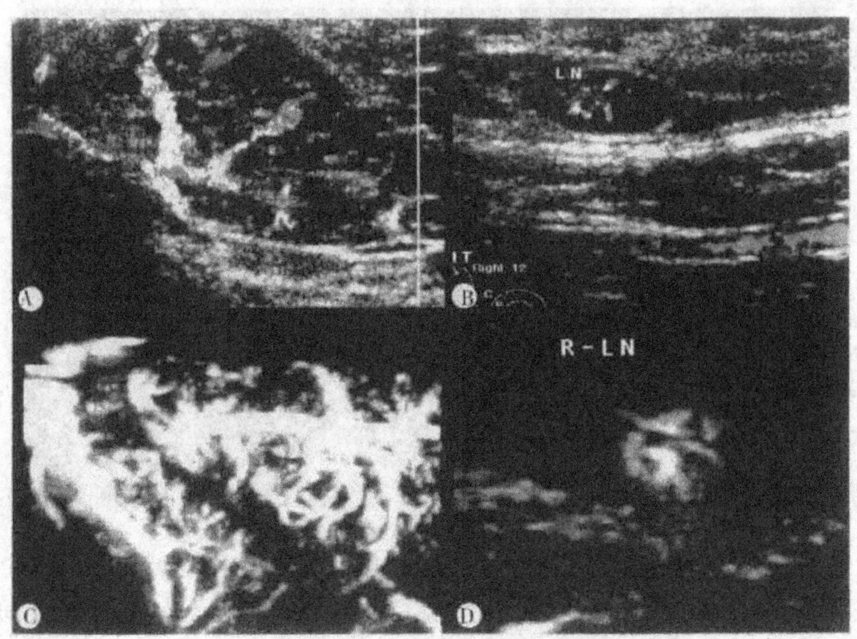

图 3-4-4　乳腺肿块腋窝淋巴结血管能量图 3D 成像

妊娠 6 个月。A.右乳 9 时钟位实质性肿瘤内部血管增粗；B.右腋窝淋巴结增大，血流丰富；C.肿块内主供大血管增粗，并有许多细小分支布满病灶；D.右腋下淋巴结内部血流丰富，血管能量图 3D 成像均见明显的血流，周围血流包绕

腋下淋巴结：文献报道乳腺原发癌灶<1cm 者约 30%腋下淋巴结转移。浸润性导管癌转移率较高，首先为同侧腋下，早期累及淋巴管，位于输入淋巴管开口处瘤细胞侵入淋巴结边缘窦内。乳腺癌的淋巴管以栓子的方式沿淋巴管引流，经输出淋巴管蔓延至锁骨下淋巴结与内乳动脉旁淋巴结，受阻而改路的癌细胞转移到对侧腋窝及远处淋巴结。

锁骨上淋巴结：为继腋窝淋巴结和锁骨下淋巴结引流的第二站，如发现颈内静脉与锁骨下静脉汇合处的淋巴结转移属于癌肿晚期，此淋巴结称为哨兵淋巴结。因癌组织破坏了淋巴回流的正常通路淋巴液反流所致。

内乳淋巴结：主要在胸骨旁 1~3 肋间隙深处软组织中，乳癌转移至此淋巴结增大不显著，待增大至一定程度向体表突出胸骨旁隆起。此时为癌肿晚期，可累及胸膜，向对侧内乳淋巴结转移。

（2）乳腺肿瘤 3D 容积成像

1）肿瘤回声：内部呈不均匀低回声，乳腺癌 55%伴簇点状钙化。

2）边缘不规则：乳腺导管癌浸润性生长，瘤组织由瘤体向四周树根状伸展呈汇聚征（图 3-4-5）。典型“汇聚征”显示肿块周边有 6~9 条宽窄不一的蟹爪样、鱼刺样、车轮状或宽齿样放射状低回声，从块内向周围组织延伸，尖端可达乳腺基底部。75%的恶性肿瘤汇聚征为主要特征。15%为局部或大部向外浸润、边界模糊混乱的汇聚征，10%汇聚征不明显。

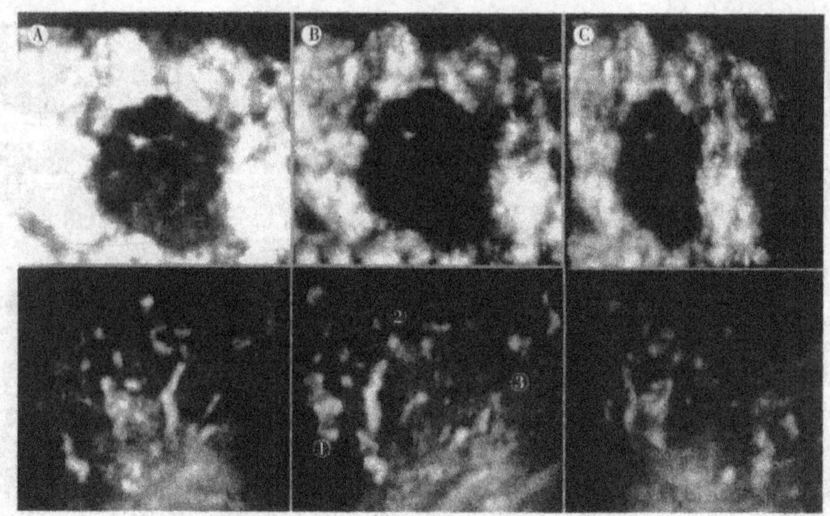

图 3-4-5　乳腺癌 3D 容积汇聚征及血管能量图成像

沈 xx，41 岁，女，左乳实质性肿块。A.正面观；B.左转 30o；C.左转 90o。上排：3D 容积肿块不均匀低回声边不整明显的汇聚征呈多个放射状大鱼刺样；下排：能量图血管丰富，3 支主供动脉①，②，③，粗细不等，弯曲多方向均显示。病理诊断浸润性导管癌伴感染

3）4D 动态旋转：病灶的灰阶容积图像可向任意方向、各种角度动态旋转，多侧面观察肿瘤形态与周围组织的关系；癌肿向周边组织浸润深度与基底膜突破程度。

（3）乳腺肿瘤血管 3/4D 成像：肿瘤血管成像有 3 种方式，包括彩色血流频谱、血管能量图及 B-F 血流成像。3D 成像后，4D 动态旋转对空间结构的显示极为重要，在 3600 转动中观察肿瘤内、外血管构架，供血主干的来源、走向、分布密度。癌肿早期间质内无血管，靠周围组织的扩散作用吸收营养排泄废物，此时声像图看不到血流。肿瘤进入血管期具有丰富的血管网。由于癌细胞主质与纤维性间质的成分与血管增生的多少不一，及肿瘤血管缺乏肌层走向迂曲，故回声多样。

乳腺恶性肿瘤血管多在 2~3 支以上，主干粗大，由边缘进入病灶。增殖期肿瘤血供丰富其血管的立体、空间分布可见主干血管从多角度朝向病灶，粗细不等，半环形、弧形包绕，分支长短不一，扭曲缠绕，或局部杂乱密集成绒线团样（图 3-4-6）。

血管增生程度分为：①血管明显增多占 25%，主干血管 2~3 支进入病灶，各有 2~3 个分支，长度达病灶的 1/2~2/3，微小血管多个；或形成较完整的血管包绕（图 3-4-7）。②中度增多占 40%（图 3-4-8），主干血管 1~2 支，分支 2~3 个，长度约占病灶的 1/2，并有散在微小血管。③少许增生 35%，周边或内部血管 1~2 支，长度为 1/3 以下，或点状稀疏散在。④5%病灶周边血管，病灶内血管极微，或为液性区仅在周边或多或少微小血管。

（4）乳腺肿瘤超声造影：造影剂经肘静脉团注后，视频观察及时间强度曲线分析，微泡进入癌肿的表现归纳为以下 4 种。

1）快进快出：乳腺实质性恶性病灶血流丰富，造影剂微泡充盈密集（图 3-4-9）。动脉血管越多充盈越好，达峰快、强度高。灌注与消退均快，如分化低癌肿血管多间质少，

或动脉-静脉瘘形成。达峰时间平均（16.23±0.33）s。包膜不完整或应有假包膜使病灶轮廓较清楚。

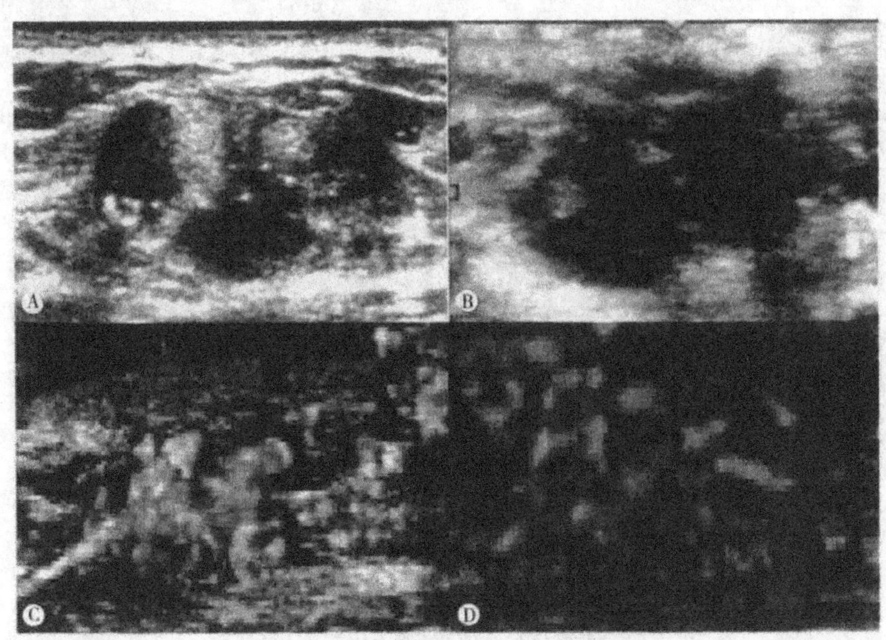

图 3-4-6　乳腺浸润性导管癌多血管型

楚 xx，35 岁，女。A.右乳头旁肿瘤回声杂乱有多个微钙化点形态不整；B.3D 容积成像不规则形局部向外浸润呈混乱的汇聚征；C、D.3/4D 能量图瘤体血管极其丰富粗细不等密集成绒线团样，病理浸润性导管癌II级，浸润周围脂肪血管伴小叶增生

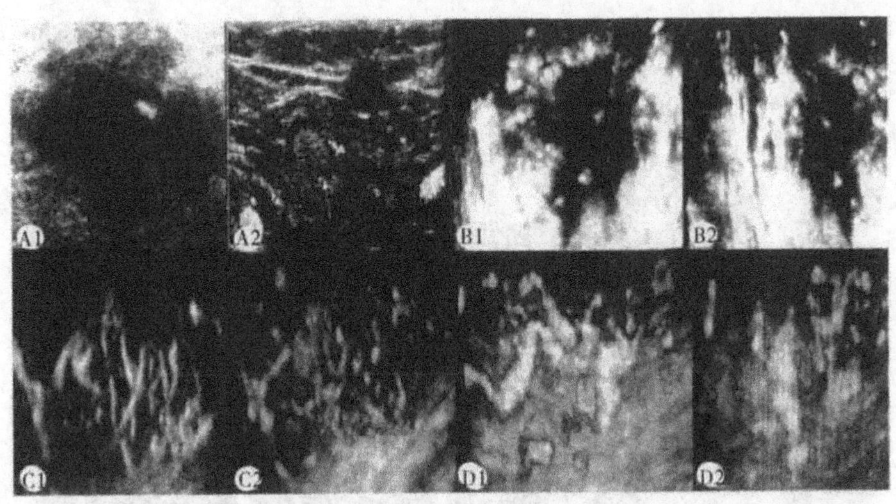

图 3-4-7　乳腺浸润性导管癌多血管型

张 xx，55 岁，2D 彩超：A1.右乳 10-12 时钟位 3cm×2cm×1.1cm 不均匀低回声，无包膜，边缘分叶状界不清，有高回声钙化；A2.右腋下淋巴结增大 1.3cm×1.3cm，血管 0.8~1mm，流速每秒 6.2/2.3cm，RI0.63。3D 灰阶容积；B1.正面图像肿瘤不均匀低回声周边放射状汇聚征；B2.向右旋转 45°，肿瘤弧形

向后，BF 三维成像；C1.为正面；C2.为右转，见肿瘤内血流血管密集纹理清楚；Dl.3D 能量图成像，血管极其丰富，与 BF 相同；D2.右转 45°血管密集，提示乳腺恶性肿瘤

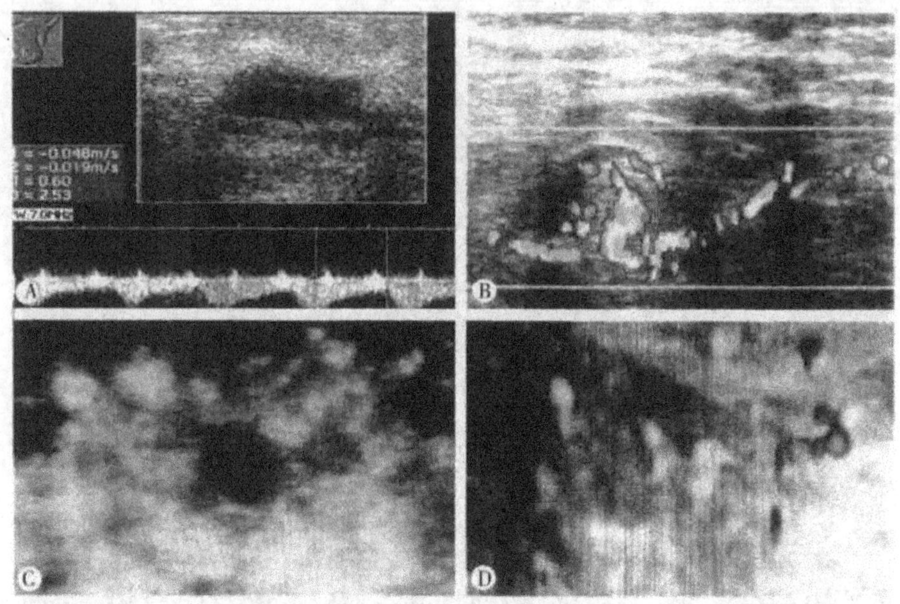

图 3-4-8　乳腺恶性肿瘤 3D 能量图血管中度增生

施 xx，47 岁，女。A.左 9~10 时钟位边角非均质低回声中心小液化，左缘外凸有内径 0.4mm 血管进入；B.左腋下 2 个近圆形淋巴结（0.84mm×0.61mm）内血流每秒 6.4/1.9cm。RI0.71；C.灰阶 3D 成像肿块无回声边缘汇聚征模糊；D.能量 3D 血管扭曲粗细不等，2 支主干血管由两侧进入块内扭曲而行，粗细不一

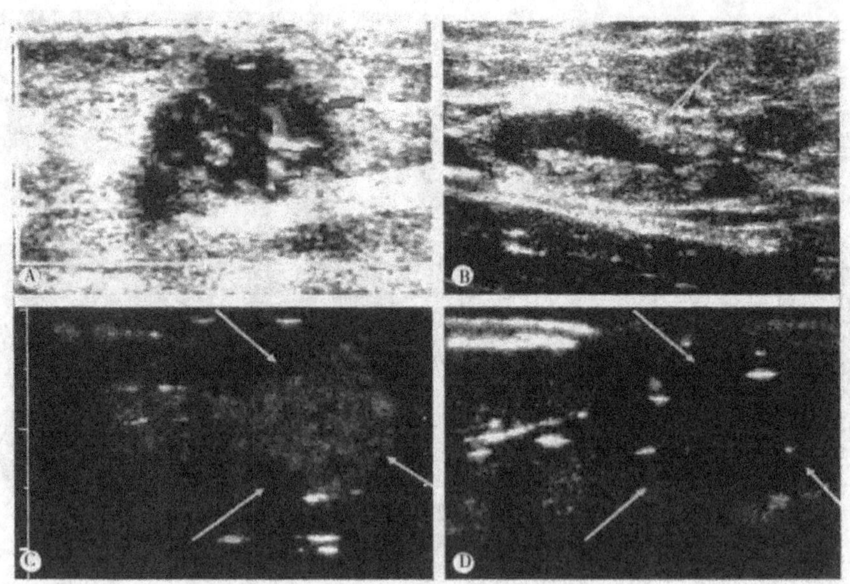

图 3-4-9　浸润性导管癌超声造影快进快出型

乔 xx，37 岁，女，左乳房肿块，钼靶提示良性可能。A.超声示实质性低回声边缘分叶状突破乳腺前缘，内有钙化点，血流丰富；B.腋下淋巴结增大，淋巴门偏心（↑），超声造影呈快进快出；C.微泡 18s 进入病灶，27s 全部灌注充盈，形态与 2D 相同；D.47s 大部消退，提示左乳腺恶性肿瘤。手术病理诊断：浸润性导管癌

2）快进慢出：一些乳腺浸润性导管癌，肿瘤血管成分较多分化程度低，生长快，而肿瘤血管生长的速度低于肿瘤快速生长发育需要，出现液化坏死区，造影剂灌注不均匀，周边充盈快进，病灶内分布不均，流出慢（图 3-4-10），癌旁组织微泡充盈散乱，残留微泡在病灶内无规律地乱窜。

3）慢进慢出：浸润性导管癌的实体性癌（soliacarcinoma）中，硬癌、较小的癌细胞在大量增生的纤维间质中，癌细胞呈不规则的条索、成堆，或单个散在于间质中，血管少，管壁缺乏弹力层。超声造影微泡 27~38s 缓慢进入肿块周边部，仅有少许微泡进入块内，为乏血管型（图 3-4-11）。微泡消退开始晚，大部分消失要在 2min 以后（图 3-4-12），故为慢进慢出型。

4）同进同出：瘤内未形成供养动脉，造影剂灌注血管与周边正常组织相同。

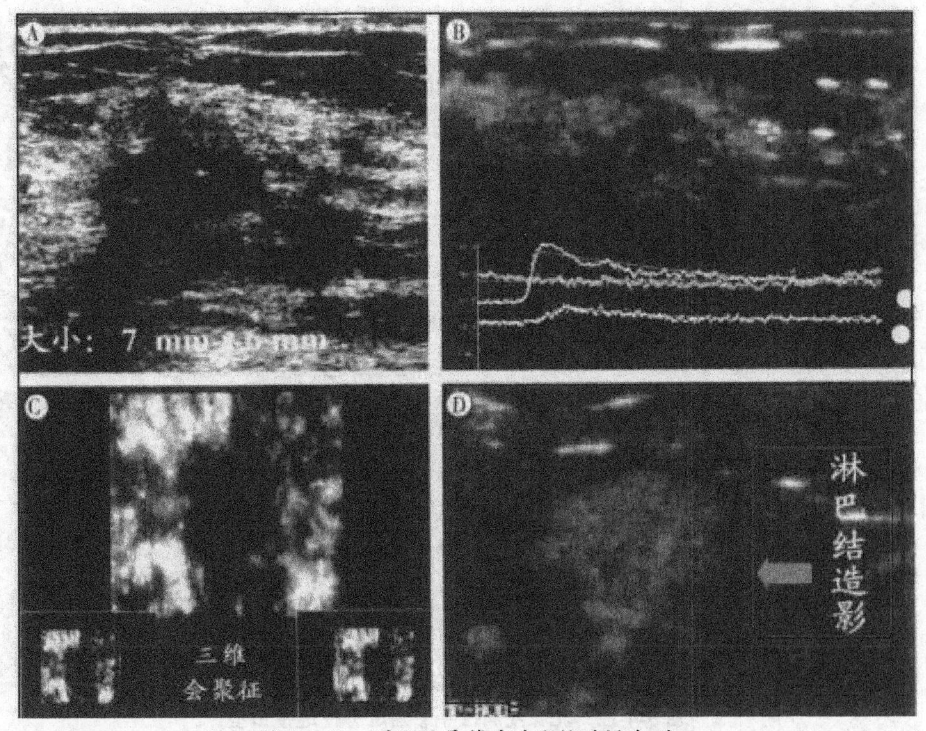

图 3-4-10　浸润性导管癌造影快进慢出型

A.微小病灶 7mm×6mm，形态不整，边缘不清，有微钙化点；B.三维显示汇聚征；C.造影及时间强度曲线示，造影微泡 9s 快进灌注病灶，12s 达峰后缓慢下降；D.腋下淋巴结造影微泡快速弥漫充盈，为快进慢出型恶性肿瘤

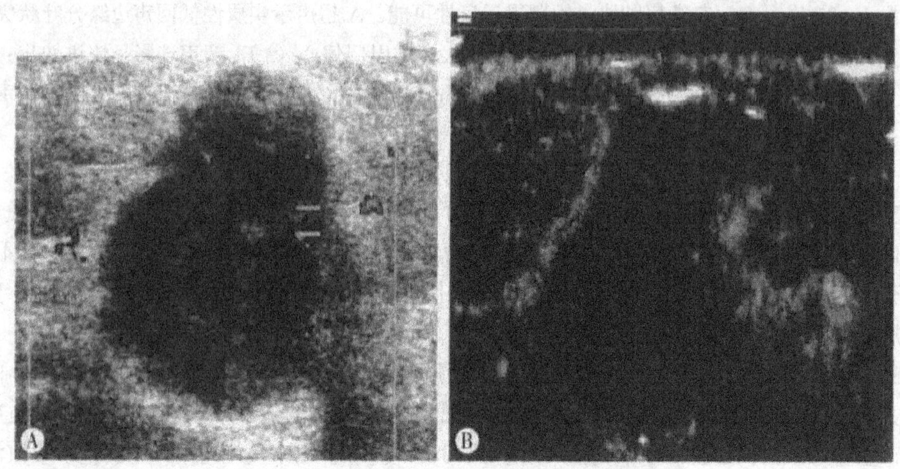

图 3-4-11　浸润性导管癌超声造影乏血管型

马 xx，43 岁，女。A.乳腺肿块低回声 2cm×1.8cm 有不规则条索，略呈哑铃形，2D 彩超血流稀少，血供不丰富；B.超声造影微泡 38s 速增强，充盈肿块周边部，仅有少许微泡进入肿块内，为缺血管型。手术病理诊断：浸润性导管癌

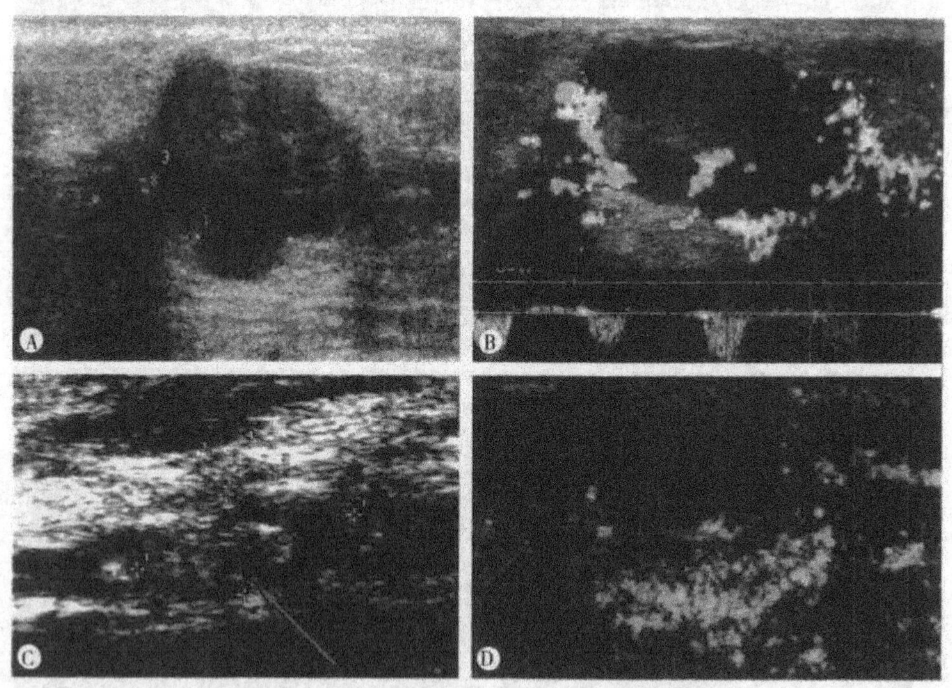

图 3-4-12　乳腺浸润性导管癌造影慢进慢出型

费 xx，81 岁，女，乳腺肿块 1 年，无痛，偶有不适。A.右乳 5~8 时钟位 2.3cm×1.5cm×2.0cm 不均匀团块，略呈分叶状；B.周边及内部血管直径 0.5~1.2mm；C.右腋下淋巴结 7.2mm×4.3mm；D.造影微泡 27s 由后方缓慢进入，52s 灌注肿块后 1/3，96s 消退，2min 大部分消失，为慢进慢出型病理诊断：乳腺浸润性导管癌II级，癌组织浸润周围纤维组织脂肪

（二）典型髓样癌

典型髓样癌（classica medullary carcinoma）不多见。其恶性度较低，淋巴结转移机会较少。但病程较一般乳癌略短，发展较硬癌快。

1.病理

（1）大体检查：肿瘤多位于乳房中心深部，球形或结状病变较局限。病程短发展快，肿瘤膨胀性生长。短期内呈巨块，体积较大，直径 4~6cm，大者达 10cm。有假包膜，周边较光滑。肿瘤质地软如脑髓，切面呈灰白色髓样组织。肿瘤出血坏死液化，形成囊性髓样癌。晚期癌肿与皮肤粘连，溃烂呈菜花状。

（2）镜下所见：癌组织内实质多，间质少，癌细胞大，核分裂多见。

2.临床表现

发病年龄 22~80 岁，常见于 50 岁以下绝经期前后的女性。肿瘤边界清楚，有移动性。膨胀性生长的肿瘤皮肤变薄发亮，张力增加，乳头无内陷。肿瘤体积增大顶破皮肤形成皮肤溃疡。

3.超声图像

（1）病灶位于乳房中心深部，或其他部位，球形或结节状较大肿瘤，直径 4~6cm。周

边较清楚，但无包膜。

（2）肿瘤呈低回声或极低回声区，后方回声增强或无改变。不规则的液化区提示肿瘤有出血坏死，形成囊性髓样癌。少数有钙化内部散在增强的光点。

（3）彩超显示肿瘤内及周边有少许血流信号（图 3-4-13）。

（4）少数髓样癌，块质地较软边界清楚，移动性较好，低回声实质肿块无衰减，其瘤体较小（0.9cm×0.5cm~1.5cm×1.0cm），可误为良性病变。

（5）约 1/2 的髓样癌腋下淋巴结增大。

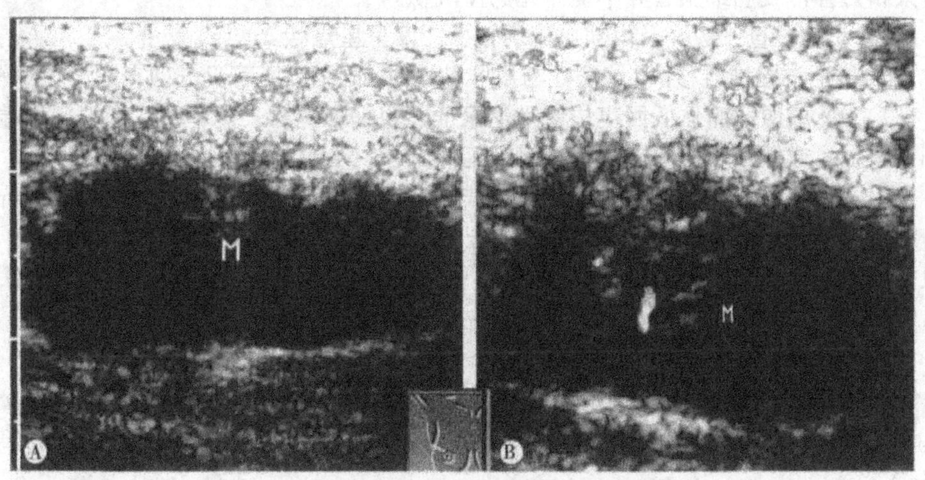

图 3-4-13　髓样癌

徐某，49 岁，女。A.右乳 10 时钟位 2 个不均匀低回声（1.2cm×1.3cm 与 0.9cm×1.0cm）肿块融合成 2.1cm×1.3cm，分叶状边缘不整，后方声稍强；B.病灶内彩色血流甚少。手术病理诊断：髓样癌

（三）乳腺浸润性小叶癌

乳腺浸润性小叶癌（invasive lobular carcinoma）其结构与乳腺小叶原位癌相似的浸润性癌。发病率仅次于浸润性导管癌，占8%~14%。

1.病理表现

小叶原位癌突破基底膜的束缚，癌向间质作浸润性生长。通常临床及影像诊断困难。

（1）大体检查：癌组织呈圆形、椭圆形、盘状或不规则形。大小不一（0.8~11cm）。质地坚实，边界不清呈蟹足状侵入周围组织，与皮肤粘连时乳腺皮肤凹陷乳头回缩。

（2）镜下所见：癌细胞的形态与小叶原位癌基本相同，典型者排列呈单行线状。浸润的癌细胞在腺管周围呈同心圆牛眼或靶盘状排列，癌细胞内黏液多时形成印戒状细胞。癌细胞团块被嵌入纤维组织似硬癌或被间质挤压变形而易误诊。

2.临床表现

乳腺浸润性小叶癌发病年龄49~56岁，多发生于绝经期后的老年女性，绝经期前罕见。浸润性小叶癌多发生在萎缩的乳腺内，可能垂体分泌异常使得本已萎缩的乳腺小叶被复活，上皮细胞出现不正常的增生。可同时亦可先后发生于双侧乳腺。症状与体征均不明显。体检时常触不到肿块，易误为小叶增生，病理诊断皆因乳腺其他疾病手术病理切片中偶然发现。

3.超声图像

经病理证实的乳腺浸润性小叶癌声像图表现如下。

（1）肿块：多在乳腺外上限，其次在乳晕附近。肿块较小，为1~3cm，大者近10cm。

（2）肿瘤回声：不均匀实质性低回声，边缘不整。肿瘤病灶内间质成分多，后方衰减。

（3）周边回声：边界不清，可呈蟹足状侵入周围组织。

（4）癌灶钙化：内部钙化有点状高回声，或<1mm的沙粒样微钙化灶。癌细胞对矿物质亲和力强，或癌细胞营养不良坏死钙盐沉积。

（5）彩超检查：边缘及内部血流均较少，仅呈星点状。

（6）腋下淋巴结转移：乳腺病灶与皮肤粘连时，同侧腋下可见低回声的淋巴结转移。

（7）3D成像：瘤体低回声边缘呈汇聚征，粗细不等、长短不一、近端粗远端细的毛刺（蟹足）样低回声，向周边正常组织延伸。

（8）超声造影：微泡进入病灶的时间与正常组织接近，最大灌注时呈网状分布。病灶与正常腺体分别取样，做时间强度曲线分析，病灶曲线18~21s达峰值，28s缓慢下降，峰值强度46dB。正常组织11s进入缓慢上升，32~36s达峰后平稳持续。故呈快进缓慢下降（图3-4-14）。

（四）乳腺黏液癌（乳腺黏液腺癌）

乳腺黏液癌（mucinous carcinoma of the mammary）又称乳腺黏液腺癌（mucinous adenocar cinoma）。发生在乳腺导管上皮黏液腺化生的基础上。发病率占乳腺癌总数的1.8%~5.3%。

1.病理表现

（1）大体检查：瘤体大小不一，直径多在2.5~5.5cm，有报道最大者达15cm。外形不规则，质地或软或硬，无真正包膜。瘤组织切面呈实性或囊状，湿润发亮半透明，红棕色或浅灰色胶冻状物。与其他癌混合存在称混合性黏液癌，其质地由其他癌混合的多少而定，少者质地较实灰黄色可见黏液，其他癌多黏液不明显似硬癌，灰白色放射状条纹伸入周围组织中。

（2）镜下所见：①局限性乳腺黏液癌，单纯性黏液癌多见。乳腺导管产生的黏液蛋白位于细胞外，堆积较多称“黏液湖”。癌细胞成团或条索状散布“黏液湖”内，癌细胞较少呈单个或小团片状漂浮于“黏液湖”内。湖间纤维间质多少不等，有时见钙化灶。②弥漫性乳腺黏液癌，导管与小叶癌细胞产生的黏液位于细胞内，胞核被挤在一侧称印戒细胞癌。或多数癌细胞成团条索状弥漫浸润于间质纤维内。癌组织中有腺癌、髓样癌、硬癌等成分为混合性乳腺黏液癌、混合性印戒细胞癌。

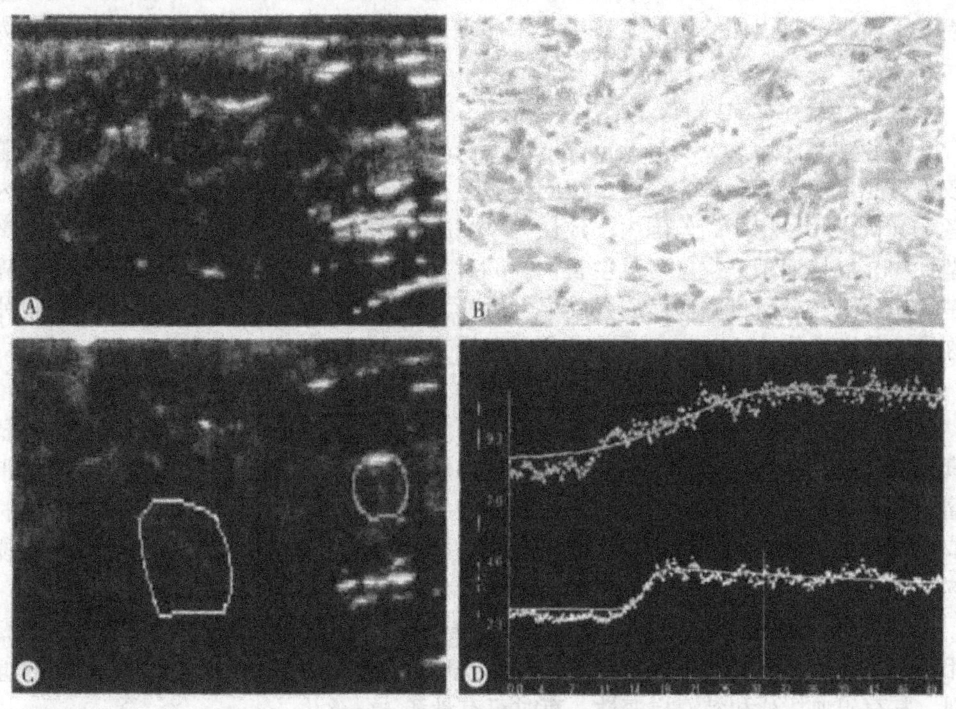

图 3-4-14 乳腺浸润性小叶癌

朱 xx，64 岁，女，右乳 1.5cm×0.8cm 低回声块边不规则，界不清，有钙化点，内星点状血流，超声造影：A.微泡 11s 进入病灶，29s 呈网状分布；B.病理诊断浸润性小叶癌；C.病灶与正常腺体分别取样时间强度曲线分析；D.病灶黄色曲线 18~21s 达峰，28s 缓慢下降，峰强 46dB，正常白色 113 进入缓慢上升，32~36s 达峰，平稳持续，其两者曲线相差较小

2.临床表现

发病年龄较广（26~91 岁），多见于绝经期后 60 岁以上老年女性。癌瘤缓慢推进式生长，临床症状不明显，癌瘤长到一定大小可触及。如一例 77 岁患者 7 年前自己发现左乳房内鸽蛋大肿物，就诊时肿物增大，稍小于乒乓球，左腋下有绿豆大小肿物；另例 74 岁女性偶然触及右乳房约花生米大肿块，1 年后长至 2.5cm。肿物呈圆形较隆凸，界清，为实性或软或硬，囊性时有波动，易误为纤维腺瘤或囊肿。偶与皮肤粘连，但可推动。

约 1/3 腋下淋巴结转移，而印戒细胞型乳腺黏液癌腋淋巴结转移率高，数目多。

3.超声图像

（1）肿块部位：乳腺外上，其次外下或中部。

（2）肿瘤大小：多数为 2.5~5.5cm，4cm×3cm×2cm，周边小肿块为 1.2cm×0.8cm×0.8cm。

（3）肿块形态：略呈圆形、椭圆形隆起，或不规则大肿块旁可有相邻的小肿块，边缘清楚，包膜不明显。

（4）肿瘤回声：实质性低回声或等回声，不均匀絮状条索与不规则的可疑液性暗区混合存在，后方回声多增强，并有强回声（0.2cm×0.3cm）大的钙化光点。

（5）彩超：肿块内血流信号较少，周边部动脉血流最大速度 40~74cm/s，RI0.8-0.9。

（6）腋下淋巴结：多数可见数个淋巴结增大，约 0.7cm×0.4cm、0.7×0.6cm，呈低回声边界清晰，淋巴门结构清楚。经手术病理证实的乳腺黏液腺，腋下淋巴结亦可为期性。

（五）乳腺叶状囊肉瘤

乳腺叶状囊肉瘤（cystosarcoma phyllodes of the mammary）又称腺纤维肉瘤。乳腺肉瘤较为少见，由于肉瘤种类繁多，组织类型复杂、多样，易与其他疾病相混淆，国内外学者对其认识不尽相同。但国内一致认为本病具有恶性肿瘤的特点，如间质细胞密集、异型性明显，核深染分裂象多见生长快。同时具有良性的习性，如无浸润性生长、周界清楚，切除干净预后良好，而归入临界性肿瘤。在大体标本切面上有分叶及小囊状外观故称为叶状囊肉瘤。

1.病理表现

（1）大体检查：瘤组织 1~30cm，最大可达 45cm。一般在 5.5~15cm。分界明显，无真正的包膜，边界呈结节状。切面灰白色，质地较硬，其中软硬相间。坏死区及脂肪肉瘤区为淡黄色软区，有出血为红色。纤维组织增多处为实质部分，常有大小不等的裂隙或呈囊腔状。裂隙狭长而弯曲将肿块分隔成巨大的叶状，内含清亮液体或血性或胶冻状物。

（2）镜下所见：瘤组织由上皮细胞和纤维组织 2 种成分构成。与管内型腺纤维瘤基本相似，间质内梭形细胞量多排列紧密，间变明显。核分裂象多见构成纤维肉瘤的组织表现。常有出血坏死和黏液样变性，有时可有骨和软骨化生。

2.临床表现

发病年龄较广，为 14~85 岁，多见 40 岁以上中、老年女性，平均 45~49 岁。一般症状不明显或乳房轻度胀痛。肿块较大，生长很快。

3.超声图像

（1）肿块部位：外上右侧 9~12 时钟位，左侧 12~3 时钟位，乳晕上下或内下右侧 3~6 时钟位，左侧 6~9 时钟位。

（2）肿瘤大小：不定，一般 5.0cm 以上，大者 15cm 左右，但活动性尚可。

（3）肿块边缘：清楚呈结节或分叶状，因周边高回声条索进入肿块将其形成分叶状。与周围组织有明显的界线。

（4）肿瘤回声：实质性不均匀低回声（图 4-4-15），或等回声后方回声增强。可有散在钙化高回声。脂肪组织坏死、出血呈大小不等、不规则的液性无回声囊腔，或弯曲的裂隙将肿块分割成叶状。

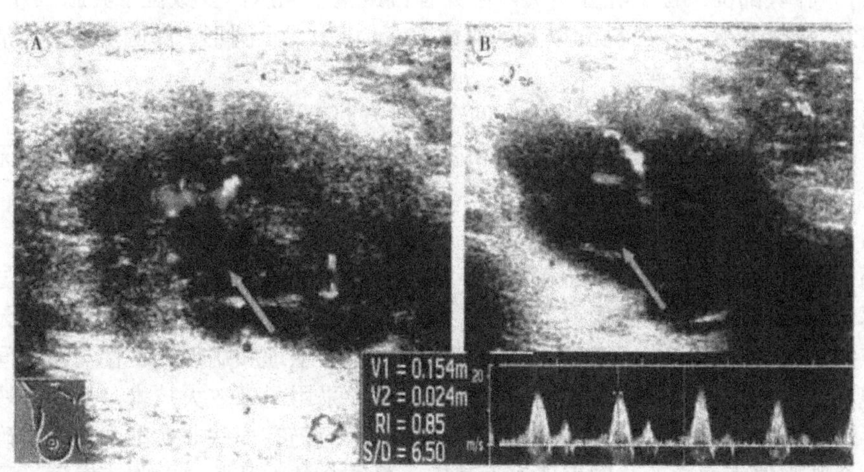

图 3-4-15 乳腺叶状囊肉瘤

A.右乳 9~12 时钟位肿块不均匀低回声，后方回声增强边界清楚，高回声条索由边缘进入肿块成分叶状，其间有不规则低至无回声区，边界不清可能为小液化区；B.彩超显示高回声条索内有动脉血流，流速 15.4/2.4cm/s，RI0.85

（5）彩超显示高回声条索内或实质内有动脉静脉血流，动脉流速每秒 15.4/2.4cm，RIO.85。

（6）超声造影，叶状囊肉瘤造影剂微泡先灌注病灶边缘，后至中央，为向心型。

（六）乳腺纤维肉瘤

纤维肉瘤（fibrosarcoma）是较常见的恶性肿瘤，几乎有纤维组织的任何部位均可发生。乳腺纤维肉瘤多来自皮下或筋膜中的纤维组织，在乳腺间叶组织中纤维肉瘤占首位。

1.病理表现

（1）大体检查：瘤体较大多在 5cm 以上，呈圆形、卵圆形结节状。多数质地较硬，局部可较软或囊性区。周边有不完整的假包膜。切面均匀、湿润有光泽，呈灰红色或灰白色鱼肉样，纤维肉瘤可有出血坏死和黏液样变性。

（2）镜下所见：浅表部位的纤维肉瘤多分化良好，瘤细胞似纤维母细胞，梭形，形态整齐均匀一致，异型性轻微。界限不清。胶原纤维多与瘤细胞排列成人字形或羽毛状纵横交错。深部的纤维肉瘤多数分化差，间质少，瘤细胞丰富，呈束状交错排列，异型性明显，瘤组织内血管丰富。高度未分化的纤维肉瘤间变明显，排列不规则的极向紊乱，胶原纤维少。

2.临床表现

乳腺纤维肉瘤多发生在 30~50 岁女性，平均 41.3 岁。开始为一小硬结，呈圆形、卵圆形，无痛，生长迅速，但发觉时可能已长大至 5cm 以上，有报道最大 33cm。巨大肿块使皮肤张紧发亮潮红，偶与皮肤粘连成橘皮样。乳头回缩或有溢液。部分腋下淋巴结增大。乳腺纤维肉瘤的临床表现与叶状囊肉瘤相似。术后常可复发，通过血行或淋巴结转移。

3.超声图像

（1）肿块部位：位于乳腺中央，巨大者占据整个乳腺，少数位于乳腺上外。

（2）肿瘤大小：多在 5cm 以上，半数 10cm 以上，呈圆形、卵圆形，边界清楚，可推动，巨大者与皮肤粘连。

（3）肿瘤回声：实质性不均匀低回声，后方回声增强，边界清楚。

（4）坏死、出血：纤维肉瘤组织坏死、出血呈大小不等、不规则的液性暗无回声囊腔，其图像与叶状囊肉瘤无法区别。

（七）超声诊断乳腺癌的价值

超声检查对乳腺疾病的诊断和钼钯、MRI 检查有相互补充的重要意义。典型乳腺良性、恶性肿块能够从超声图像得以鉴别，尤其健康人乳腺的超声普查，对发现无症状隐性乳腺癌具有一定的价值。由于乳腺疾病种类繁多，生理和病理、良性与恶性间的声像图表现有许多交叉、重叠，尽管提高仪器分辨率，采用局部放大技术，推动肿块等多种检查手法相结合，对部分肿块的鉴别虽然有帮助，但仍有一些非典型肿块难于确定。为此，综合乳腺癌声像图的共同表现作为基础，再结合各类乳腺癌的临床发病过程、病理结构、生物学演变的具体情况，及其他检查，可能提示具体病变。

1.2D 彩超主要诊断依据-乳腺癌声像图的共同表现

（1）乳腺组织内实质性肿块，低回声为主，或为等回声；癌瘤内含纤维组织成分，多有中强或稍强回声，呈不均匀的斑片、条索；少数微小钙化点呈高回声；后方回声衰减。癌瘤内液化、坏死，出现液性无回声，边缘不整，透声性增强。

（2）癌瘤形态呈近圆形、不规则球形、扭曲长管状。不足 1cm 的小癌多呈结节状。

（3）肿块边缘可能清楚，分叶状，膨胀性生长时边缘较光，可见侧壁声影。肿块边缘

不规则高低不平，边界模糊不清，毛刺状、蟹足样；或浸润生长向外突破假包膜，形成卫星结节。

（4）肿块大小与癌灶发展阶段、类型有关；在扩张乳管内的导管内乳头状癌、硬癌、微小癌，较早期肿块不大，而髓样癌发展快体积较大。

（5）彩色血流图显示多数癌肿内部或周边血流明显增多至中度增生，约占 60%。探头与血管长轴、血流的方向平行彩色血管树枝状分布，探头与血管垂直，彩色血流星点或短线状。形态不同，大小不等，粗细不一，扭曲。实质性病灶动脉流速快 RI 高，瘤组织松软 RI 低。癌组织液化部位无彩色血流。

（6）乳腺癌肿病灶侧腋下淋巴结转移，圆形或椭圆形，低回声结节，淋巴结内彩色血流丰富。

（7）甚晚期乳腺癌出现脏器转移；肝或肺、胸膜出现胸腔积液以及对侧腋下淋巴结转移。

（8）超声检查良性、恶性难以确定，应进行其他检查，或超声引导下穿刺活检。

2.乳腺肿块（包括乳癌）超声检查难以鉴别诊断的情况有报道经超声检查手术病理证实 203 例乳腺肿块中，38 例（占 18.7%）良性、恶性病变超声图像混淆（图 3-4-16A、B、C）。现结合病理分析如下。

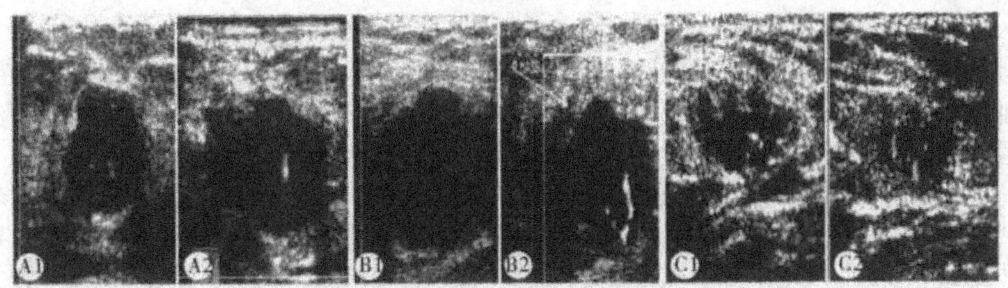

图 3-4-16　声像图难分辨的乳腺良恶性病灶

A1.杨 xx，44 岁，女，左乳块近圆形边缘结节样突出不均匀低回声；A2.血流少后方稍强疑恶性，病理诊断为乳腺纤维瘤；B1.崔 xx，43 岁，女，右乳肿块低回声；B2.血流少超声和钼靶均提示良性纤维瘤可能，病理诊断为浸润性导管癌；C1.袁 xx，30 岁，女，声像图倾向乳腺增生病；C2.块内少许血流，理证实浸润性导管癌

（1）声像图可以良性病变病理诊断为恶性肿块：16/38 例（占 42.1%），声响图分别倾向为纤维瘤、乳腺增生病、乳腺导管扩张及炎性肿块，而病理诊断浸润性导管癌 9/16 例（占 56.3%），另外 7/16 例（占 43.7%）为黏液癌、髓样癌、乳腺导管内癌级周围乳腺组织小叶增生炎性乳癌。

乳腺癌 MRI 诊断，具有肿瘤癌典型变现边缘星芒状，不规则状、周围伴长短不一的毛刺或蟹足物，灵敏度 88.4%~100%，仍有 5%~12%都浸润性癌不能检出。目前超声良性、恶性混淆不易鉴别者略高于 MRI，国外统计 X 线片诊断乳腺癌都假阴性 10%~30%，甚至达到 35%。误诊主要原因：位置、技术、乳腺腺体致密级病变重叠、病变特征不典型解释错误、早起病变缺乏特异型、隐匿性乳腺癌及多灶性中心乳腺癌等；此种分析可供声像图鉴别时参考。

（2）声像图疑恶性病变病理证实为良性肿块：22/28 例（占 57.9%）分别为纤维腺瘤伴腺病，乳腺腺病伴导管扩张、乳腺增生病、潴留性囊肿、潴留性囊肿伴纤维瘤炎性病变、复杂腺病，一级导管内乳头状瘤伴导管内纤维腺形成、乳腺钙化灶。另外，临床变现病灶为 0.6cm×0.5cm~1.4cm×1.3cm 打小，图像放大后具有典型都边缘毛刺、后方衰减、微钙化灶，6 例血流丰富，超声均提示恶性，手术病例均为浸润性导管癌。6 例临床诊断纤维瘤，其中三例提示良性病变，3 例无异常发现；超声显示大小为 2.7cm×1.2cm~3.8cm×1.5cm，用 13MHz 高频检查见低回声区为不规则扩张都导管，内无血流信号，与手术病理诊断乳腺增生病符合。烧成检查在隐形乳腺癌方面具有很好的价值。

（3）乳腺良性、恶性肿块声像图表现混淆的主要原因可能如下：

1）良性、恶性肿块的边界、形态，后方回声方面有交叉重叠性。

2）黏液腺癌、髓样癌和纤维肉瘤声像图主要均以低或极低回声为主，如其他特征不明显时声像图无法区分病变类型。

3）特殊类型的癌瘤，黏液腺癌于细胞内外堆积较多黏液蛋白的黏液，构成的“黏液湖”中散在漂浮着小簇状癌和髓样癌，瘤体出血、坏死、液化，形成囊性髓样癌，以及纤维肉瘤的出血坏死和黏液样变性等声像图表现相似无法区别。

4）肿瘤内的细胞成分多、纤维间质少，肿块质地较软，边界清楚，移动性较好，易误诊良性病变。超声表现误为恶性的良性病灶，病理结果往往是多种病理成分混杂存在，非单一的良性病变，这导致声像图错综复杂易出现错误。较小的乳腺导管内癌超声易漏诊。

5）缺少特异性的良性、恶性病变，超声图像不易确认的一些情况：a.乳腺腺病。超声表现结构紊乱、边缘不整，伴不确定的钙化或局部高回声结构紊乱，伴乳头溢液，疑为恶性（图 3-4-17）；病理结果硬化性乳腺腺病及不典型增生。因乳腺腺病本质是一种生理增生与复旧不全造成的乳腺结构紊乱，发病率高，易与乳癌相混淆，甚至认为是癌变的危险因素之一。b.乳腺纤维腺瘤。可触及肿块超声表现，椭圆形边缘略分叶，含不均匀絮状低回声，少许血流，动脉流速每秒 21/6.4cm，RI0.7，倾向恶性病变。病理证实纤维腺瘤伴腺病。因乳腺纤维腺瘤病理结构为结节状，类圆形为主，边缘光整，可有分叶，与周围组织分界清晰，其内部增强程度表现多样化与瘤体内黏液硬化程度及间质细胞含量相关。c.乳头溢液。见于多种情况，凡靠近乳晕附近扩大乳管分泌物潴留、乳头乳腺炎症、哺乳后期残留性乳汁持续数年引起导管扩张，乳汁潴留性囊肿，中、老年女性乳腺痛内有肿块及乳头状瘤，乳癌等均可出现不同程度的溢液或溢血。孙新民分析 62 例乳头溢液，其中 10/12 例乳癌为血性溢液，2 例乳白浑浊溢液，50 例良性乳腺病变 20 例为血性。

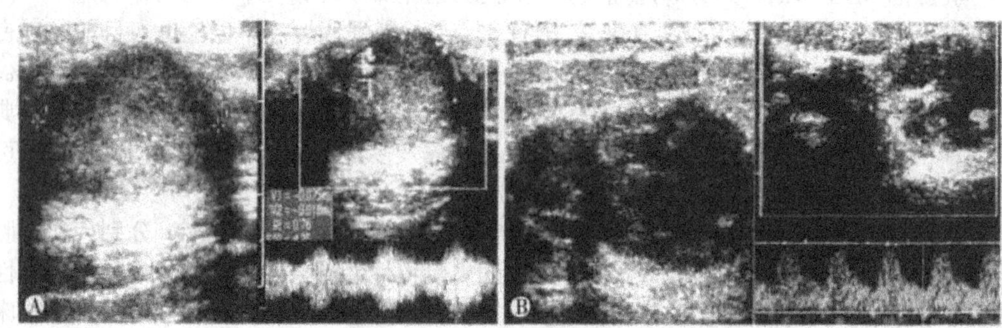

图 3-4-17　声像图疑为恶性病理证实为良性肿瘤

A.张 XX，44 岁，女，左乳块 1.5cm×1.29cm 近圆形不均匀低回声后方增强，内有低速血流疑恶性病变。病理证实：乳腺腺病；B.张 xx，43 岁，女，声像图示右乳椭圆形边缘略分叶，含不均匀絮状低回声少许血流，动脉流速 21/6.4cm/s，RI0.7，倾向恶性病变。病理证实：纤维腺瘤伴腺病

超声能显示这些病变的结构，但难以确诊。一般的溢液涂片检查亦无决定性鉴别诊断价值，必须在超声定位下活检或病变组织做病理切片检查。现将常见的乳头溢液、溢血举例如下。

乳头、乳腺炎：乳头红肿、皲裂、针刺样痛，可出现血性分泌物，但炎性溢出物多为脓性。

乳头的乳头状腺瘤：肿块位于乳晕下无包膜，0.5~1cm 实质性低回声，少数有小囊或导管扩张，因乳头糜烂、结痂、溃疡有血性或浆液性溢液。

乳腺腺病：少数肿块表浅时可与皮肤粘连，伴乳头浆液性或血性溢液，易与乳腺癌

混淆。

乳腺囊肿病：偶有单或双侧乳头溢血或溢液，浆液性或浆液血性，纯血性较少，而浆液血性，纯血性溢液标志有囊内乳头状瘤。

乳腺导管扩张症：早期可有自发性或间歇性乳头溢液，也可在挤压时才有分泌物溢出，为棕黄色或血性或脓性分泌物，持续多年。另外，在几个部位同时挤压能使分泌物自行溢出。多见于生育过绝经期前后老年女性。

乳腺大导管内乳头状瘤：约有1/2的患者出现乳头溢液或溢血，因较脆弱瘤体外伤或挤压而破碎，或自身坏死变性。另1/2位于边缘的、在小导管内的、纤维组织较多、质地坚实的乳头状瘤可不出现溢液或溢血。

乳腺导管内癌：多在乳晕周围，部分触不到肿块，有25%~40%表现乳头溢液或溢血，特别乳头状管内癌，常以乳头溢液为先期症状，多为血性溢液；粉刺样导管内癌可挤出牙膏样条索，或呈浆液性，故乳头溢液是导管内癌的警报信号。有学者对乳头溢液良性、恶性病变鉴别的体会如下。

恶性溢液主要特点：多为血性溢液；有溢液无导管扩张者常见且多于乳癌；单个或单侧乳腺乳管溢液多见。溢液同时伴有乳房肿块；乳癌平均溢液时间4.9个月，最长1~2年；50岁以上为重点怀疑对象，70岁以上70%为乳癌。

良性溢液主要特点：溢液超过3年以上一般认为良性可能大；双侧、多乳孔溢液，因其病变累及范围较广多；溢液的性质多种多样，水样、浆液性或浆液血性，炎性溢出液物可为脓性。

3.超声特殊检查

乳腺肿块2D彩超检查结合三维、彩色血流、B-F、血管能量图3D/4D成像、弹性超声成像及超声造影以及钼钯，MRI检查等综合诊断将进一步提高正确诊断。

4.超声引导穿刺活检

对上述检查仍不能明确的病变超声引导下穿刺活检。

5.乳腺肿块手术中超声定位

临床触诊难以发现的微小病灶，手术中超声定位切除。

（徐庆华）

第四章　浅表器官超声诊断

第一节　甲状腺及甲状旁腺疾病

一、甲状腺解剖

甲状腺是人体最大的内分泌腺，正常位于颈前下方、气管的前方、喉的两侧、上端达甲状软骨中部、下端平第6气管软骨环。甲状腺是距体表1~1.5cm的浅表器官，呈“H”形，由左右两侧叶和连接两侧叶的较窄的峡部组成，甲状腺血液供应十分丰富，由两对甲状腺上、下动脉及三对甲状腺上、中、下静脉组成。

二、适应证

在颈前区感到不适或发现肿大，或扪及可疑结节，或临床上怀疑有甲状腺疾病者，都适合做超声诊断或鉴别。

三、检查方法与要求

1.仪器要求

一般使用高频线阵探头，异位于胸骨后时需采用扇形探头，结合患者做吞咽动作对锁骨后或胸骨后甲状腺肿进行扫查。

2.检查方法

患者一般取仰卧位，颈部垫枕使头略向后仰，充分暴露颈部。先做全面扫查，测量甲状腺大小。从上向下横切扫查，取得最大横切面和前后径，沿左右两侧纵切扫查，取最大切面测量上下径，用相同方法测量峡部厚度。然后重点扫查病变部位，并与对侧对照。扫查手法要轻，避免压迫气管和颈部血管造成患者呼吸困难和头晕。

四、甲状腺正常声像图

1.甲状腺的结构

纵切时甲状腺呈锥体状，上极较尖小而下极较平直，横切时甲状腺呈马蹄形或蝶形，两侧叶基本对称，中间由峡部连接。甲状腺正常回声明显高于邻近的胸锁乳突肌，呈中等回声，分布均匀，甲状腺被膜呈一规整高回声光带。正常成人甲状腺大小是甲状腺侧叶上下径4~6cm，左右径2~2.5cm，前后径1.5~2cm；峡部前后径平均0.4cm（图4-1-1）。

2.甲状腺的血管

甲状腺上动脉为颈外动脉的第一分支，向内、下方行走到达甲状腺上极，然后分为前、后、内三支。甲状腺下动脉起自锁骨下动脉的分支，到达甲状腺下极背侧分成上、下两支。甲状腺上、下动脉的平均内径约2mm，峰值流速为30~50cm/s，阻力指数（RI）为0.5~0.6。甲状腺的三对静脉较粗，最宽内径可达7~8mm。

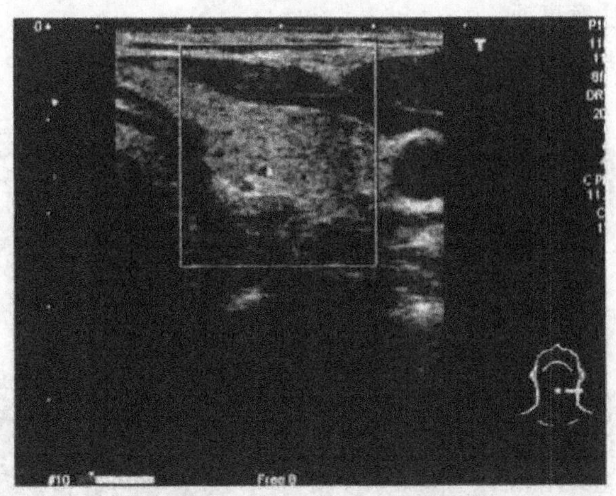

图 4-1-1　正常甲状腺声像图

五、甲状腺常见疾病超声诊断

（一）弥漫性甲状腺肿

1.临床表现

好发于女性，甲状腺肿大，心动过速，神经过敏，体重减轻突眼；血清中 T_3、T_4 升高。

2.超声表现

甲状腺呈对称性，均匀性肿大，边缘规则，内部回声为密集细小光点，低至中等回声。CDFI：表现为整个腺体内布满弥漫点状和分支状彩色血流分布，即“甲状腺火海征”。甲状腺上、下动脉增宽，流速明显加快，阻力减低。

3.诊断标准

①有“甲亢”病史；T_3、T_4 升高；②甲状腺呈对称性均匀肿大；③CDFI 见甲状腺内血流信号增多呈“火海征”。

4.临床评价及注意事项

“火海征”不是弥漫性甲状腺肿所特有，应结合病史做出诊断，注意与单纯性甲状腺肿、慢性淋巴细胞性甲状腺炎（桥本甲状腺炎）鉴别。

（二）结节性甲状腺肿

1.临床表现

甲状腺肿大而无症状，或体检时偶然发现。

2.超声表现

甲状腺不同程度的不规则非对称性增大，实质回声稍增粗，分布不均，其内可见多个结节，大小不一，圆形或椭圆形，边界不清，无包膜。结节可为低回声，中等回声及混合回声。部分结节内可见粗大钙化灶伴后方声影。CDFI：表现为甲状腺结节周边及内部有丰富的血流信号，主要集中在周边（图 4-1-2，图 4-1-3）。

3.诊断标准

①甲状腺内多发或单发类圆形结节；②生长缓慢。

4.临床评价及注意事项

甲状腺内单个结节需与甲状腺腺瘤及微小甲状腺癌相鉴别。

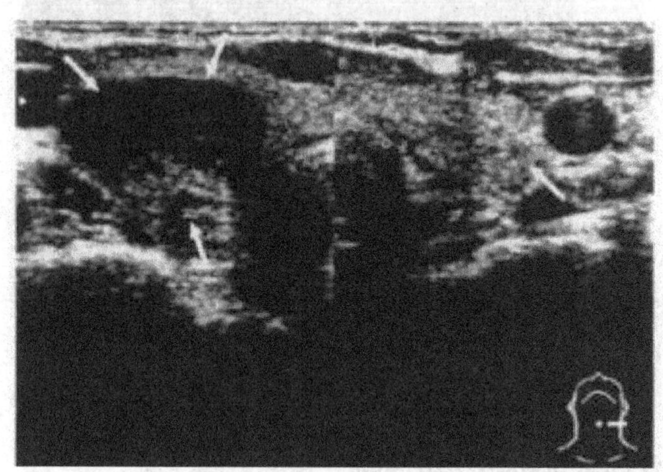

图 4-1-2 甲状腺内混合回声结节

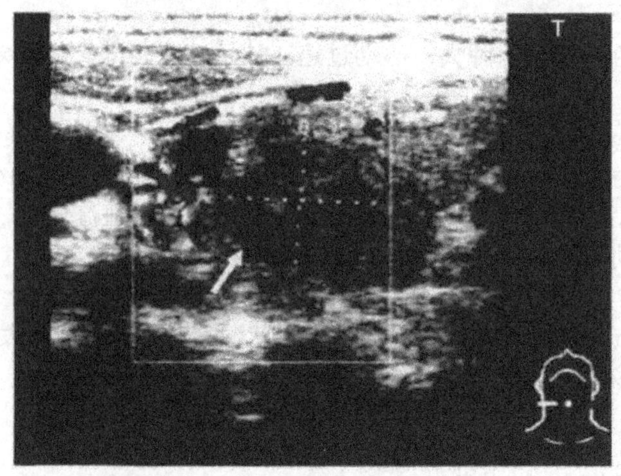

图 4-1-3 甲状腺结节周边丰富血流

（三）亚急性甲状腺炎

1.临床表现

由于病毒感染所致，女性多见，常发生于 20~60 岁。甲状腺肿大并有轻度压痛，部分患者有近期上呼吸道感染病史。

2.超声表现

甲状腺对称性肿大，探头挤压时有压痛，内部回声偏低，光点较粗糙。双侧腺体内可见多个回声减低区，有时单侧腺体内见单个低回声区，形态不规则，边界模糊。CDFI 无特异性。

3.诊断标准

①有上呼吸道感染病史；②探头挤压有压痛；③甲状腺对称性肿大回声减低。

4.临床评价及注意事项

需与单纯性甲状腺肿，桥本甲状腺炎鉴别。

（四）慢性淋巴细胞甲状腺炎

1.临床表现

又称桥本甲状腺炎，是一种自身免疫性疾病。多见于中年女性。甲状腺弥漫性增大，常无症状，体检时偶然发现。

2.超声表现

甲状腺两侧叶弥漫性肿大，边缘光滑整齐，峡部明显增厚，甲状腺回声普遍性减低，不均，内有许多条状高回声呈网状结构。CDFI：病程早期腺体内血流信号弥漫性增加，病程后期由于腺体纤维化，血流信号轻度增加或不增加（图 4-1-4）。

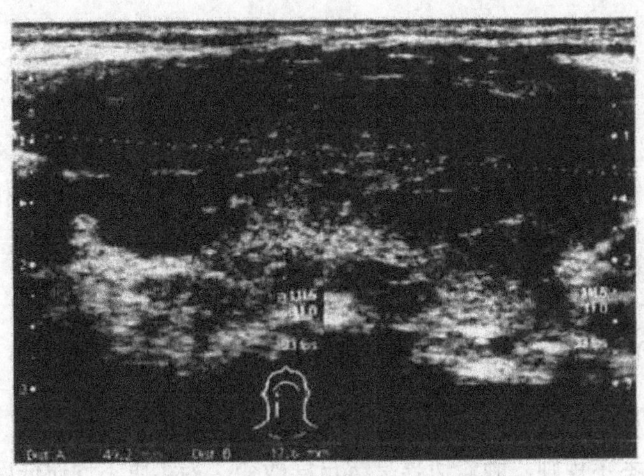

图 4-1-4　慢性淋巴细胞甲状腺炎

甲状腺右侧叶弥漫性肿大，回声普遍减低，不均，内有较多条状高回声呈网状结构

3.诊断标准

甲状腺弥漫性增大，峡部明显增厚，回声减低，回声不均。

4.临床评价及注意事项

需与亚急性甲状腺炎、弥漫性甲状腺肿鉴别。

（五）甲状腺腺瘤

1.临床表现

甲状腺腺瘤以 20~40 岁女性多见。一般无明显自觉症状，体检时发现单发性肿块，边界清楚，随吞咽而活动。

2.超声表现

多为单发，圆形或椭圆形，呈低回声或混合回声，边界清楚，有包膜，周边可见晕环，后方回声增强或无变化。肿物周边有正常甲状腺组织。CDFI：肿物周边可见环状或半环状血流信号（图 4-1-5）。

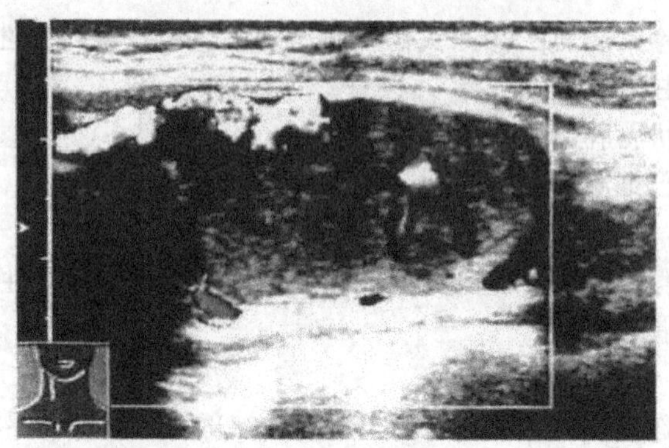

图 4-1-5　甲状腺腺瘤

腺体内见一椭圆形低回声结节，边界清楚，有包膜，后方回声增强，CDFI 见结节周边半环状血流信号

3.诊断标准

①甲状腺内单发性低或混合性结节，边界清楚有晕环；②CDFI：肿物周边有环状或半环状血流信号。

4.临床评价及注意事项

极易与单发的结节性甲状腺肿混淆，诊断时应考虑二者发病率极不相同。如肿物内合并钙化灶形成，需与微小甲状腺癌区别。

（六）甲状腺癌

1.临床表现

好发年龄为 40~50 岁，女性较多。病程短，进展快，肿物质地较硬，颈部可扪及淋巴结肿大。

2.超声表现

多为单发，形态不规则，肿瘤边界呈蟹足样改变，为实质不均质低回声，其内可见小于 1~2mm 的沙粒样钙化，肿瘤周边可出现不完整晕环，后方回声可出现衰减。于同侧颈部气管前、气管旁或颈内静脉周围可见多发淋巴结肿大。肿瘤侵犯甲状腺被膜及颈前肌肉，可表现为甲状腺被膜高回声光带中断或颈前肌肉回声中断。CDFI：肿瘤内血流信号丰富，分布杂乱，周边环绕血管小于 1/2 圈（图 4-1-6~图 4-1-9）。

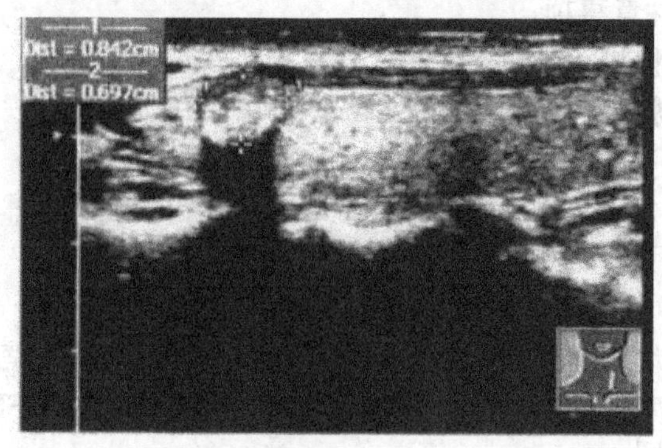

图 4-1-6

3.诊断标准

①单发实质不均质合并沙粒钙化肿物；②伴颈部多发性淋巴结肿大。

4.临床评价及注意事项

微小甲状腺癌及甲状腺癌早期声像图无明显特异性。诊断较困难。必要时，应行超声引导下穿刺活检。

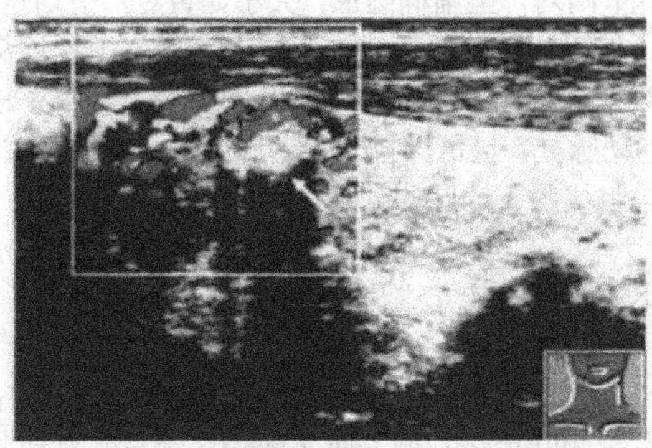

图 4-1-7

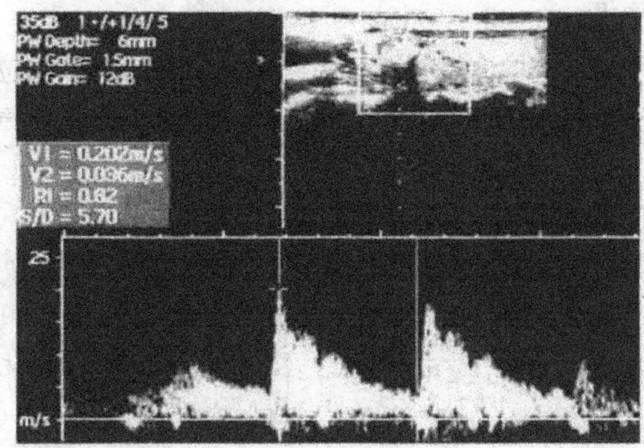

图 4-1-8

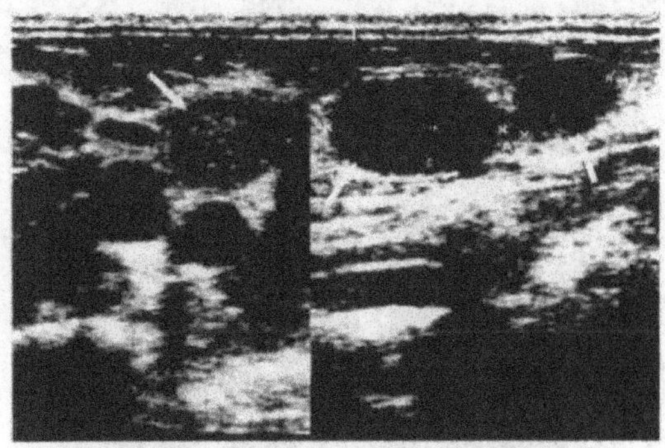

图 4-1-9

图 6-1-6~图 6-1-9　甲状腺癌

甲状腺单发实性结节，为不均质低回声，内见沙粒样钙化斑，结节周边见低回声晕环，后方见声影。同侧颈部可见多发肿大淋巴结。CDFI：病灶内血流信号丰富，分布杂乱，周边见环绕血管<1/2 圈测得

频谱为低速高阻动脉血流，R1=0.82

六、甲状旁腺

1.甲状旁腺的解剖

甲状旁腺通常是上、下两对，呈扁椭圆形，大小如黄豆，平均重20~40mg，其数目、大小及位置均可有变化。上甲状旁腺位置比较固定，一般位于纤维囊和甲状腺鞘之间的间隙中，甲状腺侧叶后缘上、中1/3交界处；下甲状旁腺位置变异较大，多位于甲状腺侧叶后缘下端，甲状腺下动脉处，也可异位于颈动脉鞘内、上纵隔或埋入甲状腺实质中。甲状旁腺的血供主要来自甲状腺下动脉的分支。

2.适应证

适应于高血钙症，甲状旁腺功能亢进症，寻找病因。

3.检查方法与要求

患者取仰卧位，头后仰。在颈部横切和纵切，上起下额角，下至锁骨，两侧达颈内静脉，仔细观察甲状腺左右侧叶后缘与颈长肌之间，气管与颈总动脉之间有无异常回声区。

4.甲状旁腺正常声像图

正常甲状旁腺体积小，平均大小为5mm×3mm×1mm，多数位于甲状腺背部或背外侧，声像图不易显示。约5%的甲状旁腺位置变异，异位多见于气管食管沟、食管后、后纵隔等。

5.甲状旁腺常见疾病超声诊断（甲状旁腺增大）

（1）临床表现：常有甲状旁腺功能亢进，甲状旁腺素（PTH）分泌过多引起的钙、磷代谢紊乱的一种全身性疾病，表现为高钙血症、低磷血症等。

（2）超声表现：在甲状腺后缘可见2~4个圆形、椭圆形或不规则形低回声区，边界清楚，厚径大于2mm为增大，如囊性变，可见无回声区。

（3）临床评价：甲状旁腺增大不易与甲状旁腺腺瘤区分，因此应注意鉴别诊断。甲状旁腺腺瘤单发多见，多位于下极，典型的腺瘤为圆形或椭圆形低回声，边界清，有包膜回声（图4-1-10）。

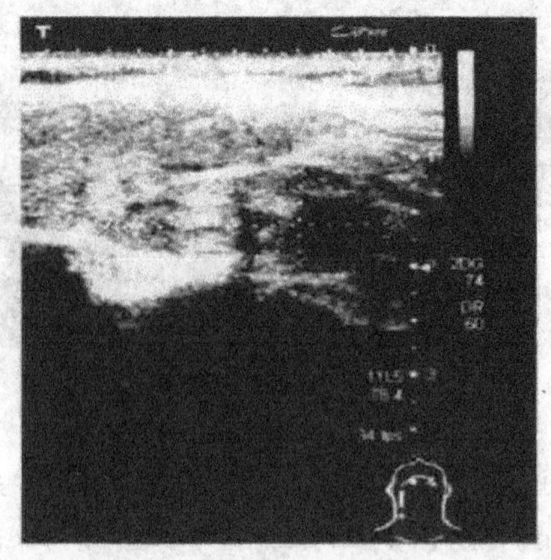

图4-1-10 甲状腺右侧叶长轴切面显示：甲状腺后外方椭圆形混合性光团

（梁伟翔 邹慧敏 刘韬）

第二节　浅表淋巴结疾病

一、淋巴结解剖与功能

浅表淋巴结是指位于体表深筋膜层、距离皮肤约 3.0cm 以内的淋巴结群。淋巴结病变往往是局部和全身疾病的反应。淋巴结同脾和黏膜相关淋巴组织等共同构成外周免疫器官，是免疫细胞聚集和免疫应答发生的场所。

浅表淋巴结主要是指颈部淋巴结群、腋下淋巴结群和腹股沟淋巴结群。

（一）淋巴结的结构

淋巴结为椭圆形的网状结构，表面有一层结缔组织被膜，略凹陷处为门，有输出淋巴管和血管出入。被膜向外延伸有许多输入淋巴管；向内伸入实质形成许多小梁，将淋巴结分成许多小叶。淋巴结的外周部分为皮质，皮质区有淋巴小结，又称淋巴滤泡；受抗原刺激后出现生发中心；此区内富含 B 细胞和滤泡树突状细胞，所以又称非胸腺依赖区。皮质深层和滤泡间隙为副皮质区，因富含 T 细胞又称胸腺依赖区；此区是淋巴细胞再循环的门户，有大量 T 细胞和巨噬细胞分布在滤泡周围，是传递免疫信息的场所。髓质区的 B 细胞、浆细胞和网状细胞集结成索状，称髓索；在髓索之间为髓窦；此区是滤过淋巴液的场所（图 4-2-1）。

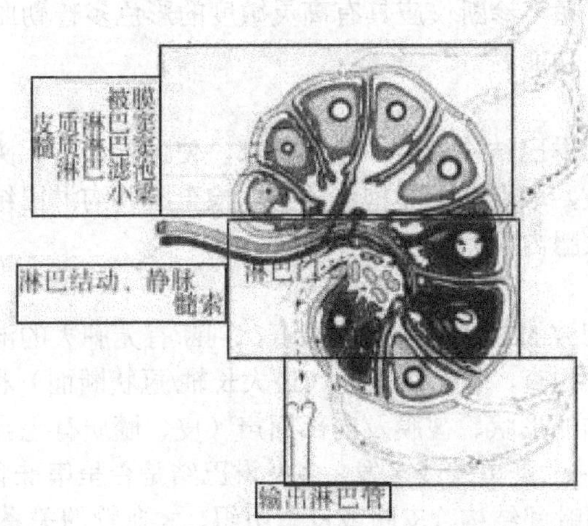

图 4-2-1　正常淋巴结解剖示意图

（二）淋巴结的功能

1.滤过和净化作用

淋巴结是淋巴液的有效滤器，通过淋巴窦内吞噬细胞的吞噬作用以及体液抗体等免疫分子的作用，可以杀伤病原微生物，清除异物，从而起到净化淋巴液，防止病原体扩散的作用。

2.免疫应答场所

淋巴结中富含各种类型的免疫细胞，利于捕捉抗原、传递抗原信息和细胞活化增殖。滤泡树突状细胞表面有丰富的受体，具有很强的捕获抗原体复合物的能力，通过这种方式可将抗原长期保留在滤泡内，这对形成和维持B记忆细胞、诱导再次免疫应答很有意义。B细胞受刺激活化后，高速分化增殖，生成大量的浆细胞，形成生发中心；T细胞也可在淋巴结内分化增殖为致敏淋巴细胞。不管发生哪类免疫应答，都会引起局部淋巴结肿大。

3.淋巴细胞再循环基地

正常情况下，只有少数淋巴细胞在淋巴结内分裂增殖，大部分细胞是再循环的淋巴细胞。血中的淋巴细胞通过毛细血管后静脉进入淋巴结副皮质，然后再经淋巴窦汇入输出淋巴管。众多的淋巴结是再循环细胞的重要补充来源。

二、适应证

浅表淋巴结的位置表浅，适合进行高频超声检查。因此当出现不明原因的淋巴结肿大时，均可进行淋巴结检查。在诊断恶性病变及肿瘤的分期中，浅表淋巴结检查同样具有重要的意义。

三、检查方法与要求

（一）仪器要求

宜选用高分辨率实时超声诊断仪，配以中心频率为7~15MHz的线阵高频探头。采用超宽频带探头如6~12MHz、5~10MHz，利用中心频率可变（7MHz、9MHz、10MHz、13MHz）的探头也很理想。有条件者还可试用15~20MHz。探头可近距离聚焦调节。为显示淋巴结内低速血流，超声诊断仪应具有高灵敏度的彩色多普勒血流成像（CDFI）和能量多普勒显示（CDE）功能。

（二）体位

一般取仰卧位。颈部淋巴结检查时，垫高背部，使颈部仰伸，头转向对侧。检查腋下淋巴结时，应暴露上肢，取双手上举抱头姿势。检查腹股沟淋巴结区时，宜将下肢略分开，暴露腹股沟部和大腿内侧。

（三）检查步骤

首先，常规行认真细致的二维灰阶超声检查，判断有无肿大的淋巴结、数目及其分布。强调多切面不同方向扫查，包括纵断面（最大长轴/冠状断面）和横断面（短轴）的扫查和记录；描述淋巴结的形状、被膜及内部回声（皮、髓质有无异常，包括有无钙化和液化等）；注意淋巴结肿大是单发或多发，多发淋巴结是否呈串珠状或蜂窝状，有无融合倾向，以及病变与周围毗邻结构、皮肤或皮下组织、大血管的关系，如压迫、浸润等。其次，进行彩色多普勒超声检查（CDFI/CDE），必要时作频谱多普勒血流分析与记录。特别注意取样框大小、聚焦区、速度标尺（PRF）、取样门（取样容积）大小以及声束与血流夹角的调节。

四、淋巴结正常声像图

正常浅表淋巴结由于扁而小，即使采用高分辨力的 13MHz 探头，也未必能够发现所有正常浅表淋巴结，以颈部淋巴结为例，1994 年，Bruneton 在 1000 例健康志愿者中，仅 67.6%（2/3）可以发现，腋窝淋巴结仅 33%可以探测到。有报道妇女 66%可发现腋窝有正常淋巴结。正常淋巴结的扫查与仪器和操作技术有很大关系。

（一）大小和长短径比值

长径平均值（1.2±0.5）cm，短径（0.3±0.1）cm，<0.5cm 者占 95%，长短径比值（US）平均 4.5，>2 者占 98%。

（二）外形

正常淋巴结呈扁卵圆形、扁圆形或接近梭形（颈部多见），被膜完整、清晰，外形十分规则，淋巴结门部微凹或平坦，其余部分隆起似“小肾形”如果发现淋巴结呈球形、近球形，淋巴结局部膨隆或不规则，即使测值<1cm，均提示淋巴结肿大或异常。

（三）内部回声

正常淋巴结在充分放大的条件下，多数可区分皮质和髓质。皮质位于周围呈均匀的低回声；髓质在中央（纵断面），或与门部连成一片呈稍强回声（因存在较多脂肪组织），似肾样回声，门部也可位于淋巴结的一端并和中央髓质回声相连。正常淋巴结皮质较薄，整个围绕或大部分包绕髓质，老年人显示得格外清楚，呈“C”形低回声。部分正常淋巴结的髓质显示不清（占 17%），可能与淋巴结体积过小、位置过深或过浅以及超声分辨力等因素有关。据报道，有 4%~6%的正常淋巴结难以显示门部，此时，利用 CDFI 或 CDE 通过显示门部和髓质血管，有助于二维超声对髓质和门部的辨认。

（四）彩色和频谱多普勒表现

大多数正常淋巴结显示有血流信号，彩色血流检出率为 80%~89%。这与彩色多普勒仪器的灵敏度和检查技术有关。血流信号通常闪烁出现于髓质和门部，CDFI 表现为红色和蓝色的细点状或细线条状，CDE 常使门部至髓质的血管显示得更加清晰和连续。频谱多普勒测量动脉平均最大流速（V_{max}）约（8.4±3.6）cm/s，阻力指数（R_I）约 0.57±0.10。

五、淋巴结超声报告书写要求

要求明确描述淋巴结的位置、数目、大小（常记录最大一个直径）、纵横比、内部回声、皮髓质情况、淋巴存在与否和血流情况。必要时可做出符合恶性（良性）淋巴结声像图的提示。

六、淋巴结常见疾病超声诊断

（一）淋巴结反应性增生

1.临床表现

淋巴结是机体重要的免疫器官。各种损伤和刺激常引起淋巴结内的淋巴细胞和组织细胞反应性增生，使淋巴结肿大，称为淋巴结反应性增生。其原因很多，包括细菌、病毒、毒物、代谢的毒性产物、变性的组织成分及异物等，都可成为抗原或致敏原刺激淋巴组织引起反应。淋巴结肿大的程度不等，有时可达 10cm。

2.超声表现

（1）淋巴结增大，呈单发或多发，多发反应性增生的淋巴结在成人很少发生融合，但在儿童常有融合倾向。

（2）外形呈规则的卵圆形或长卵圆形，US>2 居多数，被膜完整清晰（图 4-2-2）。

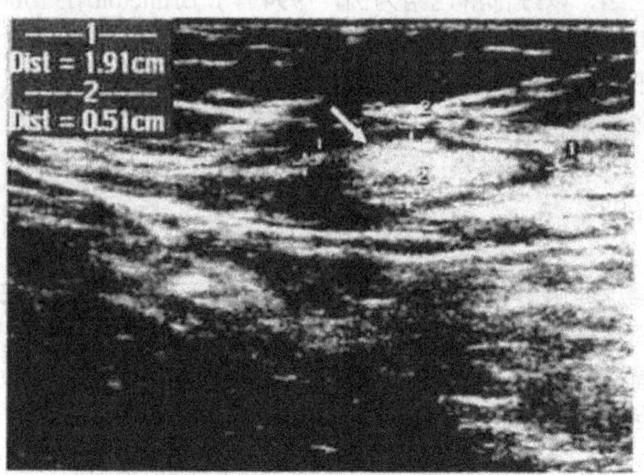

图 4-2-2　腘窝反应性淋巴结

梭形，皮髓质分界清楚，淋巴门可见

（3）髓质回声增宽，皮质回声较薄，呈均匀的“C”形低回声结构围绕髓质（图 4-2-3）。

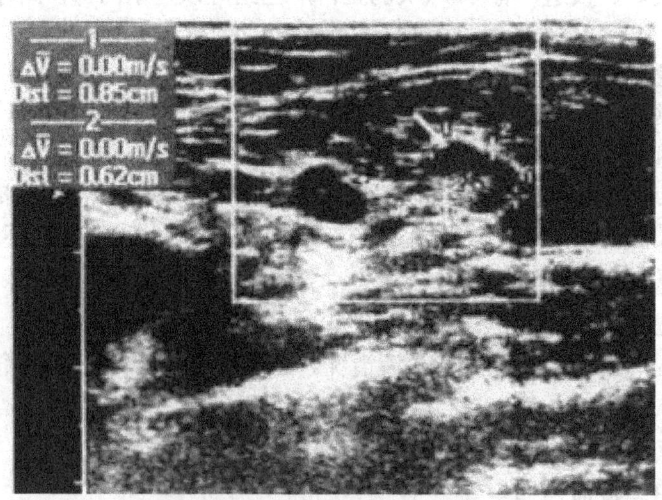

图 4-2-3　腹股沟良性淋巴结

皮质呈均匀的“C”形低回声结构围绕髓质

（4）CDFI 显示髓质血流信号显著增多，给人以髓质增宽、皮质变薄的印象，细小的动脉自门部向髓质内延伸并发出树枝状分支或羽毛状细支，也可沿门部边缘走行，向髓质内平行发出半羽状细支，分支血管均指向较薄的皮质（图 4-2-4）。

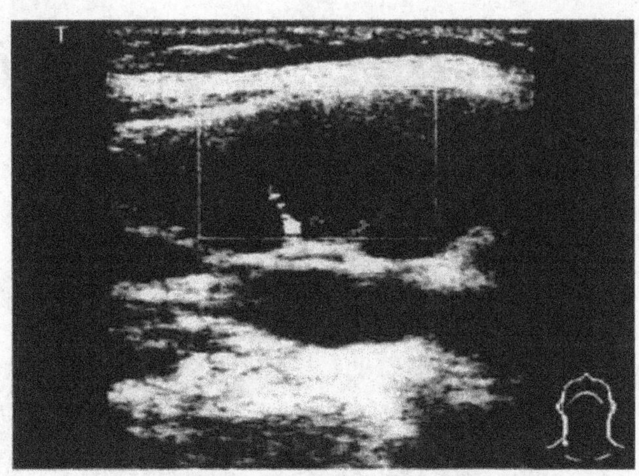

图 4-2-4 颈部反应性淋巴结

CDFI 示门型血流

(5)频谱多普勒显示最大血流速度比正常淋巴结平均增加 1 倍，平均 V_{max}=(16.0±8.0) cm/s，阻力指数无显著改变，RI=0.63±0.ll。

2.诊断标准

单发或多发淋巴结肿大、卵圆形或长卵圆形、髓质回声增宽、皮质较薄、CDFI 显示门型血流，均提示反应性（良性）淋巴结肿大声像图。

3.临床评价及注意事项

良性反应性增生的淋巴结肿大非常多见，尽管淋巴结随着感染的控制可以好转和恢复，也不应统称为“淋巴结炎”，更不可称为淋巴腺炎。

肿大的淋巴结无论肉眼观或超声下都容易与淋巴结的肿瘤混淆，但其治疗和预后差别很大，应注意鉴别。病史的参考作用，良性反应性增生病变往往有特定的病史，有时在鉴别良、恶性起很重要的作用。例如淋巴结时大时小，先发热后淋巴结肿大，近期有病毒感染，疫苗注射史，附近有慢性感染灶，脱屑性皮肤病等。而淋巴瘤则淋巴结进行性增大，先肿大后有低热，无明确原因的无痛性淋巴结肿大。

（二）恶性淋巴结肿大

1.临床表现

恶性肿瘤所致淋巴结肿大相当多见，主要有转移癌和恶性淋巴瘤（霍奇金淋巴瘤和非霍奇金淋巴瘤）两大类。它们的病理组织学由于肿瘤细胞不同程度增殖、浸润和破坏，淋巴结的组织结构和血液供应与淋巴结反应性增生有明显区别。

2.超声表现

二维灰阶超声：

（1）单发或多发性淋巴结肿大，后者淋巴结断面可呈蜂窝状、串珠状，并可相互融合。

（2）外形特点。呈圆（球）形、近圆（球）形，通常 L/S<1.5~2.0 也可呈不规则形，被膜可有局限性隆起。淋巴结癌转移，其外形常较淋巴瘤更加不规则（图 4-2-5）。

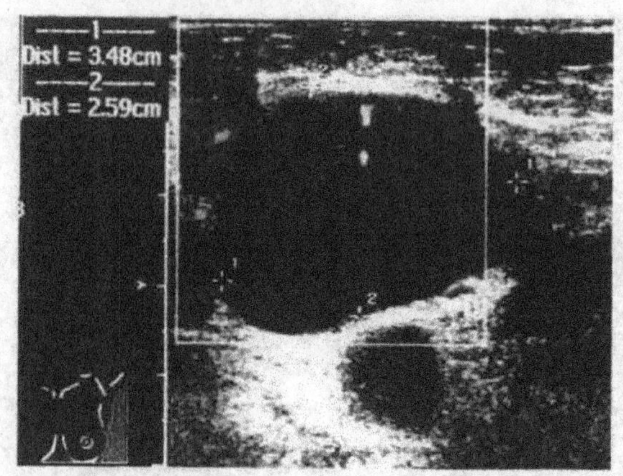

图 4-2-5　左侧腋窝恶性淋巴结（乳腺癌）

形态为球形，边界清楚，内部呈不均匀低回声，淋巴门消失，

CDFI 示淋巴门形血流消失，内见短棒状血流

（3）内部回声异常

1）皮质向心性或非对称性增宽、增厚，皮质也可局部增厚，厚薄不一，向外隆起。总之，皮质的“C”形征明显变化或消失（图 4-2-6）。

2）髓质或中央回声区变窄、变细、偏心、变形，以致完全消失（此时，利用 CDFI 有助于进一步确定有无髓质形态改变或消失）。

3）转移癌内部回声相对增强且不均匀，有时可见微小钙化所致多数细点状强回声，后者具有特征性，多见于甲状腺癌等转移，淋巴结内小片不规则低回声区可由液化性坏死引起，此征少见（图 4-2-7A）。

4）淋巴瘤的肿大淋巴结回声较低，也较均匀。以往用 5MHz 出超声检查可能酷似囊肿，但其质地很硬（加压扫查）与真性囊肿不同。淋巴瘤肿大，淋巴结在充分化疗、放疗后如果得到部分或完全缓解，淋巴结的上述外形和内部回声异常可能部分或完全恢复正常。

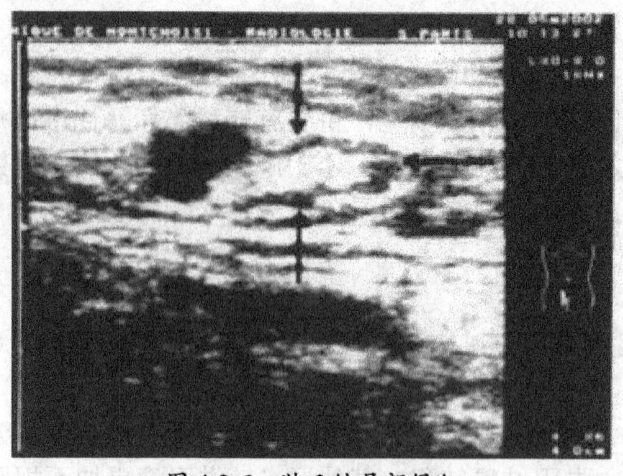

图 4-2-6　淋巴结局部侵犯

淋巴结（↑）皮质局部增厚（左端低回声区），向外隆起

彩色多普勒超声：

（1）CDFI 常有明显的血流异常表现：恶性淋巴结肿大至少可见以下几种血流类型：①淋巴结内无血管型；②结内血管移位型；③中央血管紊乱型；④周边血管型。周边血管型可由于瘤细胞广泛浸润皮质，髓质被挤压至门部，也可似滋养血管围绕被膜且分成若干分支穿入淋巴结，后者已由血管微泡超声造影证实（图 6-17B）。

（2）频谱多普勒示血流速度增加更为显著，最大血流速度在转移癌与恶性淋巴瘤分别为（19.3±12.3）cm/s 和（21.7±10.3）cm/s，RI 分别为（0.76±0.17）和（0.66±0.12）。高速和相对低阻的血流信号，看来是淋巴瘤的特征。而腋窝淋巴结 RI>0.7 有利于乳腺癌转移的诊断。

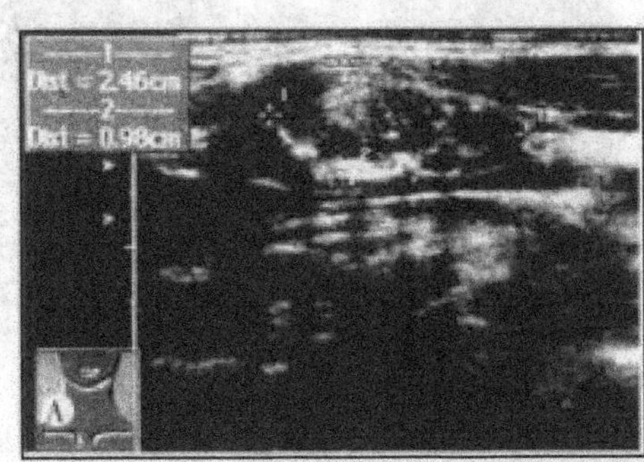

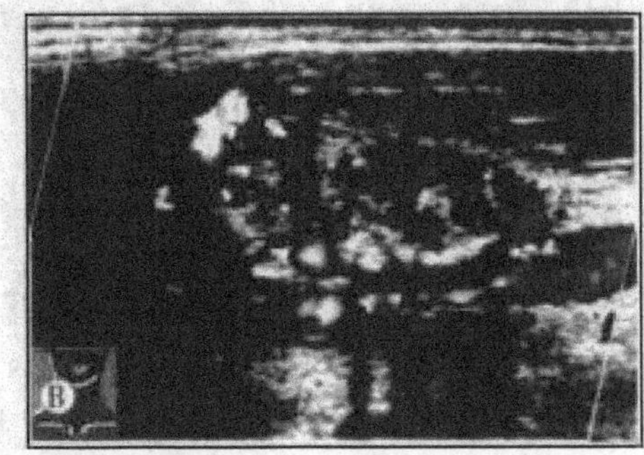

图 4-2-7 甲状腺癌颈部转移性淋巴结

A.内部回声不均匀，可见强回声钙化斑；B.CDFI 示病灶内血流信号丰富，排列紊乱

3.诊断标准

（1）临床有相应原发疾病病史。

（2）单发或多发性淋巴结肿大，融合倾向，L/S 减小，正常结构消失。

（3）明显的血流异常表现。

4.临床评价及注意事项

值得注意的是乳腺癌转移其腋窝淋巴结未必都肿大，根据一组 756 例组织学统计，受侵淋巴结最大径 0.4~4.5cm，平均仅 1.1cm，说明淋巴结外形和回声的异常改变比其大小改变更重要。此外，个别乳腺癌并未发现癌细胞转移，其腋窝淋巴结肿大却有反应增生性的声像图和 CDFI 表现特点，其原因有待进一步讨论。

（三）淋巴结结核

1.临床表现

本病在青少年相对多见，好发于颈部，可单发、多发和相互融合，并可与皮肤发生粘连，干酪性坏死及液化可形成结核性脓肿，甚至破溃。

2.超声表现

二维灰阶超声：

声像图表现多呈圆形、椭圆形或融合结节，US<2。结节内多呈不均匀低回声，髓质显示不清或被挤压至淋巴结边缘，因此声像图表现可能酷似恶性淋巴结肿大。在液化坏

死的结节内可出现低回声至无回声区，加压扫查可见肿物质地软而有流动性；当皮肤皮下组织受累时，由于结核性炎性浸润、水肿及干酪样坏死等使皮肤厚度发生相应改变，两者界限回声模糊不清。以上表现均有利于淋巴结结核诊断（图 4-2-8A）。

彩色多普勒超声：

（1）CDFI 显示血管分布紊乱，结内血流信号减少，且彩色血流信号常位于淋巴结周围形成边缘环绕现象（被挤压的门部）。周围血供比正常淋巴结增多（图 4-2-8B）。

（2）频谱多普勒示 V_{max} 为（17.7±10.3）cm/s，RI 为（0.63±0.11）。

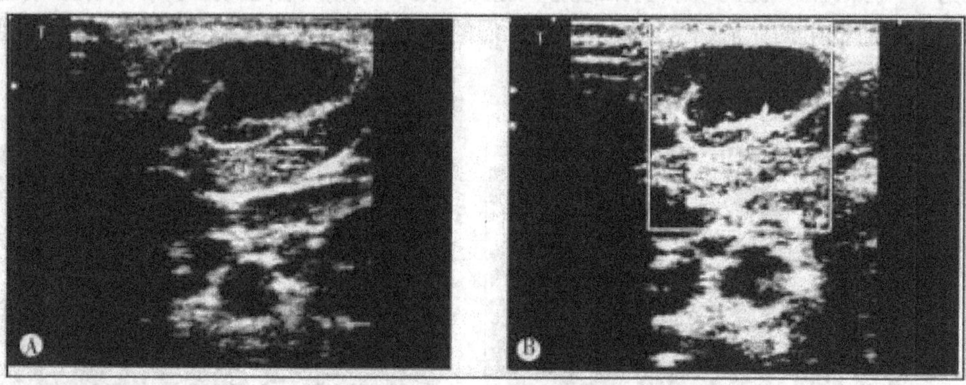

图 4-2-8　淋巴结结核

A.结节内呈极低回声，分布不均，出现无回声区；B.CDFI 结节内无血流信号，周边见血流环绕

3.诊断标准

（1）青少年多见，好发于颈部，可单发、多发和相互融合，声像图表现多呈圆形、椭圆形或融合结节，US<2，内部可见液化，可有侵及皮肤征象。

（2）CDFI 显示血管分布紊乱，结内血流信号减少，结内血流多集中于周边。

（3）结核相关检查阳性。

4.临床评价及注意事项

本病如果结合病史，不难和恶性淋巴结肿大相区别。

（四）急性坏死性淋巴结

1.临床表现

本病与淋巴结反应性增生不同，属于一类相对少见的独立病变，其见于传染性单核细胞增多症等急性病毒性感染和少数风湿病患者。患者起病急，表现为发热和多发性淋巴结肿大（主要为颈部），局部触痛。病理组织学改变以淋巴结肿大，组织变性、坏死为主，伴有细胞核碎裂（“核尘”）和单核细胞吞噬等现象。本病变属于自限性，预后良好。

2.超声表现

二维灰阶超声：有颈部和腋下多发性淋巴结肿大，呈蜂窝状分布。淋巴结断面呈圆形和椭圆形，被膜完整，皮质增厚、肿胀，髓质偏心、变窄以至完全消失（图 4-2-9A）。

彩色多普勒超声：CDF1 显示淋巴结内血流分布紊乱，血流速度增加，阻力指数明显增高（图 4-2-9B）。

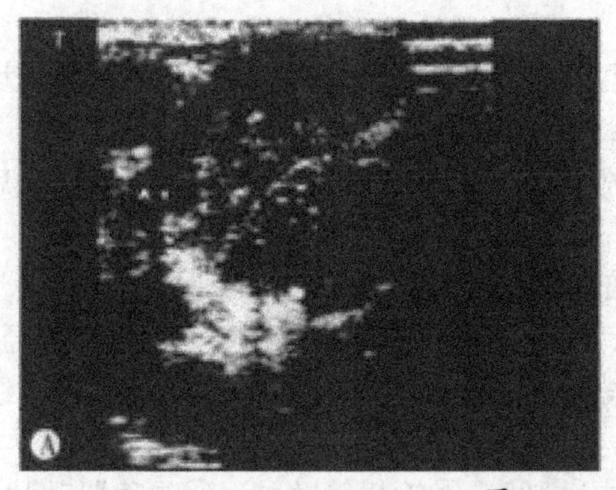

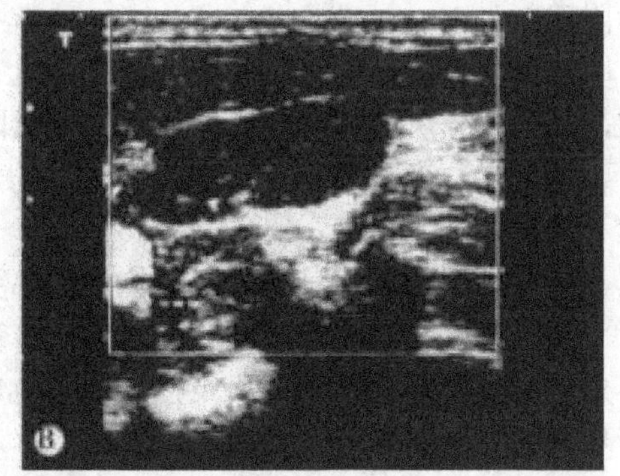

图 4-2-9　淋巴结坏死

A.淋巴结呈椭圆形，皮髓质分界不清，内部呈不均匀低回声；B.CDFI

3.诊断标准

（1）结合病史，有高热、病程短、起病急的特点。

（2）多发的淋巴结肿大，可伴有结构改变。

4.临床评价及注意事项

本病酷似恶性淋巴结肿大，结合患者病史，如高热、病程短和主要疾病的其他表现，不难加以鉴别。

（梁伟翔　邹慧敏　刘韬）

第三节　阴囊及其内容物疾病

一、概述

阴囊为一皮肤囊袋结构，由外向内分为：皮肤、肉膜、提睾筋膜和提睾肌、睾丸精索鞘膜及睾丸固有鞘膜。阴囊中隔（肉膜）将阴囊分为两个部分。分别容纳左右睾丸、附睾和精索下段。

鞘状突胚胎期腹膜随睾丸下降进入腹股沟管，呈囊状，称为鞘状突。鞘状突的下端包绕着睾丸和附睾，并随睾丸下降进入阴囊内。睾丸在胚胎发育到第 12~15 孕周时，在睾丸引带的牵引下，降至腹股沟水平，在第 28~35 周时进入阴囊内。出生后鞘状突与腹腔相通部分关闭而成为鞘膜韧带；若未关闭，即形成交通性鞘膜积液或先天性腹股沟斜疝。

鞘膜腔睾丸固有鞘膜为腹膜的延续，在胚胎期随睾丸下降伸入阴囊，分为壁层和脏层。壁、脏两层之间为鞘膜腔，内有少量浆液。

睾丸左右各一呈卵圆形，成人睾丸长 3~4cm，宽 2~3cm，厚 1~2cm。睾丸的包膜十分光滑，由鞘膜、白膜和血管膜构成。其中白膜厚而坚韧，富有弹性。白膜在睾丸门处增厚形成纵隔，将睾丸分为许多个睾丸小叶，内含许多曲细精管。曲细精管合并成精直小管在睾丸纵隔内构成睾丸网。最后合并成一条附睾管穿过白膜进入附睾头部，蟠曲成为附睾。

睾丸附件为苗勒管的残留，是在睾丸表面的小突起结构。睾丸实质并非完全呈均质性，现代高分辨力超声仪已能显示睾丸纵隔和睾丸网等细微结构。

附睾为一半月形小体，附着于睾丸的后外侧面，分头、体、尾三部，附睾管最后延续为输精管进入精索。

附睾附件为午菲管的残留，位于附睾头部，约 3~5cm 大小。

精索为质软的圆索状结构，内有输精管、睾丸动脉、蔓状静脉丛、淋巴管、神经等；其外有精索内筋膜、提睾肌及筋膜、睾丸精索鞘膜包绕。精索走行于腹股沟管内，经皮下环降入阴囊并终于睾丸后缘。

睾丸血供主要来自：①睾丸动脉（精索内动脉）；②输精管动脉；③提睾肌动脉。

睾丸静脉回流：睾丸静脉在精索内形成蔓状丛，经 3 条路径回流：①在腹股沟管内汇合成精索内静脉，左侧成直角进入左肾静脉；右侧在右肾静脉下方约 5cm 处成锐角进入下腔静脉；②经输精管静脉进入髂内静脉；③经提睾肌静脉至腹壁下静脉，汇入髂外静脉。

睾丸的淋巴回流：睾丸的淋巴管形成浅深二丛。浅丛位于睾丸鞘膜脏层内面，深丛位于睾丸实质内，浅、深二丛汇集成淋巴管后在精索内伴血管上行。经腹股沟管入髂淋巴结、腰淋巴结。值得注意的是睾丸的淋巴管不与腹股沟浅淋巴结相通。当睾丸恶性肿瘤发生转移时，直接从精索向上，至腹主动脉旁淋巴结、肾旁淋巴结。

二、适应证

除外阴囊开放性损伤的所有病变。包括：①阴囊血肿、阴囊水肿；②睾丸血肿；③鞘膜积液、腹股沟疝；④隐睾；⑤睾丸肿物；⑥睾丸扭转；⑦睾丸、附睾炎；⑧精索静脉曲张。

三、检查方法与要求

（一）仪器要求

使用高分辨力的彩色多普勒超声仪。线阵式探头，频率应≥7MHz，或采用 5~13MHz 超宽频或变频探头。带水囊的高频扇扫式探头也很适用。

（二）检查方法

患者取仰卧位，将内裤脱至膝关节处，充分暴露下腹部和外阴部。用纸巾将阴茎上提至前腹壁，嘱患者用左手固定。采用直接探测法将探头直接置于阴囊表面进行纵断面、冠状断面或横断面等多平面多角度连续扫查，双侧对比观察阴囊皮肤和内部结构，包括阴囊壁是否增厚、睾丸和附睾的大小与形态、回声及分布特点，以及睾丸周围鞘膜腔内有无积液，积液量多少及精索静脉有无曲张等声像图特点，当遇阴囊睾丸过分下垂者，需将阴囊适当托起或以左手食指、中指及拇指将睾丸固定，采用“触诊辅助法”检查。必要时，用指尖触及睾丸结节的部位，将探头从对侧对准该病变扫查。隐睾、精索静脉曲张和腹股沟斜疝的探测应增加站立位，使隐睾和疝下降，精索静脉充盈，易于找到和显示病变。

（三）检查注意事项

（1）阴囊壁表面皱褶不平，扫查时容易受到气体的干扰，为保证探头与皮肤之间充分接触，应多加耦合剂，以避免气体对图像的影响。

（2）为避免患者之间可能发生的交叉感染，检查时在探头上套一层保鲜膜，每一患者检查后予以更换。

（3）操作时要采取多切面多角度连续扫查，注意观察阴囊及其内容物的结构。

（4）对于附睾的观察，常规探查较难在同一切面将附睾头、体、尾部同时完整显示，探查时可用左手将睾丸固定托起，在睾丸的后外侧做纵向扫查。亦可采取连续横断面扫查，逐层观察附睾的横断面。

四、正常声像图

阴囊壁呈整齐的高回声，厚度3~5mm，双侧对称。

睾丸成人睾丸纵断面呈卵圆形，长径3~4cm，宽径2~3cm，厚径1~2cm，包膜光滑整齐，睾丸内部回声光点细小、密集、呈均匀等回声。睾丸纵隔位于中央靠后外侧，呈线条状或斑片状高回声，属正常结构（图4-3-1）。部分患者于睾丸上端可见2~3mm大小的结节样回声，为睾丸小体（图4-3-2）。

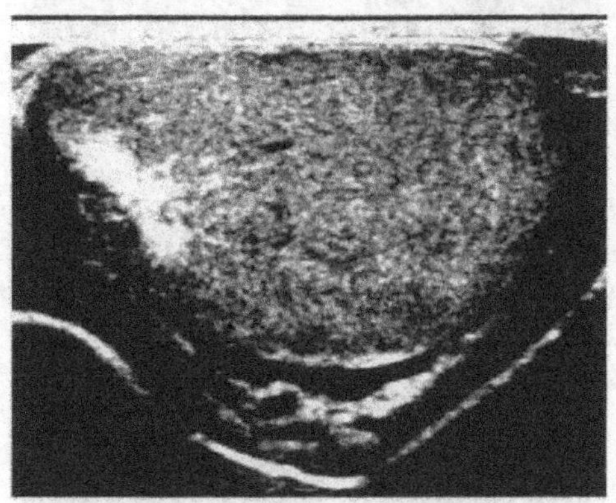

图4-3-1　睾丸

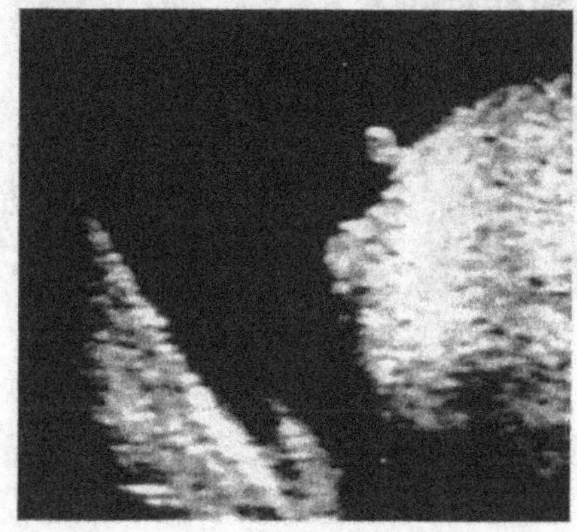

图4-3-2　睾丸小体

附睾头部呈新月形，位于睾丸上端，与睾丸相贴，呈等回声与睾丸回声相似，厚约0.5~0.7cm。附睾体尾部较细，位于睾丸背侧和下端，回声较弱，通常低频超声不易显示（图4-3-3）。附睾小体常位于附睾头部，呈小结节状突起，回声与附睾头一致。

睾丸小体、附睾小体属正常结构，因其体积较小，回声与周围实质回声相近，通常不易显示，而在一部分睾丸鞘膜积液患者常可显示。

附睾和睾丸上极周围可见少量液性无回声区，深度小于8mm。

彩色多普勒血流显像可见睾丸周边的包膜动脉、自睾丸门呈放射状分布的睾丸穿动脉及弥漫分布的星点状或条状动脉血流信号（图4-3-4）。脉冲多普勒测得血流频谱呈低速高阻型。附睾血流不易显示。

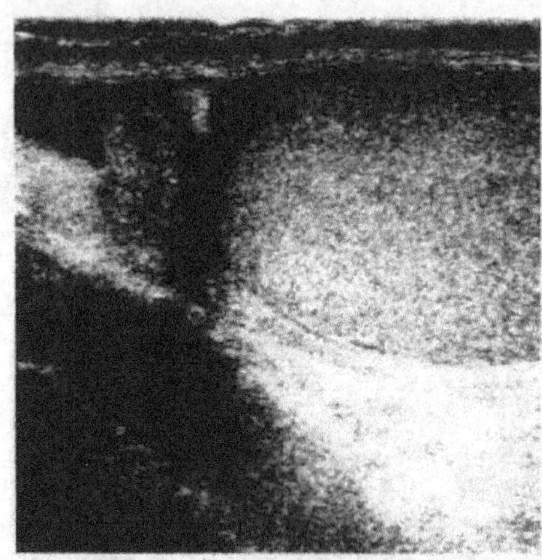

图4-3-3　正常附睾

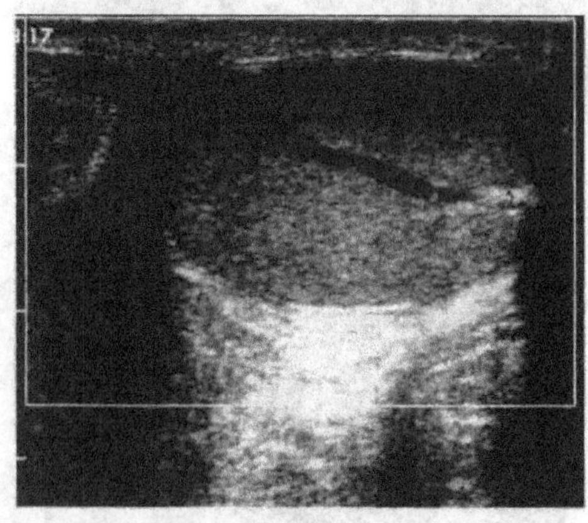

图4-3-4　睾丸动脉

五、睾丸常见疾病超声诊断

（一）阴囊血肿

阴囊皮肤为一层很薄的真皮，下面是一层疏松的网状组织，缺乏脂肪，皮下血管破裂时可形成广泛血肿。分为阴囊壁组织间血肿和阴囊鞘膜内血肿两类。

1.临床表现

阴囊肿胀、疼痛。

2.超声表现

阴囊壁组织间血肿是以阴囊壁组织间弥漫渗血为主，表现为阴囊壁和阴囊纵隔不均匀增厚，出现单个或多个大小不等的液性包块，边界清，边缘不规则，其间可有少量光点或光带存在（图 4-3-5）。

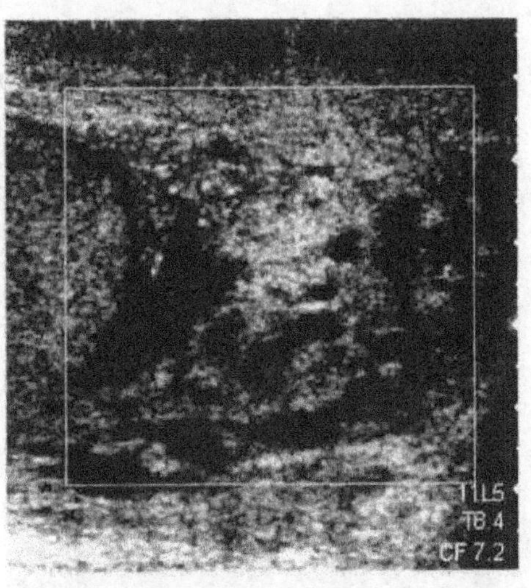

图 4-3-5　阴囊血肿

阴囊鞘膜内血肿表现为睾丸周围出现无回声区，形态不规则，其中常见浮动的细点状回声或云絮状低回声。睾丸被挤压到一边。常继发于睾丸裂伤，单侧多见（图 4-3-6）。

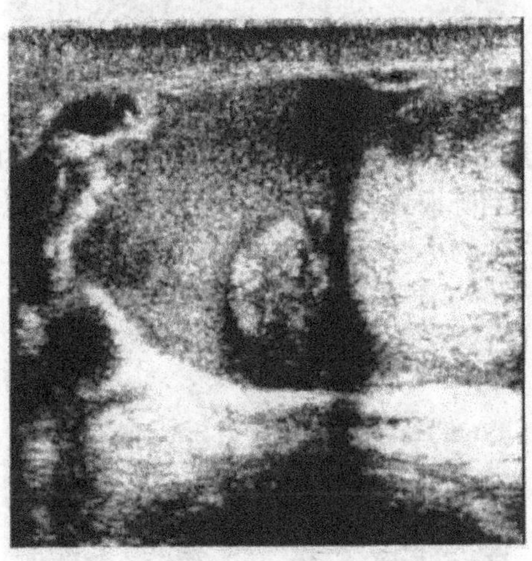

图 4-3-6　阴囊裂伤

陈旧性阴囊血肿偶尔会出现强回声钙化斑。

3.诊断标准

（1）有外伤病史，体查阴囊肿胀压痛。

（2）超声检查见阴囊壁不均匀增厚，阴囊壁或睾丸周围可见不规则的形态固定的无回声区，内见点状细回声或云絮状回声，睾丸受挤压移位。

4.临床评价

超声检查有助于正确判断阴囊血肿的大小、位置和病变程度，可引导穿刺抽液或切开引流。

5.注意事项

（1）阴囊壁血肿应与阴囊水肿相鉴别，两者皆表现为阴囊壁增厚。前者厚薄不均匀，液性暗区呈局灶性分布；后者阴囊壁均匀增厚，且回声增高（图 4-3-7）。

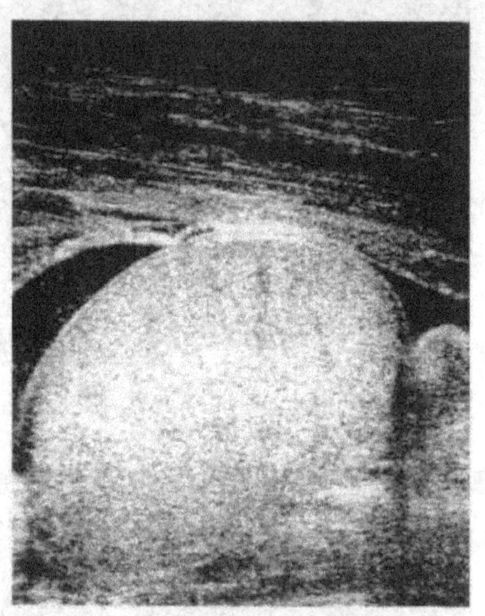

图 4-3-7　阴囊壁水肿

（2）阴囊血肿应与腹股沟疝鉴别：通常腹股沟疝内容物为高回声，阴囊血肿为无回声，鉴别诊断并不困难。当陈旧血肿回声增高与疝内容物相似时容易混淆，此时陈旧血肿位置是固定的，而疝内容物可以回纳（图 4-3-8）。

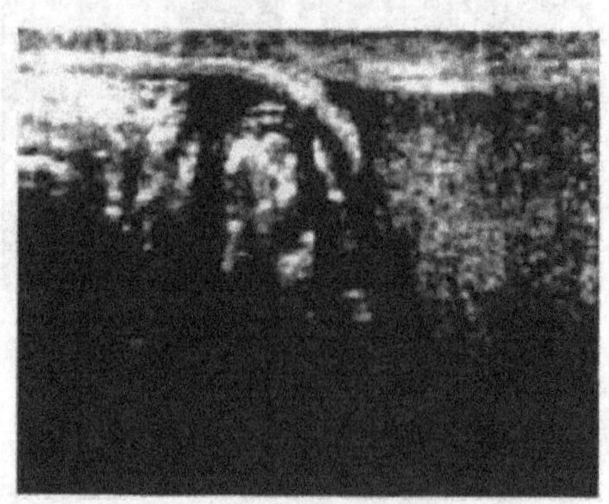

图 4-3-8　腹股沟疝

（二）睾丸血肿

外伤是最常见病因，少数可由手术造成，睾丸血肿病变可呈弥漫性或局限性。包括睾丸挫伤和睾丸裂伤。

1.临床表现

发生在外伤以后，血流积聚在睾丸内疼痛剧烈，重者阴囊表面青紫、肿大。

2.超声表现

睾丸挫伤表现为白膜回声完整，出血少时睾丸轮廓形态正常，光点回声增高，分布不均匀，此为睾丸内渗血的表现（图 4-3-9）。当出血多形成血肿时，睾丸出现一个或多个低回声区，形态不整，边界不清。彩色多普勒检查表现为睾丸血流信号增加，血肿处血流减少或消失。

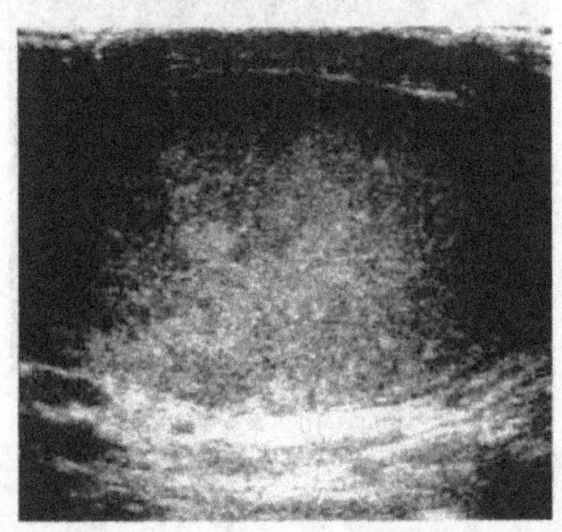

图 4-3-9　睾丸挫伤

睾丸裂伤表现为白膜回声中断，睾丸内部回声不均匀，出现不规则无回声区，内有细小光点，部分患者睾丸轮廓、外形异常，失去卵圆形及完整边缘，内部回声杂乱，分布不均。睾丸裂伤鞘膜腔内常常出现低回声的血肿和不规则高回声的血块。彩色多普勒检查表现为睾丸血流信号增加，血肿处血流减少或消失（图 4-3-10）。

3.诊断标准

（1）外伤后阴囊处剧痛，疼痛放射到腹部或股部。体查阴囊淤血、肿胀，可扪及肿块。

（2）超声检查表现为睾丸白膜回声完整或中断，睾丸内光点回声稀疏，分布不均匀或出现血肿。彩色多普勒检查表现为睾丸血流信号增加，血肿处血流减少或消失。可合并出现鞘膜腔血肿。

4.临床评价

超声检查有助于正确判断睾丸血肿的大小、位置和病变程度，明确诊断睾丸外伤的类型，为外科手术探查提供依据。超声检查可以对睾丸破裂、异物存留等疾病做出明确的诊断；超声检查有助于阴囊外伤后随诊观察，判断预后。

5.注意事项

（1）超声扫查时注意观察睾丸白膜回声是否中断，此为鉴别睾丸挫伤、睾丸裂伤的主要诊断依据。

（2）睾丸破裂为临床最严重的睾丸损伤，需要积极的手术治疗。检查时应特别慎重，避免误、漏诊的发生。

（3）睾丸内血肿的声像图与睾丸肿瘤的声像图极为相似，容易混淆。睾丸血肿低回声区内无彩色血流与睾丸肿瘤内丰富彩色血流现象，对鉴别诊断有帮助。

（4）超声检查无阳性发现时仍不能除外睾丸损伤。

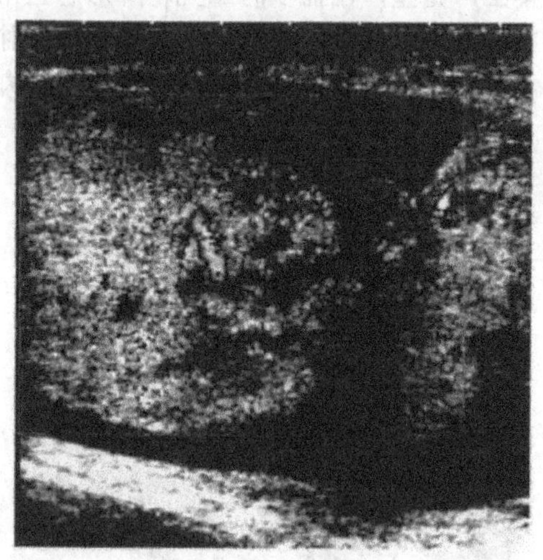

图 4-3-10　睾丸裂伤

（三）鞘膜积液

当鞘膜囊内积聚的液体超过正常量而形成囊肿者称鞘膜积液。可分为先天性和后天性（由炎症、外伤、肿瘤所致）。形成的主要原因是精索部分的鞘膜突未完全闭合，当鞘膜分泌过多而吸收过少时产生积液。

1.临床表现

鞘膜积液是临床上比较常见的疾病，少量鞘膜积液患者常无症状，仅在体检时发现。积液量增加到一定程度时，患者感到阴囊胀痛，有下坠感，多数表现为一侧阴囊肿大。体查时，阴囊肿块表面光滑，有弹性、囊肿样感。透光试验阳性，但当囊壁增厚或积液混浊时，透光试验可为阴性。根据鞘膜突未闭合的部位不同，可分为4种类型。

（1）睾丸鞘膜积液：最常见。发生于睾丸固有鞘膜腔内。

（2）精索鞘膜积液（又称精索囊肿）：鞘膜突的中间有部分未闭合，发生积液。积液腔与腹腔和睾丸鞘膜腔都不连通。

（3）睾丸、精索鞘膜积液（婴儿型鞘膜积液）：鞘膜突仅在内环处闭合，积液腔与睾丸鞘膜腔连通。

（4）交通性鞘膜积液（先天性鞘膜积液）：整个鞘膜腔完全未闭合，积液腔与腹膜腔相通，积液量随体位而改变，如果网膜、肠管进入鞘膜腔，即合并先天性腹股沟疝。

2.超声表现

（1）睾丸鞘膜积液：阴囊增大，囊内圆形或椭圆形无回声区，液体三面包绕睾丸周围，睾丸附着于鞘膜囊的一侧。不随体位改变而移动（图 4-3-11）。

（2）精索鞘膜积液（又称精索囊肿）：阴囊不大，精索部位显示一囊状无回声区，位于睾丸上方，呈圆形或椭圆形，与睾丸无关（图 4-3-12）。

（3）睾丸、精索鞘膜积液（婴儿型鞘膜积液）：阴囊增大，无回声区包绕睾丸并延伸到精索，呈“梨形”。

（4）交通性鞘膜积液（先天性鞘膜积液）：阴囊增大，无回声区大小随体位而改变。

（5）当合并感染或出血时，无回声区内可显示有点状或云雾状回声。

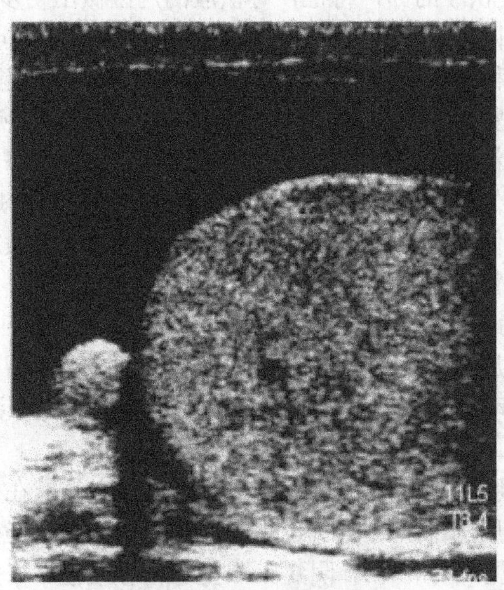

图 4-3-11　睾丸鞘膜积液

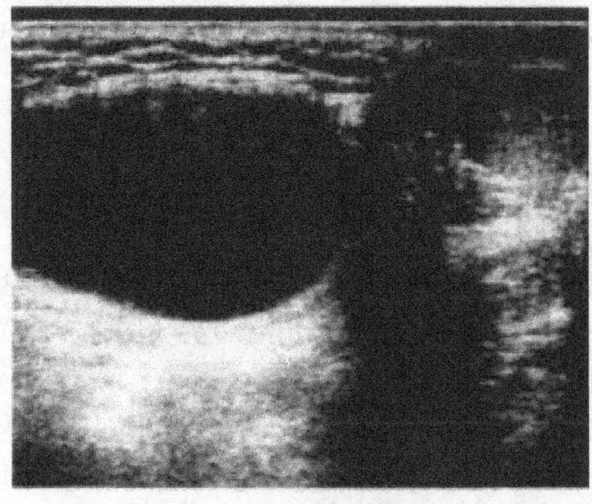

图 4-3-12　精索囊肿

3.诊断标准

（1）阴囊呈无痛性、囊性增大，多为一侧。叩诊时肿物有波动感，质软，表面光滑。透光试验阳性。

（2）超声检查特点见声像图表现。

4.临床评价

超声很容易显示增大的阴囊内的液体，易于区别鞘膜积液、睾丸血肿、睾丸肿瘤、炎症或疝内容物所致的阴囊肿大。对于临床透光试验阴性而诊断有困难的阴囊肿大的患者，超声检查很有帮助。

5.注意事项

（1）避免将鞘膜腔内正常少量液体诊断为病理性积液。

（2）注意观察鞘膜积液的回声特征，对积液的病因做出初步判断。一般情况下，单纯性睾丸鞘膜积液为无回声，当仪器增益提高时，可见弥散的细点状低回声。而由炎症、外伤、肿瘤所致的鞘膜积液，积液内常出现细线样或分隔状不规则回声。

（3）根据不同类型的鞘膜积液，重点扫查部位、手法应有所区别。睾丸鞘膜积液，精索鞘膜积液，睾丸、精索鞘膜积液的诊断并不困难。当发现睾丸有积液时，应进一步向上追踪扫查至精索部位，以明确积液是单纯的睾丸鞘膜积液还是睾丸、精索鞘膜积液。交通性鞘膜积液易采取仰卧位加站立位；或用手挤压阴囊前后做对比探测，根据积液量的变化而与睾丸、精索鞘膜积液鉴别。

（4）咳嗽动作有助于腹股沟疝的诊断。肠内容物呈片状高回声，咳嗽动作时声像图见肠内容物随着腹压增加对内环处产生冲击，并沿腹股沟管逐渐下滑进入明囊，腹压减低后肠内容物可回纳。动态观察有助于腹股沟疝与交通性鞘膜积液的鉴别。

（四）隐睾

睾丸在胎儿期由腹膜后下降入阴囊，若在下降过程中停留在任何不正常的部位称为隐睾。隐睾70%位于腹股沟部，约25%位于腹膜后，5%位于阴囊上部或其他少见部位。分为腹腔型，腹股沟管型（最常见），阴囊上方型和可移动型。睾丸引带在睾丸下降过程中起关键性作用。

1.临床表现

阴囊内空虚无睾丸为隐睾的主要体征。5%~10%隐睾可发生恶变。

2.超声表现

（1）腹股沟型隐睾主要表现为患侧阴囊内未见睾丸图像，而在腹股沟管外环或内环附近探测到位置表浅的椭圆形低回声区，边界清楚、边缘光滑，内部回声均匀。隐睾通常较对侧正常睾丸为小（图4-3-13）。

（2）腹腔型隐睾通常位于充盈膀胱上角的上方，紧贴前腹壁，呈椭圆形低回声区，边界整齐。位置固定，后方可见凸向腹腔的光滑边界（图4-3-14）。腹膜后隐睾有时在同侧肾脏下极附近、腰大肌前方等处可找到。

（3）阴囊上方型位于阴囊上方皮下，临床较易发现，表现为实质性低回声团块。

（4）隐睾彩色多普勒血流显像可见稀疏少量的血流信号，比正常睾丸明显减少。

3.诊断标准

（1）阴囊内一侧或双侧睾丸缺如。

（2）在腹股沟、腹腔内、阴囊上方显示椭圆形实质性低回声团块，轮廓清晰，表面光滑，内部回声分布均匀。

（3）隐睾形态小，未发育，直径约1cm。

（4）隐睾的血流信号比正常睾丸明显减少。

（5）隐睾恶变时形态增大呈圆形，回声中等均匀，彩色血流丰富，动脉频谱低阻（图4-3-15）。

4.临床评价

基于隐睾对日后生育、恶变、损伤、扭转的机会及精神因素的影响等原因，早期诊断、早期治疗就显得尤为重要。超声探测隐睾方法简单，费用不高，能很容易显示位置表浅的腹股沟内、阴囊上方型隐睾。但对腹腔内隐睾的检出率很低（不足20%）。虽然如此，超声仍为常规临床检查的首选方法。

5.注意事项

（1）操作时重点扫查腹股沟管区，如果在浅表部位未能找到，可转换腹部凸阵探头沿髂动静脉方向向上，经腹壁扫查。再沿腹部大血管向上直至肾门水平寻找。在膀胱上角、肾脏下极附近、腰大肌前方附近仔细观察。

（2）腹股沟浅表位置隐睾容易发现，但要与腹股沟淋巴结鉴别。彩色多普勒血流显像可见血流信号是通过淋巴门进入到淋巴结（图4-3-16）。

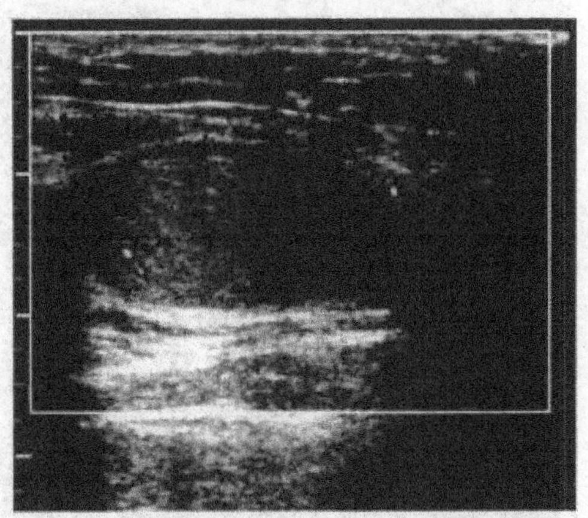

图4-3-13 腹股沟隐睾

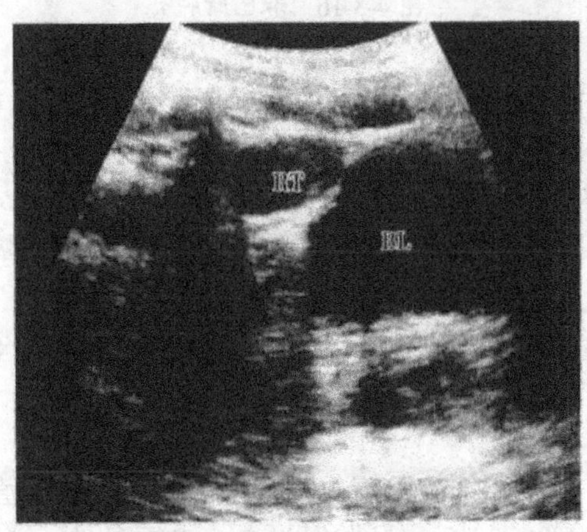

图4-3-14 腹腔隐睾

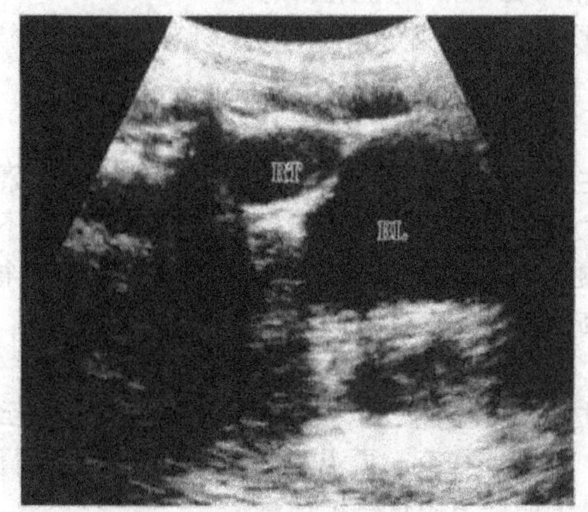

图 4-3-15　睾丸癌频谱

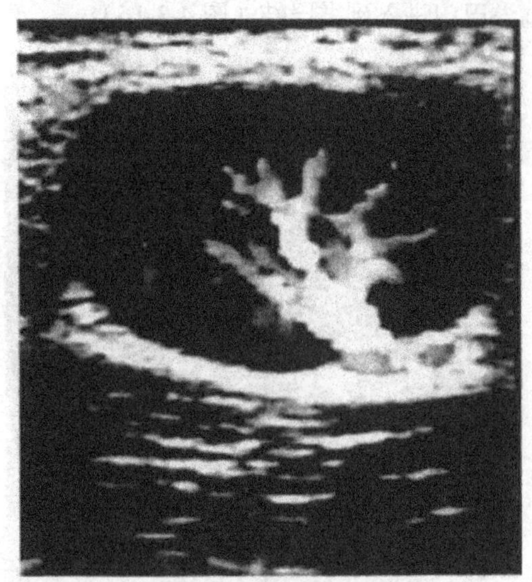

图 4-3-16　淋巴结肿大

（3）腹腔型隐睾由于其位置较深，图像易受肠腔气体干扰，检查时应中度充盈膀胱，将肠道向上推移，尽量暴露隐睾。如未找到隐睾时，必须对异位睾丸易发部位进行探测。不要轻易下睾丸缺如的诊断。

（4）小儿睾丸在寒冷、恐怖刺激时提睾肌收缩将睾丸自阴囊内上提，不要误诊为隐睾。

（5）腹股沟管内隐睾常合并鞘膜积液或腹股沟疝。探测隐睾时，不要把疝内容物误诊为隐睾。

（五）睾丸肿瘤

原发性睾丸肿瘤，有生殖细胞肿瘤（95%为恶性）和非生殖细胞肿瘤之分。前者又以精原细胞瘤最多见（40%~50%），胚胎癌次之。本病多见于青年男性和隐睾患者。

1.临床表现

患者的症状多变，初期表现为无痛性睾丸肿大，当肿瘤出血、坏死或血管栓塞时，出现疼痛有寒战、发热与局部红肿，酷似急性附睾炎或睾丸炎。隐睾恶变可能出现睾丸突然增大。晚期患者主要表现为转移癌症状。

体查：睾丸肿大，质地坚实并有沉重感，失去正常弹性，表现光滑或有数个增大的结节。

2.超声表现

（1）患侧睾丸形态和大小异常；睾丸均衡性增大见于精原细胞瘤、睾丸淋巴瘤、睾丸白血病。不规则增大并呈分叶状见于胚胎瘤、胚胎癌。早期的隐匿性癌由于体积小，除局部回声异常外可无明显睾丸形态和大小变化。

（2）患侧睾丸回声异常，肿瘤内部回声与病理分型有关。

1）低回声性病变：多见于精原细胞瘤（图 4-3-17），淋巴瘤回声极低。

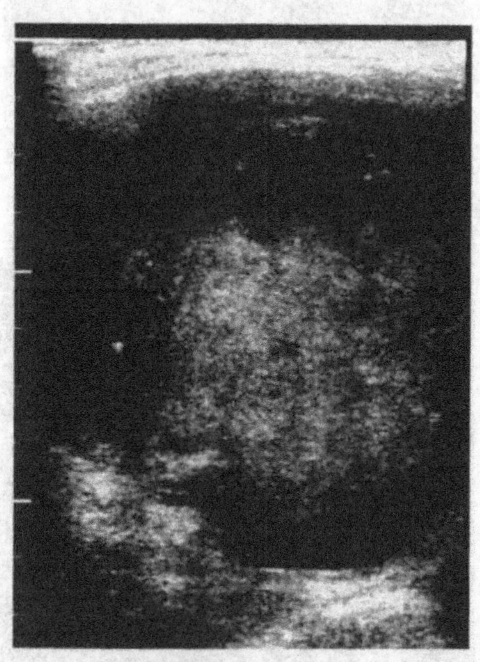

图 6-3-17　睾丸癌 1

2）混合性回声病变：胚胎癌相对多见，也见于绒癌。当各型肿瘤生长过快，瘤内有出血、坏死、纤维化、钙化时，也可出现混合性回声（图 4-3-18）。多数微小钙化灶呈多个斑点状强回声。

3）复合性病变：多见于畸胎瘤。

（3）彩色多普勒超声检查可见肿瘤部位彩色血流信号增多和睾丸内血管走行异常，呈斑点状、短线状、分枝状，血管分支多，粗细不均（图 4-3-19）。频谱多普勒显示肿块周边及内部丰富的血流信号绝大多数为动脉血流频谱，血流速度快。多普勒频谱呈高速低阻型（图 4-3-15）。

（4）肾门淋巴结和腹膜后淋巴结转移：睾丸恶性肿瘤淋巴沿精索淋巴管向肾门淋巴结和腹膜后淋巴结回流（不经腹股沟淋巴结），转移淋巴结多位于第1~3腰椎两侧。有些病例突出表现为腹膜后肿物或主动脉旁淋巴结肿，而原发于睾丸的肿瘤体积很小，或已纤维化和钙化。

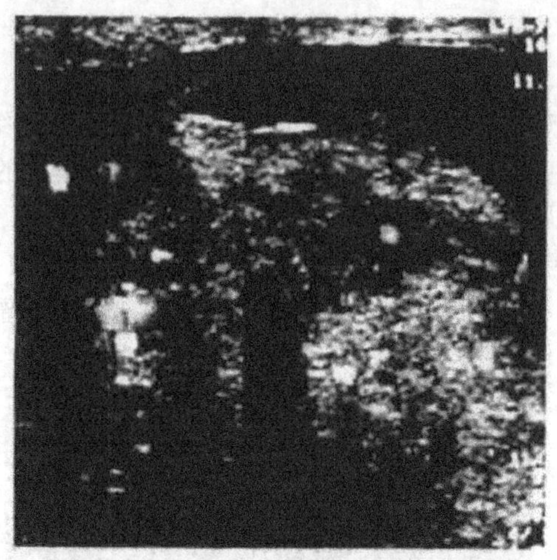

图4-3-18 睾丸癌2

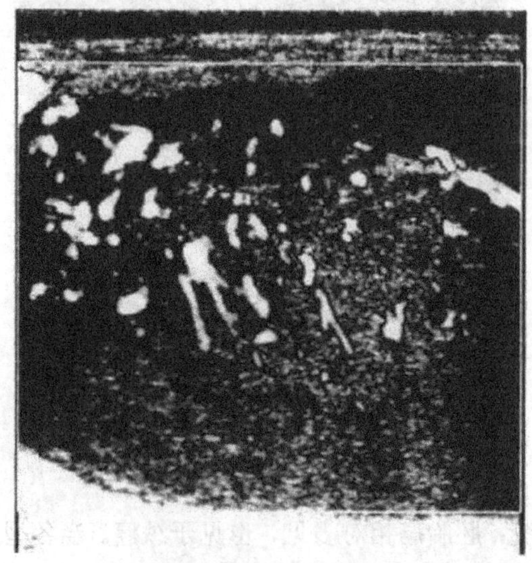

图6-3-19 睾丸癌CDE

3.诊断标准

（1）睾丸肿大，睾丸肿块呈实质性或混合性回声。

（2）睾丸肿块彩色多普勒显示动脉血流丰富，频谱呈高速低阻型。

（3）肾门淋巴结和腹膜后淋巴结转移。

（4）肿瘤标记出现于睾丸生殖细胞瘤，甲胎蛋白（AFP）、绒毛膜促性腺激素亚单位（β-HCG）的特异性较强。

4.临床评价

（1）超声有利于判断肿块是否来自睾丸，能准确地判断其位置、大小、形态、质地等物理特性。对于3~4mm的小肿瘤亦相当敏感。

（2）睾丸肿瘤患者通过超声检查有无肾门和腹膜后淋巴结转移，作为肿瘤分期及临床治疗提供依据。

（3）彩色多普勒在睾丸肿瘤与某些炎症病变的鉴别上缺乏特异性。

（4）睾丸癌的确诊仍依赖于病理诊断。

5.注意事项

（1）高度怀疑睾丸肿瘤者，应重点检查有无肾门淋巴结和腹膜后淋巴结转移。特别是第1~3腰椎两侧淋巴结。睾丸肿瘤的淋巴回流不经过腹股沟淋巴结。

（2）肿瘤较大时，高频超声探头探测深度就显不足，睾丸深部结构不易显示，此时应与腹部低频凸阵探头交替使用，通过低频超声穿透力强的特点，能获得完整的睾丸图像，从而明确肿块的位置、大小、形态结构等物理特性。

（3）彩色多普勒显示局部血流信号增加，有助于对肿瘤病变的诊断，但它并非是特异性的。如炎性肉芽肿时血流信号也增多，二者很难鉴别（图4-3-20）。

（4）虽然肿瘤内部回声与病理分型有关，但缺乏特异性。

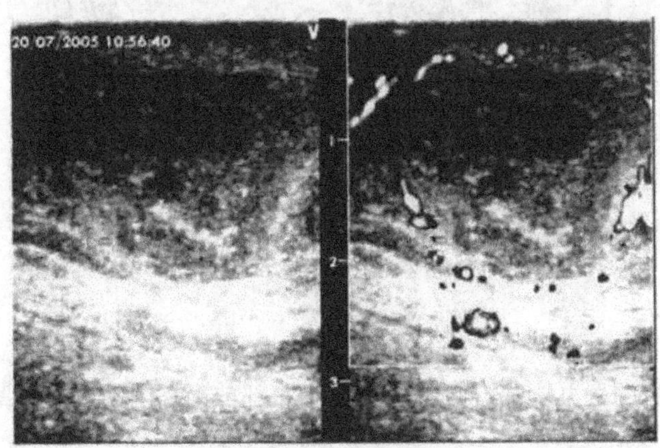

图4-3-20　睾丸浆细胞肉芽肿

（六）睾丸扭转

睾丸扭转又叫精索扭转，是指精索绕其纵轴旋转，造成睾丸缺血性病变。当睾丸、附睾失去附壁固定或固定不佳时发生。本病青少年居多数，初期或轻度扭转引起静脉回流障碍、睾丸淤血肿胀，重则导致动脉供血障碍和睾丸缺血坏死。分为鞘膜内型和鞘膜外型两类。属急诊疾病。

1.临床表现

睾丸扭转多发生在睡眠中或者睡眠后刚起床时，其典型症状是突然发生一侧阴囊内睾丸持续性疼痛，随之疼痛加剧和放射到腹股沟及下腹部，伴有恶心呕吐，患侧阴囊肿大。逐渐无法区分阴囊内部结构。

2.超声表现

初期睾丸轻度扭转引起静脉回流障碍、淤血肿胀，声像图表现为患侧明囊壁由于水肿而增厚，超过 5mm，睾丸增大，回声减低。当病程进一步发展出现动脉供血障碍时，睾丸坏死，声像图表现为患侧睾丸回声增强，分布不均。当进一步坏死液化时，患侧睾丸回声再逐渐减低甚至为无回声。部分患者可伴有反应性少量鞘膜积液。

彩色多普勒表现为睾丸内血流信号减少或消失。轻度扭转时患侧睾丸动脉狭窄，加之静脉回流受阻，睾丸肿胀使动脉受压而出现动脉血流信号减少，同时流速较健侧减慢，频谱阻力指数增高，若未得到及时治疗，以后就出现睾丸内部动脉血流信号消失（图 4-3-21）。

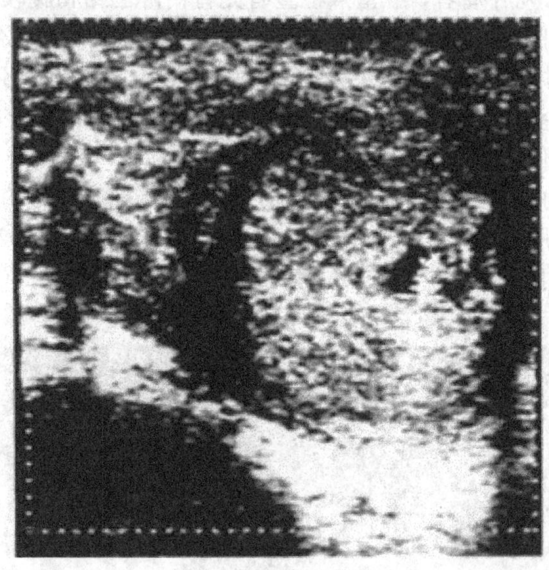

图 4-3-21 睾丸扭转

3.诊断标准

（1）突然发生的睾丸剧痛，向腹股沟及下腹部放射。阴囊红肿，睾丸肿大。阴囊抬高试验（Prehn 征）阳性。

（2）睾丸上移或横位，长轴方向异常。

（3）患侧阴囊壁增厚，睾丸、附睾逐渐增大，内部回声减低。

（4）当坏死时，睾丸内高、低回声混杂，分布不均。

（5）彩色多普勒检查显示睾丸内彩色血流信号明显减少或消失。

4.临床评价

睾丸扭转治疗的目的是挽救睾丸。一般在 5 小时内复位者，睾丸挽救率为 83%，10 小时以内挽救率降至 70%；10 小时以上者则只有 20%。故疑有睾丸扭转时应及早诊断、及时治疗。超声检查结合彩色多普勒超声有助于本病的确诊，通过对睾丸内部回声变化的观察，可以提示睾丸的预后及转归。

5.注意事项

（1）睾丸扭转起病急剧，临床上与急性睾丸炎较难鉴别，常因误诊而延误了最佳治疗时机，造成患者的终身遗憾。因此要对此病引起足够的重视。彩色多普勒超声可根据睾丸扭转时其血流信号减少或消失；急性睾丸炎则血流信号增加这一特点将其加以鉴别，诊断的准确性极高。

（2）自行缓解后的部分睾丸扭转患者，睾丸、附睾二维图像因淤血而回声减低，彩色多普勒血流信号则明显增多。易误诊为急性附睾睾丸炎。

（3）睾丸扭转早期若程度较轻，灰阶超声检查回声可以无改变，彩色多普勒仍可显示少量血流信号。故不可因此除外睾丸扭转。应密切随诊。若起病 6 小时以上者，声像图仍显示正常睾丸，则可排除睾丸扭转的诊断。

（七）睾丸炎

睾丸炎主要是继发于附睾的感染，因此常称为附睾睾丸炎。急性睾丸炎可与病毒性腮腺炎合并发生。由于睾丸血运丰富，对感染有较强的抵抗力，故单纯的睾丸炎很少见。

1.临床表现

为急性感染症状和体征，患者高热、寒战、睾丸疼痛和触痛明显，化验血白细胞增多。可伴发鞘膜积液。

2.超声表现

睾丸普遍性增大，内部回声减低，分布均匀或不均匀，形成脓肿时可见小片状低回声区或无回声区。彩色多普勒显示睾丸内彩色血流明亮，动脉血流信号丰富，血流速度增高。频谱呈高速低阻型，阻力减低与炎症毒素使睾丸动脉血管扩张有关。部分患者可伴有少量鞘膜积液征象。

3.诊断标准

（1）寒战，高热，睾丸肿大、疼痛并向腹股沟放射。急性腮腺炎睾丸炎患者可见腮腺肿大。实验室检查：血白细胞增高。尿液分析可见镜下血尿或白细胞。

（2）超声表现为睾丸普遍性增大，内部回声减低，分布均匀或不均匀，彩色血流信号普遍增加（图 4-3-22）。可以伴有少量鞘膜积液征象。

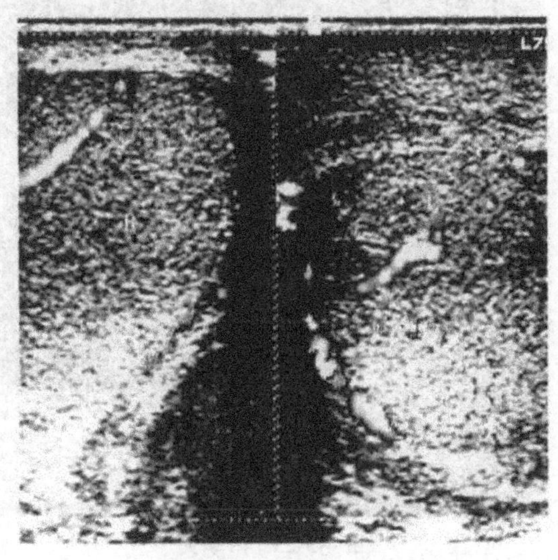

图 4-3-22　睾丸炎

4.临床评价

灰阶超声诊断急性睾丸炎特异性差，运用彩色多普勒结合临床早期准确诊断急性睾丸炎并不困难。早期应用抗菌药物，可显著降低化脓性睾丸炎或睾丸脓肿的发生。单纯性睾丸炎在抗炎治疗后，上述异常征象可以好转、消失。

5.注意事项

（1）急性睾丸炎时，患侧睾丸彩色超声显示整个睾丸血流信号普遍增加。脓肿形成时，病变部位血流信号反而减少。

（2）急性睾丸炎需与睾丸恶性肿瘤鉴别，前者血管走行如常，阻力指数减低；后者血管走向扭曲，阻力指数增高。

（八）附睾炎、附睾结核

附睾炎是阴囊内最常见的一种炎症，多发生于青年人，常继发于后尿道感染。急性附睾炎约有 25%累及睾丸，称为附睾睾丸炎。

附睾结核多由前列腺、精囊结核的蔓延所致，病变先侵犯尾部而后发展至体部、头部，附睾结核偶可累及睾丸。

1.临床表现

急性附睾炎起病急，有阴囊疼痛、附睾肿大，可有尿频、尿急及尿痛等下尿路感染症状。慢性附睾炎与附睾结核发病慢，疼痛轻，有结节。

2.超声表现

（1）急性附睾炎：表现为附睾体积增大，首先发生于附睾尾部，逐渐蔓延至附睾体和头部肿大，内部回声减低，数小时后就可形成结节（图 4-3-23）。彩色多普勒显示结节周边及内部动脉血流丰富，血流速度加快，频谱呈高速低阻型（图 4-3-24）。当脓肿形成时，表现为局灶性低回声区，病灶区无血流信号，但周边可见血流包绕。

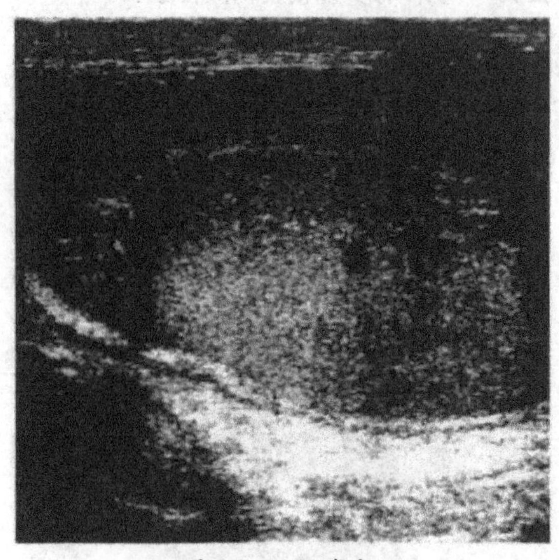

图 4-3-23　附睾炎

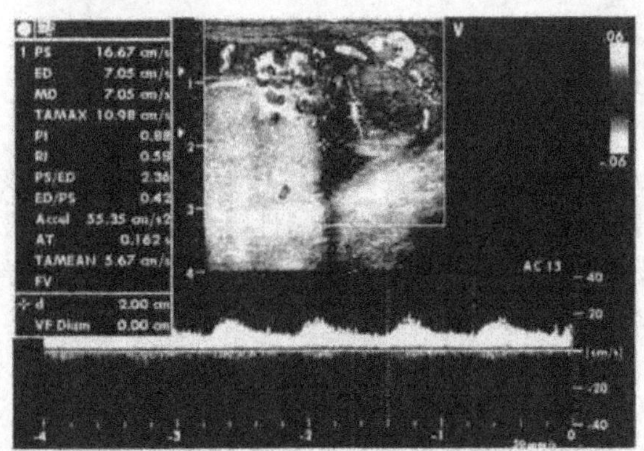

图 4-3-24 附睾炎血流频谱

（2）慢性附睾炎：附睾增大或不大，形态欠规则，以低回声和中等回声为主，回声不均匀，彩色多普勒显示彩色血流信号减少。

（3）附睾结核：附睾体积增大，尾部较明显，形态欠规则，内部回声强弱不均，呈现边缘不规则的局限性结节，局部有钙化形成的强回声光斑，后方伴有声影。彩色多普勒显示彩色血流信号减少（图 4-3-25）。

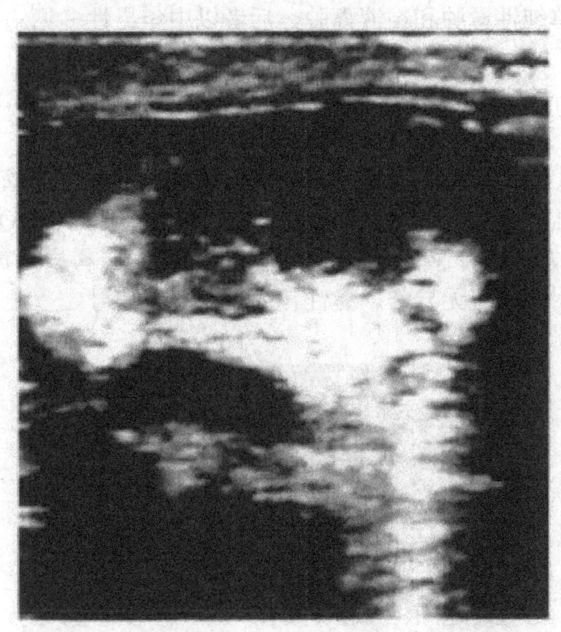

图 4-3-25 附睾结核

3.诊断标准

（1）附睾炎：①附睾肿大，疼痛，下尿路感染症状。血象白细胞高度上升，左移；中段尿培养阳性。②超声检查首先表现为附睾尾肿大，回声减低，逐渐蔓延至附睾体和头部。彩色血流信号明显增加。

（2）附睾结核：呈边缘不规则的局限性结节，内部回声增强，分布不均匀。钙化时可出现强回声及声影。

4.临床评价

彩色多普勒结合临床准确诊断急性附睾炎不难。要对附睾结核作出明确诊断则较为困难，附睾结核在出现强回声钙化灶前，与慢性附睾炎的声像图极为相似，要区别两者则不容易。附睾结核有时也需与罕见的附睾肿瘤相鉴别，超声引导组织学活检具有重要鉴别诊断意义。

5.注意事项

（1）当附睾扪及结节时应根据临床病程长短、急缓作出判断，急性结节以急性附睾炎多见。慢性结节以附睾结核最多见。

（2）附睾结核与附睾肿瘤单凭声像图不易区别。当附睾结核部分侵犯阴囊皮肤时，超声才易于诊断。

（3）急性附睾炎与睾丸扭转临床症状相似，极易混淆，两者的鉴别诊断有赖于彩色多普勒检查。

（九）睾丸和附睾囊肿

睾丸囊肿是一种潴留性囊肿，可继发于炎症、外伤或睾丸网细管的退行性变。发病率随年龄增长而增加，分为睾丸白膜囊肿和睾丸内囊肿两类。

附睾囊肿分为单纯性囊肿和精液囊肿，后者以中年男性多见。皆好发于附睾头部。

1.临床表现

多无症状，部分患者可扪及小结节。

2.超声表现

睾丸、附睾内出现单个或多个圆形或椭圆形液性无回声区，壁薄光滑，边界清晰，后方回声增强。睾丸囊肿可位于睾丸白膜和睾丸实质内（图 4-3-26）。附睾囊肿多数位于附睾头部（图 4-3-27）。合并感染时可见囊壁增厚，囊内云雾样回声（图 4-3-28）。彩色多普勒检查睾丸、附睾血流无异常，囊性包块内无血流信号。

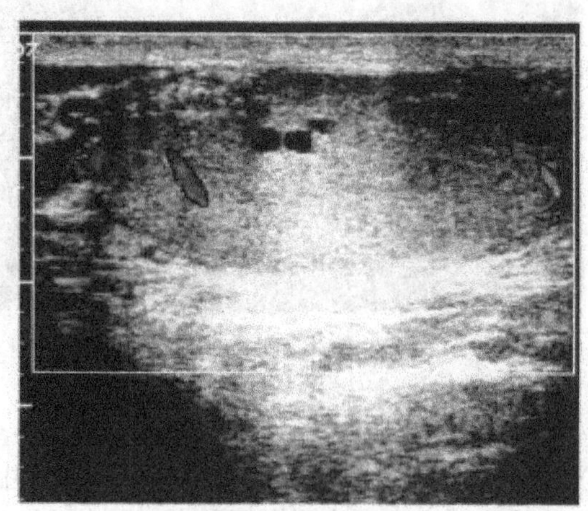

图 4-3-26　睾丸囊肿

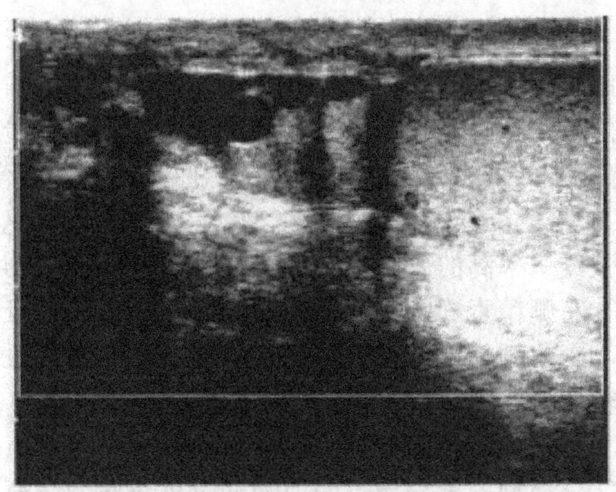

图 4-3-27　附睾多发囊肿

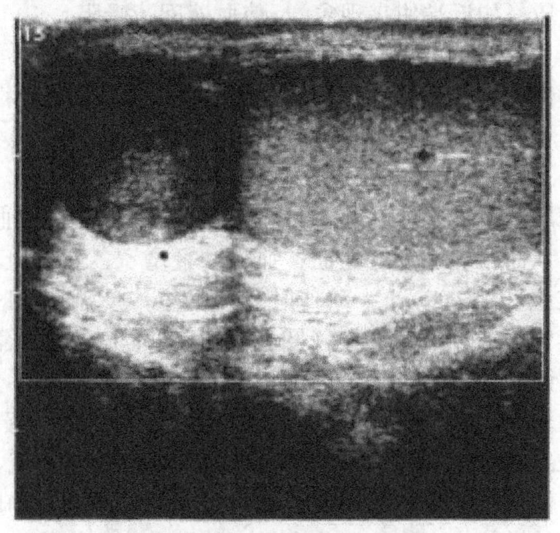

图 4-3-28　附睾囊肿感染

3.诊断标准

（1）睾丸或附睾头部出现圆形或椭圆形无回声区。

（2）边界清，边缘规则，包膜完整。

（3）后方回声增强，伴有侧壁声影。

（4）合并感染或出血时，可见弱回声光点。

（5）囊性包块内无血流信号。

4.临床评价

超声检查可作为本病的首选方法。在临床上，诊断睾丸、附睾有无或确定是不是囊肿的意义，要远比追求明确诊断囊肿的病理类型更大。因其对临床如何治疗没有太大的帮助。

5.注意事项

切忌将正常睾丸少量鞘膜积液误诊为睾丸、附睾囊肿。检查时应注意变换扫查位置、方向与角度。

（十）精索静脉曲张

精索静脉曲张系由于精索静脉回流受阻或静脉瓣功能不全，造成血液反流引起血液淤滞，最终导致蔓状静脉丛迂曲扩张所致。精索静脉曲张是男性不育症的常见病因之一，80%~90%的精索静脉曲张发生在左侧，双侧者 5%~20%，右侧罕见。

左侧精索静脉曲张发病率高的原因是：①左侧精索静脉行程长并呈直角进入肾静脉，血液回流阻力较大；②左侧精索静脉容易受乙状结肠压迫；③左肾静脉在主动脉与肠系膜上动脉间可能受压，影响精索静脉回流，形成所谓近端钳夹现象；④右髂总动脉可压迫左髂总静脉，使左输精管静脉回流受阻，形成所谓远端钳夹现象。

精索静脉曲张有 3 种类型：①回流型：占大多数，本型主要原因为静脉瓣缺如或关闭不全使血液反流；②分流型：部分反流的血液通过提睾肌静脉至腹壁下静脉，汇入髂外静脉，精索内静脉与外静脉交通支形成；③淤滞型：蔓状静脉丛明显扩张而无反流，可能为精索内静脉受压（如近端钳夹现象），使血液回流受阻。

1.临床表现

主要不适为阴囊部坠胀不适或疼痛。行走劳动时加重，平卧后可减轻。临床上分为临床型精索静脉曲张和亚临床型精索静脉曲张两种类型。

2.超声表现

精索静脉蔓状静脉丛迂曲扩张，呈“蜂窝状”或“蛇头状”，血管内径≥1.8mm。彩色多普勒血流显像显示曲张静脉走行迂曲、血管内径增宽，彩色血流为间断红、蓝色交替的血流信号，站立位和 Valsalva’s 动作时反流加重，反流持续时间大于 0.8m，精索外静脉回流血液代偿性增加、流速加快（图 4-3-29~图 4-3-21）。脉冲多普勒频谱可检出正负双向充填反流频谱。

根据彩色多普勒表现，精索静脉曲张病变程度可分为 3 级。Ⅰ级：平卧、站立位平静呼吸时无反流，Valsalva’s 试验时有反流。Ⅱ级：平卧位时无反流，站立位平静呼吸时有反流。Ⅲ级：平卧位平静呼吸时有反流。彩色多普勒诊断精索静脉曲张程度的标准与临床分级标准的诊断结果基本一致。亚临床精索静脉曲张是指临床未能诊断而通过超声检查确诊者。

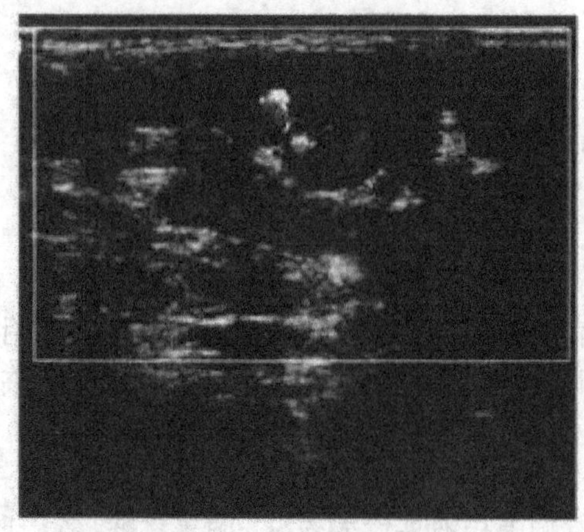

图 4-3-29 精索静脉曲张

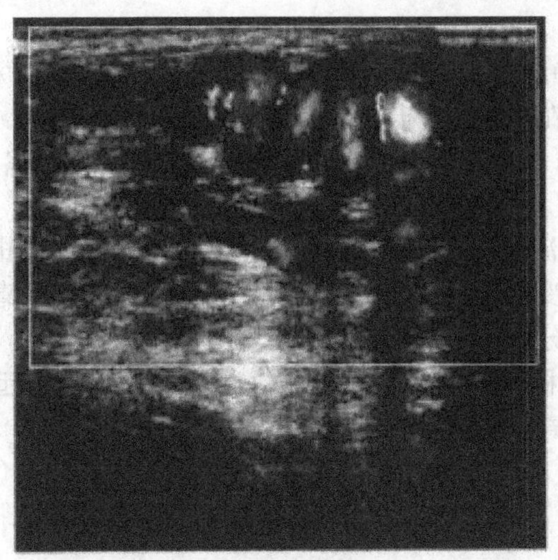

图 4-3-30 精索静脉曲张

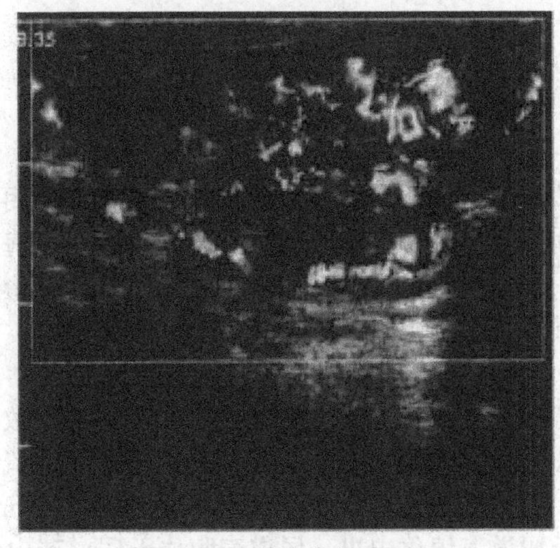

图 6-3-31　精索外静脉血流

3.诊断标准

（1）阴囊坠胀、坠痛，体查精索扪及蚯蚓状软性肿块。Valsalva’s 试验阳性。

（2）超声检查精索静脉迂曲、扩张，呈“蚯蚓状”或“蛇头状”。精索静脉内径>0.18cm。Valsalva’s 试验出现反流，反流时相>0.8s。脉冲多普勒频谱可检出反流频谱。

4.临床评价

精索静脉曲张是男性不育症的常见病因之一，以往该病诊断主要依赖一般性物理学检查及选择性肾静脉造影和逆行性精索内静脉造影。但前者缺乏准确性，而后者有禁忌证。彩色多普勒超声诊断本病敏感而准确，替代了以往的影像学检查方法。彩色多普勒诊断精索静脉曲张程度的标准与临床分级标准的诊断结果基本一致。

5.注意事项

（1）轻度或可疑精索静脉曲张患者，宜采用站立位超声检查辅以 Valsalva’s 试验以提高超声检出率。

（2）测量精索静脉内径应在患者平静呼吸，在二维图像和彩色血流清晰的条件下，关闭彩色血流显像，在二维图像上直接测量。避免彩色血流外溢造成测量误差。

（3）Valsalva’s 试验阳性并不是诊断精索静脉曲张的必备条件，淤滞型精索静脉曲张患者可无反流。

（4）回流型、分流型精索静脉曲张可行精索内静脉高位结扎术；淤滞型精索静脉曲张多数由于血液回流受阻远端钳夹现象引起，故临床上不宜行精索内静脉高位结扎术，而应改为精索内静脉分流术。

（5）肾肿瘤、肾积水、肾静脉内癌栓或腹膜后肿瘤压迫引起的症状性或继发性精索静脉曲张，不宜行精索内静脉高位结扎术。

（梁伟翔 邹慧敏 刘韬）

第四节 阴茎

一、解剖生理与正常声像图

（一）阴茎解剖

阴茎主要由海绵体组织构成，包括 1 个尿道海绵体和 2 个阴茎海绵体。尿道海绵体位于阴茎腹侧，其前端膨大为龟头，后端膨大为尿道球。阴茎海绵体位于阴茎背侧，并行排列，其前端变细，嵌入龟头内，后端分离，在尿道球两侧形成阴茎脚。左右阴茎海绵体联合处的背侧和腹侧各有一纵沟，背侧沟较浅，容纳血管、神经，腹侧沟与尿道海绵体相邻。

海绵体表面被有包膜，包括白膜和筋膜。白膜位于内侧，致密坚韧，白膜外侧为深浅两层、松软的筋膜。白膜在阴茎海绵体之间内伸，形成阴茎梳状隔，隔的前部薄且不完整，有许多裂隙，后部厚而完整。阴茎海绵体白膜厚 1~2mm，尿道海绵体白膜厚 0.2~0.4mm。尿道位于尿道海绵体中央，尿道壶腹位于尿道球内，舟状窝位于龟头内，两者均为尿道局部膨大形成的。

阴茎的动脉主要有深动脉和背动脉。阴茎深动脉左右各 1 条，走行于阴茎海绵体中央，螺旋动脉为阴茎深动脉分支，垂行于主干，进入海绵体窦。阴茎背动脉有 2 条，走行于阴茎海绵体背侧沟内、白膜与筋膜之间，主要供应阴茎海绵体和被膜的营养，阴茎背动脉末端相吻合并发出分支营养龟头。此外，阴茎还有尿道动脉、尿道球动脉，各动脉之间均有广泛吻合。

阴茎的血液主要由背深静脉和深静脉回纳。阴茎背深静脉仅有一条，走行于阴茎背动脉之间。阴茎深静脉走行于阴茎海绵体深部，但不与阴茎深动脉伴行，每侧有 3~4 条以上（图 4-4-1，图 4-4-2，图 4-4-3）。

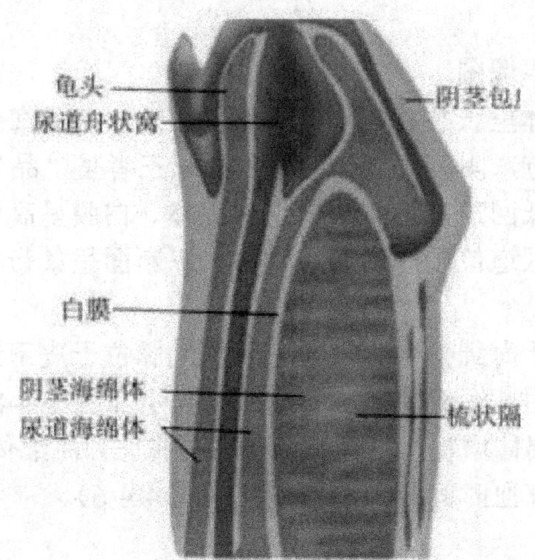

图 4-4-1　阴茎纵断面

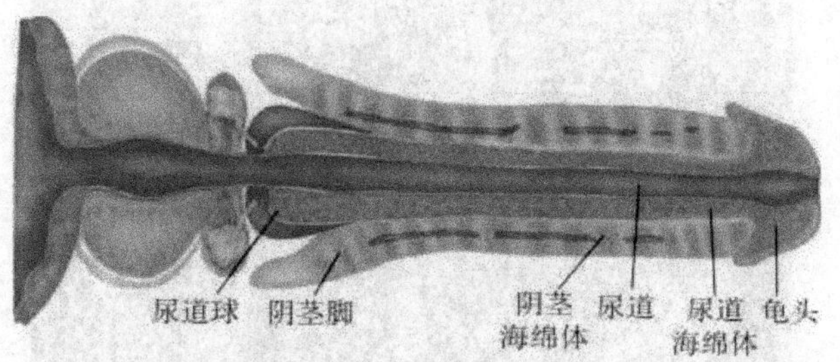

图 4-4-2　阴茎冠状断面

（二）生理概述

阴茎是男子的交媾器官。阴茎具有丰富的血管、神经，性刺激后，通过初级勃起中枢形成完整的神经反射弧，阴茎深动脉扩张、供血增多，同时静脉系统回流减少，海绵体窦扩张充血，使阴茎勃起，完成性交功能。阴茎深动脉供血不足，或静脉系统回流增多，都可导致血管性阳痿。

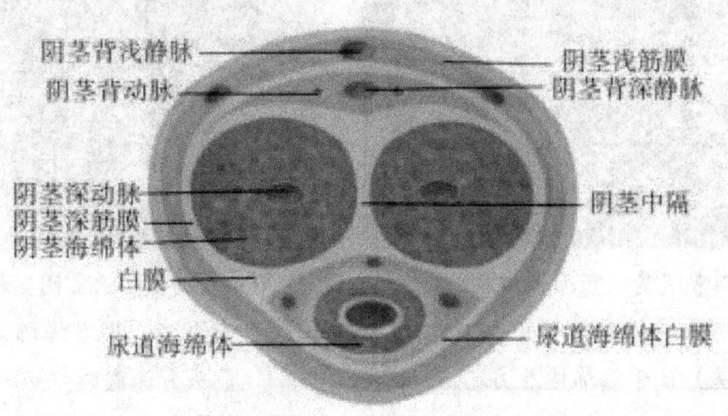

图 4-4-3　阴茎横断面

（三）阴茎的正常声像图

阴茎纵断面，海绵体呈长条状，均匀、略低回声，三条海绵体回声相似。腹侧横断面，尿道海绵体位于前方，阴茎海绵体位于其后，三者呈“品”字形排列。

阴茎皮下组织呈略低回声，近似于尿道海绵体。白膜呈高回声，纵断面阴茎海绵体之间的白膜可呈梳状。尿道位于尿道海绵体内，纵断面呈条带状高回声，无排尿时尿道闭合。

阴茎海绵体动脉位于海绵体中央，阴茎背深动脉位于皮下组织与阴茎海绵体之间，背深静脉位于其中间。阴茎海绵体动脉管腔不易显示（图 4-4-4，图 4-4-5）。

阴茎充血状态，海绵体增粗，动静脉管腔明显扩张，海绵体窦扩张。动脉流速加快，阻力指数增高，两者随充血时间和状态而变化（图 4-4-6）。

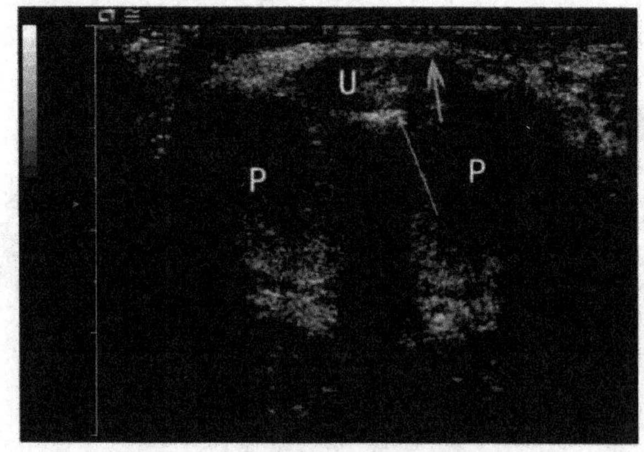

图 4-4-4　正常阴茎横断面声像图

尿道海绵体（U）和阴茎海绵体（P）呈“品”字形排列；箭头，白膜

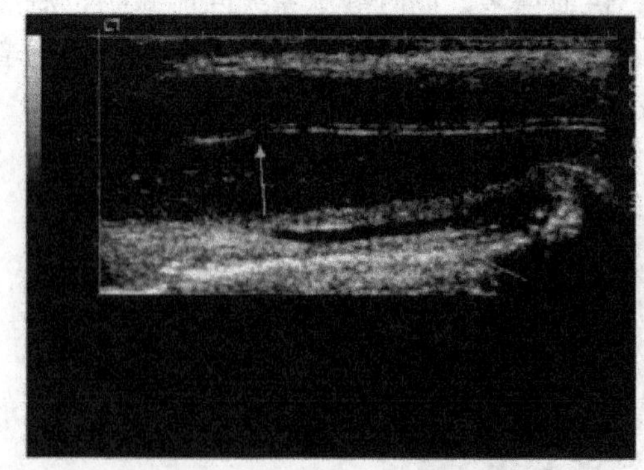

图 6-4-5 正常阴茎纵断面声像图

阴茎深动脉（竖箭头）位于海绵体中央，背深静阴脉（斜箭头）位于海绵体后方

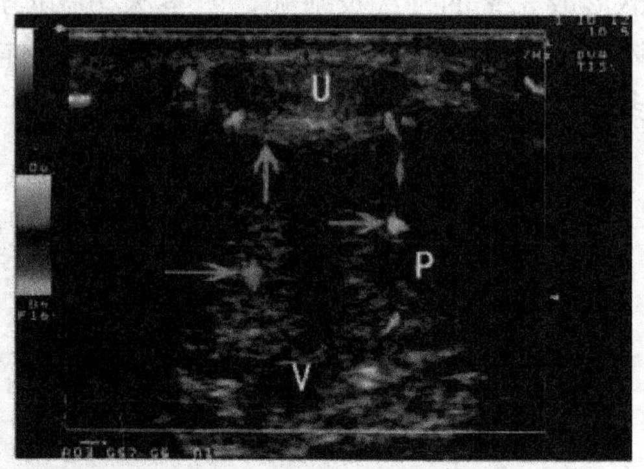

图 6-4-6 正常阴茎横断面声像图

茎勃起状态，阴茎海绵体内血窦明显扩张，竖箭头背深静脉（V）扩张；竖箭头，白膜；横箭头，海绵体动脉；U，尿道海绵体；P，阴茎海绵体

二、仪器调节和检查方法

（一）仪器调节

检查阴茎应选用 10~14MHz 频率的线阵探头，选择仪器内预设的小器官或睾丸条件，适当调节频率、增益、聚焦点及 STC，清晰显示阴茎皮下组织、海绵体、白膜及尿道的结构。

适当调节彩色多普勒频率、速度、增益、取样框、聚焦及壁滤波，以利于观察海绵体深动脉、阴茎背深动静脉的血流分布。多普勒血流量程调节在低速范围，多普勒取样线与被测血管之间的夹角应小于 60°。

（二）检查方法

患者无须特殊准备，应在能够保护患者隐私的环境中进行，让患者在平静状态下完成检查。

患者一般取仰卧位，充分暴露外阴部，将阴茎拉直、平放于阴阜上，探头置于阴茎腹侧，纵切、横切阴茎，分别观察阴茎皮下组织、三条海绵体、白膜及尿道的结构和内部回声。为了避免遗漏小病灶，也可将探头置于阴茎背侧进行扫查。彩色多普勒观察阴茎血管的分布及血流方向，纵切阴茎海绵体，分别显示海绵体深动脉、阴茎背深动静脉，尽可能显示其全程。脉冲多普勒检测各血管的血流动力学参数。

阳痿患者检查前，备好罂粟碱等药物。

三、阴茎疾病

（一）阴茎纤维性海绵体炎

阴茎纤维性海绵体炎也称 Peyronie 病、阴茎硬结症。由于阴茎海绵体白膜的病损斑块，勃起时阴茎向受损侧弯曲，影响性交的完成。阴茎纤维性海绵体炎发病率约 388.6/10 万，多发生于 45~60 岁入群，以 40~50 岁发病率高。物理检查，X 线阴茎海绵体造影，病变处有充盈缺损及钙化影，MRI 可发现炎症病灶、硬结的大小。超声检查，能够观察病损斑块的程度和范围，简便可靠。

1.病因病理及临床表现

（1）病因病理：病因不明确，包括创伤、遗传因素、免疫因素等。阴茎的炎症及多次轻度损伤可能是本病的诱因。其他疾病如动脉硬化、糖尿病、痛风和维生素 E 缺乏等也可促使其发生。

主要病理改变为白膜及周围结缔组织淋巴细胞和浆细胞浸润，组织增生和胶原纤维化，呈斑片状或结节状，初期增长较快，以后减慢，无恶性变倾向。严重者，病损斑块可钙化或骨化。触诊，病灶呈索状或块状，质地坚硬。

（2）临床表现：Peyronie 病好发于中年人，而在年轻人和老年人中较少见。阴茎出现斑块或索状硬结，轻微触痛，勃起痛及阴茎弯曲。病损斑块一般不累及尿道，无排尿困难。

2.超声表现

病灶多位于阴茎背侧、白膜处，大小及数量不一，边界多不清晰。白膜增厚，病灶呈斑片状、索状、块状或结节状，内部呈低回声.高回声，有的伴有钙化灶，无明显血流信号显示（图 4-4-7，图 4-4-8，图 4-4-9）。

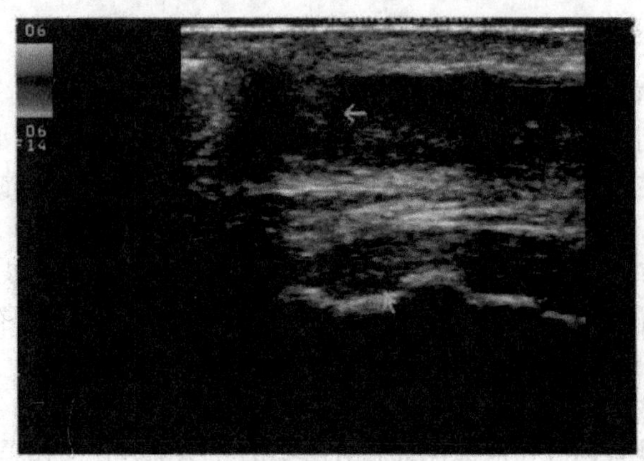

图 4-4-7 阴茎纤维性海绵体炎

阴茎纵切，海绵体内可见-高回声斑（箭头），边界不清晰

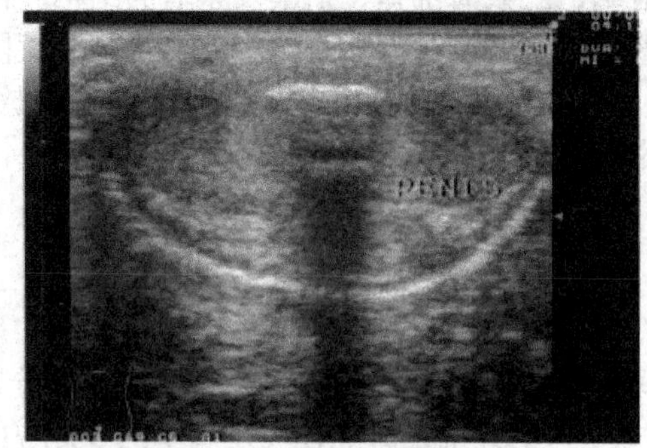

图 6-4-8 阴茎纤维性海绵体炎

阴茎横切，结节位于海绵体之间，呈强回声，后伴声影

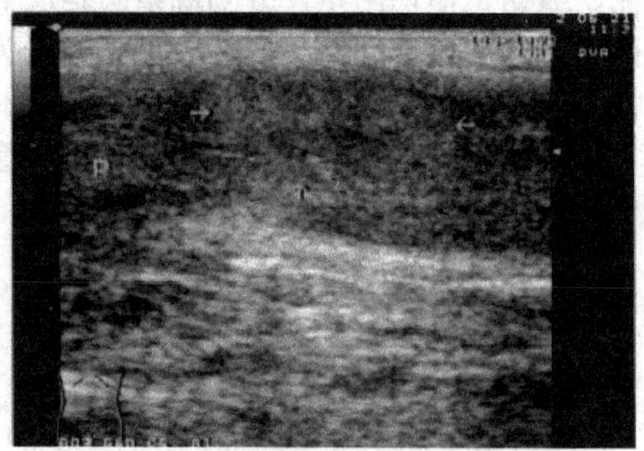

图 6-4-9 阴茎纤维性海绵体炎

阴茎纵切，海绵体（P）内见不均匀高回声斑（箭头），边界不清晰

3.鉴别诊断

阴茎纤维性海绵体炎要注意与阴茎癌、阴茎结核相鉴别。阴茎癌主要发生于阴茎头部，阴茎海绵体受侵犯时可出现硬结，呈不均匀回声，阴茎头包皮内同时存在异常回声团块。阴茎结核非常少见，海绵体内结核可形成局部纤维化改变，但往往伴有阴茎皮肤溃疡，溃疡分泌物检查可发现结核杆菌。

（二）阴茎癌

阴茎癌，临床上并不少见，为男性生殖系统常见的恶性肿瘤之一，其发病率受民族、卫生习惯等因素影响而不同，亚洲、非洲、拉丁美洲等地区的发病率较高。阴茎癌多发生于中年人，尤为包皮过长者多见，阴茎乳头状瘤后期可进展为鳞状细胞癌。

1.病因病理及临床表现

（1）病因病理：包茎或包皮过长是阴茎癌的主要诱因，包皮垢的长期刺激是主要病因。癌肿可侵犯阴茎海绵体。儿童时期行包皮环切术，其阴茎癌发病率明显低于成人再行包皮环切术阴茎癌的发病率。以鳞状细胞癌最常见，95%以上的癌位于包皮内，可侵及阴茎筋膜、阴茎海绵体、阴囊等，也可通过腹股沟淋巴结、血液转移。

（2）临床表现：阴茎癌常起始于包皮内，早期不易被发现。当癌肿隆起、溃疡时，分泌恶臭液体。发生淋巴结转移时，腹股沟可触及肿块。阴茎癌极少侵犯尿道海绵体和膀胱，患者排尿困难少见。

2.超声表现

阴茎头包皮内出现回声不均匀团块，多为低回声，团块边界不清晰，内可见少至中等量血流信号。癌肿可突破白膜、侵及阴茎海绵体，形成不规则的团块（图 4-4-10，图 4-4-11）。淋巴结转移时，腹股沟可见到肿大的淋巴结。

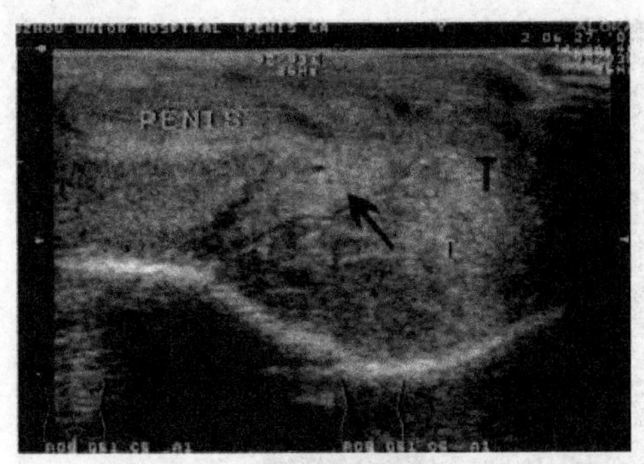

图 4-4-10　阴茎癌

龟头纵切，癌体（T）位于包皮内，包绕龟头（箭头），形态不规则，回声不均匀

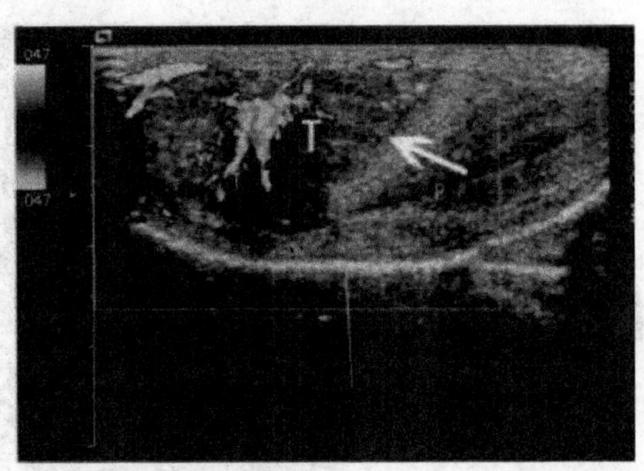

图 4-4-11　阴茎癌

龟头纵切，癌体（T）浸润龟头（箭头），形态不规则，回声不均匀，血供丰富

3.鉴别诊断

阴茎癌应注意与阴茎乳头状瘤、阴茎结核相鉴别。阴茎乳头状瘤也好发阴茎头部，肿瘤生长缓慢，带蒂或无蒂，边界清楚，活检予以明确诊断。阴茎结核也可发生阴茎头部，病灶周围质硬，也可向海绵体内侵犯，但往往伴有阴茎皮肤溃疡，溃疡分泌物检查可发现结核杆菌。

（三）包皮嵌顿

1.病因病理及临床表现

包茎或包皮过长者，将包皮强行上翻而又未能及时复位，狭小的包皮口紧卡在阴茎冠状沟上，导致包皮远端和阴茎头的血供障碍，形成包皮嵌顿。水肿后的包皮进一步压迫冠状沟的血管，最后导致包皮、龟头的糜烂、坏死。

2.超声表现

龟头肿大，回声不均匀，内无血流信号。阴茎皮肤肿胀，严重者肿胀可累及会阴皮肤，低回声带分布于肿胀的各层组织间，形成“组织分层”征，无明显血流信号（图 4-4-12）。

3.鉴别诊断

包皮嵌顿应与单纯阴茎皮肤水肿相鉴别。

（四）阴茎囊肿

1.病因病理及临床表现

阴茎囊肿好发部位以冠状沟最多见，其次为阴茎背部。可分为单纯性囊肿、表皮样囊肿和淋巴管囊肿。发育异常和外伤是其主要原因。临床主要表现为阴茎无痛性肿物，生长缓慢，表面光滑，质软，有波动感。

2.超声表现

阴茎头部或阴茎背部，可见一圆形、椭圆形或管道样囊状肿物，边界清晰。单纯性囊肿、淋巴管囊肿内呈无回声，表皮样囊肿内呈类实性改变，回声不均匀，无血流信号显示（图 4-4-13，图 4-4-14）。

3.鉴别诊断

阴茎表皮样囊肿应与扩张的阴茎静脉相鉴别，表皮样囊肿应与肿瘤鉴别。

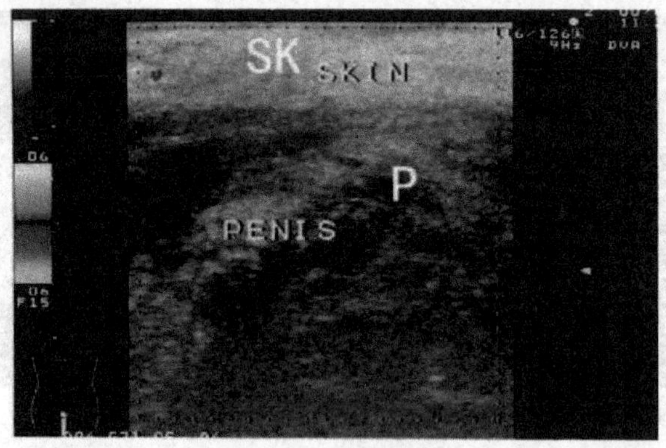

图 4-4-12　包皮嵌顿

阴茎皮肤（SK）水肿，龟头（P）肿大，回声不均匀，内无血流信号显示

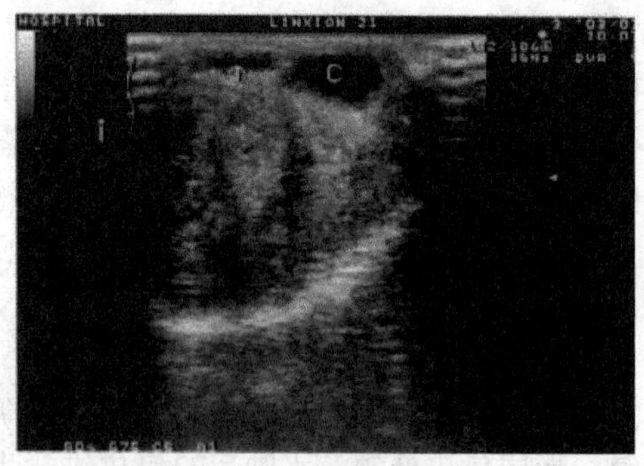

图 4-4-13　阴茎淋巴管囊肿

龟头内可见囊性区（C），呈圆形，边界清楚，其旁另见扁条状囊性区，两者相通

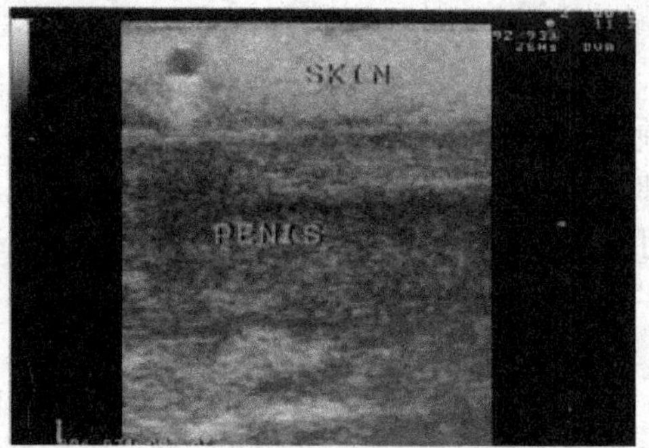

图 4-4-14　阴茎囊肿

囊肿位于阴茎皮下，呈圆形，边界清楚，后方回声增强

（五）阴茎闭合性损伤

阴茎损伤分为闭合性损伤和开放性损伤，闭合性损伤又分挫伤、折断、绞窄、脱位。临床上阴茎损伤并不多见。阴茎勃起时海绵体充盈血液，海绵体组织脆性增大，性生活不当或撞击均可导致阴茎的闭合性损伤。

1.病因病理及临床表现

外力作用于阴茎，可导致闭合性损伤。轻者，阴茎皮肤形成青紫色瘀斑，重者形成皮下、海绵体淤血、血肿，伴有剧痛。后期，可形成血肿机化、假性动脉瘤或继发感染形成脓肿。

2.超声表现

阴茎肿胀，皮下软组织增厚，受损区回声增强、不均匀，无明显边界，血供增多。血肿呈中、低混合回声，内无血流信号。局部白膜及海绵体形态不完整（图 4-4-15，图 4-4-16）。

假性动脉瘤，受损区海绵体出现液性区，多普勒显示，内可见动脉血流，能发现与之相通的海绵体动脉（图 4-4-17）。

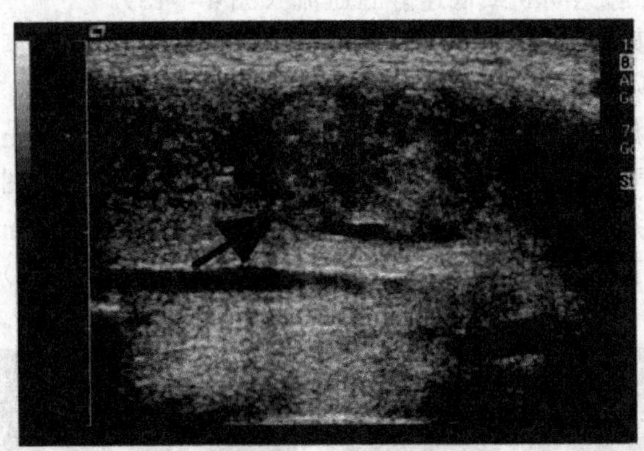

图 4-4-15　阴茎损伤

阴茎纵切，阴茎海绵体内见一血肿（箭头），边界不清晰.内可见液性暗区和絮状物

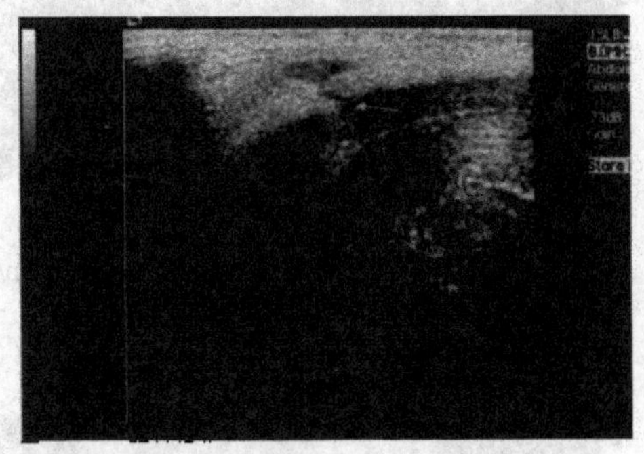

图 6-4-16　阴茎损伤

阴茎纵切，皮下组织增厚、见小血肿，白膜断裂（箭头）

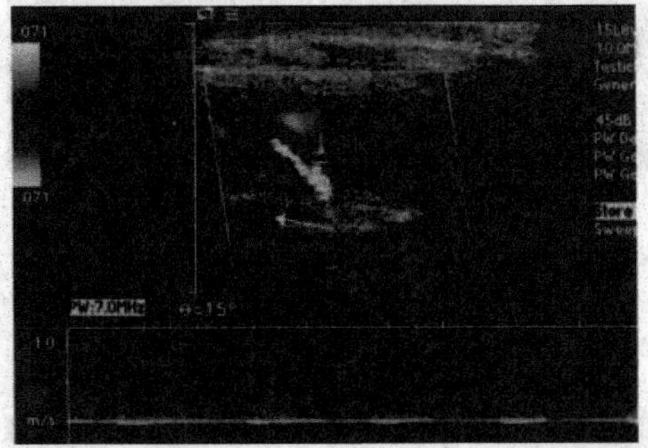

图 6-4-17　阴茎假性动脉瘤

外伤后，阴茎海绵体内出现一液性区，彩色多普勒见一动脉血流灌入

（六）血管性阳痿

阴茎的勃起功能依赖阴茎动脉和静脉，任何影响阴茎动、静脉血流的因素均可导致阳痿。阳痿分为心理性和器质性，器质性阳痿包括血管性、神经性、内分泌性、药物性等。大多数阳痿病人是因为阴茎动、静脉血流循环障碍造成。药物注入联合彩色多普勒超声检查是目前诊断阳痿的主要方法之一。在阴茎根部压迫、阻断阴茎静脉回流，于一侧阴茎海绵体内注射罂粟碱 30mg 和酚妥拉明 1mg，局部压迫 2min，以预防发生血肿，

5min 后解除压迫，并刺激阴茎勃起。检测的阴茎血管包括，阴茎海绵体动脉和阴茎背深静脉。

1.病因病理及临床表现

血管性阳痿可分为动脉性阳痿和静脉性阳痿。动脉性阳痿多见于腹主动脉、双侧阴部内动脉及其分支动脉粥样硬化引起的血管狭窄、阻塞；静脉性阳痿主要见于静脉瓣关闭不全、海绵体间静脉漏等。

2.超声表现

（1）阴茎正常勃起时，阴茎海绵体动脉收缩期峰值流速大于 30cm/s，阻力指数大于 0.85，阴茎背深静脉为间断或低速静脉血流（图 4-4-18）。

（2）动脉性阳痿，阴茎海绵体动脉收缩期峰值流速小于 30cm/s，阻力指数大于 0.85，阴茎背深静脉为间断或低速静脉血流（图 4-4-19）。

（3）静脉性阳痿，阴茎海绵体动脉收缩期峰值流速大于 30cm/s，舒张期流速大于 7cm/s，阻力指数小于 0.80，阴茎背深静脉扩张、持续大量回流（图 4-4-20）。

（4）混合性阳痿，阴茎海绵体动脉收缩期峰值流速小于 30cm/s，舒张期流速大于 7cm/s，阻力指数小于 0.8，阴茎背部静脉持续明显回流（图 4-4-21）

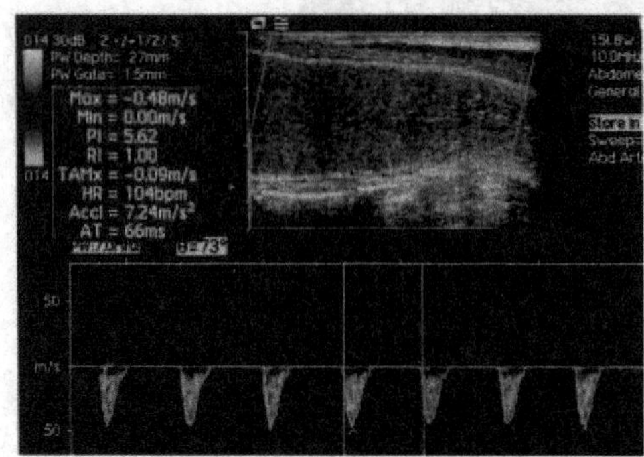

图 6-4-18　阴茎正常勃起

阴茎海绵体动脉收缩期峰值流速=48cm/s，阻力指数=1.00

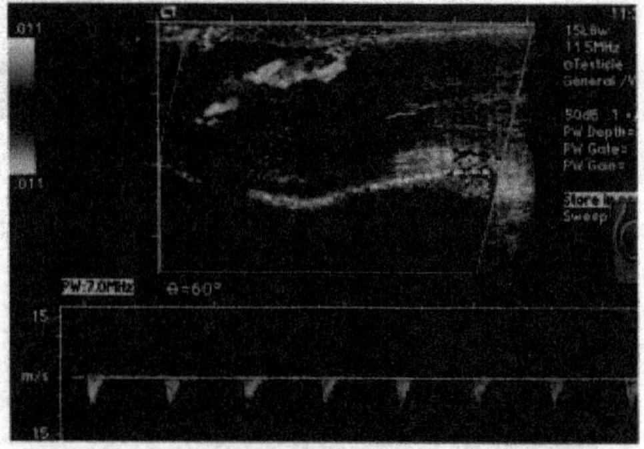

图 6-4-19　动脉性阳痿

阴茎海绵体动脉收缩期峰值流速=10cm/s，阻力指数=1.00

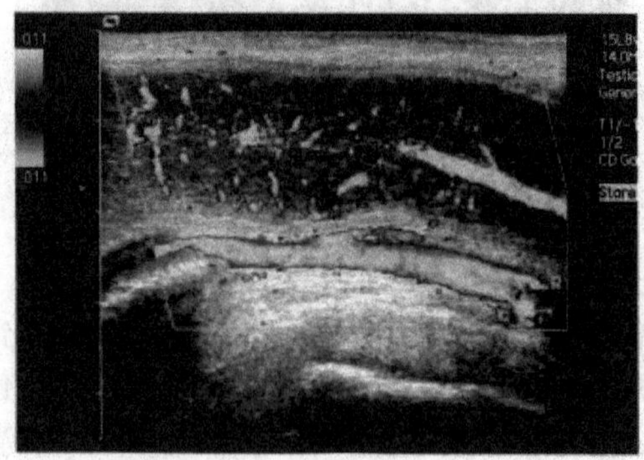

图 6-4-20　静脉性阳痿

阴茎海绵体动脉扩张，血流速度明显，

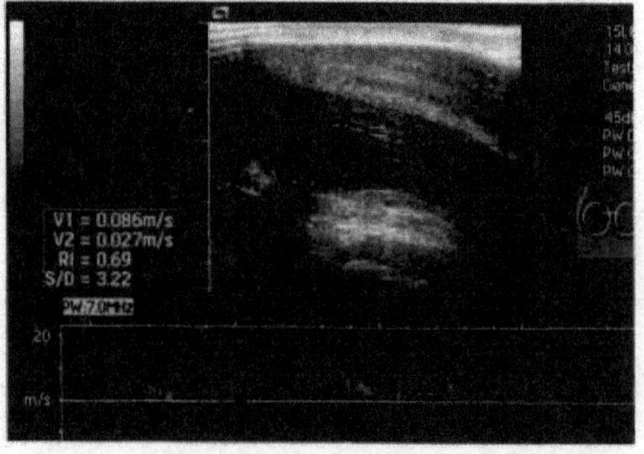

图 6-4-21　混合性阳痿

阴茎海绵体动脉收缩期峰值流速=8.6cm/s，

加快阴茎背深静脉扩张、持续大量回流　　　　阻力指数=0.69

（梁伟翔 邹慧敏 刘韬）

第五节　腹外疝

一、解剖生理与病理

腹外疝系腹腔内容物自某处腹壁薄弱或缺损处突入腹壁，以突出的解剖部位命名，其中以腹股沟斜疝发生率最高，占90%以上，股疝次之，占5%左右，较常见的腹外疝还有腹壁切口疝、脐疝和白线疝，此外，尚有腰疝等罕见疝。疝囊内常含肠管、肠系膜、部分大网膜，偶有其他组织。高频超声检查可明确疝的位置、大小、形状，估计疝囊口的直径。另外，疝的内容物也能大致分辨，如疝内容物为大网膜，表现为实质性稍高回声；如疝内容物为肠管，则呈稍低回声，动态观察可见蠕动和气尾征。

（一）局部解剖

1.腹股沟管解剖

腹股沟管在正常情况下为一潜在的管道，位于腹股沟韧带的内上方，大体相当于腹内斜肌、腹横肌的弓状下缘与腹股沟韧带之间。在成人管长4~5cm，有内、外两口和上下前后四壁。内口即内环或称腹环，即腹横筋膜中的卵圆形裂隙；外口即外环，或称皮下环，是腹外斜肌腱膜下方的三角形裂隙。管的前壁是腹外斜肌腱膜，在外侧1/3尚有部分腹内斜肌；后壁是腹横筋膜及其深面的腹膜壁层，后壁内、外侧分别有腹横肌腱（或联合肌腱）和凹间韧带。上壁为腹横腱膜弓（或联合肌腱），下壁为腹股沟韧带和陷窝韧带。腹股沟管内男性有精索，女性有子宫圆韧带通过，还有髂腹股沟神经和生殖股神经的生殖支。

2.直疝三角

又称Hesselbach三角，亦称腹股沟三角，是由腹壁下动脉构成外侧边，腹直肌外缘构成内侧边，腹股沟韧带构成底边的一个三角形区域。此处腹壁缺乏完整的腹肌覆盖，且腹横筋膜又比周围部分为薄，所以是腹壁的一个薄弱区。腹股沟直疝即在此由后向前突出，故称直疝三角。直疝三角与腹股沟管内环之间有腹壁下动脉和凹间韧带（腹横筋膜增厚而成）。

3.股管

位于腹股沟韧带下方的位置，即人体大腿的根部。与腹股沟管相比，股管的位置相对低些。股管是人体一个狭长的漏斗形间隙，长1~1.5cm，内含脂肪组织、疏松结缔组织和淋巴结。股管的上口称为股环，直径约为1.25cm，前方为腹股沟韧带；后缘为耻骨梳韧带缘和股静脉，内缘为腔隙韧带。股管下口为卵圆窝，位于腹股沟韧带内侧下方（图4-5-1）。

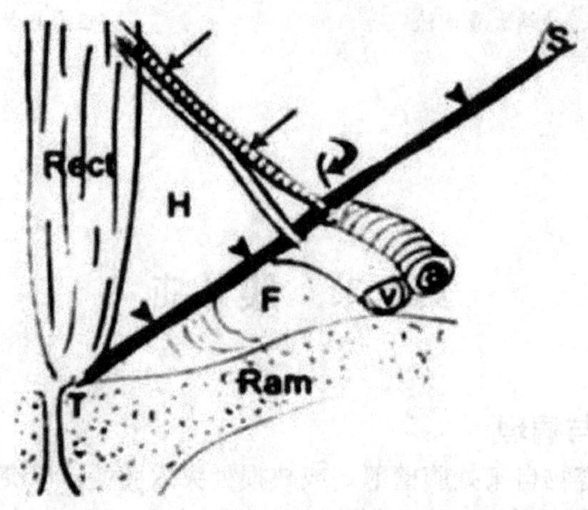

图 6-5-1　从腹腔内所见右侧腹股沟解剖

腹股沟韧带起源于髂前上棘（S）并插入耻骨结节（T）；直疝=三角（H）由腹直肌外侧缘（Rect）、腹壁下动脉（直箭头）、腹股沟韧带内侧（箭头）所界定，F 所示股管；Ram 所示耻骨上支；弯箭头所示之处为腹股沟管深环的开口

（二）病因

腹外疝的发生与该处腹壁强度降低和腹内压增加两大因素有关。

1.腹壁强度减弱

属于解剖结构原因，是疝发生的基础，有先天性和后天性两种情况。先天性的如腹膜鞘状突未闭、腹内斜肌下缘高位、宽大的腹股沟（Hesselbach）三角、脐环闭锁不全、腹壁白线缺损等，有些正常的解剖现象，如精索或子宫圆韧带穿过腹股沟管，股动静脉穿过股管区，也可造成该处腹壁强度减弱。后天获得性原因有手术切口、引流口愈合不良、外伤、炎症、感染、手术切断腹壁神经等原因。

2.腹内压增加

腹内压增加是一种诱发因素，原因很多，如慢性咳嗽（如吸烟者和老年人支气管炎）、慢性便秘、晚期妊娠、腹水、排尿困难、婴儿经常嚎哭、举重、经常呕吐、以及腹内肿瘤等。

（三）病理解剖

典型的腹外疝由疝环、疝囊、疝内容物和疝被盖四部分组成。

1.疝环

它是疝囊从腹腔突出的“口”，多呈环形，亦即相当于腹壁薄弱或缺损处。各类疝多依疝环部位而命名，如腹股沟疝、股疝、脐疝等。

2.疝囊

疝囊是腹膜壁层经疝环而突出的囊袋结构，可分为囊颈、囊体、囊底 3 部分。囊颈指疝囊与腹腔相连接的狭窄部，位置相当于疝环，由于肠内容物经常经此而进出，故常受摩擦而增厚，特别在老年患者，病史长，受佩用疝带的软压垫压迫，可使囊颈格外肥厚坚韧。囊体是疝囊的膨大部分，是疝内容物留居之处。囊底指疝囊的顶端部分。

3.疝内容物

即指从腹腔突出而进入疝囊的脏器和组织。常见的内容物多是活动度大的，以小肠占首位，其次是大网膜，其他有盲肠、阑尾、乙状结肠、横结肠、膀胱、卵巢、输卵管、Meckel 憩室等，但较少见。

4.疝被盖

指疝囊以外的腹壁各层组织，通常由筋膜、肌肉、皮下组织和皮肤组成，可因疝的部位尚有所增减。上述各层组织常因疝内容物出入、留居而被扩大或受压，以致萎缩、变薄。

（四）临床病理类型

1.按疝内容物的病理变化和临床表现分类

按疝内容物的病理变化和临床表现，腹外疝可分为下列类型。

（1）可复性疝：凡疝内容物很容易回入腹腔的，称为可复性疝。

（2）难复性疝：疝内容物不能完全回入腹腔但并不引起严重症状的，称为难复性疝，常因疝内容物（多数是大网膜，也有小肠）反复疝出，表面受摩擦而损伤，与疝囊发生粘连所致。

（3）嵌顿性疝：疝内容物突然不能回纳，发生疼痛等一系列症状者，称为嵌顿性疝。

（4）绞窄性疝：嵌顿性疝如不及时解除，致使疝内容物发生血液循环障碍甚至坏死者，称为绞窄性疝。虽然腹股沟疝较股疝常见，但后者发生嵌顿多出一倍。儿童的疝，由于疝环组织一般比较柔软，嵌顿后绞窄的机会较小。

2.按部位分类

按部位可分为腹股沟疝、股疝、腹壁切口疝、脐疝。

（1）腹股沟疝：是指腹腔内脏器通过腹股沟的缺损向体表突出所形成的疝，是各种疝中的最常见类型，包括腹股沟斜疝和腹股沟直疝，其中以斜疝最多见，约占全部腹外疝的 90%左右。疝囊经过腹壁下动脉外侧和腹股沟管突出，向内、向下、向前斜行经过腹股沟管，可进入阴囊，称为腹股沟斜疝。男性多见，男女比例约为 15∶1，以婴幼儿及老年人发病率最高。

腹股沟直疝系指腹腔内容物从腹壁下动脉内侧、经直疝三角区由后向前突出，不经过内环，也不进入阴囊，直疝三角的三边由腹壁下动脉（外侧边），腹直肌外缘（内侧边）和腹股沟韧带（底边）所构成，其发病率较斜疝为低，约占腹股沟疝的 5%，多见于老年男性，常为双侧，多呈类圆形或半球形。绝大多数属后天性，主要病因是腹壁发育不健全、腹股沟三角区肌肉和筋膜薄弱。肿块不进入阴囊，由于直疝颈部宽大，极少嵌顿，还纳后可在腹股沟三角区直接扪及腹壁缺损，咳嗽时指尖有膨胀性冲击感，可与斜疝鉴别。双侧性直疝时疝块常于中线两侧互相接近。

（2）股疝：脏器或组织经股环突入股管，再经股管突出卵圆窝为股疝。股疝的发病率占腹外疝的 3%~5%，多见于 40 岁以上妇女，因为女性骨盆较宽，联合肌腱和陷窝韧带较为薄弱，以致股管上口宽大松弛所致。另外，多次妊娠也是次要因素。疝囊进入股管止于股血管之旁侧，小肿物在股内侧、腹股沟韧带下或耻骨联合之旁，增大时，疝囊移向上方，以致不易与斜疝鉴别，由于疝囊颈狭小，当咳嗽增加腹压时，局部咳嗽冲动感不明显。在腹外疝中，股疝嵌顿者最多，高达 60%，一旦嵌顿，可迅速发展为绞窄性疝，引起局部明显疼痛。

（3）腹壁切口疝：腹壁切开术后，该处愈合组织纤弱易发生疝，以下腹部中线切口发生率较高。多数切口疝无完整疝囊，故疝内容物常可以与腹膜外腹壁组织粘连而成为难复性疝，有时还伴有部分性肠梗阻，切口疝的疝环一般比较宽大，很少发生嵌顿。

（4）脐疝：由脐环处突出的疝称为脐疝。临床上分为婴儿脐疝和成人脐疝两种，前者远较后者多见。由于疝环一般较小，周围瘢痕组织较坚韧，因此较易发生嵌顿和绞窄。

二、检查方法

（一）仪器

首选高频线阵浅表探头，频率一般在 6~8MHz 为宜。

（二）检查前准备

患者无须特殊准备，但如果腹股沟区包块已还纳回腹腔时（如可复性腹股沟斜疝），此时超声检查有可能发现不了疝的位置。所以最好是在腹股沟疝疝出的时候检查，以提高阳性率。

（三）检查体位与方法

采用仰卧位、站立位多切面探查，充分暴露包块区域，检查之前可见的定向标志有脐、髂前上棘、耻骨联合和大腿近端。注意观察包块的部位、形态、大小及随腹压变化情况、疝内容物回声、疝囊颈与周围组织及精索、阴囊的关系，彩色多普勒探查腹壁下动脉与疝囊颈的关系及囊内容物有无血流信号。乏氏动作增加腹压是超声检查的重要组成部分，在屏气增加腹压的过程中，疝内容物相对于超声探头的运动方向有助于确定疝的诊断及类型，尤其是无肠道和积液的脂肪性疝。

三、超声表现

超声观察腹外疝的内容主要包括疝的部位、范围、疝大小及随腹压变化情况、疝内容物回声与阴囊及腹壁下动脉的关系、疝囊内有无积液等。

（一）腹外疝的声像图表现

1.腹壁探及疝囊

腹壁或阴囊内探及异常混合性包块，腹腔内容物通过疝环与疝囊相通，疝囊大小不一，可复性疝随体位及腹腔压力而变化，当直立位、屏气增加腹压或婴幼儿啼哭时，疝囊突出和增大；当压力减小时，疝囊缩小，疝内容物滑入腹腔。

2.疝环

仔细扫查疝环内径，观察疝囊颈与腹壁下动脉的关系，以鉴别腹股沟斜疝与腹股沟直疝，直疝的疝囊颈位于直疝三角内，即腹壁下动脉的内侧，斜疝的疝囊颈位于腹壁下动脉的外侧，股疝的疝囊颈位于腹股沟韧带外下方、股静脉的内侧。

3.疝内容物的超声表现

最常见的疝内容物为小肠，大网膜次之，少见的有阑尾、大肠、膀胱等。疝囊内部回声因疝内容物不同而表现各异，内容物为肠管则表现为一段肠腔折叠，或两段与多段肠腔降入，呈多层中强回声，见蠕动纡曲的肠管，腔内有浑浊、流动的液状物或气泡的点状强回声，随蠕动的肠管来回流动或翻滚，囊内肠壁的小血管为多条红、蓝色动静脉血流（图 4-5-2）。疝内容物为大网膜则表现为模糊的斑点样、或短粗的条索状中强回声，边界不清，多伴有积液（图 4-5-3），彩色多普勒显示为短小星点状血流信号。肠系膜脂肪则呈现比周围脂肪更强的回声。疝的内容物除了肠襻，有时可以是膀胱和液体而呈无回声，部分患者会有睾丸鞘膜积液，呈无回声，量多少不等，衬托出疝囊清楚的边缘。

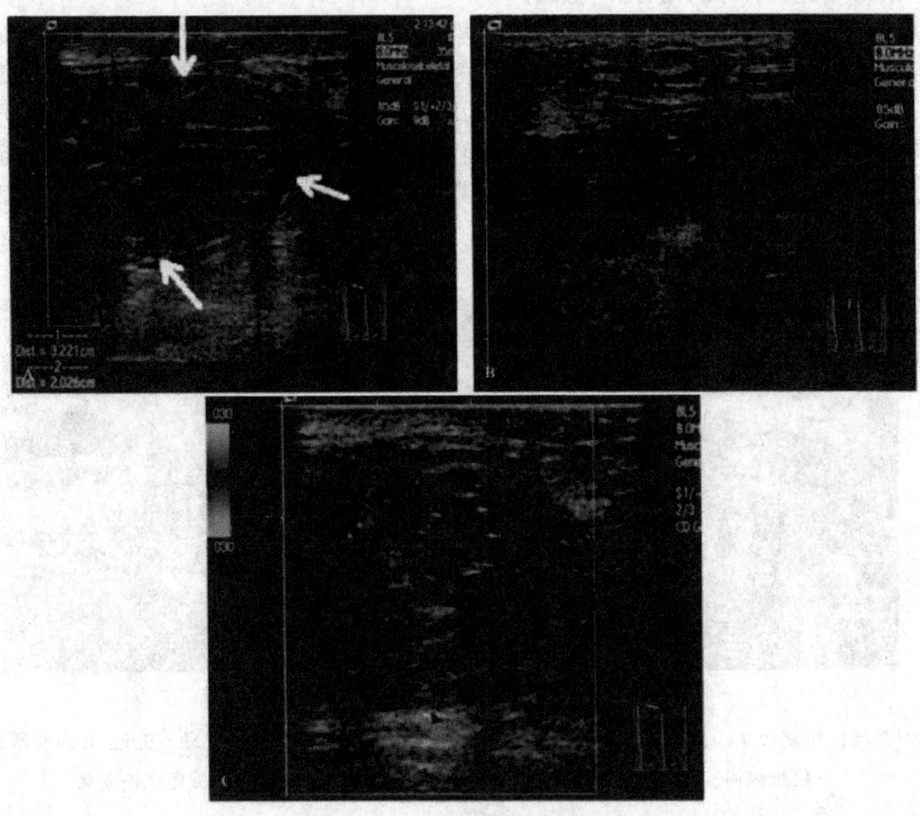

图 4-5-2　疝内容物的声像图

A.右侧腹股沟区可见大小约 32mm×20mm 的混合回声包块，为多段肠腔折叠，呈多层中强回声，动态观察可见肠管蠕动及肠内容物翻滚；B.同一患者，疝囊内容物通过腹股沟区一宽约 11mm 的疝颈与腹腔相通，探头加压疝内容物可回纳入腹腔内；C.彩色多普勒显示疝内容物肠壁动静脉星点状血流信号

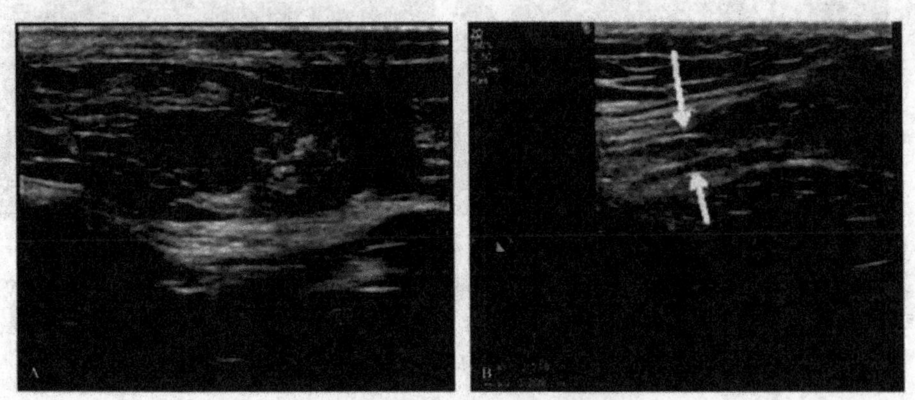

图 4-5-3　疝内容物的声像图

A.30 岁男性，右侧腹股沟内侧近阴囊上方可见一范围约 59mm×23mm 的杂乱回声团，并可见少量液性暗区；B.同一患者，疝内容物通过一宽约 5mm 的疝囊颈与腹腔相通

（二）腹壁切口疝、脐疝声像图

腹部手术史，切口瘢痕处腹壁薄弱，可出现腹壁切口疝，表现腹腔内容物经切口瘢痕处突出于皮下的，大小可随腹压变化而变化（图 4-5-4）。先天或后天因肥胖、腹部膨胀、腹水、妊娠，脐部出现一小圆形肿物为脐疝，多为可复性疝。触诊时可及环形开口，内容物可为大网膜的一小部分及脂肪，偶含肠或胃壁一部分，腹压增加时明显，超声表现为上腹中线或脐窝圆形肿物，表面有腹膜为疝囊，囊内可见肠蠕动及液气泡的活动，平卧位变小或消失（图 4-5-5）。

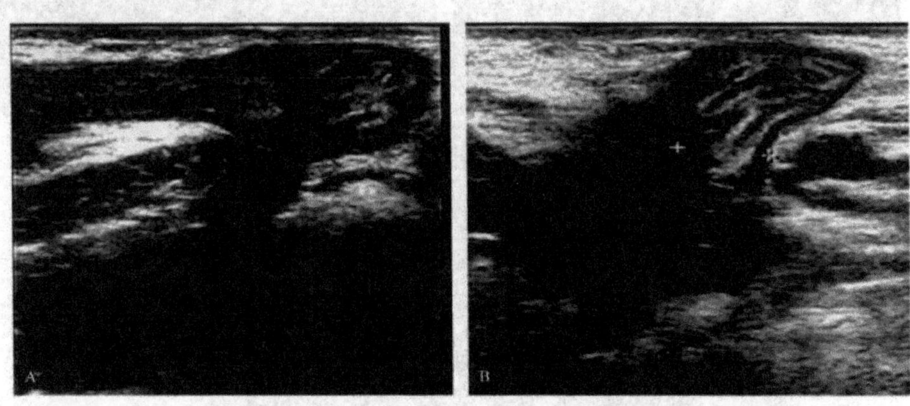

图 4-5-4　腹壁切口疝声像图

A.66 岁男性，腹壁切口疝，左下腹壁手术史，切口处探及肠管从腹腔经一宽约 6.9mm 的疝囊颈突向皮下软组织内；B.同一患者，腹腔肠管疝入腹壁下，大小可随腹压变化而变化

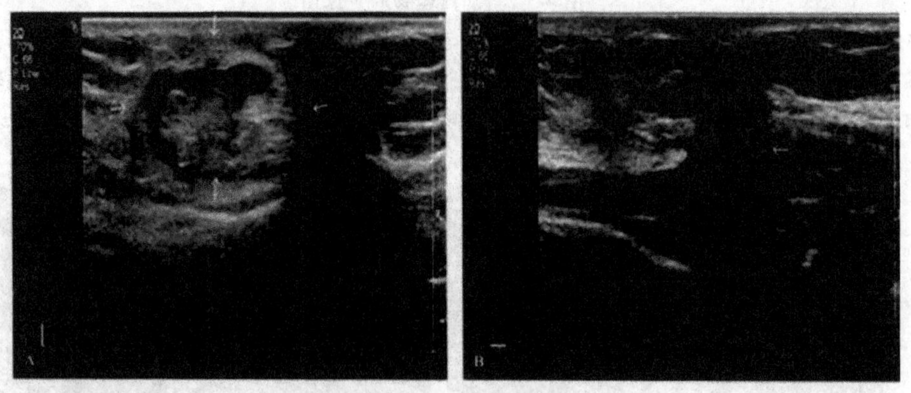

图 4-5-5　脐疝声像图

A.46 岁女性脐疝，纵切腹壁脐周（脐上）皮下软组织层内可见一大小约 28mm×17mm×23mm 的包块，内部可见肠管样回声及少许液性暗区；B.同一患者，横切可探及一宽约 4mm 的管道与腹腔相通，乏氏动作后见肠管蠕动，包块大小随腹压变化而变化，疝囊内肠管可回纳腹腔

四、鉴别诊断与临床意义

（一）鉴别诊断（表 6-5-1）

1.腹股沟直疝与腹股沟斜疝的鉴别

腹壁下动脉（髂外动脉发出，与腹壁下静脉伴行）是术中分辨腹股沟直疝和斜疝的解剖学标志，超声亦可通过观察疝囊颈的位置、疝囊突出途径以及疝囊颈与腹壁下动脉的关系鉴别腹股沟直疝与斜疝。腹壁下动脉的探查，患者平卧位，探头置于腹股沟区下腹壁腹直肌中外 1/3 交界处，利用二维超声结合彩色多普勒血流成像寻找并确认腹壁下动脉，随即沿其追寻扫查至腹股沟区，探头取横切扫查直至清晰显示腹壁下动脉自髂外动脉发出的起始部及腹股沟韧带。嘱患者做深吸气后屏气以增加腹压，腹股沟斜疝从腹壁下动脉外侧疝出后，疝囊走行于腹股沟管内环必将腹壁下动脉向后方推挤，自其前方通过（图 4-5-6）。反之，腹股沟直疝沿直疝三角由后向前将壁腹膜顶起，并不经过内环，除疝口位于腹壁下动脉内侧外，疝囊还将其向外前方推挤（图 4-5-7）。

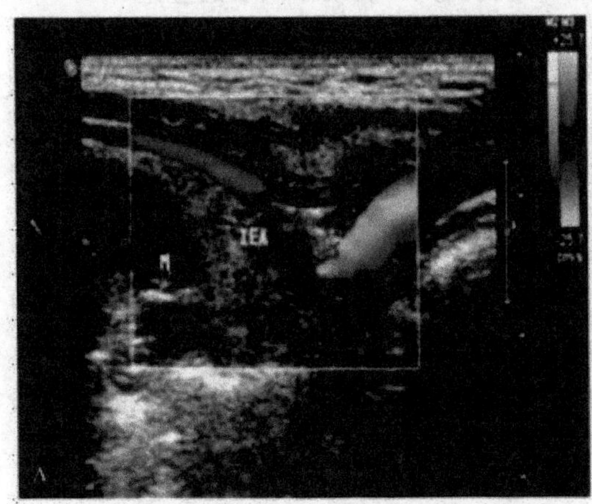

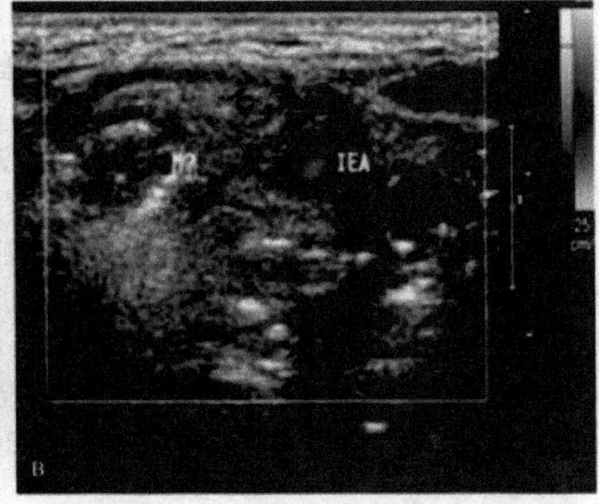

图 4-5-6　腹股沟斜疝

A.5 岁男孩，右侧包含肠管、脂肪的腹股沟斜疝（M），彩色多普勒显示腹壁下动脉（IEA）长轴自髂外动脉发出，疝囊颈位于腹壁下动脉的外侧，右侧为内侧；B.同一患者，探头旋转 90°，腹壁下动脉（IEA）短轴切面，清楚显示疝囊颈（M）位于其外侧，疝囊将 IEA 向后方推挤，右侧为内侧

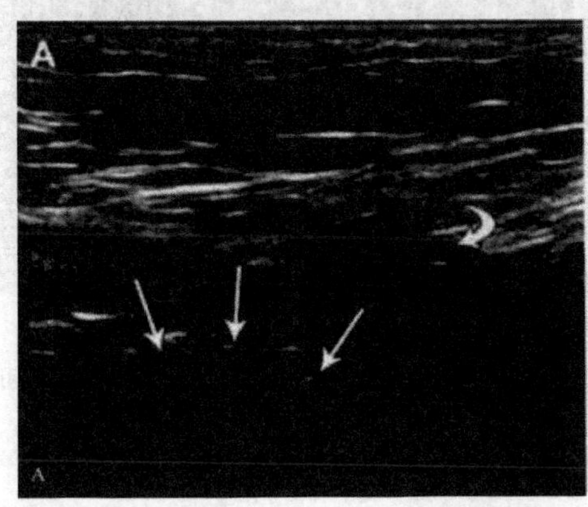

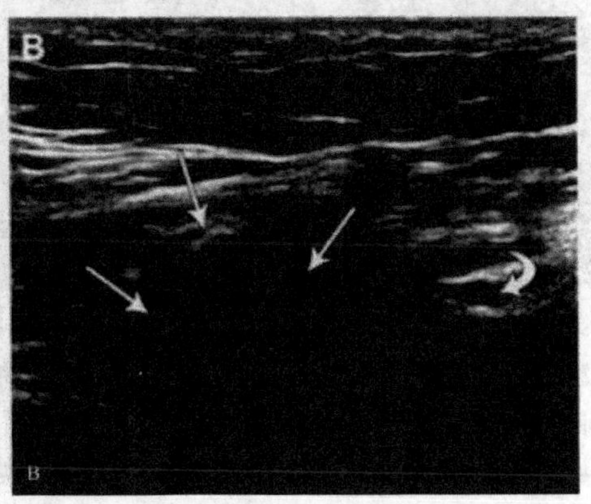

图 4-5-7　腹股沟直疝

A.40 岁男性，左侧腹股沟直疝。屏气增加腹压之前所示的腹膜脂肪纹（直箭头）在腹壁下动脉（弯箭

头）内侧，左侧为内侧；B.同一患者，屏气增加腹压后可见直疝（直箭头），伴有朝向探头方向的运动，疝囊颈位于腹壁下动脉（弯箭头）的内侧

2.股疝与腹股沟疝鉴别

腹股沟斜疝位于腹股沟韧带的上内方，呈梨形，而股疝则位于腹股沟韧带之下外方、股静脉的内侧，多呈半球形（图 4-5-8）。疝块回纳后，用手指紧压腹股沟管内环、嘱病人站立或咳嗽，腹股沟斜疝时疝块不再出现，而股疝则复现。腹股沟斜疝的突出部位为腹股沟管，而股疝的突出部位为股管。腹股沟直疝位于腹股沟韧带上方，手指检查腹股沟直疝三角，腹壁有缺损。腹股沟斜疝的疝囊只会向阴囊部扩展，而股疝无论大小都不会进入阴囊。

应注意的是，较大的股疝除疝块的一部分位于腹股沟韧带下方以外，一部分有可能在皮下伸展至腹股沟韧带上方。用手指探查外环是否扩大，有助于两者的鉴别。

3.腹股沟斜疝还需与以下疾病鉴别

（1）睾丸、精索鞘膜积液：无论是交通性或非交通性睾丸或精索鞘膜积液，声像图均为液性无回声包块，易于鉴别。

（2）腹股沟内隐睾：声像图表现为腹股沟管内椭圆形稍低回声肿块，边界清楚，内部回声均匀，如加上彩色多普勒，隐睾内可见小血管在内穿行并可测及频谱。

（3）腹股沟区异常淋巴结肿大：声像表现为腹股沟区多个呈串珠状排列的椭圆形低回声包块，边界清楚，内部回声均匀或不均匀，可见淋巴结门样结构，包块不能沿腹股沟管进入阴囊。

（4）腹股沟区局部皮下纤维病或脂肪瘤：声像图特点为肿块位于皮下，不能沿腹股沟管进入阴囊，肿块边界清除，内部回声均匀。

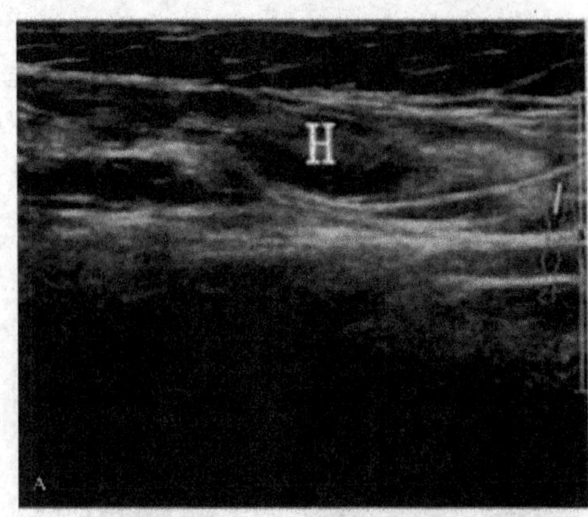

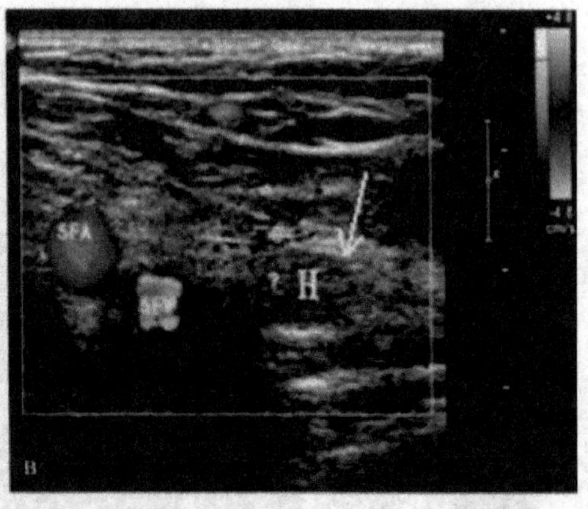

图 4-5-8　股疝

A.32 岁男性，右侧股疝（H），纵切显示右侧大腿根部可见一长约 39mm 的长条形异常混合回声团块，其间尚可见液体暗区，此异常团块回声可与腹腔相通：B.同一患者，横切面显示股浅静脉（SFV）内侧旁股疝（H，直箭头所示），右侧为内侧

表 4-5-1　腹股沟直疝与斜疝及股疝的鉴别诊断

	斜疝	直疝	股疝
发病年龄	多见于儿童及青壮年	多见于老年	多见于中老年妇女
突出途径	经腹股沟管突出，可进阴囊	由直疝三角突出，不进阴囊	经股管突出，不进阴囊
疝块外形	椭圆或梨形，上部呈蒂柄状	半球形，基底较宽	管状或纺锤状
回纳疝块后压住内环	疝块不再突出	疝块仍可突出	疝块仍可突出
精索与疝囊的关系	精索在疝囊后方	精索在疝囊前外方	精索在疝囊内上方
疝囊颈与腹壁下动脉的关系	疝囊颈在腹壁下动脉外侧	疝囊颈在腹壁下动脉内侧	疝囊颈位于股静脉旁
嵌顿机会	较多	极少	最多

（二）临床意义

临床触及腹股沟区或腹壁切口处、脐周异常包块时，超声探及腹腔内容物疝入腹壁即可诊断腹外疝，内容物为肠管呈多层中强回声、肠腔内容物滚动，肠壁有多条彩色血流，大网膜降入疝囊，呈中粗、模糊的斑点样或短条索状中强回声，后方边界不清，彩色血流呈星点或短线状。根据其大小是否随腹腔压力变化而变化及疝内容物是否能回纳腹腔，可诊断可复性疝或嵌顿疝，疝囊内血流信号的有无，可用于判断血管有无受压、血流是否通畅。根据腹壁下动脉与疝囊颈的关系，并与临床结合可鉴别斜疝与直疝，股疝与腹股沟疝常不易区别，应结合临床诊断。疝囊内结构不清、无气体、或疝内肠壁无血流彩色，注意与脂肪瘤鉴别。

（梁伟翔　邹慧敏　刘韬）

第五章　骨骼超声诊断

第一节　骨骼正常超声表现

肌肉-骨骼系统各组织结构的正常声像图表现，有各自特点，并有一定的层次规律，即由浅及深依次分别显示为皮肤高回声、皮下脂肪组织低回声（夹杂有线条状高回声）、深筋膜及肌外膜呈带状或线状高回声、不同厚度和不同形状的肌肉层回声及骨皮质的强回声带。在关节部位，依次显示为皮肤-皮下组织-深筋膜-韧带-关节囊-关节腔-骨端关节面等结构。依病灶发生在哪一个组织层面，及其回声特点即可判断其来源的组织结构；根据肌肉、关节活动时的动态变化，判断病灶与毗邻肌肉、肌腱、骨、关节的关系。掌握肌肉-骨骼系统各组织结构的正常回声表现，是辨认和诊断异常回声的重要基础。

一、皮肤、皮下组织

皮肤位于人体最表层，含表皮、真皮和皮下组织，用 7.5~13MHz 探头探测，真皮呈平滑带状高或强回声，其厚度为 0.5~4.0mm（或 5.0mm）。皮下组织浅层富含脂肪组织；深层为膜状筋膜，一般不含脂肪，两层之间有浅动脉、皮下静脉、皮神经、淋巴管等，有的部位有淋巴结。声像图显示为一层较厚的实质回声，回声强度低于真皮，其中脂肪组织多显示为低回声，疏松结缔组织呈不规则相互连接线状高回声。深筋膜为一平整带状高回声（图 5-1-1）。浅动脉和皮下静脉，可由 CDFI 和 PWD 显示出相应的血流信号和频谱图。皮下组织厚度因部位和营养状态而不同，颈项部、肩胛间、腰背部、手掌、臀及足跟部较厚，手背、足背肢体屈侧和胫骨前较薄，且与年龄有关，变动范围较大（5~20mm）。表皮与真皮不易分开，真皮中的皮肤附件（汗腺、皮脂腺和毛囊）和皮下组织内的淋巴管不能被显示，皮神经不易分辨。在皮肤与探头间用水囊或超声耦合块耦合，皮肤和皮下组织显像能更清晰。

二、肌肉

骨骼肌主要存在于躯体和四肢，四肱骨骼肌多为长肌，每块骨骼肌由肌腹和肌腱构成。肌腹呈梭形，肌腱呈扁带状，附着于骨，每块肌肉中间越过一或两个关节。位于躯干部的阔肌，其肌性和腱性部分均呈薄片状，腱性部分称腱膜。肌腹具有收缩及舒展功能，肌肉收缩时以关节为支点，在两端间直线牵引骨，产生关节运动和保持一定姿势。关节周围的短肌起稳定关节的作用。肌肉按其形状可分为长肌、短肌、阔肌、轮匝肌四类。按其肌束排列方向与肌长轴的关系，分为梭（带）状肌如缝匠肌，肌束与肌长轴平行；半羽肌如半膜肌，肌束与肌长轴相交成锐角，并排列在一侧；排列在两侧者为羽状肌如股直肌、腓骨长肌；多羽肌如三角肌，由若干羽状肌集合而成。通常肌肉的近端为起点，远端为止点。肌腹由肌纤维组成，整个肌腹外面包有结缔组织的肌外膜，由肌外膜发出纤维中隔进入肌腹内，将其分割为较小的肌束，包在肌束外的结缔组织称肌束膜。

组成肌束的每条肌纤维外面，还包有一薄层结缔组织膜为肌内膜，以供肌肉的神经、血管和淋巴管走行。穿插在肌群之间的深筋膜，并附着于骨的肌间隔，与深筋膜和骨膜共同构成的骨纤维鞘称骨筋膜间室（compartment），分隔各肌和各肌群，以保证肌或肌群的单独活动。声像图纵切面（图 5-1-2A、B），每块骨骼肌的肌束，显示为低回声（因探头频率而异），以中心腱或腱膜为中心排列，每条肌束周围的肌束膜或结缔组织，与肌束平行呈线状高回声，互相平行，排列自然有序，多成羽状、半羽状、梭状或带状。中心腱和腱膜为束状高回声，肌外膜为一层较肌束膜厚的线状高回声，包绕在整块肌肉之外。肌肉和肌群间的肌间隔、骨间膜，显示为较粗的线状高回声。肌间的结缔组织筋膜内可显现供应血管、神经和脂肪组织回声。横切面（图 5-1-2C），每条肌肉呈圆形、类圆形或不规则形，肌束呈点状低回声，肌束膜、肌外膜和肌间隔显示为点一线状高回声，相互连接呈筛网状分布。肌肉收缩时，肌肉的厚度增加，长度缩短，回声强度常减弱，线条状高回声斜度增加。持续运动时引起肌肉内血流增加（可达 20 倍），肌肉体积增大（可增大 10%~15%）及回声减低，与之毗连的筋膜层也随之移位。探头加压肌肉组织可被轻度压缩，肌肉回声会增强。总体上肌肉回声低于肌腱和皮下脂肪组织。肌肉间的血管呈管状无回声，动脉有搏动，CDFI 和 PDI 可显示彩色血流信号；神经呈边界清楚，内含低回声细线的条索状高回声，多与血管并行。

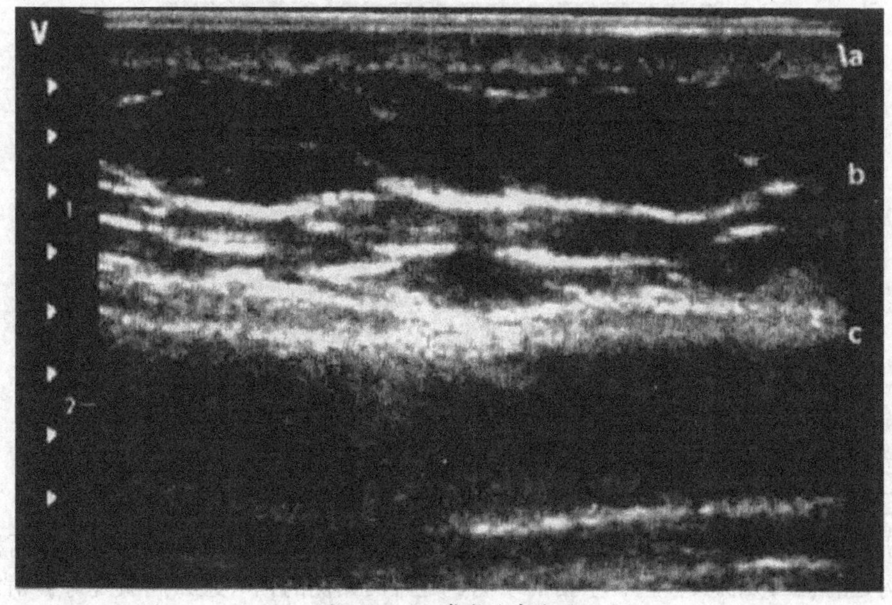

图 5-1-1　正常皮肤声像图

a.真皮层；b.皮下组织层；c.筋膜层

副肌肉（accessory muscle），是一种先天性解剖变异，尸检发生率为 10%~22%。主要见于小腿末端和内踝区前面。常因引起慢性疼痛和出现肿块，有的产生神经卡压症状而就诊。在踝部有副比目鱼肌、副趾长屈肌和跟腓外侧副肌（后者英文名称有：peroneusexternus、peroneus accessories、peroneus calcaneusexternuus muscle、peroneus quartus)；腕部有副指浅屈肌。副比目鱼肌，起始于比目鱼肌下端前面，或腓骨、胫骨下端前表面，止于跟骨上方跟腱的前内侧或跟骨的后内侧，该肌的腱很短，肌腹伸展于内踝后方，容易误诊为小腿末端或内踝区软组织肿瘤。超声在跟腱深面可探测到，表现为正常的肌肉结构，充填在腱前间隙（Kager 三角）内。副趾长屈肌，在内踝下缘位于长屈肌腱旁，副肌肌腹随趾长屈肌腱穿过踝管，可引起肿块效应产生踝管综合征，正常时超声也显示为肌肉结构。腓外侧副肌，起始于腓骨远端外侧的腓骨短肌腹，止于跟骨的腓结节，该肌腹位于外踝后沟内，腓骨肌上支持带深面。以上均是引起踝部慢性疼痛和肿胀原因。由于副肌超声呈典型的肌肉回声，只要对之有所了解，诊断不难。

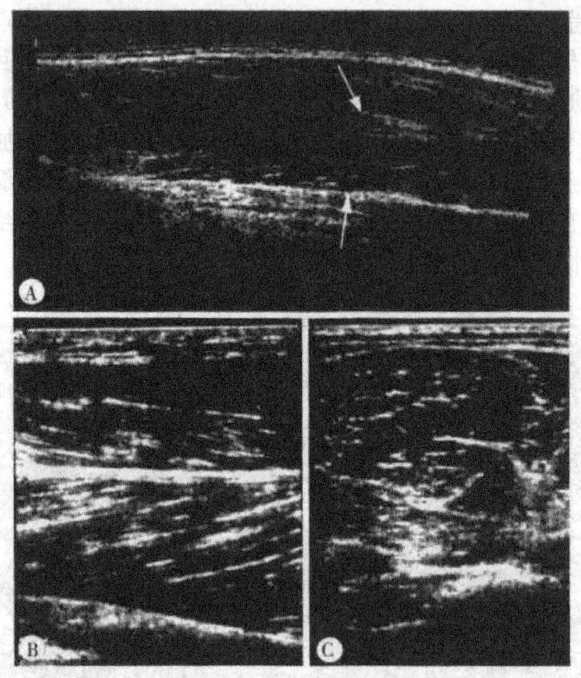

图 5-1-2　正常肌肉声像图

A.肌腹回声斜箭示中心腱、直箭示肌外膜；B、C.肌肉组织纵切面及横切面结构回声

三、肌腱、韧带

肌腱呈扁带状，近端与肌腹相连，末端联结于骨。肌腱分无腱鞘和有腱鞘两种。位于骨沟处的肱二头肌长头腱、手指的掌侧、足趾的跖侧的指（趾）屈肌腱有腱鞘包裹。腱鞘是套在长肌腱周围的由深筋膜构成的鞘管，由脏、壁两层滑膜鞘（在内面）和纤维鞘（在外面）构成，纤维鞘为半环形坚韧的结缔组织膜，两侧附于指（趾）骨的边缘，与骨面共同形成骨纤维鞘，将滑膜鞘和肌腱包于其中。滑膜鞘内含有少量滑液，脏壁两层在骨面反折部称腱系膜，其中有肌腱的供应血管通过。腕部指屈、伸肌腱，踝部胫后肌腱、趾长屈、　长屈及腓骨长、短肌腱等，在通过纤维性支持带，骨-纤维通道处，只有滑膜鞘包裹。而肩腱袖、肘部的肱三头肌腱、肱二头肌腱末端，髋部的髂腰肌腱，膝部的股四头肌腱、髌腱、股二头肌腱、髂胫束及跟腱等大肌腱无腱鞘，仅有疏松结缔组

织和脂肪组织包被。特殊部位的腱周存在含有少量液体的袋状小滑囊。只有肱二头肌长头腱、足 长屈肌腱的腱鞘与关节相通。肌腱主要由坚韧的互相平行排列的胶原纤维束组成，不具收缩能力，但抗张强度较大。故当肌肉突然强力收缩时肌腱不致断裂，而肌腹可被拉断，或在肌腹-肌腱连接处发生断裂，甚或肌腱的骨附着处发生撕脱骨折。临床上肌腱断裂，往往是由于肌腱已有病变（如退行性变）而变脆弱之故。肌腱的大小不同，人体四肢最大的肌腱为跟腱；最细的肌腱为跖肌腱，然而它却是最长的腱。腱末端（enthesis）与骨质之间有长约 1.0cm 腱纤维、纤维软骨、潮线、钙化软骨层及骨等应力缓冲结构相连接，反复过度牵拉、折屈可使其变性、损伤，而发生腱末端病（enthesiopathy）。除腱鞘外，与肌腱有关的辅助装置还有滑囊、肌滑车和籽骨。应用超声高频探头，易于出现向异性伪像，扫查时应确保探头面与肌腱平行和垂直，从肌肉-肌腱连接部开始，向肌腱的骨的附着处进行纵、横扫查。由于肌腱与周围的肌肉、脂肪、神经和血管、结缔组织间有较大声阻差，故很易分辨。肌腱的声像图共同表现如下：纵断图（图 7-1-3）为束带形，内部由均匀分布的平行、连续、纤细高回声线状构成。腱外的纤维鞘或腱周的脂肪纤维结缔组织呈线状高回声，有滑膜鞘的肌腱周围可见一薄层边界清楚的线状低回声（更易见肌腱的深面），厚度 1~2mm。肌腱在相关肌肉或关节做运动时，可见肌腱沿纵轴随之滑动。肌末端（enthesis）的纤维软骨带，为均匀带状低回声，边界清楚，厚度较肌腱主体为薄，纵断面上略呈三角形，骨面回声完整平滑。肌腱横断图，呈圆形，椭圆形或扁平形中~高回声，内见分布均匀的细点状高回声。特殊部位的肌腱，可存在于含有少量液体的袋状小滑液囊。正常掌、跖腱膜及肱二头肌腱膜，为一薄层高回声结构。

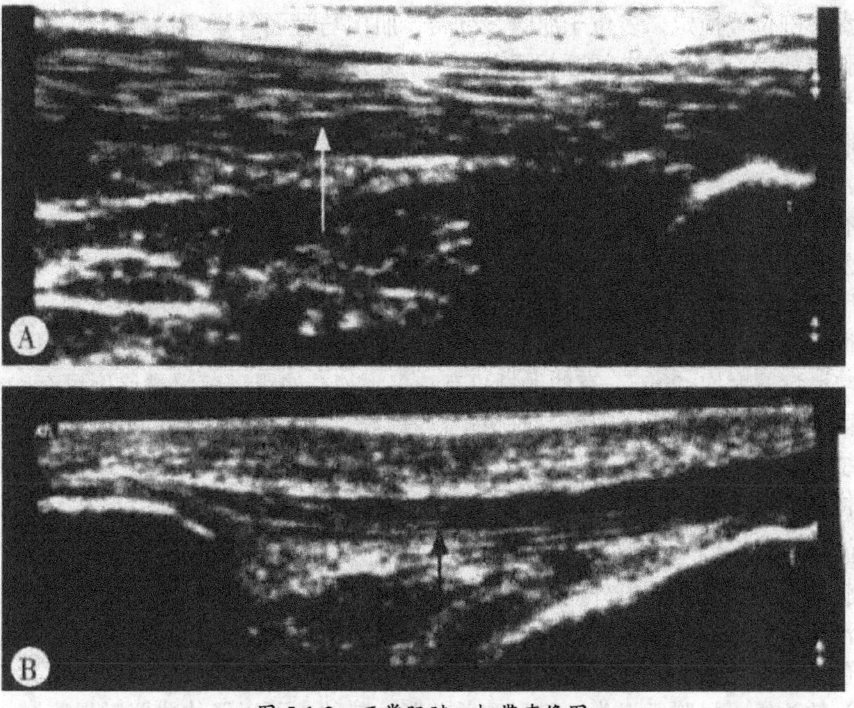

图 5-1-3　正常肌腱、韧带声像图

A.跟腱（箭）；B.髌韧带（箭）

韧带包括腱支持带，由致密结缔组织构成，胶原纤维互相交织，主要存在于关节周围，因为结构较薄且多较表浅，需用10~14MHz或更高频率的探头探测，在较大关节周围有时需用超声耦合块才能清晰显像。声像图为韧带呈带状高回声，两端与骨皮质紧密连接，与肌腱不同，内部无规则线状回声，结构稍显不规则。横断面较薄的韧带不易与周围的纤维脂肪组织区别开来，故较少应用。膝内侧副韧带与其他韧带不同，宽而平滑，有深、浅两层，外层为带状致密结缔组织，连接股骨内髁和胫骨近端内面；内层则将内侧半月板连接于股骨及胫骨上，高频声像图显示为三层结构，内、外两层为高回声，中间被一低回声层[疏松结缔组织和（或）潜在滑囊腔]分开。膝关节的交叉韧带位于关节囊内，滑膜外，呈束带状低回声。正常的肌腱、韧带和腱末端CDFI无血流显示。正常两侧同名肌腱和韧带的形态、回声及厚度相同。正常腱膜如肱二头腱膜、跖和掌腱膜等，为厚度一致的薄层带状高回声。

成人肌腱正常参考值：髌韧带（腱）厚4~6mm，宽12~15mm；跟腱厚4~6mm，宽12~16mm；肱二头肌长头腱厚3~5mm（平均3mm）；冈上肌腱厚4~7mm，平均6mm；股四头肌腱平均厚3mm；膝内侧副韧带长约9cm，平均厚近端3.8mm、远端2.3mm；正常跖腱膜厚为2.5~3.3mm；韧带的厚度通常为2~3mm。肌腱回声减低通常表明为肌腱异常，但在某些部位则属于例外，如腱的起始和抵止部、扇形展开的部位或与其他肌腱合并的部位，正常也可呈低回声。肌腱增厚和变薄也是肌腱异常的重要诊断依据。

四、滑囊

滑囊是结缔组织和滑膜形成的潜在封闭腔隙，形扁壁薄，囊内衬滑膜含有少量滑液。固有滑囊解剖位置恒定，多位于肌腱、韧带、肌肉与骨面等紧密接触而又互相滑动处，或位于腱与韧带、腱与腱之间互相运动部位，亦可位于皮肤与骨突间（常在浅筋膜内）。位于关节附近与关节腔相通的称为交通性滑囊，如髌上滑囊、髂腰肌滑囊、半膜肌滑囊、肩胛下肌滑囊、喙突下滑囊和腘窝囊肿等。多数表浅滑囊不与关节相通。除人体固有的滑囊外，在经常摩擦的部位还可产生偶发性（adventitious）滑囊，它无内衬滑膜。人体主要固有滑囊，深部的有：髂耻滑囊、三角肌下滑囊、鹅足滑囊、半膜肌滑囊、跟腱前滑囊、髌上和髌下深滑囊以及跖趾关节间滑囊等；位于皮下的表浅滑囊有：股骨大转子滑囊、尺骨鹰嘴滑囊、髌骨前滑囊、内外踝及坐骨滑囊等。正常滑囊是一个潜在的间隙，仅含有微量滑液，多数滑囊因隐藏在周围组织中，囊壁很薄，滑液甚少，所以不易被看到。正常滑囊厚度均<2mm，有的滑囊可有较多滑液，如跟腱前滑囊厚度可有<2.5mm的积液，而无任何症状。髌上滑囊有时也可以看到，滑囊腔呈线状低回声，周围有线状高回声包绕（纤维层）（图5-1-4）。滑囊内有较多积液是滑囊异常的直接证据。熟知固有滑囊的部位才能准确定名（表5-1-1）。

五、滑膜

滑膜是一薄的光滑膜，外观光亮呈粉红色，有微小的皱褶和隆起，内层为细胞层，深层（滑膜下）含有毛细血管、静脉、疏松结缔组织和脂肪。滑膜分泌含黏液样物质，清亮无色或浅黄色滑液。滑膜衬覆于关节囊的内面、附着于关节软骨和（或）纤维软骨板（盘）的边缘，衬附于滑囊、腱鞘和关节脂肪垫的内面以及构成肌腱滑膜鞘。正常滑膜太薄，不能被超声显示，一旦发现滑膜增厚，即为异常（炎症、增生、血管翳、肿瘤等）。

六、筋膜

有浅筋膜和深筋膜两种。浅筋膜由疏松结缔组织构成，分浅、深两层，浅层富有脂肪，深层为膜状，一般不含脂肪。深筋膜是由胶原纤维构成，穿插在肌肉、神经、血管之间，并包被于这些结构之外，含有脂肪组织。穿插在肌群之间的，并与骨膜融合构成肌间隔，在一些部位较厚，称为腱膜（如掌腱膜、跖腱膜）。肌间隔，深筋膜和骨膜或骨间膜共同形成的纤维鞘，称为骨筋膜室，内含肌肉、血管、淋巴管和神经等结构。筋膜超声显示为厚薄不等的平滑线状或带状高回声。

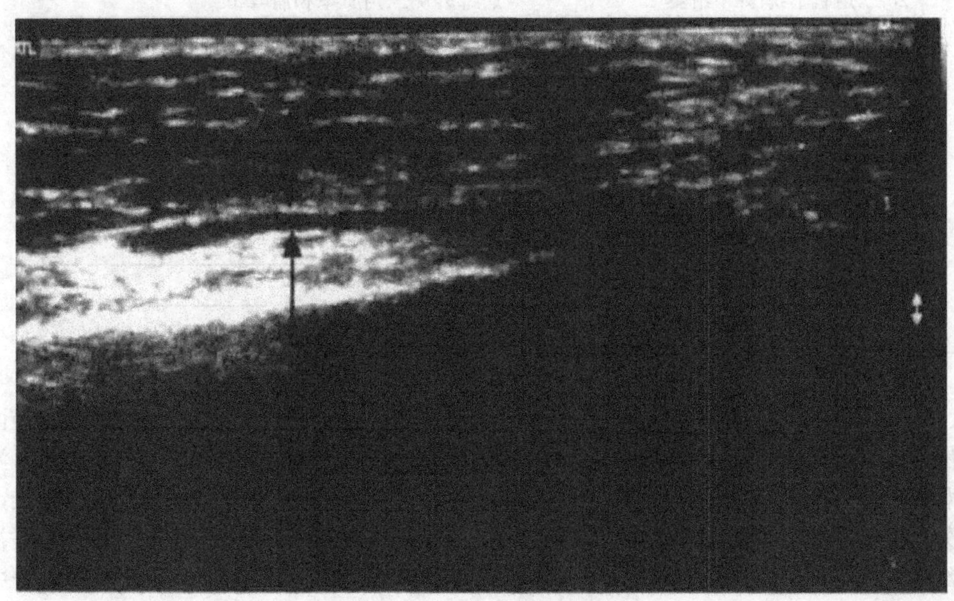

图 5-1-4　正常髌上滑囊声像图

表 5-1-1　常见固有滑囊部位

滑囊名称	部位
1.髌上滑囊	髌骨上方股四头肌深面
2.髌下深滑囊	髌韧带末端后方与胫骨骨皮质之间
3.髌下浅滑囊	髌韧带或胫骨粗隆与皮肤之间
4.髌前滑囊	髌骨前与皮下组织之间
5.鹅足滑囊	膝胫骨上端内面骨皮质与鹅足腱之间
6.内侧副韧带滑囊	内侧副韧带深-浅层之间
7.半膜肌腱-内侧副韧带滑囊	半膜肌腱与内侧副韧带之间
8.外侧副韧带-股二头肌滑囊	外侧副韧带末端与股二头肌腱之间
9.髂胫束滑囊	膝外侧髂胫束末端与胫骨外髁之间
10.腓肠肌内（外）侧头滑囊	膝后腓肠肌内（外）侧肌腱旁
11.髂腰肌（髂耻）滑囊	髂腰肌腱前方，腹股沟韧带后（上）方

12.股骨大转子滑囊	大转子外和后外侧上部髂胫束深面
13.坐骨皮下滑囊	坐骨结节皮下
14.臀中肌下滑囊	臀中肌下大转子尖前下方
15.臀大肌下滑囊	臀大肌下大转子尖上方
16.梨状肌滑囊	梨状肌上或下方大转子后方
17.肩胛下肌滑囊	肩前内肩胛下肌腱与关节囊间
18.胸大肌滑囊	胸大肌抵止端深面与肱二头肌腱之间
19.肩胛胸壁滑囊	肩胛骨下角与胸壁之间
20.三角肌下-肩峰下滑囊	肩部外侧三角肌下和肩峰下
21.喙突下滑囊	肩前喙突和关节囊间
22.肱二头肌桡骨滑囊（肱桡滑囊）	肱二头肌腱抵止部桡骨粗隆前
23.肱三头肌腱滑囊	肱三头肌腱与鹰嘴尖之间
24.鹰嘴皮下滑囊	尺骨鹰嘴皮下
25.肱骨内、外上髁滑囊	肱骨的内、外上髁部位
26.跟腱前滑囊	跟腱末端前与跟骨之间
27.跟后滑囊	跟腱后皮下

七、神经

四肢周围神经，分别由臂丛、腰丛和骶丛发出，每根神经都由许多神经束集合而成（图 5-1-5A），被神经外膜（epineurium）捆包在一起，神经外膜中含有微小血管、淋巴管和脂肪组织，并伸入到神经束之间。每一条神经束含有许多传入和传出神经纤维，各束外的致密结缔组织膜称为神经束膜（perineurium），它伸入神经纤维之间的，包裹神经纤维者称神经内膜（endoneurium），束膜间亦有营养血管。有髓神经纤维，由位于中央的神经轴索和包在轴索外面的筒状髓鞘及施万细胞（Schwann’s cell）组成。四肢神经多与血管并行，在到达最后支配的肌肉和感觉区域前，走行于肌肉和（或）肌腱之间，并穿过一个或两个纤维性或骨纤维性通（管）道（fibrous zosteofibrous tunnel）。

周围神经超声扫查：一般用 7.5~15MHz 线阵探头。较浅在的神经如正中神经、股神经、内踝后方胫神经、腓总神经、尺神经、上臂段桡神经、趾间神经和较大的皮神经等，用≧10MHz 探头；坐骨神经等部位深在的神经，宜用 7.5~10MHz 或更低频率的探头。扫查时探头应与神经保持垂直，探头压力要恒定一致（尤其两侧对比扫查时）。病侧与健侧对比双幅显示，有利于神经定位、判定神经尺寸和回声异常，通过主动/被动运动可有助神经与毗邻肌腱、肌肉筋膜、腱膜鉴别以及判定瘫痪肌肉肌腹有无收缩功能。先横向扫查更易找到神经，然后旋转探头进行纵向扫查。以 CDFI 和 PDI 显示的血管为标志，可有助识别与血管并行的神经。超声可显示臂丛的上、中、下干及内、外、后束，引导局部神经阻滞麻醉，进行臂丛病变的定位。但因周围的解剖复杂，准确地定位和识别较其他神经有一定难度。

声像图表现（图 5-1-5）正常神经纵断面呈束条状高或中等回声，内含多数平行不连续的线状低回声（神经束回声），神经边缘光滑包有线状高回声（神经外膜回声）。神经直径随着向远端延伸至末梢逐渐变细。横断面呈结节状、圆形或卵圆形高回声结构，内含细点状低回声呈筛网状。三层神经膜分辨不开。神经的回声强度决定于周围结构，不是恒定的，走行于骨纤维管内及进出管的前后，回声变弱呈较低回声，但总体上高于肌肉，低于肌腱。正常神经的厚度、宽度和横断面积，因各条神经及其所测的平面而不同。神经的识别，是神经病变超声诊断的关键，除了对神经回声的特点的认识外，还应熟悉神经的解剖部位和走行、纤维或骨-纤维管的部位及结构。须与毗邻的肌腱、肌肉腱膜、筋膜及韧带鉴别。四肢神经回声易与肌腱混淆，但应用同一频率探头，肌腱是以低回声为背景，内含细密平行连续的高回声细线，有腱鞘的肌腱外周包绕线状低回声，肌腱近端与肌腹相连，从近端到远端厚度基本一致。动态扫查，肌腱可见明显的上下滑动，神经则不动或稍有移动等，有助于神经鉴别。当四肢神经在神经-血管束内与血管并行时，借助血管的 CDFI 显像，可有助识别神经特别是横切面。对 2mm 以下细小的神经分支的识别较难，则更需要深谙神经解剖的有经验的检查者。神经横断面积（CSA）测量，在横切面上，可用描迹法或用神经的前后径（D1）和横径（D2）计算，即：面积=π（D1×D2/4）。对神经异常的检查，先根据临床症状和体征、神经-肌肉电生理检查结果，所提供的某一神经损害的线索、再沿这一神经走行进行纵向和横向超声扫查，仔细观察神经及其邻近组织结构有无异常改变及其性质，尤应特别注意纤维和骨-纤维管区。

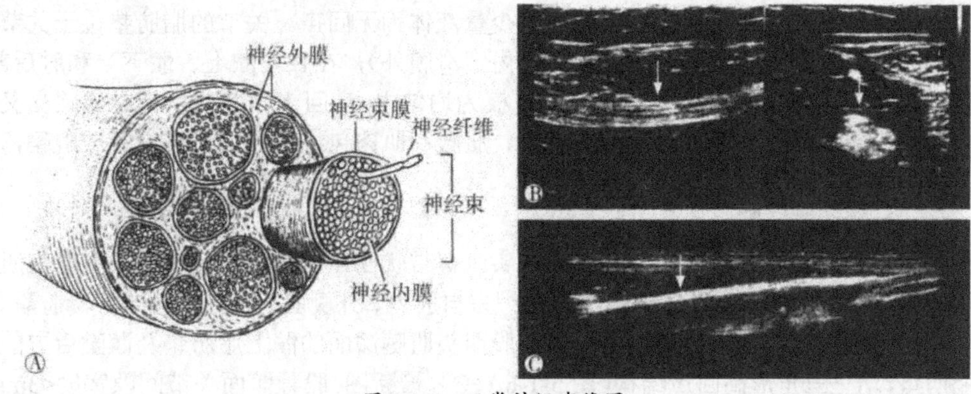

图 5-1-5　正常神经声像图

A.神经示意图；B.神经纵切面（左）及横切面（右）结构回声；C.前臂段正中神经全长声像图（箭头）

八、关节

关节分为纤维关节、软骨关节及滑膜关节。四肢关节、脊柱面关节和下部骶髂关节属于滑膜关节。滑膜关节亦称可动关节，基本结构包括骨端关节面、关节囊及关节腔三部分。关节面覆盖有透明软骨，关节囊附于关节面的周缘及其附近骨面上，与关节的骨面共同围成密闭的腔隙即关节腔。关节囊的外层为纤维层，厚而致密富于血管和神经，其增厚部分形成囊韧带及支持带以加强关节的联系和稳定。关节囊内层为滑膜，薄而光滑，紧贴衬于纤维层内面、关节表面的边缘和关节纤维软骨的周围，略有褶皱和隆起，并包绕关节内的韧带、肌腱、脂肪垫或形成皱襞。在某些部位，滑膜层突出于关节囊外，呈袋状膨出形成滑囊或隐窝。滑膜分泌滑液，以减少关节磨损、维持关节软骨的正常代谢。关节的辅助结构还有以下几种。①支持带和韧带，关节外的韧带，位于关节周围较宽，是一薄的较表浅的结构，由致密结缔组织组成，连接关节两端；关节内韧带如膝交叉韧带、股骨头韧带呈圆柱状。②关节盘，介于两关节面之间的纤维软骨板，多呈圆形，将关节腔分成两部分，在膝关节内的纤维软骨板呈半月形，称半月板，其外缘附着于关节囊内面。关节盘的关节有胸锁关节、腕尺关节、下颈关节和耻骨间。③关节唇，位于髋关节髋臼和肩关节盂的周边部，是附着于关节窝周缘的纤维软骨环。④关节脂肪垫、滑膜纤维皱襞，关节脂肪垫位于关节内滑膜外。软骨关节两骨端借软骨联结，没有滑膜。根据联结软骨种类的不同，将其分为透明软骨联结和纤维软骨联结，前者如蝶枕联结；后者如椎骨之间的椎间盘。根据软骨存留的时间，又可分为暂时性软骨联结和永久性软骨联结，前者只存在于少儿时期，后者的软骨联结可保持终身，如第1肋骨与胸骨之间的联结。纤维关节两骨间只有纤维结缔组织联结，如颅缝和骶髂关节上部。

超声对多数关节的探测并不困难，对临床检查有困难的深在关节如髋、肩关节更有价值。各关节形态不同，但有其共同的声像图表现：骨骺表面被覆的透明软骨为薄层光滑连续的低回声或接近无回声，厚度一致，成人其厚度在膝、髋关节等大关节为2~3mm，指关节0.3~0.4mm，儿童期则较之厚得多。骨端骨皮质薄而光滑，位于关节软骨深面呈线状强回声，其形态各关节不同，其后方结构因出现声影而不能显示。关节盂唇横切面呈三角形高回声结构（见图5-1-6A）。关节囊为带状高回声联结上下骨端，封闭关节；关节滑膜甚薄不易单独显示，关节间隙有少量液体为无回声。关节的脂肪垫位于关节囊纤维层的深面与滑膜层之间（即位于关节内、滑膜外），在膝（髌上、髌下）和肘后部，纵切面多呈三角形高回声。关节盘或半月板为均匀中~高回声。关节内韧带如膝交叉韧带为带状均匀低回声。关节囊周围有韧带、肌腱和肌肉包绕，有的可有滑囊或腱鞘，其中有的与关节腔相通。

（一）膝关节及腘窝

膝前方髌骨上方矢状切面，可见股四头肌腱带状回声，分三层，浅层来自股直肌，最深层来自股中间肌，两者之间的结缔组织来自股内、外侧肌。股直肌腱向下覆盖髌骨，再向下延续到髌腱抵止于胫骨粗隆。位于股四头肌腱深面的髌上脂肪垫及髌腱后方的髌下脂肪垫，均呈三角形高回声结构（图5-1-6A、C）。横断图，股骨髌面关节间隙宽度<3mm，髁部透明软骨面光滑呈低回声，髁间沟略凹陷（图5-1-6D）。腘窝矢状切面（图5-1-7），在皮肤、皮下脂肪及筋膜之深部，腘窝中部关节外，可见胫神经及腘动脉、腘静脉的管状结构，血管上部位于半膜肌深面，向下行在腓肠肌深面，胫神经与血管并行。再深层上部为股骨的腘平面、向下可见腘斜韧带及关节囊共同形成的强回声带和关节腔，两侧股骨髁呈半圆形，表面被覆薄层低回声透明软骨，厚度为2~3mm（成人）。胫骨上端关节面，因有半月板（纤维软骨）覆盖，关节软骨层较薄不易显示。正常情况下，腘窝区除血管外，没有大的无回声区。从膝关节前方经髌腱矢状探测，可见前交叉韧带（图5-1-8B），起于股骨髁间切迹和外髁内面，斜向前、内、下止于胫骨髁间隆起的前面，内外窄，前后宽，通常只能看到其胫侧部分的1/2~2/3；从腘窝侧斜矢状切面探测，可见后交叉韧带（图5-1-8A），从股骨髁间凹及内髁外面起始，斜向后、外、下止于胫骨髁间后窝，横切面呈圆形，超声下可以大部分被显示。两者均呈带状均匀低回声，并有明显的边缘，有时可呈相对较高回声。向前牵拉胫骨上端时，前交叉韧带呈拉紧状态。后交

叉韧带只在屈膝时被拉紧。前、后交叉韧带的股骨附着部不能显示。膝髌腱两侧矢状及冠状扫查，于关节间隙可见半月板回声，半月板的横切面，呈尖端向关节腔的楔形或三角形结构，位于股骨髁与胫骨平台之间，边缘光整，呈均匀中等回声，回声强度高于邻近的关节透明软骨，由外向内逐渐变薄，底边（外缘）与关节囊韧带及侧副韧带结构相连（图 5-1-9A、B）。内侧半月板后角大于前角；外侧半月板两者则基本相等。横向扫查时，探头平行于关节面，从胫骨近端向上滑行移动至胫骨平台水平，以髌腱为中心向内，外横向扫查，正常半月板呈凹面向内的宽弧形结构，周边部回声较强且光滑，中心缘回声较弱隐约可见，边缘光滑曲度自然（图 5-1-9C）。正常半月板体部宽 9~12mm，外缘厚（高）3~5mm。各平面均不能显示髌骨内侧面的软骨回声。膝关节周围韧带、肌腱和肌肉包括以下几种。内侧和内后侧有内（胫）侧副韧带、鹅足腱（包括半腱肌腱、缝匠肌腱，股薄肌腱）、半膜肌腱、后斜韧带、腘斜韧带；前部有股四头肌腱，髌韧带（腱）及髌内、外侧支持带；外侧有髂胫束、股二头肌腱、外（腓）侧副韧带及外侧关节囊韧带；后部有腓肠肌内外侧头、比目鱼肌、跖肌及其腱；后外侧有腘肌及腱、弓状韧带等。均显示为纤维带状或束条状高回声。腘窝区的脂肪组织则显示为不规则形高回声。膝关节周围的滑囊前有髌上滑囊、髌前滑囊、髌下深滑囊及髌下浅滑囊；后有腓肠肌滑囊，半膜肌滑囊及腘窝囊肿；外有外侧副韧带-股二头肌腱间滑囊和髂胫束滑囊；内有内侧副韧带滑囊、鹅足滑囊、半膜肌腱-内侧副韧带间滑囊等。其中髌上滑囊、半膜肌滑囊、腓肠肌滑囊与膝关节相通。正常均为潜在的结构不易分辨。膝上、膝下及膝内侧的滑膜皱襞（plica）如能探测到则多显示为较高回声。

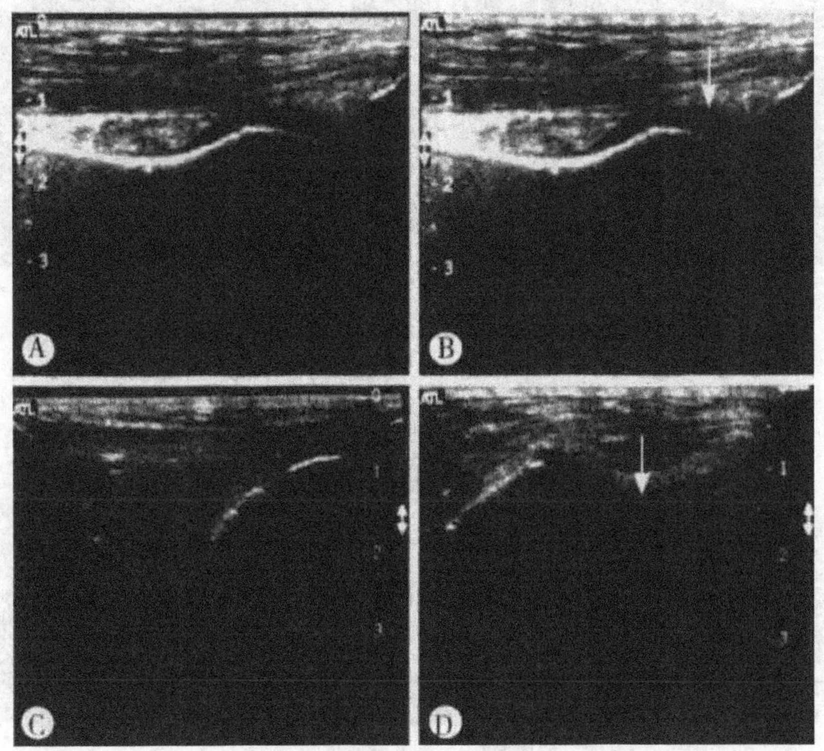

图 5-1-6 膝关节前面扫查声像图

A、B.显示纵切面股四头肌腱、髌上脂肪垫、髌上关节间隙；
C.显示纵切面髌韧带及髌下脂肪垫；D.髌上关节间隙横切面（箭头）

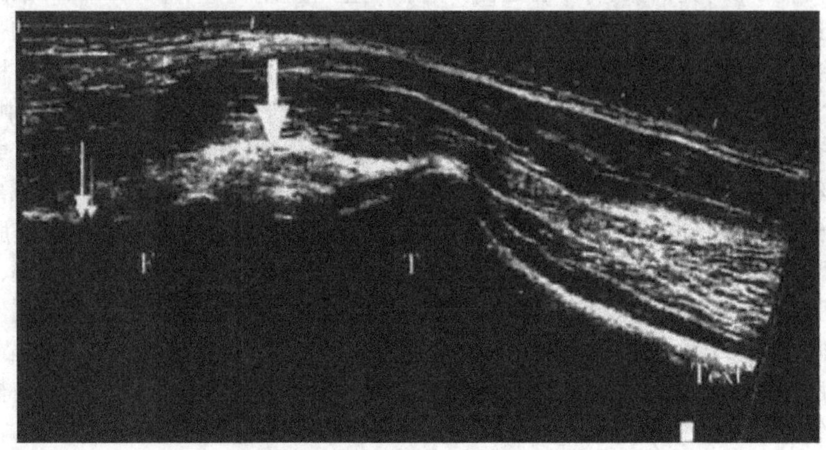

图 5-1-7　膝腘窝矢状切面声像图

F.股骨；T.胫骨；粗箭头，关节囊；细箭头，股骨腘面

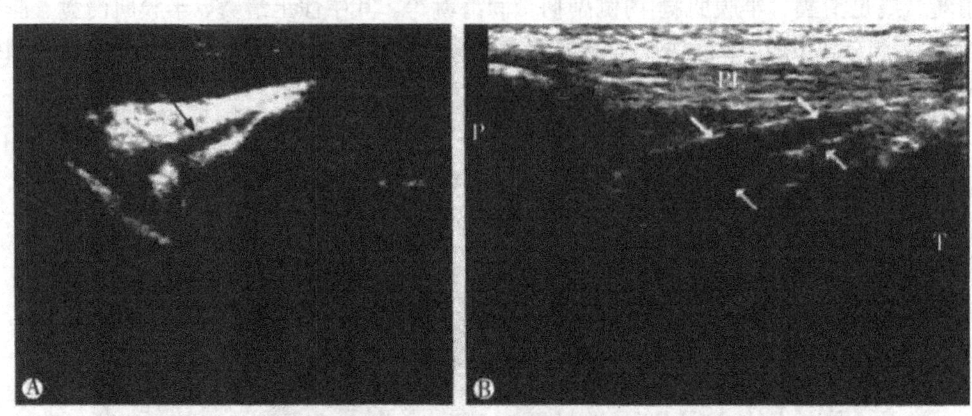

图 5-1-8　膝交叉韧带声像图

A.后交叉韧带；B.前交叉韧带；P.髌骨；T.胫骨

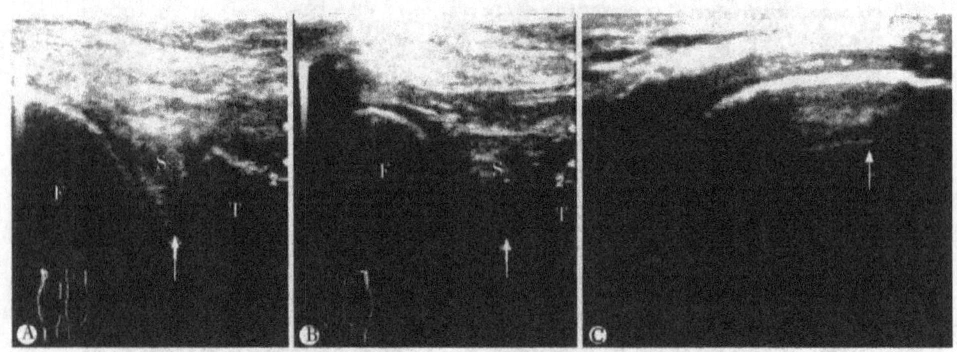

图 5-1-9　半月板声像图

A、B.半月板横切面显示为三角形；C.半月板纵切面，箭头示半月板的内缘；F.股骨髁；T.胫骨近端；S.半月板，箭头示半月板内缘

（二）髋关节

髋关节前方扫查，患者取仰卧位，大腿自然位，探头平行股骨颈扫查时，声像图中除显示皮肤、皮下组织、肌肉（阔筋膜张肌、股直肌及缝匠肌近端）、股神经血管外，深层可显示髋关节的关节囊及其前方的髂股韧带、股骨头、髋臼前盂唇、股骨颈等结构，分别呈高或强回声，关节囊为平滑束状高回声，从关节盂缘起始延续到大转子，关节囊的前方为髂腰肌（图 5-1-10）。大腿轻度屈曲和内旋，可使少量关节积液更易显示，而伸直外旋时关节囊被拉紧，即使有少量积液因其向后方移位也不易显示。关节囊回声带下沿，至股骨颈骨皮质回声带间的低或无回声带，为关节腔前间隙。成人正常宽度<6mm，2~16 岁儿童平均宽度加两个标准差为 5.1~7.3mm（Tegnander&Terjesen，1996）。<4 岁者不超过 5mm，>8 岁者不超过 7mm，两侧差<2mm。股骨头呈规整半球形，表面软骨为薄层低回声（儿童期较厚）。髋臼盂唇呈三角形高回声。新生儿及婴儿股骨头呈均匀低回声，骨化中心为强回声。婴幼儿髋关节冠状切面扫查及声像图表现，详见发育性髋关节脱位一节。

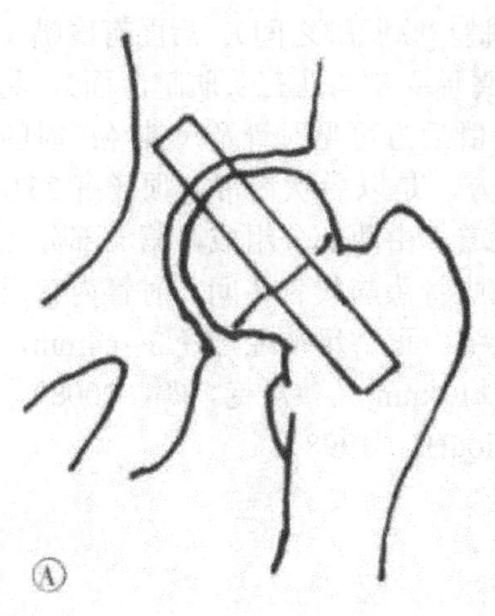

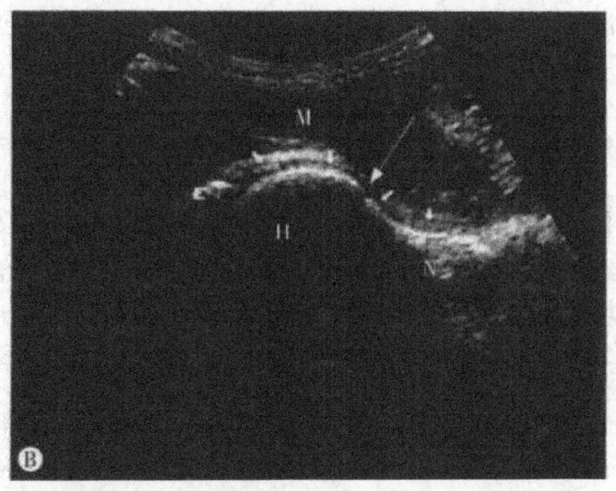

图 7-1-10 髋关节声像图

H.股骨头；N.股骨颈；E.髋臼缘；M.髂腰肌，大箭示前关节间隙，小箭示关节囊

在探测髋关节时，还应注意髋部周围其他组织结构及其改变：前侧有髂腰肌及腱、髂腰肌滑囊、大收肌、耻骨肌及其前方的股血管、神经等结构；外侧有股骨大转子，臀大、中、小肌及肌腱，还有大转子滑囊、臀中、小肌滑囊等结构；后侧有臀肌的肌腹、梨状肌、腘绳肌近端、坐骨神经（出梨状肌下孔，在臀大肌深面，沿坐骨结节与大转子之间下行）及坐骨滑囊等结构。可根据需要在侧卧位或俯卧位下进行探测。

（三）肘关节

肘关节由肱尺关节、肱桡关节和近侧尺桡关节组成，由关节囊围成一个关节腔。关节囊分两层，深层为滑膜层，浅层为纤维层。肘关节有三个脂肪垫位于关节内滑膜层外，

后面一个在鹰嘴窝肱三头肌深面，两个在前面分别位于肱骨小头和滑车窝处。屈侧纵断图上，肱桡关节（在桡侧）可见：肱骨小头、桡骨头强回声带及其低回声的关节透明软骨层，关节囊呈细带状高回声，关节腔间隙及其周围的肌群为低回声。肌肉回声中最浅层为肱桡肌，其下依次可见前臂指总伸肌群和桡侧腕伸肌群（桡侧腕伸长、短肌）、小指固有伸肌等（图 5-1-11A）。肱尺关节（在尺侧），可见肱骨滑车和尺骨滑车切迹、部分尺骨和肱骨干及其关节间隙，还有前内侧的肘部肌肉，如旋前圆肌、四个浅屈肌（桡侧腕屈肌、尺侧腕屈肌、指浅屈肌及掌长肌）共同形成指屈总肌腱，起始于肱骨内上髁。肘正中纵切面，可见肱骨滑车、尺骨冠状突、关节间隙以及脂肪垫回声（图 5-1-11C），其前面可见肱二头肌和肌腱抵止部（桡骨粗隆）及肱肌回声。肘关节屈曲，经后方横向探测，可显示肘关节后面，肱骨下端滑车骨皮质为强回声，关节软骨面及关节间隙为凹面向上线状低回声，其浅层为肱三头肌（抵止于尺骨鹰嘴）和肘肌横断面呈较低回声，三头肌与关节间隙之间可见高回声脂肪垫结构（图 5-1-11B），探头稍向上移，可见肱骨内、外上髁的后表面呈高回声（内、外上髁位于关节外），此切面最宜探测肘关节积液和肱骨内、外上髁异常。肘关节囊外还有肘内、外侧副韧带与关节囊紧密相连，内侧副韧带起于肱骨内上髁，向前的部分抵止于尺骨冠状突，向后的部分止于鹰嘴后内侧；外侧副韧带起自肱骨外上髁，向后止于桡骨近端并与环状韧带融合，正常两者呈均匀细带状高回声，厚度<2.0mm。肘部滑囊前面有肱二头肌桡骨滑囊（位于桡骨粗隆前面）、骨间滑囊（位于前肘窝内侧尺、桡骨粗隆间，即肱二头肌腱与肱肌腱之间）；后面有鹰嘴（皮下）滑囊、肱三头肌腱内深囊、肱三头肌腱下深囊（鹰嘴尖部与肱三头肌腱深面），此外少见的还有内、外上髁皮下滑囊及肘下滑囊等。内上髁后方可见肘管及尺神经；肘的前外侧有桡管结构。肘管（cuoital tunnel）在内上髁后方，是以弓状韧带为顶（有 25%的人无弓状韧带），尺侧副韧带为底形成的纤维-骨性通道，由两部分组成，第一部分在肱骨内上髁与尺骨鹰嘴之间；第二部分为尺侧腕屈肌的肱骨头与尺骨头间。肘管内有尺神经、尺侧返动脉后支通过，尺神经周围有脂肪组织包绕。正常尺神经直径 3~4.4mm，平均 3.5mm（郭瑞军，等，2000）；横断面积为 6.9mm^2±1.4mm^2（曹洪艳，等，2008）。内上髁水平短轴径平均为 0.198cm，面积 0.068cm^2（ChiouHJ，1998）。

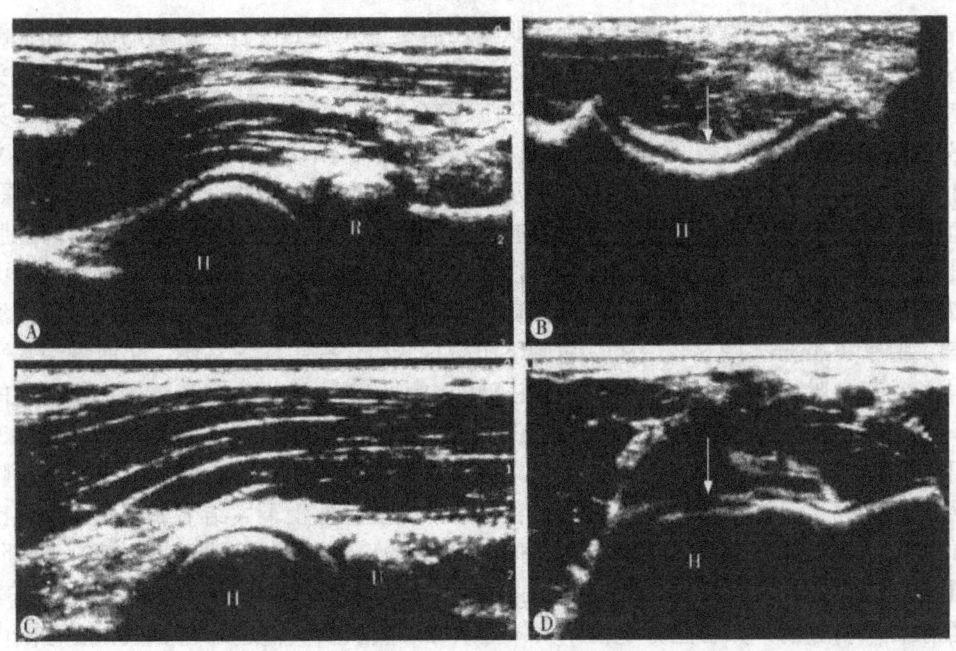

图 7-1-11　肘关节声像图

A.肱桡关节纵切面；B.肘后关节横切面；C.肱尺关节纵切面；D.掌侧关节横切面及冠突窝；U.尺骨冠突；H.肱骨小头或肱骨滑车；R.桡骨小头；箭头，关节间隙

（四）肩关节

肩关节亦称盂肱关节，是球窝关节，由较大的肱骨头和较小而浅的肩胛骨关节盂及软骨性关节盂唇构成。关节囊附着在关节盂和肱骨头的骺线周围。盂肱关节声像图为肱骨头骨皮质呈圆形光滑线状强回声，表面透明软骨为厚度一致均匀低回声，关节盂唇纤维软骨横切面为中等或高回声，呈三角形或圆钝形。正常肩关节囊的厚度<4mm。关节周围除下面外，有肌腱袖或称肩腱袖（rotator cuff）包绕，由起始于肩胛骨的冈上肌、冈下肌、小圆肌和肩胛下肌腱组成，覆盖在关节囊外并与之紧密相连。此外还有肱二肌长头腱（长约 9cm）。以上这些结构均对稳定肩关节起重要作用，并帮助肩部内、外旋和外展运动。冈上肌是肩的最上方的肌肉，起始于肩胛骨冈上肌窝，向外穿过肩峰下，聚集形成单一大腱，横过肱骨头上方，抵止于肱骨大结节的最前面（前上方），大部分在肩峰下，仅借肩峰下滑囊与之分开。冈下肌起始于肩胛骨冈下窝，小圆肌起始于肩胛骨的外缘，两个肌腱常融合在一起，位于盂肱关节后方，向外上抵止于大结节冈上肌腱的后下方。肩胛下肌位于肩腱袖的最前方，是一大三角形多羽状肌，起于肩胛下窝的内侧 2/3，肌纤维向外伸展横过盂肱关节前方，并聚集形成一短腱（长 1~1.5cm，宽 2cm），于肱二头肌长头腱的内侧，止于肱骨的小结节。肱二头肌长头腱起于盂唇或盂上粗隆的后上面，经关节内跨过肱骨头前上面，下降至肱骨结节间沟内，有腱鞘包裹，于结节间沟的末端穿出下行，其近端将肩胛下肌腱和冈上肌腱分开。肩腱袖探测患者取坐位，检查者面对患者或在患者的后方，检查冈上肌时患者上肢屈肘后伸，手掌放在髂骨翼或后裤袋上方（肘后伸，叉腰姿势）；检查冈下肌、小圆肌、肱二头肌长头和肩胛下肌腱时，患者前臂

旋后手掌向上放在大腿上，探测肩胛下肌腱还需尽量外旋上臂。各肌腱的纵切面探测，探头平行于肌腱的长轴；横切面探头与腱的长轴正交。在探测过程中，实时摆动探头以保持声束与肌腱垂直。肩腱袖及肱二头肌腱超声检查，应包括 8 个标准切面：肱二头肌长头肌腱沟横切面、纵切面；肩胛下肌切面；冈上肌腱横切面（包括游离缘和中部）和冠状切面；关节后冈下肌及小圆肌的横切面和冈下肌腱冠状切面。肱二头肌长头腱探测，先横置探头于肩关节前内方，肱骨前面的肌腱沟显示为一光滑的骨性凹陷，其内的肱二头肌长头腱，为一卵圆形高回声结构（图 5-1-12A）；然后探头旋转 90°，该腱纵断面显示为纤维带状高回声结构，上端腱周滑膜鞘内可有少于 1.5mm 的液体，内部显示为线状回声，腱厚 3~5mm（图 5-1-12B）。肩胛下肌腱探测时，探头横置从肱二头肌腱沟水平向前内移动，该腱恰好位于肱二头肌腱长头腱的内侧，抵止于小结节和肱二头肌腱沟的内缘，该腱在肱骨头水平，横断面呈卵圆形中~高回声结构，纵断面呈带状结构(图 5-1-13D)，向下可显示肩胛下肌的矢状切面呈羽状。冈上肌腱，冠状切面由内向外逐渐变薄，腱端呈圆锥形高回声纤维状结构，覆盖在肱骨头的外侧面，抵止于大结节（偶尔该处可出现向异性低回声伪像），腱的内侧部分被肩峰外侧缘的声影所掩盖（图 5-1-13B）；横断面，冈上肌腱与冈下及小圆肌腱在大结节抵止处，呈弧形均匀高回声(图 5-1-11~图 5-1-13A)，相互融合不易分清，如若区分定位，大体上从肱二头肌长头腱边缘向后 15mm 范围内为冈上肌腱；再向后宽约 15mm 的范围为冈下肌腱，冈上肌腱近大结节 1cm 处最易发生撕裂。位于肱二头肌腱外侧的冈上肌腱的前缘，呈舌形，其最前端即为冈上肌腱的游离缘。探头从上述位置再向后外移动，可显示冈上肌腱中部结构，位于肱骨头与三角肌（其下方可见三角肌下滑囊）之间，呈宽带圆弧状，表面光滑，中等水平回声，厚 4~7mm，其后缘与冈下肌腱前缘相连。探头继续沿肩环形扫查至肩关节后方，较瘦人群中可见关节的后盂唇，上有冈下肌，下有小圆肌腱覆盖，纵切面其末端常呈喙状高回声(图 5-1-13C)，比冈上肌腱薄（此处是探测关节积液和穿刺的好部位）。在肩腱袖的外层有三角肌，三角肌下滑囊包绕，后者呈光滑弧形线状低或无回声。正常肩腱袖下方与关节囊紧密相连。

肩关节周围滑囊可分为交通性和非交通性，前者有喙突下滑囊、肩胛下肌滑囊和肱二头肌长头腱腱周隐窝；后者包括肩峰下-三角肌下滑囊、冈下肌滑囊、肩锁关节上囊和肩胛骨下角滑囊等。以上这些滑囊在正常时仅为一潜在腔，超声不易分辨。肩关节周围的韧带尚有喙锁韧带、喙肩韧带、喙肱韧带、肩锁韧带及肩胛上横韧带。

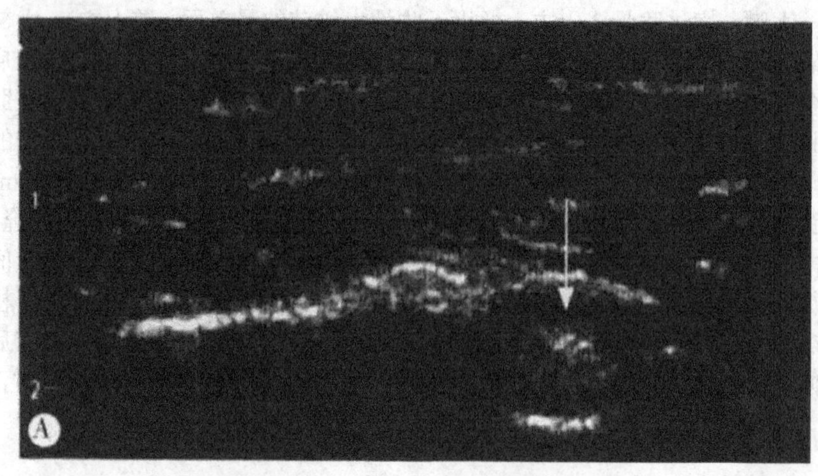

图 5-1-12　肩部肱二头肌长头腱声像图
A.横切面；B.纵切面；箭头：肌腱

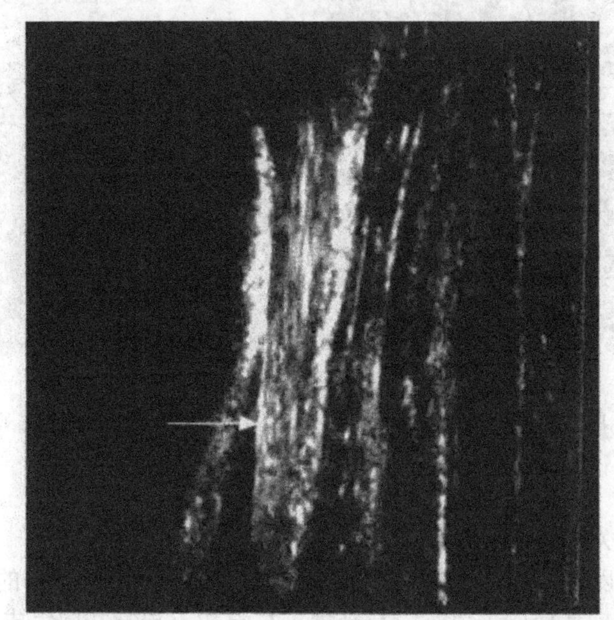

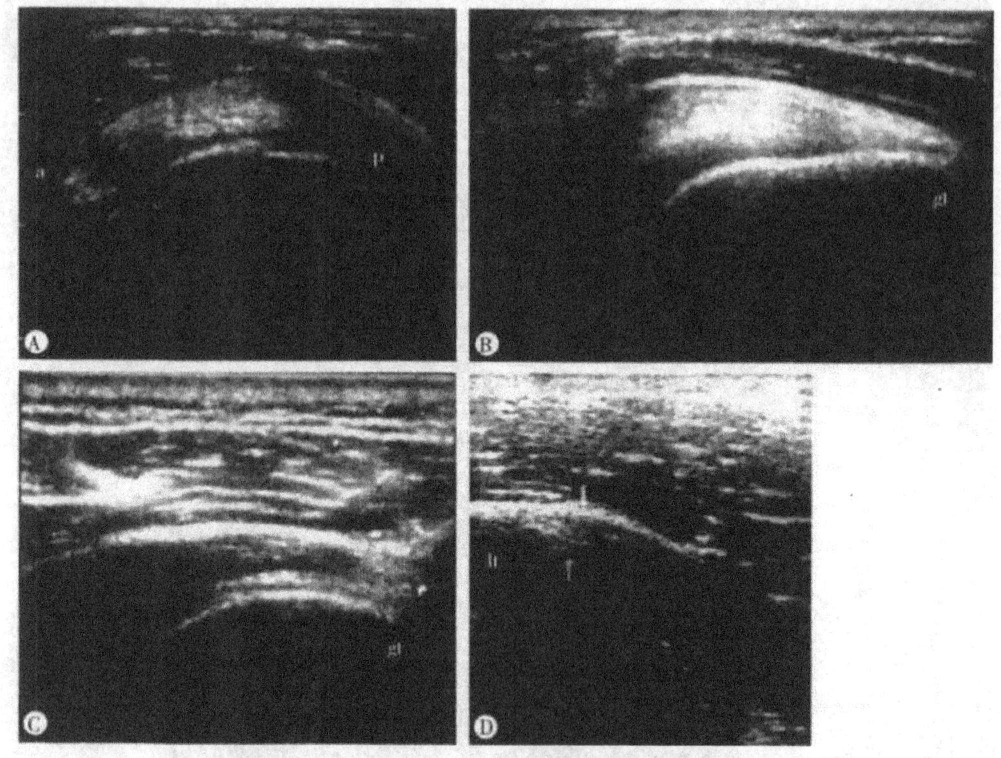

图 5-1-13　肩腱袖声像图

A.冈上肌腱横切面；B.冈上肌腱冠状切面；C.冈下肌腱；D.肩胛下肌腱；

a.前侧；p.后侧；gt.肱骨大结节；lt.肱骨小结节

（五）腕关节和腕管

腕部关节以桡腕关节最重要，它为髁状关节，是由桡骨下端的腕关节面及桡尺骨远侧的关节盘共同形成的关节窝，与舟骨、月骨和三角骨共同组成的关节头构成。腕管（carpital tunnel）位于腕部掌侧，是在腕骨沟与屈肌支持带之间，形成的骨-纤维通道。内含有正中神经、拇长屈肌腱和浅、深两层八条指屈肌腱，彼此靠拢，周围分别包有拇长屈肌腱滑膜鞘（桡侧囊）、指总屈肌腱滑膜鞘（尺侧囊）。腕屈肌支持带（或称腕横韧带），位于腕掌侧韧带的远侧，厚而坚韧，联接于舟骨结节、大多角骨嵴与豌豆骨和钩骨钩之间，构成腕管的前壁，厚 1~3mm。腕骨沟为腕管后壁。腕的前内侧屈肌支持带与腕掌侧韧带间，形成腕尺管，内有尺动、静脉和尺神经分支。腕管外侧有桡动、静脉。在腕关节两侧有腕桡侧、腕尺侧副韧带，在掌侧还有掌长肌腱，桡侧腕长屈肌腱、尺侧腕屈肌腱、桡腕掌侧和尺腕掌侧韧带。在背侧有伸肌腱支持带、将 9 条伸肌腱分在 6 个腔室内，深面为桡腕背侧韧带。

腕管探测，患者坐位，手放在自己前方的检查床上，下方垫一软垫，掌面向上（手背面检查，掌面向下），腕关节自然平放，轻度伸腕或弯曲。腕屈肌支持带，呈横向束带状高回声，平直或略向下凹，厚度<3mm。正中神经位于支持带后方，腕管的桡侧，2~3 指浅屈肌腱的前方，纵切面为束条状，横切面呈圆形或卵圆形筛网状，回声强度受周围

背景回声和神经束的分布状态影响，一般低于毗邻肌腱和韧带，神经的边缘光滑回声较高（图 5-1-14）。正中神经偶有变异的返支，在腕管入口处可能探测到两个并存的神经干。正常正中神经的横径和横断面积，在豌豆骨水平最大。正常横径文献报道为 3.7~5.6mm，平均 4.5mm（郭瑞军，等，2000）；或 3.0mm±0.4mm（张琪，等，2006）。正常腕管的前后径，男性为 10.9mm±2.1mm；女性 10.3mm±1.6mm（Lee D，et al，1999）。正中神经后方紧贴指屈浅肌腱、指屈深肌腱及拇长屈肌腱，这些肌腱纵切面呈束带状高回声，内部有排列有序的细纤维状回声；横切面呈圆形高回声，腱的周围的滑膜鞘为低回声。拇长屈肌腱及指屈浅肌腱、指屈深肌腱厚度为 2~3mm（中位值 2.5mm），宽 2.0~2.5mm（中位值 2mm）；指伸肌腱厚 1~1.5mm（Hayamizu K，1994）。动态观察在屈伸手指时，肌腱可见上下滑动，而正中神经只随肌腱轻微被动活动。腕管后壁的腕骨沟呈骨性强回声，各个腕骨不易准确分开。腕背侧肌腱是分散的，回声特点与屈侧的相似。腕管近端正中神经截面积正常平均值：Buchberger（1992）报道 $7.9mm^2±1.1mm^2$；Lee（1999）报道男 $8.3mm^2±1.9mm^2$、女 $9.3mm^2±2.3mm^2$；Duncan（1999）报道 $7.0mm^2±1.6mm^2$；Nakamich（2003）报道 $7.9mm^2±1.7mm^2$。

（六）掌指、指间关节

手指掌侧纵断图（图 5-1-15），各节指骨表面呈强回声，指间及掌指关节间隙呈低回声，掌骨头软骨厚度平均为 0.8mm（0.4~1.4mm）。指屈肌腱位于掌侧指骨体及掌指、指间关节间隙前方，呈束状中~高回声，肌腱倾斜的部分可出现低回声伪像。横断图，肌腱呈扁圆形高回声，腱周可见线状低回声腱鞘，腱鞘厚度 0.5~1mm（中位值 0.5mm）。冠状切面，指两侧可见指动脉，CDFI 显示搏动血流。在第 1 掌指关节掌侧肌腱内，有时可看到籽骨强回声。

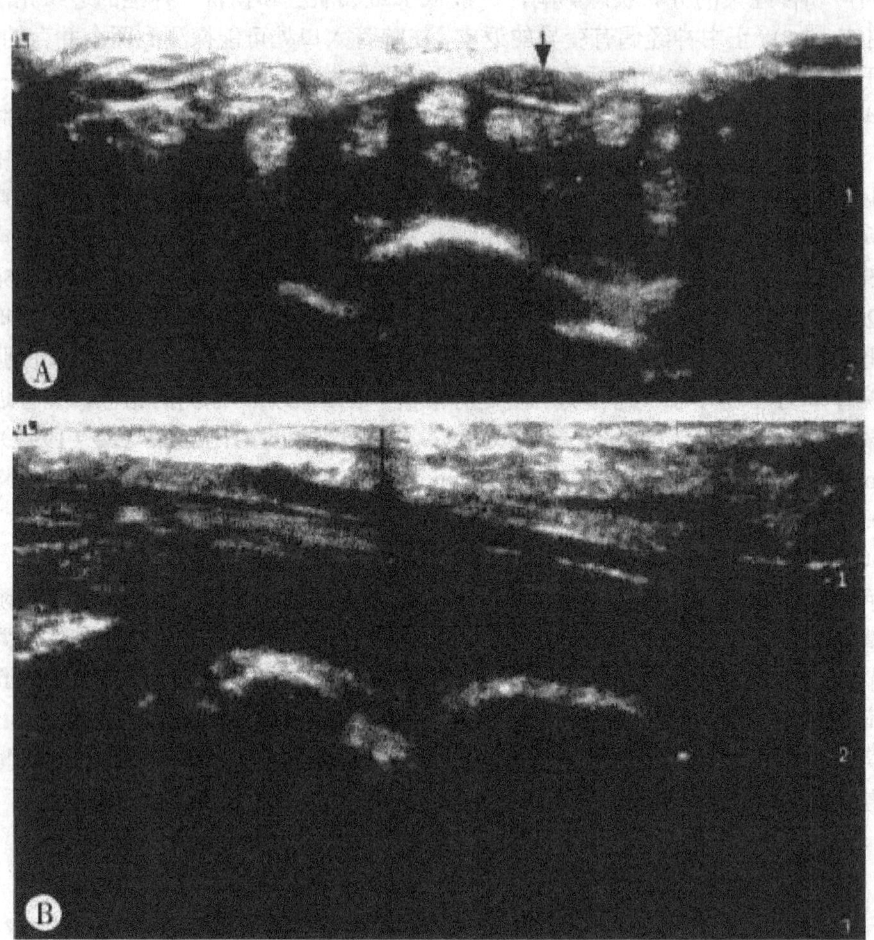

图 5-1-14　腕管及正中神经声像图

A.横切面；B.纵切面；箭头示正中神经

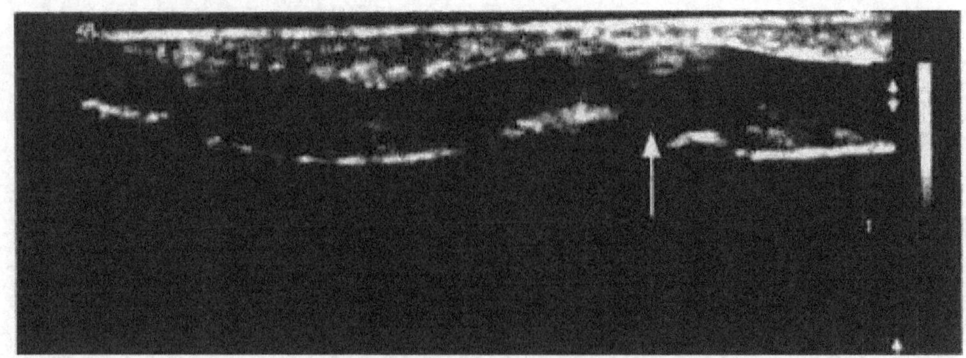

图 5-1-15　手指掌侧声像图

箭头为掌指关节其前方可见指屈肌腱

（七）踝关节和足部

踝关节或称胫距关节，是由内、外踝和胫骨下端的关节凹与距骨滑车关节面构成，均有透明软骨覆盖，是屈戌关节。内侧和外侧均有侧副韧带加强，内侧为三角韧带（包括胫距前、后韧带，胫跟韧带，胫舟韧带），上起内踝，向下散开分别止于距、跟、舟三骨。外侧由三条独立的韧带即距腓前、后韧带及跟腓韧带组成，连接于外踝与距、跟骨之间。踝关节前面还有胫骨前肌腱、趾长伸和拇长伸肌腱；后外侧有腓骨长肌腱、腓骨短肌腱。关节囊的前后壁较薄，易于探测。踝关节内侧屈肌支持带下的纤维-骨性通道称踝（跗）管（tarsal-turnel），其内由前向后依次有：胫骨后肌腱、趾长屈肌腱、胫后动静脉、胫神经和 长屈肌腱通过，其中肌腱均有滑膜鞘并与三角韧带紧密融合在一起。踝关节的后侧有跟腱、跖肌腱、跟腱前滑囊和脂肪组织。跟腱是人体最大的肌腱，由腓肠肌和比目鱼肌腱合并而成，其内侧有跖肌腱并行，末端抵止于跟骨的后侧，长约15cm，宽径明显大于前后径，从上而下逐渐增厚变窄。跟腱对负重、奔跑、跳跃活动及站立时固定踝关节起重要作用。因为位置表浅，体积最大，超声容易显示，呈宽带状纤维性高回声。足底跖腱膜是一深筋膜结构，后端附着于跟骨结节；前端分开与5个足趾的纤维性屈肌腱鞘相连，位置表浅在皮下组织深面。正常跖腱膜声像图，在矢状切面上，与其他韧带一样，呈束条形纤维状高或中等回声，厚度3~4mm，从跟骨下表面起延及整个足的跖面，向前分叉与跖骨头下深筋膜融合。踝的前、内及外侧探测，取仰卧位，屈膝，足底平放在检查床上，踝后侧检查，取俯卧位，足置于检查床尾。正常的关节、肌腱、韧带超声表现已在本节有关段落阐述，踝部的回声特征与之相同，只是部位不同。前胫距关节前后径正常≤3mm。小腿及踝部偶尔可遇到副比目鱼肌、副趾长屈肌和副腓骨短肌（解剖变异）的回声。

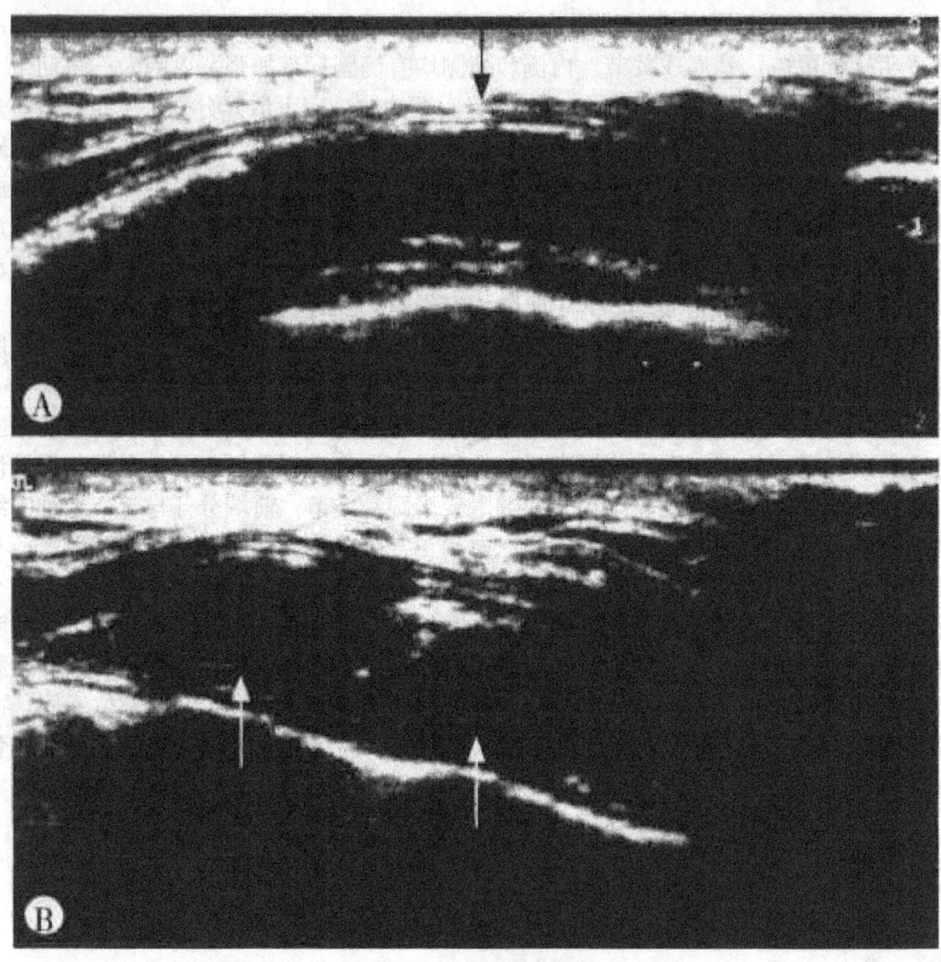

图 7-1-16 肋软骨声像图

A.纵切面；B.横切面。肋软骨（箭）呈均匀低回声

足的跗骨、跖骨、趾骨，跖趾关节、趾间关节经足底探测，声像图表现与手部类似，有时也可在第 1 跖趾关节跖侧看到伴有声影的籽骨回声。

九、骨及软骨

骨分颅骨、躯干骨和四肱骨三大部分，根据形态又分为长骨、短骨、扁骨及不规则骨四类。长骨的中间部分较细称为骨干，两端膨大称为骨端，在长骨发育未成熟时，骨端未完全骨化又称为骺。骨干与骺相邻部分为干骺端，骺或骨端的光滑面即关节面，覆有关节软骨（透明软骨）。短骨一般呈立方形，除表面有薄层骨密质外，内部全部为骨松质。扁平骨宽扁呈板状，多位于人体中轴和四肢肢带部，组成容纳重要器官的腔壁。每个扁平骨由内板、外板及板障构成。不规则骨形状不规则，具有多种功能。骨的结构主要由骨质、骨膜及骨髓构成。骨质可分为骨密质和骨松质，前者分布于长骨的骨干、扁骨的内外板、短骨和长骨端表层，在长骨它厚而致密，由规则排列的骨板和骨细胞组成；

骨松质由交织成网的杆状或片状骨小梁构成，主要见于长骨骨骺、干骺端和其他骨的内部。骨膜：是由致密结缔组织构成，骨外膜被覆于除关节以外的骨表面，富有血管、淋巴管和神经；骨内膜甚薄衬覆于骨髓腔面及骨松质的腔隙。骨膜参与骨的生长、再生及修复过程。骨髓：充满于骨髓腔和骨松质的网眼内，主要由多种类型细胞和网状结缔组织构成，血液供应丰富。骨髓可分为红骨髓和黄骨髓，胎儿和幼儿期全部为红骨髓，随年龄增长部分红骨髓变为黄骨髓，但扁骨、不规则骨和部分骨的骨松质中红骨髓可保留终身。

骨的主要成分为骨基质（骨胶原纤维）和矿物质，前者使骨具有韧性和弹性；后者主要为磷酸钙、碳酸钙、氟化钙等骨盐，大部分以羟基磷灰石微小结晶形式沉积在骨基质内，保证了骨的坚硬度。由于骨具有较高的密度及声速。声阻抗比其他软组织高得多，因此超声在骨表面，绝大部分被反射和吸收，难以穿透骨骼，所以得不到完整的超声图像。在成人仅可见来自探头侧骨皮质表面的回声，显示为连续性良好、平直光滑，致密的强回声带，其后为声影（图 5-1-17），向骨的骺端连续扫查逐渐变薄。正常骨膜与骨皮质紧密相连不能分开显示，一旦出现骨膜增厚即为异常（见表 5-1-1）。

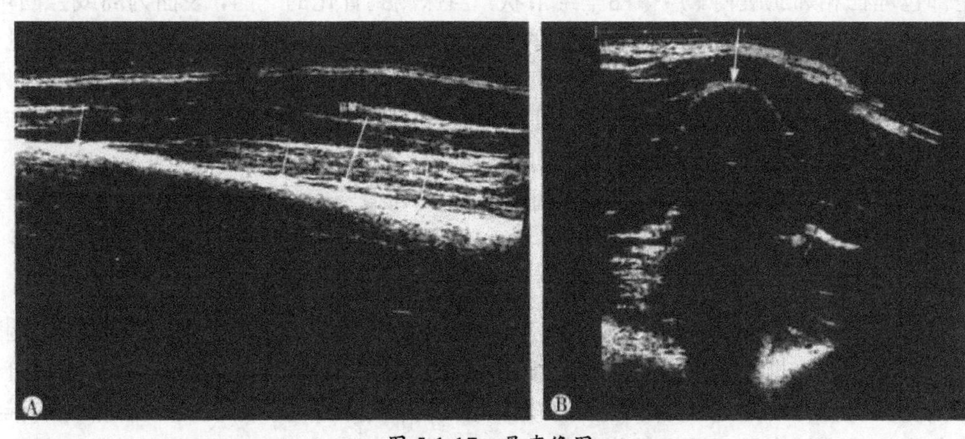

图 5-1-17　骨声像图

A.纵切面；B.横切面；箭头示骨皮质

软骨由软骨细胞及细胞间质构成，后者由凝胶状态的基质和丰富的纤维组织组成。根据基质成分的不同，分为纤维软骨、透明软骨和弹性软骨。在运动系统无弹性软骨。透明软骨基质中只含少量胶原纤维网，超声显示为均匀低回声或近似无回声（图 5-1-17），分布于滑膜关节表面，肋软骨、小儿骨骺和干骺端生长板、新生儿髋关节的 Y 形软骨等处。关节透明软骨，覆盖于骨端，为一薄层低回声，厚度均匀一致，表面光滑，其下方厚的强回声线来自软骨下骨皮质反射。超声下关节软骨与正常关节液不易分开；有较多关节积液时方可被分开，显示为线状低回声。超声对球形关节软骨面的整体显示不如 MRI。小儿的骺软骨和骺生长板，不同年龄厚度不同。骨化中心为高或强回声。纤维软骨基质中有大量排列规则的胶原纤维，呈中等或较高回声，见于关节盂唇、关节盘、椎间盘、耻骨联合、胸锁联合、骶髂联合胸骨柄体联合以及一些肌腱和韧带末端附着部骨表面。新生儿软骨厚，基质丰富，软骨内纤维分布松散；成人软骨薄，基质相对少，但纤维排列致密。膝半月板属于纤维软骨，是位于股骨两髁与胫骨平台之间的扁平状软骨，外缘附着于胫骨两髁的边缘，上凹下平，周边部较厚，中央部较薄，横切面呈楔形。每侧膝关节都有内、外侧半月板，每侧半月板又分为前、后角和体部。内侧半月板呈“C”字形，前后角距离较大，开口向内，比外侧半月板大而薄，有较宽的后角，覆盖50%胫骨内侧平台表面。前角附着在前交叉韧带之前的胫骨平台上，与外侧前角间有半月板横韧带相连；后角附着在后交叉韧带前的胫骨平台上。其周缘与关节囊的纤维层、板股韧带、板胫韧带及内侧副韧带相连。外侧半月板，比内侧半月板小而略厚，中部较宽，前后较小，前后角距离较近，近似环形，覆盖70%胫骨外侧平台表面。盘状半月板是一种半月板的变异，发生率0.4%~16.6%。软骨具有弹性和抗压性能，但再生能力较弱，损伤后常由纤维结缔组织修补。

籽骨（seamoid bone）常位于与关节面密切相关的肌腱内，或位于肌腱呈锐角绕过骨面处，籽骨与其邻近骨的接触面覆有关节软骨，并可在其表面滑动。籽骨的形态不同，常为卵圆形结节状，直径小至数毫米，最大的籽骨为髌骨。它们含有致密结缔组织、软骨及不同比例的骨组织，大部分籽骨只有部分骨化，常在肌腱与骨之间孤立存在，部分或全部包埋在相邻肌腱内。声像图呈结节状，当探测到骨化的一面，表面为高或强回声，其后方出现声影；只含软骨和结缔组织的籽骨，可显示为边缘光滑低回声结节。常见于手掌的拇收肌腱、拇短屈肌腱内，食指和小指的掌侧指间关节韧带内。在下肢除髌骨外，可出现在股四头肌与关节囊间，足 短肌腱内，第1跖趾关节跖面，股骨外髁后方，臀大肌腱越过大转子上方，在腓肠肌内者亦称“腓肠豆”（fabella）。

副骨不常见。是一种单独、完整的小骨，它与母骨有平滑的纤维性连接，多见于足踝部。

十、脊柱

脊柱在成人由24个椎骨，1个骶骨，1个尾骨组成，典型的椎骨由1个椎体和围着椎孔的椎弓构成，椎弓有椎弓根、椎弓板、棘突和横突。邻位椎骨的上下椎弓根切迹形成椎间孔，有脊神经通过。颈椎横突有横突孔，有椎动、静脉从中通过。各椎骨的椎孔连接起来构成容纳脊髓及马尾的脊椎管。椎骨间借椎间盘和5条主要纵行韧带（前纵韧带、后纵韧带、黄韧带、棘间韧带和棘上韧带）相联结。椎间盘是联结相邻两个椎体的纤维软骨盘，其中央有髓核由胶状物质构成，柔软而富有弹性盘的周围是同心圆排列的纤维软骨环。椎弓间借黄韧带、棘上韧带、椎间关节联结。上述椎间盘、髓核、黄韧带、后纵韧带等结构，超声束均能穿过，成为可利用的声窗，用于探测椎管内结构。

腰椎经背侧斜矢状切面声像图，由两条相平行，各由5个节段性短强回声带构成（图5-1-18C）；后方一列为椎弓板反射，前方一列为椎体后表面反射所产生。两条回声带间的无回声区为椎管。宽度由于探头倾斜的角度不同而略异，但一般应>l0mm。经腹侧矢状切面声像图（图5-1-18A），脊柱形态呈“竹节”状，椎体前缘高度一致，由椎间盘和前纵韧带连接，前缘连线光滑曲度自然，其左前方可见腹主动脉，右前方可见下腔静脉的纵断像，CD-FI可见彩色血流。椎旁两侧可见纵向腰大肌回声，并一直延续到腹股沟韧带后方。横切面图像（图5-1-18B），椎体前缘骨皮质呈半圆形强回声，两侧后方可见侧后声影，在左、右前方亦分别可见，腹主动脉和下腔静脉横断面回声，椎旁两侧可见腰大肌横断像。经椎间探测，可见完整的椎间盘纤维环为环状高回声，中心部髓核多呈低-中等回声。椎管内硬膜及硬膜外脂肪呈环形高回声，其中硬膜外静脉丛处，则相应出现点状回声缺损，硬膜囊横切面为圆形或椭圆形无回声结构，其中有时可见多条马尾神经呈高回声。硬膜囊两侧有时可见低回声神经根管，直径不应<5mm。正常腰椎管矢状径 1.5~1.8cm，横径 1.8~2.2cm，L_5~S_1 前后径 1.2~1.5cm。腰椎的定位一般以腰骶关节为标志，向上依次为 L_5~L_1 椎体及其间的椎间隙。颈椎横切面声像图，椎间盘和椎管回声基本上与腰椎管相同，不同的是在椎管内，可见到类椭圆形脊髓结构呈低或弱回声，在其中心部或稍偏前处可见点状高回声为脊髓中央管，实时扫查时脊髓可见搏动。婴幼儿更容易显示椎管内的结构（图 5-1-19）。

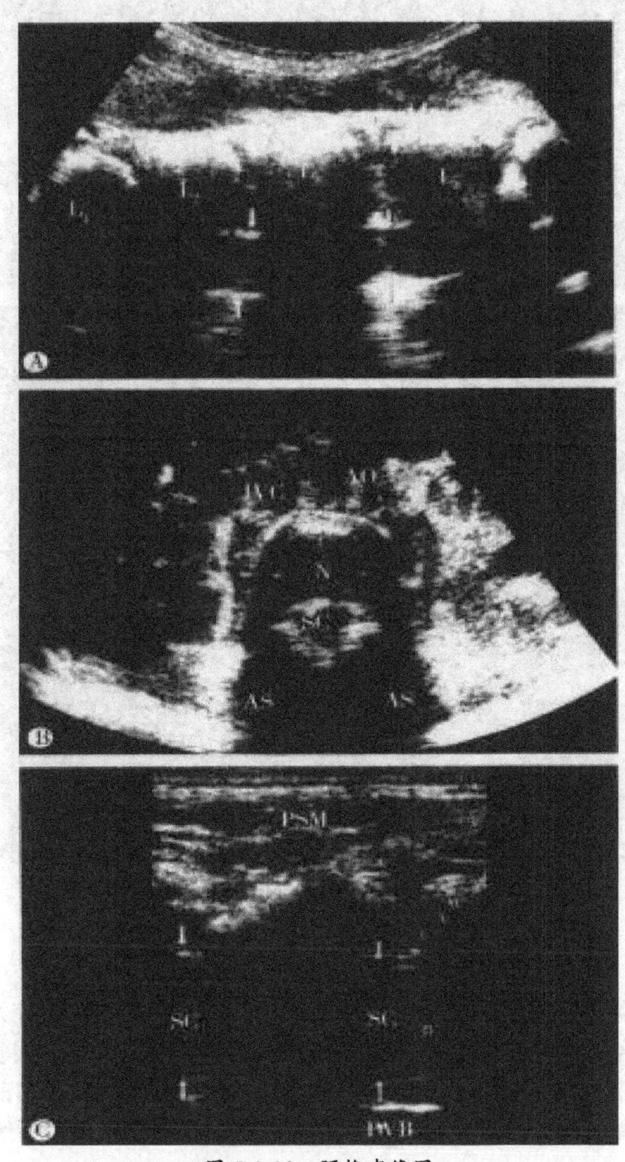

图 5-1-18　腰椎声像图

A.经腹侧纵切面；B.经腹横切面；C.经背侧斜矢状切面；L1~L4.腰椎体；A0.腹主动脉；IVC.下腔静脉；

SC.椎管；AS.声影；大箭间为椎管

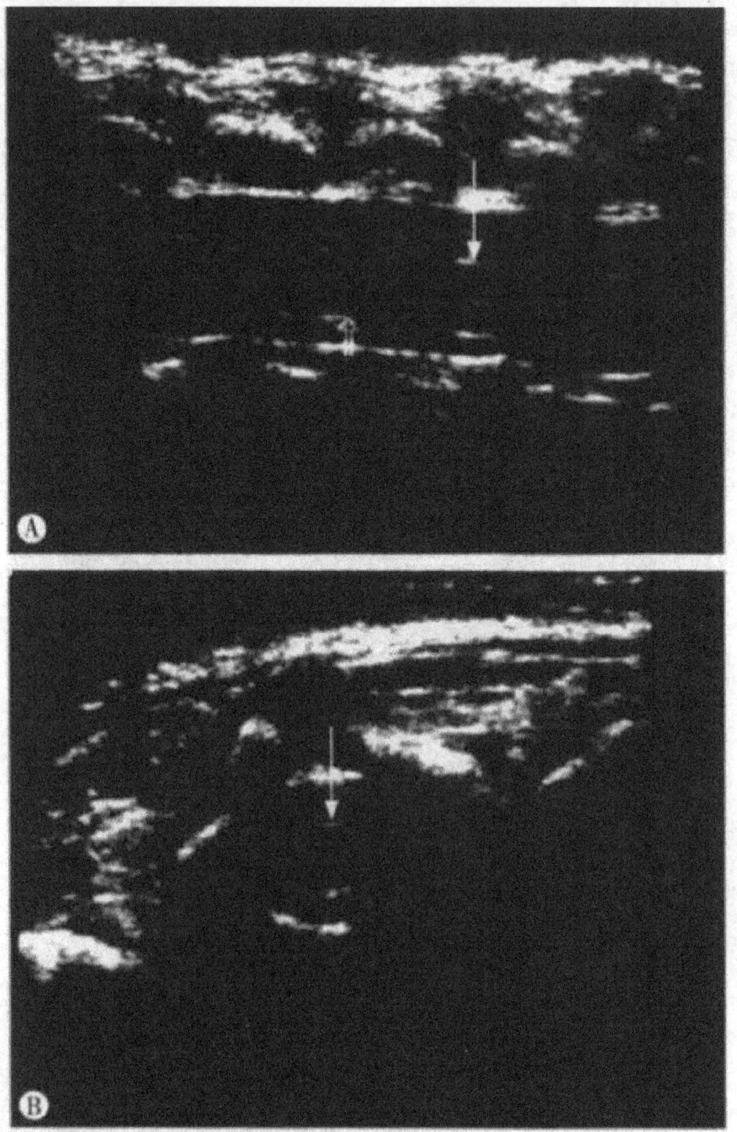

图 5-1-19 婴儿颈椎经背侧扫查声像图

A.纵切面；B.横切面；箭头示脊髓回声

术中椎板切除后探测，后硬脊膜呈高回声，其下方的蛛网膜下腔为无回声，由齿状韧带分为后前两部分，中心部可见脊髓呈低或弱回声，周边脊膜为线状高回声，中央管偏于腹侧一般为高回声，实时观察脊髓有搏动，CDFI 可观察到脊髓前动脉和周边部动脉血流信号。马尾神经为中等或高回声。椎管腹侧的椎体和椎间盘后缘呈强回声。

（于春洋）

第二节　骨、骨膜疾病

一、骨干（fractures）

（一）创伤性骨折

创伤性骨折是由直接或间接暴力所引起。按其程度分为完全性和不完全性骨折。完全性骨折按骨折线方向又可分为横折、斜折、螺旋折、粉碎及嵌插性骨折，此外还有压缩性骨折和骨骺分离等。骨折后骨折端可发生各种形式移位、错位，骨髓、骨膜及周围软组织内血管破裂出血，形成局部血肿及软组织水肿，严重时阻碍静脉回流，可使骨筋膜室容积减少内压力增高，引起筋膜室综合征。临床表现为单纯四肢闭合性骨折，伤后肢体疼痛、肿胀、有皮肤瘀斑。完全性骨折，可出现异常活动，骨擦音及功能丧失，骨折断端有移位时，可致肢体变形和短缩。开放性骨折周围软组织有严重挫伤或有创口出血。严重时出现休克。同时有内脏损伤者则出现相关的症状和体征。

声像图表现如下：

长骨干骨折无论是横折、斜折或螺旋折，无明显移位时（如青枝骨折），在长骨纵切声像图上，仅见骨皮质破裂回声中断（图 5-2-1B）；当有成角、侧方及分离移位时，骨皮质强回声中断处，可显示出部分错位分离变形，出现不同形态的“台阶”状变形，骨折端周围及骨膜下，可见血肿低或无回声区，抬高的骨膜呈线状高回声（图 5-2-1A）。长骨干骨折伴有缩短移位时，骨折断端纵轴互相重叠，纵切面上，可见近探头侧骨折断端，与另一端重叠，后方出现声影；在横切面上，重叠的断端显示为双骨横断面强回声带，其后并伴有声影。粉碎性骨折，在骨折断端间，可见两端不连接孤立的条状或块状骨折片强回声（图 5-2-2D），常伴有声影。嵌插性骨折发生于干骺端或骨的头-颈交界处（如股骨颈、粗隆间等），在骨折端处，骨皮质回声中断，无明显分离，但常不光滑，成角状变形或出现骨皮质回声不规则增强（图 5-2-2C）。撕脱骨折见于肌腱或韧带骨的附着处，骨折片连同肌腱或韧带从附着处分离，周围出血呈低回声，所在骨的骨折处骨皮质回声缺损；好发部位为喙状突、肱骨大结节、股骨大小转子、髌骨下端等处。关节内骨折时，关节面不光滑，出现断裂或缺损，关节内出现脂血性积液（lipohemarthrosis），关节腔扩大，显示脂肪-血清-血细胞双平面回声，有时可探测到游离的骨-软骨碎片。骨折延迟愈合或骨不连，虽经治疗，前者超过 9 周，骨折断端间硬骨痂形成不良，仍呈低回声；后者则断端完全分离不连接，距离较大且无骨痂形成（图 5-2-3）。病理骨折，除上述骨折改变外，并能见到相关的病变回声。

骨折愈合过程的声像图表现如下。骨折愈合从组织学上，包括几个相互重叠的时期：早期（血肿炎症期），断端出血、形成血肿，接着肉芽组织形成并产生纤维性骨痂（肉芽组织修复期），此时超声表现断端间隙及表面呈低或无回声，骨折线及断端处髓内针回声（如果有髓内固定）清晰可见，局部骨膜隆起，这一时期自伤后持续 1~2 周。原始骨痂形成期，断端间的纤维性骨痂转化为软骨组织，充填于骨折端和骨膜下，此时于骨折断端周围出现环形拱桥状高回声，向外隆起，其下方的软骨组织仍为低回声，此阶段由于声束能穿过骨痂，所以仍能看到骨折线及髓内针的回声，此期持续 3~4 周（图 5-2-2B）；接着内外软骨痂钙化成骨（编织骨），与骨膜形成内外骨痂相连，回声进一步增强，断端间呈高或强回声，低回声区消失，骨折线模糊不清，并逐渐消失，髓内针回声被掩蔽不能显示，其后方并出现声影，此期起自伤后3~4周一直延续到骨愈合。这一过程在成人长骨骨折，大多需2~3个月，青少年略短。成熟骨痂重塑期，编织骨逐渐变成成熟的板层骨，拱桥形外骨痂体积缩小变平，骨折线消失，骨髓腔重新形成，则需要更长的时间，此时主要靠X线检查。骨痂的超声观察还可用于肢体延长术和治疗性截骨术后的观察。

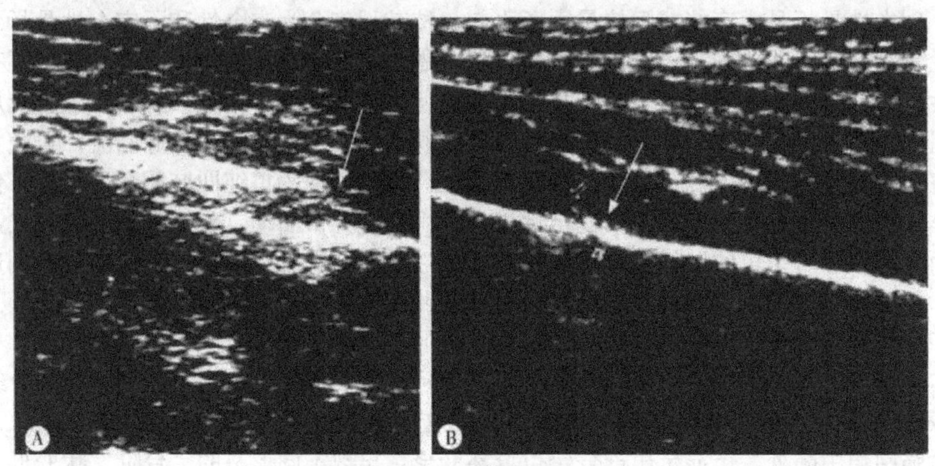

图 5-2-1 骨折声像图（1）

A.股骨斜折轻度纵向错位；B.青枝骨折

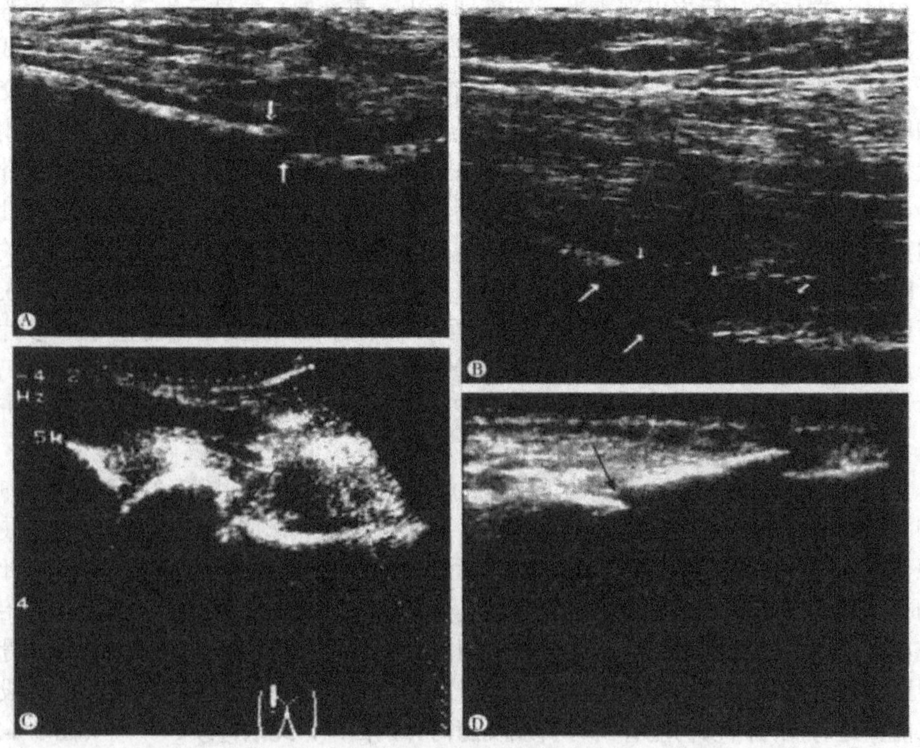

图 5-2-2 骨折声像图（2）

A.胫骨横折；B.早期骨痂形成（小箭）；C.股骨骨骺骨折（箭）；D.粉碎性骨折（箭）

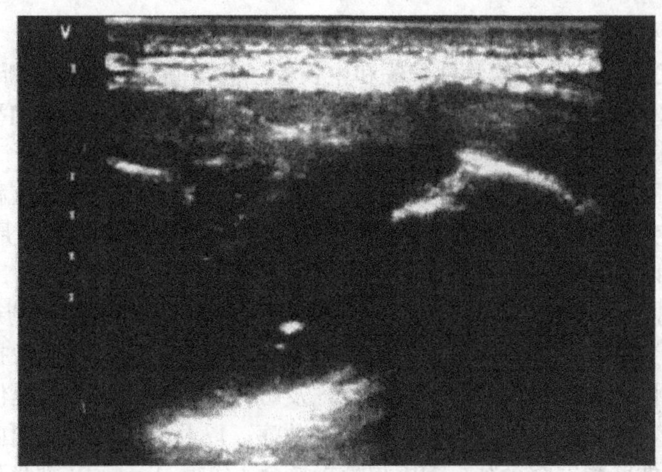

图 5-2-3　骨折骨不连声像图

箭示骨折断端间无骨痂形成，有软组织嵌入

CDFI 和 PDI 在骨折早期断端周围可有较多血流信号，当骨痂形成正常，局部血流信号进行性增加，直到骨痂塑形期。阻力指数在外科复位后数周内减少，然后轻度增加。而骨痂延迟愈合时，则缺乏血流信号，阻力指数持续增加（Caruso G，2000）。

（二）疲劳性骨折（fatigue fracture）

疲劳性骨折亦称应力性骨折（stress fracture），是正常骨在长时间强力活动下，持续反复受力，被拉张、挤压或剪切力的作用（非一次性暴力），超出了骨的应变的阈值，而产生的细微隐性骨损伤。一般为微小不完全性骨折，骨皮质只出现微小裂纹，无变形和移位，但可有骨膜下出血，晚期有骨膜新骨形成。多发生在运动员及士兵反复过负荷运动（如跑步、跳跃、跨栏、长途紧急行军和紧急救灾），或老年人和衰弱的患者，可在长时间非习惯性紧张活动后引起。后者多因骨结构有异常，如骨质疏松等。疲劳性骨折的发生部位，可见于全身各骨，但以下肢特别是股骨颈及下端、胫骨近端、腓骨的近端和远端、第 2 跖骨、第 3 跖骨、足舟骨、跟骨后面较常见。其中胫骨（包括内踝）在全部应力骨折中高达 73%（Umans H，Kaye J，1996）。上肢也可发生。疼痛是其主要临床表现，疼痛与活动有关，轻者休息时缓解，运动后又开始疼痛，严重者休息时也不缓解。体检可出现局限性压痛、肿胀，但表面皮肤无明显异常。在胫骨前面发生者，较晚期可触到局限性疼痛性骨隆起。

1.声像图表现

早期可显示局限性骨膜反应性增厚和抬高，抬高的骨膜沿骨皮质呈带状高回声；骨折骨膜下出血处，呈带状低回声；有的可出现骨皮质微小低回声骨折线（宽度不超过 4mm），一般为横折或斜折；骨折部位周围组织充血 CDFI 及 PDI 可出现较多血流信号；探头加压病灶出现疼痛。随着外骨痂的形成，骨折局部骨膜及骨皮质逐渐增厚隆起，回声逐渐增强。这些改变甚至在 X 线片出现阳性改变前即可看到，并可判断患者的疼痛与异常回声间的关系。腕舟骨骨折，除骨皮质回声中断外，还可能见到舟骨结节变形，骨皮质与桡动脉间的距离增大等表现。MRI 和 SPECT 检查对疲劳性骨折的诊断更为有效。

2.临床意义

骨折诊断主要靠 X 线片，但超声对骨折的诊断可起补充作用。

（1）超声可显示小儿的软骨性骨骺和生长板，对骨骺外伤骨折诊断有重要价值。

（2）高频超声可显示婴幼儿 X 线检查不能显示的骨折，如 Salter Ⅱ型骨骺骨折（部分骺板断裂）、未骨化的髁部骨折。

（3）超声可直接对疑有疲劳性骨折，肋骨、肋软骨骨折等的压痛点和症状区进行直接探测，故是疲劳骨折、肋骨及肋软骨骨折简单有效的诊断手段，特别是早期 X 线片尚未出现阳性改变时；或因相互重叠 X 线显示不清的骨折。

（4）超声对其他骨折的诊断价值：①便携式超声仪可于第一时间到达灾害、事故或急诊现场、快速判断有无骨折，为及时合理救治提供依据；②可判定骨折的部位，移位方向和对位情况以及骨折部位骨膜的完整性，及时为骨折的手法复位提供信息；③有助于判定有无血管、神经、肌肉、内脏损伤等合并症，以及断端内和周围血肿形成情况；④辅助诊断外伤性筋膜室综合征；⑤监测骨折愈合（包括 Ilizaro W 截骨延长术后，截骨延伸区骨愈合）过程。通过 CDFI 及 PDI 观测骨痂血流改变，有助评估和预测骨折延迟愈合。但超声对骨折全貌的了解，骨折愈合后坚固程度的判定，远不如 X 线。超声对长骨干骨折诊断的敏感性为 93%，特异性为 83%。可显示<1mm 骨皮质骨折线（MarshbumTH，2004；Grechenig，1998）。

二、化脓性骨髓炎

化脓性骨髓炎（suppurative osteomyelitis）由化脓性细菌感染而引起的骨髓、骨质和骨膜炎症。致病菌多为金黄色葡萄球菌（约占 75%）和 B 族链球菌。其他如嗜血属流感杆菌、产气荚膜杆菌、大肠埃希菌和肺炎球菌等较少。感染途径多是身体其他部位化脓病灶，经血行传播到骨骼，或邻近的皮肤、软组织、关节感染蔓延，或外伤（如穿通伤、开放骨折）、穿刺、手术直接感染所引起。经血道感染者称血源性骨髓炎，多发生于 2~10 岁儿童。多侵犯长骨干骺端，约 25%侵犯扁平骨或不规则骨。血源性骨髓炎的急性期，首先干骺端骨质破坏形成脓肿，脓肿不断扩大，脓腔内压力增高，脓液沿哈佛管蔓延至骨膜下，将骨膜掀起形成骨膜下脓肿，破坏了外层骨密质的血供引起骨坏死，脓液再穿破骨膜进入软组织，形成深部软组织脓肿，沿着筋膜间隙扩散，然后脓汁穿破皮肤，排出体外，形成窦道，急性炎症逐渐消失，转入慢性骨髓炎阶段。如果脓液同时在骨髓腔内蔓延，则会产生大片骨坏死。慢性期（一般 6 周），在骨病灶周围形成反应性骨膜新骨包壳，并将死骨、感染性肉芽组织和脓液包围于其中，包壳上有孔与软组织窦道和皮肤瘘孔相通。因骨包壳内死骨的存在和骨瘘孔小，死骨不易排出，脓液引流不畅，而长期不愈。临床表现为急性骨髓炎，起病急，有全身高热、寒战，肢体剧痛，局部红肿温度增高，干骺端有压痛和指压性水肿。患儿常哭叫不止，患肢半屈曲位拒动。血白细胞计数增高，中性粒细胞可为 90%。脓液穿破骨膜达软组织和皮下时，皮肤发亮变紫红色，脓液穿破皮肤排出体外后，全身及局部急性炎症症状随之消失。转为慢性骨髓炎后，以局部症状为主，从窦道和瘘孔不断排出脓液和小死骨，经一定时日瘘孔自行封闭，炎症再继续发展，不久又在原患处发生红、肿、热、痛、再破溃，如此反复发作，长期不愈，直至死骨和病灶彻底清除为止。持续数年或更长时间的慢性骨髓炎，有的局部皮肤可继发鳞状细胞癌，并可沿窦道向深部扩展形成肿块。化脓性骨髓炎四肱骨都可发病，但好发于下肢，以胫骨上段和股骨下段最常见，其次为肱骨和髂骨。

（一）声像图表现

1.急性骨髓炎

早期，受累肢体软组织弥漫性肿胀，回声减低。最易探到的具有诊断价值的超声征象，是出现骨膜下脓肿带状无回声区，骨膜被掀起呈拱形抬高并增厚（一般>2mm），或在骨周出现脓肿无回声区（约63%患者），这种改变比X线出现骨内破坏病变早7~l0d，最早可在症状出现后24h内出现（图5-2-4）。当出现骨质破坏时（约2周后），声像图上在病灶部（干骺端）可见骨皮质回声中断，骨的正常结构消失，有时骨质中可见边缘不清低回声区，并夹杂有较强的回声。进展期软组织及骨膜炎症肿胀、软组织充血，CDFI和PDI：血流信号增多。有时软组织内也可探到脓肿无回声区。约60%邻近关节可发生积液。

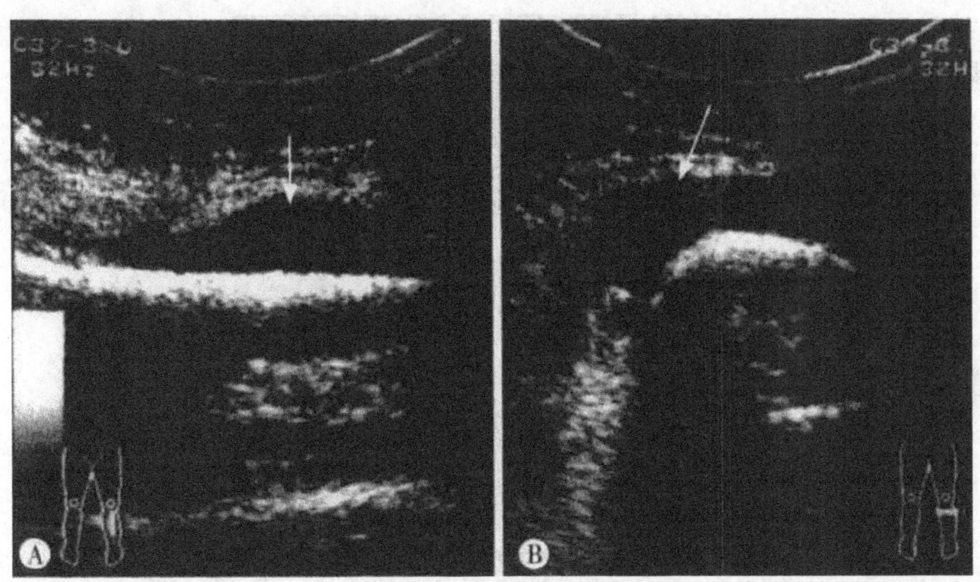

图5-2-4　急性骨髓炎声像图

A.纵切面；B.横切面；骨膜分离抬起（箭）骨膜下脓肿形成

2.慢性骨髓炎

患处骨皮质回声带呈不规则浓密强回声，表面凹凸不平，骨瘘孔处，骨皮质局限性回声中断或缺损，死骨形成并分离时，如果能显示出来，则呈孤立性点状、片状或块状强回声，死骨后常出现声影，死骨周围被肉芽组织低回声带及高回声新骨包壳包绕。周围软组织回声层次不清，窦道内可有积脓，探头加压可见脓液移动。有时在骨瘘孔和皮肤瘘孔间，可探及不规则低回声窦道（sinus tract），通过瘘孔注入过氧化氢可进一步了解窦道的分布范围、骨瘘孔的部位。部分扁平骨如肩胛骨慢性骨髓炎，骨质破坏后炎症及坏死组织形成局限性炎症肿块，骨质增生不明显，病变区呈不均匀混合性回声，夹杂有低回声和无回声区（图5-2-5），CDFI：局部血流增多，易与肿瘤相混淆。

（二）鉴别诊断

急性骨髓炎有典型病史，症状和声像图改变，不难诊断。只是在早期仅有软组织肿胀时，应与急性蜂窝织炎和单纯软组织炎症鉴别，后者声像图表现只有软组织厚度增加，而无骨膜增厚及骨膜下或骨周脓肿存在。慢性骨髓炎需注意与骨结核鉴别。

（三）临床意义

虽然，超声不能直接显示骨髓异常，但可发现骨膜下和（或）骨周软组织内脓肿病灶和定位，是早期诊断急性化脓性骨髓炎的重要诊断依据。对怀疑有急性骨髓炎的患者，一旦超声探测到骨膜增厚和抬起、骨膜下或骨周脓肿无回声区；CDFI：局部血流信号增多；并有局部和全身急性炎症表现，即可作出定性诊断。能及时正确定位引导诊断性和治疗性脓肿穿刺或切开引流。对慢性骨髓炎也有助于感染性无效腔和软组织内死骨的定位。因超声不能穿透骨，要进一步全面了解骨皮质和髓质破坏和骨内死骨等的详情，须结合 X 线、CT 或 MRI 检查。

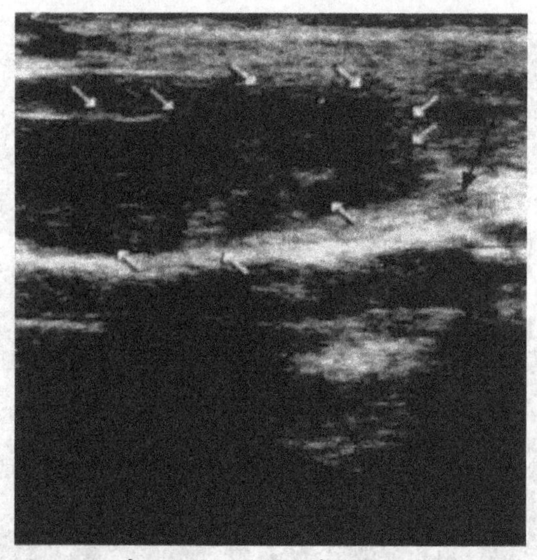

图 5-2-5　肩胛骨慢性骨髓炎声像图黑箭示骨破坏

三、骨结核

骨结核多继发于肺、淋巴结或肠道结核。结核杆菌经血供、淋巴播散到骨关节；或由胸膜结核病灶直接侵蚀（如胸骨、肋骨）所引起的慢性骨、关节炎症。占肺外结核 10%左右。青少年特别是 10 岁以下儿童多见。源于血供传播者，发生部位以脊柱最多（占 50%左右），其他依次是髋、膝、肘、骶髂、肩、踝等关节及手、足短骨。同时可波及邻近的腱鞘、滑囊及软组织。单纯性骨结核，在骨松质的中心或边缘引起骨质破坏，死骨形成，排出后遗留空洞或出现局限性骨缺损；骨皮质结核产生局限溶骨性破坏，并形成骨膜下脓肿和骨膜葱皮样增殖；干骺端结核具有以上两种病理改变。骨结核脓肿穿破骨皮质和骨膜后，形成周围软组织脓肿，并可向周围扩散或流注，若再穿破皮肤则形成窦道和瘘孔。也可侵犯邻近关节，引起关节结核。脊柱结核，以腰椎最多见（儿童胸椎多见），绝大多数为椎体结核，椎体骨溶解破坏，骨坏死产生死骨和脓肿，排出后形成空洞，使椎体塌陷变形。脓肿向前外方穿破，在椎旁形成冷脓肿，并沿筋膜间隙向远处流注，最后穿破皮肤形成窦道和瘘孔（老年人很少形成流注脓肿）；病变组织向椎管内扩展时，可压迫脊髓或马尾，引起不同程度的截瘫。骨关节结核一般多为单发病灶，隐袭发病，进展缓慢，早期症状轻微，可有低热，盗汗、乏力、体重减轻，贫血等全身症状。病灶位置表浅者，局部有疼痛、肿胀，出现冷脓肿肿块，脓肿破溃可见的窦道和瘘孔。腰痛和髂窝、腹股沟和（或）大腿内侧等部位，出现脓肿包块，可能是腰椎结核患者就诊的主要症状。严重的脊柱结核可有神经刺激症状和脊髓、马尾压迫症状和体征。

（一）声像图表现

1.单纯骨结核

病变部骨皮质破坏，回声连续中断或缺损。骨膜下出现冷脓肿无回声区，骨膜增厚，病灶区呈梭形肿大。有死骨形成时，其间可见游离斑点状强回声。脓肿穿破骨膜在软组织内，可见低或无回声病灶及窦道，有时其内也可见斑点状死骨强回声（图 5-2-6）。指、趾短骨结核，指（趾）骨常呈梭形肿大，骨质透声性增加（osteoporosis），骨皮质破坏回声不规则或缺损，骨膜增厚，软组织肿胀，多并发腱鞘结核。

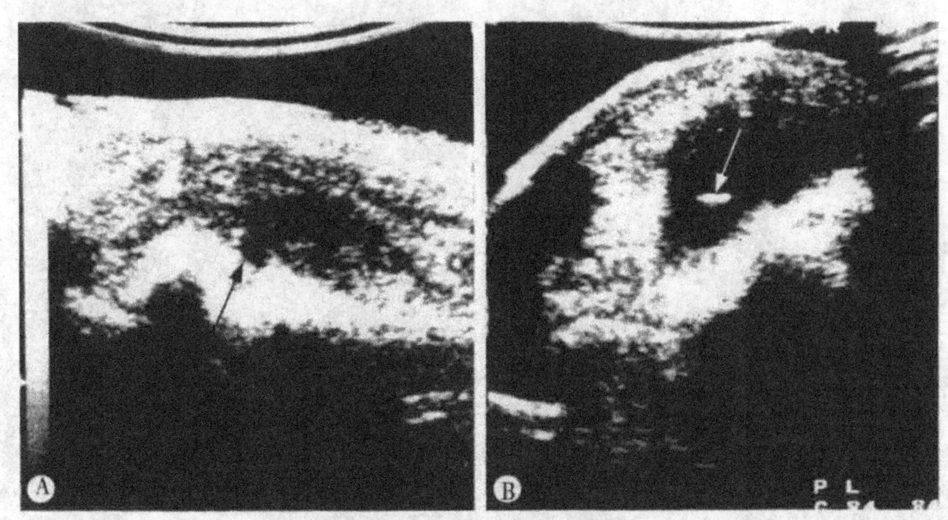

图 5-2-6　桡骨结核声像图

A.骨皮质破坏缺损（箭）骨周冷脓肿形成；B.脓肿内显现死骨回声（箭）

2.脊柱结核（tuberculous spondylitis/Pottsdisease）

脊柱结核最常发生在胸椎，其次为腰椎，最少见于颈椎。腰椎段结核受累椎体首先发生椎体的前部，经腹探测（图 5-2-7），病变椎体前缘高度变小，椎体排列及正常弧度失常，有时可见成角变形。椎体骨皮质强回声带变薄、变形，病变区为低回声，并显现不规则斑点状高或强回声；冷脓肿形成并穿破椎体，骨皮质出现回声中断，使前纵韧带向前凸出，与椎体间出现带状低或无回声区（脓肿）；在椎体前外方的一侧或两侧椎旁，出现冷脓肿无或低回声病灶，在适当的平面上，可见该脓腔与病变椎体相通的窦道。腰椎结核的脓肿可沿腰大肌流注，出现在腰大肌前、髂窝、腹股沟及股三角区，也可沿腰大肌，再绕股骨颈之后至臀部，甚至到达腘窝。流注脓肿为无回声或混合型回声，有壁，大的脓肿内部在静止状态下常出现清浊分层，泥沙样回声（干酪坏死组织和死骨碎片），在脓肿的重力方向一侧，显示为不规则密集斑点状强回声，后方伴有弱声影，并随体位变动而移动（echo shift by gravity）。如果沿脓肿从下向上寻踪扫查，脓肿直径逐渐变小，并终止于有病的椎体。当脓肿、死骨、干酪肉芽组织和（或）椎间盘组织向后突入椎管时，椎管内出现斑点状高或强回声，压迫硬膜囊，使之出现压迹，相应节段的椎管变形变窄（图 5-2-8）。较大的髂窝脓肿，特别是右侧，有时压迫输尿管，可出现同侧肾积水。

CDFI 及 PDI 病灶区一般无明显血流信号。当发生化脓性混合感染，引起软组织肿胀时，周围软组织可见非特征性血流增加。有时较大脓肿压迫邻近血管，可见血管移位及血流异常。胸段椎体结核因声窗狭小，声束不易穿过显示较为困难。

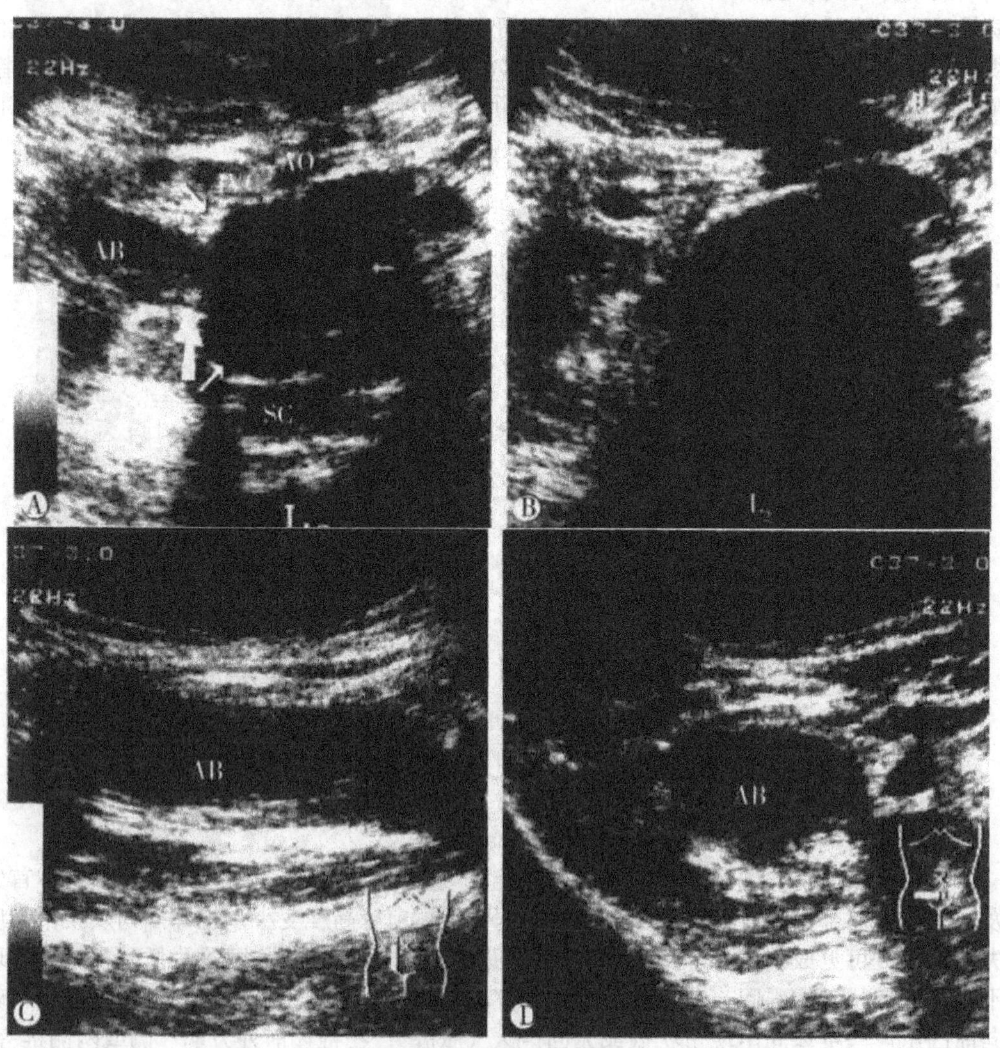

图 5-2-7　腰椎结核声像图

A.椎体破坏变形空洞形成（小箭）、椎旁冷脓肿形成（AB），粗箭示窦道；B.正常椎体对照；C、D.椎旁及髂窝流注脓肿（AB）

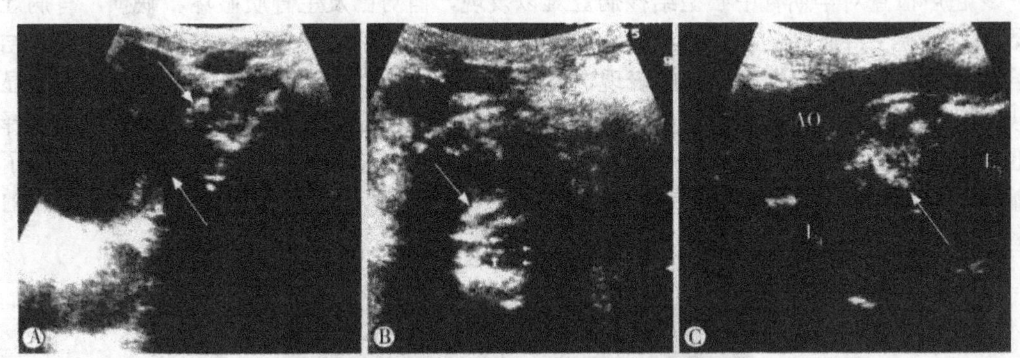

图 5-2-8　腰椎结核合并神经压迫症声像图

A.椎体严重破坏，椎旁脓肿形成；B.横切面；

C.纵切面，均显现椎体坏死组织和死骨，向后突出移位至椎管内（箭）

3.胸壁结核

胸壁结核（Tubrerculosis ofchest wall）是以形成冷性脓肿肿块为主要特征的胸壁疾病。多由胸膜结核直接蔓延或肺结核经淋巴道传播而引起。较多见于青年。临床表现：多以胸壁出现无热性肿块为主，肿块从肋间向外隆起，无移动性，可有轻度压痛和波动，但皮肤表面正常。少数患者可有瘘孔形成，有稀薄脓汁流出，长久不愈合。全身可有低热、乏力，血沉增快等改变。不及时治疗可导致肋骨、胸骨破坏。声像图表现为胸壁肿块呈不规则低回声，或周围低回声中心无回声，沿肋间长轴呈梭形或椭圆形，内壁不光滑。脓肿较大时，穿破肋间内、外肌在皮下形成脓肿，并向胸腔内膨出，内外呈“哑铃”形，毗邻的肋骨被包绕于脓肿中心，呈“拱桥”形强回声（图 5-2-9C）。肋骨初期完整，晚期骨板遭破坏，则出现局限性回声中断或缺损；有死骨形成时，脓肿中有游离的不规则点片状强回声，有的后方可出现声影（图 5-2-9B）。有时皮下组织内可见不规则窦道回声。当病灶向胸壁深层扩展蔓延，正常胸膜线状回声消失，胸膜不规则增厚。由胸膜结核直接侵犯而来者，在胸壁内面可探到与之相连的胸腔积液（或脓胸）区，脏、壁层胸膜均增厚；日久有胸膜钙化者，可见不规则强回声。早期较小病灶仅在肋间呈不均匀实质低回声（多为干酪化病变），胸膜及肋骨无异常（图 5-2-9A）。

（二）鉴别诊断

本病应与胸壁的骨及软组织肿瘤，肋软骨炎，在女性乳腺区发生的病灶应与乳腺肿瘤鉴别。前两者肿块均呈实质性，骨肿瘤首先发生骨溶解破坏，然后向外发展形成软组织肿块；软组织肿瘤，主要向胸外生长。两者均无脓肿液性回声及不形成死骨。肋软骨炎主要表现为肋软骨肿大，绝不形成脓肿。乳腺肿瘤在胸大肌外。

根据隐匿发病、病程缓慢、胸壁出现冷脓肿，伴有骨破坏和死骨形成等声像图改变，可作出胸壁结核的明确诊断。超声不仅可以显示病灶的大小、深度，并可准确提供病灶向胸腔内蔓延的深度和范围信息。特别当病灶较小，胸壁肿块不明显，X 线又无异常发现时，超声检查更有意义。此外，超声引导下可准确进行穿刺诊断和治疗，掌握进针方向和深度。

（三）临床意义

超声检查对早期骨中心型结核病灶难以发现，但对已发生骨质破坏、缺损，有病灶周围、骨膜下冷脓肿的单纯骨结核和脊柱结核的流注脓肿容易显示，如有阳性发现，结合慢性的病史，无急性炎症临床表现，能明确诊断。对结核性冷脓肿，比 X 线更容易显现。此外，超声可准确引导穿刺抽脓及局部药物注射治疗，对手术治疗切口部位的选择也有一定帮助。对晚期结核便于判定有无肝、肾及淋巴结等其他器官并发症。若全面了解病灶的骨、软骨受累情况，及其与邻近组织结构的关系，应进一步作 X 线、CT 或 MRI 检查。

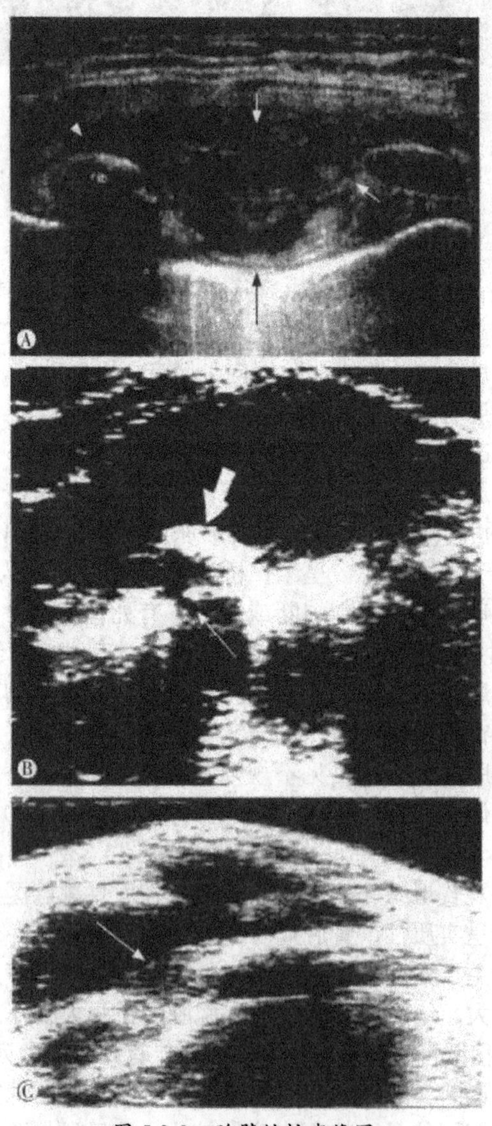

图 5-2-9　胸壁结核声像图

A.冷脓肿病灶（箭）位于肋间；B.冷脓肿向胸壁内外扩展，包绕肋骨，肋骨破坏回声中断（长箭），粗箭示死骨；C.肋骨破坏死骨形成（箭）

四、骨梅毒

梅毒感染对骨与关节的侵害，多见于二期梅毒（自下疳出现后4年内）及胎传梅毒早期（<4岁）。前者骨膜炎最多见，关节炎次之，骨膜炎好发于长骨，尤以胫骨最多，其次为尺骨、肱骨和桡骨，股骨与腓骨较少见后者约90%侵犯骨骼，以骨软骨炎和骨膜炎最常见，亦多见于长骨，尤好发于胫骨。胎传性骨梅毒早发型主要临床表现为：病儿对称性肢体肿胀，触痛，烦躁哭闹，肢体活动受限，并常伴有梅毒性眼、皮肤、黏膜损害及肝脾增大等表现。

1.声像图表现

胎传性骨梅毒，可出现皮下软组织水肿增厚，对称性或多发性干骺端软骨不规则增宽，表面回声不规则（干骺端骨软骨炎）；或出现暂时性钙化带，显示为高或强回声。骨皮质增厚，长骨干曲度异常（如胫骨呈弓形弯曲）和骨膜增厚（骨膜炎）。膝等大关节出现关节积液等改变；同时可有肝脾增大，非持续性肠梗阻，浆膜腔积液等表现。在后天第二期梅毒，以骨膜炎为多见，病骨骨膜增厚，骨膜下形成梅毒性肉芽肿呈低回声。

2.鉴别诊断

在梅毒并不少见的今天，只要对此病有警惕性，对有怀疑的患者进行梅毒螺旋体血凝试验（TPTA），即可与其他疾病鉴别。

3.临床意义

超声对骨梅毒诊断虽不是特异性的，但它可为临床提供诊断线索，特别是胎传性骨梅毒。

五、骨膜炎

单纯性骨膜炎以疲劳性骨膜炎最为常见，多发生在过负荷的体育运动及军事训练中，是一种常见的运动性损伤。此外，也可发生在直接外伤（如打击、碰撞）。旺炽性反应性骨膜炎是一种特殊种类骨膜炎。

（一）疲劳性骨膜炎（fatigue periostitis）

疲劳性骨膜炎是因骨膜反复受力，特别是撕脱性损伤（avulsive injuries）引起的慢性骨膜损伤，或者与疲劳性骨折并存。最常发生在下肢小腿胫骨（国外称 shin splint）。主要临床表现为胫前疼痛和局部隆起，但皮肤表面无异常。声像图在早期显示程度不等的局限性骨膜增厚，回声高于周围正常骨膜，有炎性渗出或出血时，在骨膜与骨皮质之间可见带状低或无回声（图5-2-10），PDI：增厚骨膜及其周围可见较多血流信号；中、晚期骨膜回声进一步增强，骨膜下的无回声消失，如无再损伤，增厚的骨膜可逐渐吸收消失。如合并疲劳性骨折，骨皮质可见微小线状回声中断，骨膜增厚抬高更明显，随病程发展可见外骨痂形成。以上超声改变，可在X线片出现异常前看到。本病症状应与骨筋膜室综合征、轻度肌肉拉伤等鉴别，但后两者均无骨膜异常。同样的改变也可发生在大腿收肌抵止部，称 thighsplints。

（二）旺识性反应性骨膜炎（floria reactiveperiostitiS）

此病亦称纤维骨性假瘤（fibroosseous pseudo-tumour），骨旁筋膜炎（parosteal fascitis），骨化性骨膜炎（periostitis ossificans），是一种与感染、创伤或昆虫叮咬过敏有关的骨膜反应性疾病。其病变为骨膜局部反应性纤维组织、成骨组织和软骨组织增生。最多侵犯指骨（91%）和趾骨（9%），以第1指节多发，其次为第2指节，亦可发生在掌骨。发病年龄范围较宽，好发于青少年，女性多发。典型症状为指、趾疼痛，受累部位呈梭形肿大。声像图：罹患部软组织增厚，受累骨骨膜增厚为其主要表现，CDFI 和 PDI：病变区有较多的血流信号。本病应与指骨的骨髓炎、非特异性骨膜炎、外伤性骨膜增生、骨化性肌炎、疲劳性骨折、骨及软组织肿瘤等鉴别。

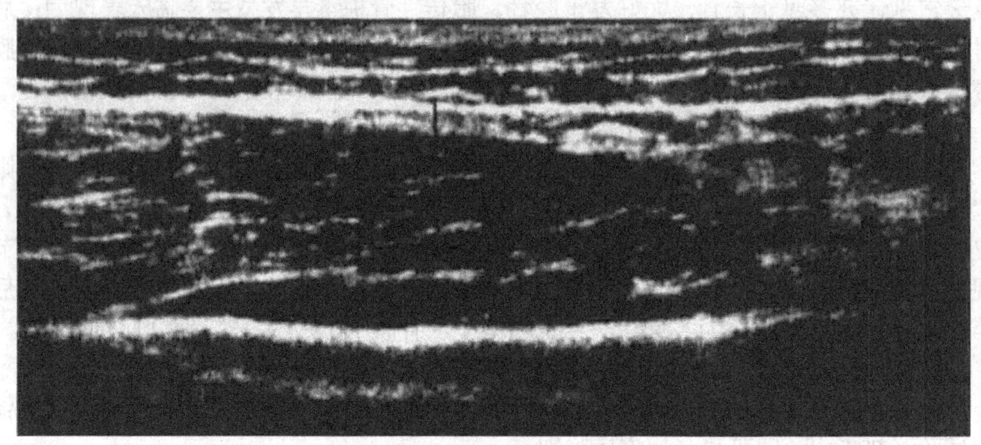

图 5-2-10　疲劳性骨膜炎声像图

箭示骨膜抬起骨膜下血肿形成

（三）外伤性骨膜炎

多发生在直接磕碰、撞击伤。声像图在早期出现局限性骨膜下出血，骨膜隆起，同时有软组织肿胀和损伤（图 5-2-11A）；中、晚期，骨膜下血肿消失，骨膜增生增厚（表 5-2-1），甚至骨化（图 5-2-11B）。

六、纤维囊性骨炎

本病是原发性或继发性甲状旁腺亢进后期，发生的严重骨骼病变。临床有骨痛、骨变形隆起，有的并发骨折。超声表现：由于广泛性骨量减少、骨矿物质丢失过多、骨的声衰减低，透声性增加，骨皮质变薄回声强度减低，骨声影消失，骨变形及囊肿形成（图 5-2-12）。并发骨折时骨皮质回声中断移位。

七、骨棘球蚴病

骨棘球蚴病（hydatidosis of bone/bone echinococcosis）是由细粒棘球蚴在骨内寄生引起。发病以畜牧区较多，我国西北地区多见。棘球蚴病可发生在全身各个部位，以肝棘球蚴病最多见，其次为肺，骨棘球蚴病极为少见，占全部棘球蚴病的 0.5%~2%，以骨盆骨最常见，其次为脊柱，少数可发生在股骨、肱骨、桡骨及胫骨干骺端。为棘球蚴被血流带至骨骼发育，病变从骨松质或骨髓腔开始，发生溶骨性破坏，骨内形成小包囊，沿骨髓腔或骨质薄弱部发展，并逐渐增大。骨皮质受压萎缩变薄，髓腔变宽，向外膨大变形，最后穿破皮质形成软组织包囊。并可继发病理骨折。当骨皮质变薄或被破坏时，可用超声探测。临床主要表现为局部疼痛，包块及病理骨折。发生在脊柱者，晚期可出现截瘫。实验室包虫三项试验（Casoni 皮内试验、免疫对流试验、Weinberg 试验）阳性，血嗜酸性粒细胞增高。声像图表现为病骨溶骨性破坏，膨胀变形，骨皮质变薄或回声连续性中断，骨内出现囊腔，包囊呈大小不等的圆形或类圆形无回声区，囊腔内可有分隔，病灶边界清楚，但无骨膜反应性增厚，常同时有肺、肝等处病灶。

鉴别诊断：因声像图无特异性，诊断时应与溶骨性肿瘤、骨囊肿、动脉瘤样骨囊肿，骨转移瘤、纤维囊性骨炎等鉴别。首先应对此病有一定的警惕性，特别在非流行区，应注意流行病史的询问，结合血清学检查进行鉴别。

临床意义：超声可为此病诊断提供依据，典型的超声征象，并有流行病史和阳性血清学检查方可诊断。如果同时发现有其他内脏棘球蚴病灶者，更可确诊，并有一定鉴别意义。

表 5-2-1　超声可显示的骨膜增厚疾病

急、慢性骨髓炎	骨折骨外膜骨痂形成
疲劳性骨膜炎	疲劳性骨膜炎
旺炽性反应性骨膜炎	反应性骨外膜增生（软组织病变侵蚀）
骨梅毒	骨结核
骨肉瘤	尤因肉瘤
骨膜下出血（抗凝药过量、血友病）	创伤性骨膜炎

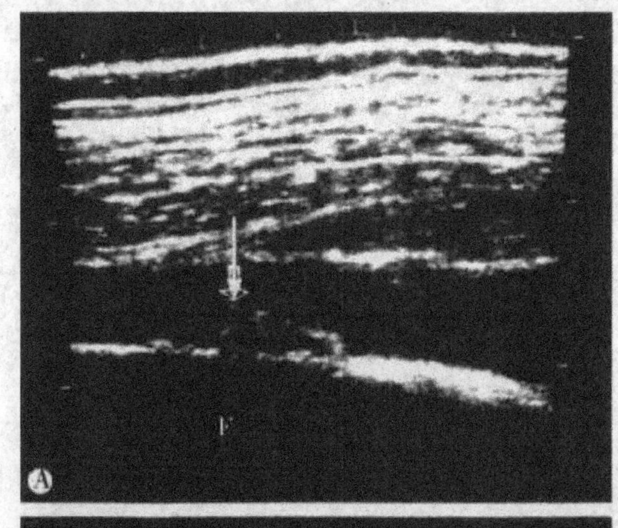

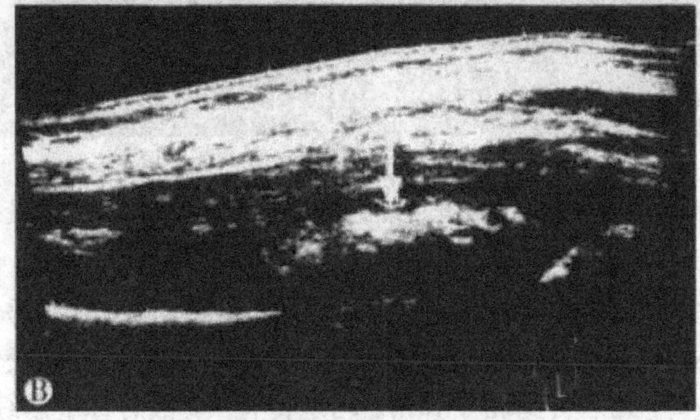

图 5-2-11　外伤性骨膜炎声像图

A.早期骨膜抬起增厚，骨膜下血肿呈低回声；B.晚期增厚骨膜钙化

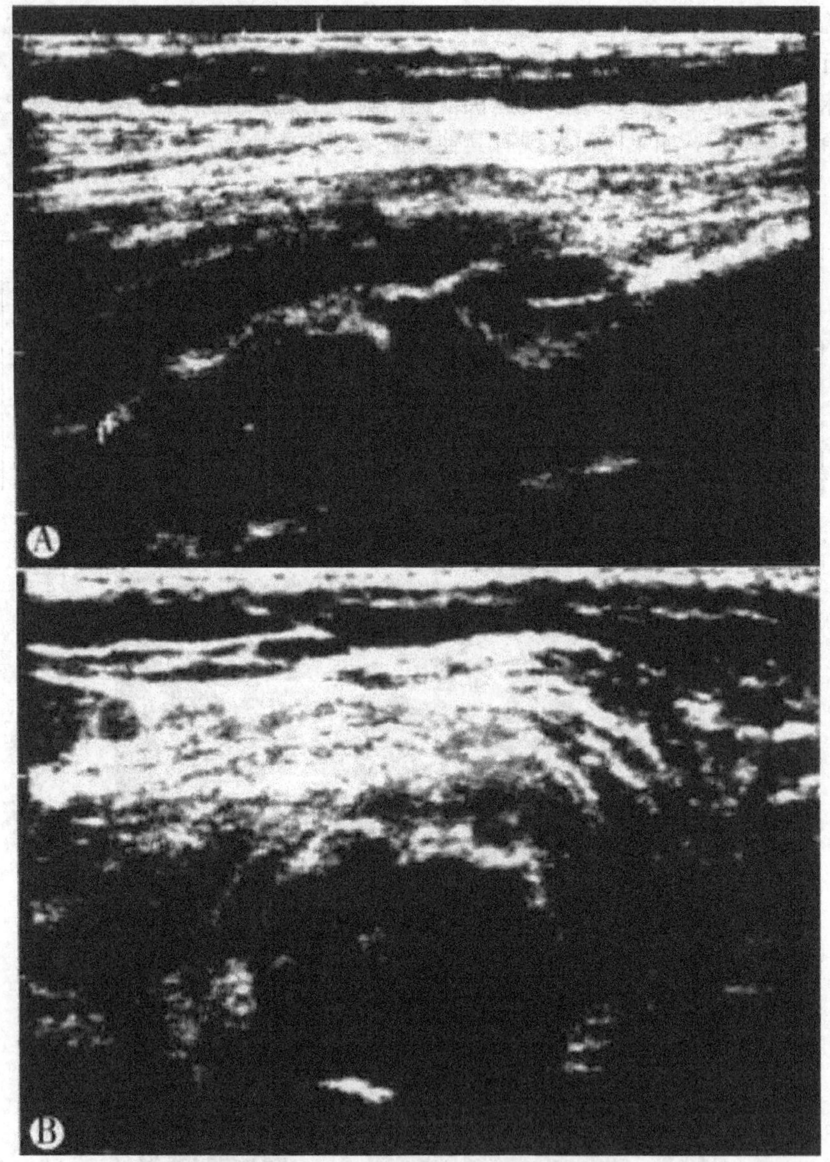

图 5-2-12　尺骨纤维囊性骨炎声像图

A.纵切面；B.横切面，显现骨皮质变薄变形，透声增强，囊性变囊肿形成

八、先天性髌骨畸形（congenital malformation of patella）

包括先天性小髌骨或缺如及髌骨外侧脱位。为少见的新生儿先天性畸形，前者无髌骨或只有很小的髌骨，常合并拇指甲异常，与遗传有关，故有称甲髌综合征（Nail-Patella syndrome）；后者出生时髌骨已移位于股骨外髁的外侧，不能自行复位。常为双侧性及合

并股四头肌发育异常，髌骨向外旋转移位。

1.临床表现

膝关节呈固定的屈曲位，不能主动伸膝，被动伸膝受阻，髌骨很小并向外侧移位，常不易触及。髌骨缺如时，股骨髁前面空虚，膝关节变形，功能受限，行走时呈 趾向外的步态。已有文献报道可用超声诊断。

2.声像图表现

在膝关节纵、横切面上，髌骨发育不良变小，无骨化核，屈伸膝时髌骨均在股骨外髁外侧。或髌骨发育正常，但因髌韧带过度牵拉髌骨向上回缩，在大腿内可找到髌骨肿块，膝关节向后凹陷，股四头肌下段肌腹移向外侧。髌骨缺如者，在股骨髁间沟内的伸肌腱正常，但无髌骨显示。轻型髌骨脱位，屈膝时髌骨位于股骨外髁外侧，伸膝时可复位。膝关节前内侧关节囊增厚。

3.临床意义

髌骨的骨化中心出现，常在2岁以后，致使X线在此前常不易判定，超声可显示髌骨及其周围结构。因此凡出现有膝关节屈曲畸形者，应进行超声检查。并有助排除先天性关节挛缩及先天性肌肉挛缩等病。而且小儿不需要用镇静药，易于动态观察伸膝装置异常，便于与对侧膝比较。

先天性髌骨二分畸形（congenital bipartite patella）是由于髌骨的副骨化中心未与主髌骨中心正常融合，而只有纤维或纤维软骨连接，形成两半髌骨。通常副髌骨较小，位于主髌骨的外上方（占75%）、外侧（占20%）和下级（占5%）。一般无症状。超声显示髌骨由主、副两部分构成，中间纤维或纤维软骨连接部为线状低回声（图5-2-13）。当外伤引起连接部破裂时主副髌骨间隙增宽。确定诊断须除外骨折。

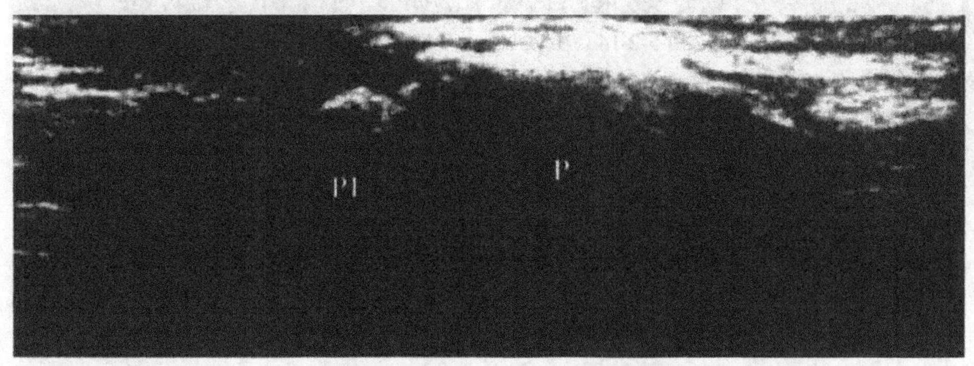

图5-2-13 先天性髌骨二分畸形声像图

患者男，18岁，无特殊症状，髌骨由副髌骨（P1）和主髌骨（P）两部分构成，两者间有纤维性连接（箭），骨质无异常

九、婴幼儿骨外层肥厚病（infantile cortical hyperostosis）

本病又称卡菲病（Caffey’s disease），极少见。常于生后不久即发病，本病多以骨膜软骨和新骨形成，引起骨皮质增厚为特征，病因不明。一般先上、下肢，后下颌骨肿胀，肢体可有疼痛及活动受限，患儿均以长骨或下颌骨局部出现明显肿块就诊，但皮肤

表面无异常，一般状态良好。新生骨可逐渐吸收，最后恢复到正常形态。超声在患部骨的外层，出现增厚的强弱混合性回声，而邻近的骨质、软骨及关节回声无异常(图 5-2-14)。

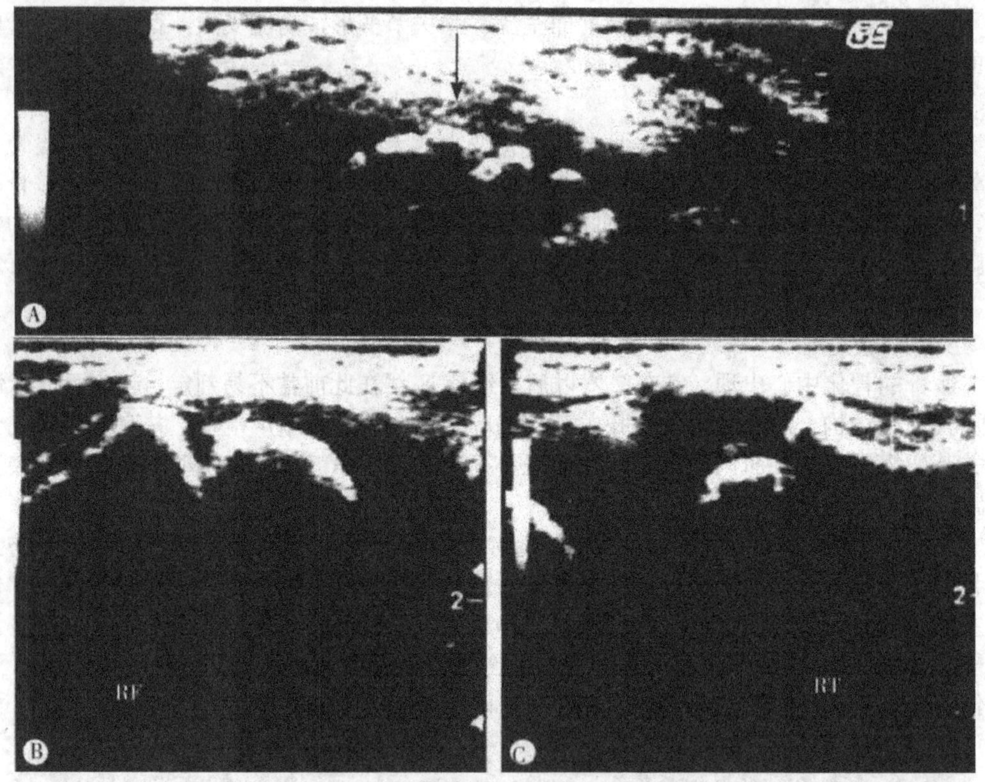

图 5-2-14　婴幼儿骨皮质增厚症声像图

3 岁女性病儿。A.股骨内髁骨皮质外表层增厚，呈密集点片状强回声；B、C.邻近骨骺骨质、关节软骨无异常，病理检查，增厚部分显示为软骨组织增生，基底部见骨小梁形成，未见组织异型

（于春洋）

第三节　关节疾病

一、关节积液

关节积液（joint effusion）是各种关节滑膜炎症的共同症状和诊断关节疾病的最重要证据。积液的性质可分为脓性，浆液性，血性，脂血性及晶体性。脓性积液多由化脓性或结核性细菌感染引起；浆液性积液，多由非化脓性急、慢性关节疾病，如暂时性滑膜炎、风湿及类风湿关节炎、色素绒毛结节性滑膜炎、骨关节炎、滑膜性软骨瘤病、布氏杆菌病、Reiter 综合征等引起；血性积液多因外伤（关节或毗邻韧带损伤），有时由血友病等凝血因子缺乏或关节滑膜血管瘤破裂引起；脂血性积液是血液和脂肪进入关节腔，

多来源于关节内骨折处骨髓，称为关节积脂血征（lipohemarthrosis），由于脂肪比重低，漂浮在关节液的上层，血液沉积后又分成血清和血细胞两层；晶体性积液主要见于痛风和假痛风。关节积液最常发生在大关节，尤以膝、髋、肘关节多见。不论哪种原因，均有过多的液体积聚在关节腔内，并同时伴有不同程度和形态的滑膜增厚，而且多伴有毗邻的滑囊积液。日久可发生关节囊增厚，关节软骨破坏，软骨剥脱形成游离体，骨质增生形成骨赘等继发性改变。

（一）声像图表现

大量关节积液，关节囊扩张外凸，关节腔明显增宽，如果液体为单纯浆液性者，呈无回声，关节软骨线明显，当探头加压时，无回声的液体随之从加压区散开。关节出血引起的血性积液，出现密集的漂浮细点状回声，静息状态下可出现液-液平面回声（血清与血细胞分层），血凝块形成时，液体内出现块状高回声。关节内骨折引起的脂血性积液（含脂肪的积血），静置不动数分钟后，可出现脂肪-血液平面回声，上层为脂肪高回声，下层为低回声血液；再静置>10min，则出现脂肪-血清-血细胞双平面回声（三层）；上层高回声为脂肪，中层无回声为血清，下层低或中等回声为血细胞，一旦出现双平面回声，对诊断关节内骨折有重要意义（与CT和MRI相似）。有时脂血性积液，也可来源于关节内脂肪垫、关节囊韧带损伤。脓性积液因含有蛋白质、纤维素和炎细胞渗出，而出现不均匀粗大斑点状、线条状或碎屑样回声。含有晶体的积液，沉淀的晶体积聚表现为斑块状高或强回声。探头加压可引起关节内的液体重新分布，液体内的有形成分回声出现漂动。少量积液只在关节隐窝处出现无回声，在扫查时，关节进行主动或被动活动，可使液体重新分布，有助于液体进入超声视野。关节积液内CDFI和PDI无血流信号；当周围滑膜组织和关节囊，有炎症充血或炎性增生时，可显现较丰富血流信号。有脂肪垫的关节积液如肘、膝关节可见脂肪垫移位。因病因不同，还可有关节内、外其他声像图表现，如滑膜增厚，有的出现单发或多发结节状隆起或肿物，突向关节腔；关节囊增厚和关节软骨面变薄、凹凸不平或缺损；关节游离体及毗邻关节的滑囊伴有积液等。

关节积液诊断标准（液体厚度）：膝关节>3mm；髋关节>5mm，>对侧2mm，术后>10mm；肩盂肱关节外展90°在腋下测定，≥3.5mm，或>对侧1mm；踝前胫距关节>3mm。

关节滑膜血管瘤（罕见），出现的非创伤性关节积血，微小的肿瘤不易被超声探测到，肿物较大时在关节滑膜上可见类似体表血管瘤样的回声结构。但难以早期诊断和定性。

（二）临床意义

关节积液是关节疾病的预食指标。超声对关节积液甚至少量积液的早期诊断极有价值，并能准确地引导诊断性和治疗性穿刺，方法简便快捷（仅需15min左右），优于其他影像学方法。但对关节疾病种类的诊断并不具特异性，病因的诊断须根据多项声像改变，结合临床病史、临床表现和关节液检查综合判定。通过常规的或造影CDFI和PDI，可判定滑膜充血及其对治疗的反应；声像图与CDFI和PDI结合，有助于区分积液与滑膜增厚。容易探测到关节积液的部位：髋关节前隐窝（股骨头颈前方）；膝关节在髌骨上方；肩盂肱关节在肩后或腋下隐窝；踝关节前隐窝（在胫距关节前方）；肘关节在鹰嘴窝（后方）或冠状窝（前方）；腕关节在桡骨茎突前方。

二、化脓性关节炎

化脓性关节炎（septic arthritis）包括淋病性和非淋病性，后者致病菌在新生儿及婴幼儿多为金黄色葡萄球菌和B族链球菌；较大儿童和成人多为金黄色葡萄球菌和嗜血性流感杆菌感染引起。感染途径与前述骨髓炎基本相同，可由血行传播而引起，有时为骨骺端骨髓炎或邻近的骨和软组织的感染病灶直接蔓延所致，也可由穿透伤、手术、关节镜或穿刺感染引起。可发生在任何年龄，但多见于儿童。由淋球菌感染引起者见于成年人，并多累及膝关节。化脓性关节炎，常单一关节发病，好发于髋和膝关节，其次为肩、肘关节；偶尔多关节发生。主要病理改变为关节滑膜发炎充血、水肿，渗出产生关节积液，初为稀薄浑浊液体，继而变为脓性。滑膜及关节囊增厚，周围软组织发炎肿胀，数日后炎症得不到控制，可进一步腐蚀破坏关节软骨，使软骨下骨质裸露甚至破坏，最后可导致关节纤维性或骨性强直，功能丧失（高达25%~50%）。儿童可因此引起骨生长障碍。

临床表现：发病急，有高热、间歇性寒战，不同程度的全身毒血症状。经数日前驱期后，受累关节发生红、肿、热、痛及功能障碍等急性炎症状。血中性粒细胞增多核左移。

（一）声像图表现

关节积液，关节囊扩张外凸，关节腔间隙增宽，滑膜增厚，积液一般为带状低回声，其内可见间隔及混有较多的点状高回声，仅少数显示为无回声（图5-3-1）。约0.5%的患者发病开始可无积液，因此如有持续关节疼痛和发热，应反复检查。此外，均可见关节囊及滑膜增厚回声增强，内壁不光滑；关节周围软组织肿胀，厚度增加，探头加压有明显压痛。CDFI和PDI急性炎症期，关节囊、滑膜及周围软组织充血，血流信号增多。但单据此来鉴别化脓性与非化脓性是不可靠的。此外，可有区域性淋巴结肿大。严重的病例可继发关节软骨和软骨下骨皮质破坏，显示软骨面凹凸不平或局部断裂、缺损，软骨下骨皮质回声缺损凹陷。坏死的软骨、骨碎片进入关节腔，显示为点片状高回声。邻近关节的滑囊被波及时，多同时有积液并扩张，囊壁增厚。由于严重程度和病期不同，在上述超声征象中，可出现一种或多种。值得注意的是约有1/3病例，由于脓汁黏稠，可无典型关节积液回声表现。

（二）鉴别诊断

儿童化脓性关节炎，常需与非感染性关节炎如暂时性滑膜炎、少年性类风湿关节炎，创伤性关节炎、血友病性关节病、Perthe病以及关节周围软组织化脓感染如髂窝脓肿等鉴别。超声阳性表现，结合急性炎症病史和临床体征，诊断性穿刺抽出脓汁，即可明确诊断。

（三）临床意义

超声检查对化脓性关节炎引起的，尤其是深部大关节的关节积液、滑膜及关节囊厚度、关节外软组织炎症改变等的判定敏感可靠，能准确引导，定位穿刺排液和注药。但对病原的诊断须靠关节液的检验和培养。与其他影像方法结合，特别是MRI则能更进一步全面地了解有关骨和软骨的改变情况。

三、关节结核

关节结核（tuberculosis of joints）分单纯性滑膜结核和全关节结核。单纯性滑膜结核，以髋、膝、肘和踝关节发生率较高。关节滑膜受累后发炎充血、出现浆液性或浆液纤维蛋白性渗出液，并逐渐变为脓性。晚期滑膜和关节囊增生肥厚，侵蚀破坏关节软骨及软骨下骨质，形成全关节结核。最后导致关节变形，关节活动受限或功能丧失。声像图表现：单纯性滑膜结核出现关节积液、关节间隙增宽，并可见滑膜不规则增厚，回声增强，关节腔无回声区内，可见多少不等的斑点状高回声（沉积的纤维蛋白块或干酪样物质）（图 5-3-2）。发展成全关节结核时，同时可见关节软骨及骨破坏，出现回声缺损；向外破溃在软组织内形成冷脓肿，其内可见坏死组织和死骨，呈斑点状高或强回声，并可见与关节相通的窦道。晚期关节间隙变窄，关节囊不规则增厚。有的周围腱鞘和滑囊亦可被波及，出现与关节滑膜相似的改变。

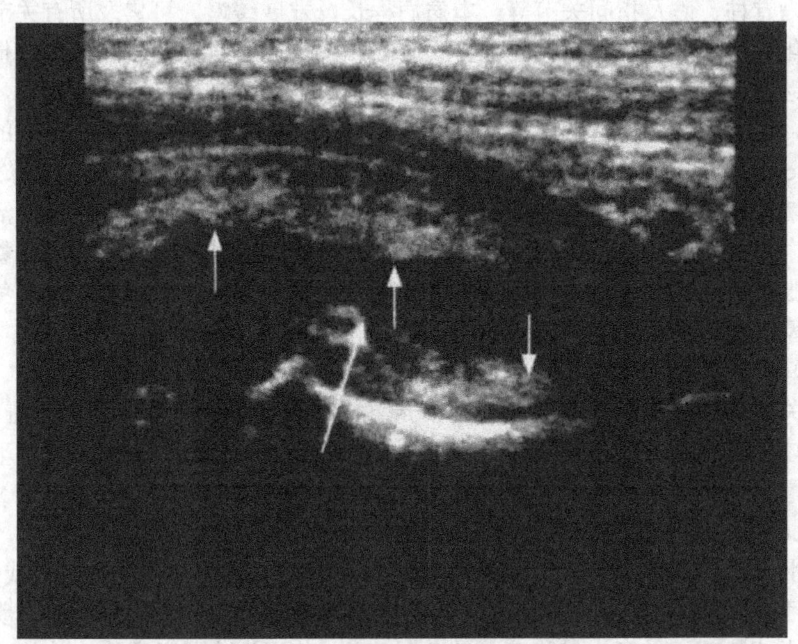

图 5-3-1 髋关节化脓性关节炎声像图

滑膜不规则增厚（短箭），关节积液（长箭）

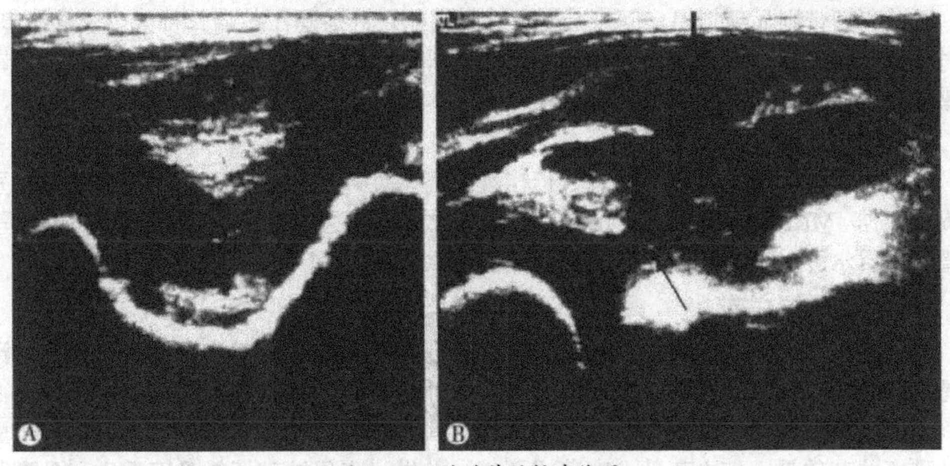

图 5-3-2 肘关节结核声像图

A.关节积液；B.关节周围软组织冷脓肿（粗箭），及与关节腔间窦道形成（细箭）

四、骨关节炎

骨（性）关节炎（osteoarthritis，OA）亦称骨关节病（osteoarthrosis）、退行性关节病（degenerative joint disease）等。是最常见的关节退行性疾病，是先关节软骨损伤，后续累及软骨下骨质、滑膜、关节囊及其周围支持组织的一种慢性疾病。病因尚不清楚，与年龄、体胖、职业、外伤、遗传等诸多因素有关。80%发生于 50 岁以上，女性多于男性。在老年关节病中占 30%~50%。年轻人大多为继发性。膝关节易发，高于其他任何关节，其次为脊柱、髋及指间关节等。本病病程长，发展缓慢，可累及所有关节结构。基本病理变化：早期关节软骨软化变薄，表面凹凸不平，负重部位软骨破裂缺损，关节间隙变窄，继之软骨下骨质外露，增生硬化；病程中期，关节边缘区软骨骨化，骨质增生形成骨赘，可因轻微外伤骨赘脱落形成关节游离体；后期可有多发大小不一的软骨下骨囊肿（subchondral syst）形成，与关节毗邻的滑囊出现积液，大多数受累关节有关节囊、关节滑膜增厚和纤维化。主要临床表现，早期为非对称性关节酸痛、晨僵，活动过多时疼痛加剧，休息后减轻。有骨赘形成时，关节活动受限。继发关节和邻近滑囊积液时出现关节肿胀。有关节游离体时，可发生关节交锁症状。血沉、血细胞和血清免疫学检查正常，类风湿因子阴性。

（一）声像图表现

以膝关节为例，轻者关节软骨表面不光滑，凹凸不平，局限性变薄（图 5-3-3A），尤以负重较大的股骨内髁和髌骨股关节明显；重者局部软骨断裂缺损，软骨下骨质外露硬化回声增强并突出，胫骨平台和（或）股骨髁关节边缘处骨赘（osteophyte）形成，呈唇样隆起（图 5-3-3B），并常合并半月板向外突出，副韧带亦随之向外移位，甚者可并发半月板水平裂和囊肿。骨皮质下囊肿形成时，在骨端骨质内出现不均匀低或无回声灶，周围有高回声环。病程长者，可有关节及髌上滑囊滑膜增厚，最常见于髌上髁间窝区和邻近髌下脂肪垫部，并有少量积液（图 5-3-3C），也可并发腘窝囊肿。关节游离体形成时，关节腔内可见点、片状强回声，并随关节活动而移位（图 5-3-3D）。关节内有积液或注入生理盐水后，更有助于判断关节软骨的改变及关节游离体。合并肌腱或韧带炎症时，肌腱和韧带则显现增厚，回声减低，甚至钙化，特别是在腱端骨赘区。较重的患者，同时可见腰椎椎体边缘唇样骨质增生，有时椎体间有骨桥形成。主要应与类风湿关节炎、滑膜骨软骨瘤病、晶体性关节炎等鉴别（图 5-3-3）。

（二）临床意义

超声虽不能诊断早期骨关节炎，但出现上述阳性超声改变，可为本病诊断及鉴别诊断提供依据。MRI 和关节造影 CT（CT arthrography）对观察关节软骨缺损的部位和程度，软骨下骨质水肿、硬化和囊肿形成更为准确可靠。

五、类风湿关节炎

类风湿关节炎（rheumatoid arthritis，RA）是滑膜关节慢性、进展性炎症疾病。滑膜炎是 RA 最早的病理改变，并继发软骨和骨侵蚀性破坏为特点的疾病。早期滑膜充血水肿、渗出、关节腔内出现积液；继之滑膜慢性炎症增生，滑膜血管翳（pannus）形成，侵蚀破坏关节软骨，使之变性、变薄或消失，并进一步侵蚀破坏软骨下骨质和骨囊肿形成。后期导致关节间隙变窄、关节畸形或强直。并常伴有关节周围滑囊、腱鞘、肌腱炎症。大小关节均可发病，但以双手关节（尤其掌指关节和近端指间关节）、腕、膝、跖趾关节最多见，其次为肘、踝、肩、髋等关节，并有多发和对称性发生的特点。本病可发生在任何年龄，发病高峰为40~50岁。

（一）临床表现

起病缓慢，早期症状轻微，随疾病进展，受累关节疼痛、肿胀、晨僵及活动受限，关节附近肌肉萎缩。并可有食欲缺乏、肌肉酸痛、低热、乏力等全身症状。后期出现关节畸形，最常见的是掌指关节的半脱位和手指向尺侧偏斜，近端指间关节过度伸展，手呈所谓“天鹅颈”畸形。多数患者血沉增快，类风湿因子（RF）检测阳性，滴定度增高；C反应蛋白（CRP）增高。病程缓慢，跌宕起伏。常从一个关节扩展到另一个关节。发生在腕部者则可引起正中神经压迫症状（腕管综合征）。踝关节受累可发生胫神经压迫症状（踝管综合征）。

（二）声像图表现

有关节内与关节外两种病理征象，最常见的关节内超声表现，包括滑膜增厚、关节积液、软骨边缘侵蚀破坏及滑膜囊肿、软骨下骨囊肿形成等；关节外表现包括肌腱炎、腱鞘炎、肌腱断裂、滑囊炎和类风湿结节等。滑膜增厚和滑膜血管翳形成，是疾病早期的主要改变，一般呈低或较高回声，不规则毛刺状或结节状向关节内突出，关节腔间隙增宽，无或仅有少量关节积液，滑膜的外边缘回声不清。在掌指关节，表现为关节的掌侧和背侧隐窝处滑膜肿大突出，关节间隙增宽>3mm，或大于正常关节1mm（图5-3-4A）。增厚的滑膜炎症充血，PDI及造影（对比）PDI：血流信号增多，多呈阻力较低的低速血流，并说明疾病处于活动期（图5-3-4B）。血流信号多少和阻力指数的变动，可反映病情的变化和药物治疗的效果，借此并可区别增厚的滑膜是高血管性滑膜翳，还是纤维性滑膜翳；区别滑膜增生是炎性的还是非炎性；是破坏性（如RA）还是非破坏性（如OA）的。PDI对掌指关节RA炎症活动的判定是可靠的，其敏感性及特异性分别为88.8%和97.9%（Szkudlarek M，et al，2001），造影PDI血流的显示率更高（Magarelli N，et al，2001）。疾病继续发展，关节透明软骨被侵蚀变薄，关节腔与软骨间的正常高回声线消失，是最早软骨损伤的征象（在手部掌骨头软骨易被显示，正常平均厚度为0.8mm）。此外，尚可见到骨表面回声不光滑、断裂，软骨下骨组织被侵蚀破坏，回声缺损、凹陷或骨囊肿形成（图5-3-5A、B）。晚期关节间隙变窄。在掌指关节，掌骨头破坏比掌骨底更常见，并可致指骨短缩，尤其第2掌骨头的桡侧，此种改变显现率可达92%（Alasaarela E，et al，1998）在腕关节最常见的病变部位是舟骨、三角骨和头状骨，其次为尺骨茎突。在关节外，腕部腱鞘滑膜炎是RA常见的病理改变，对诊断RA有重要意义。常发生在尺、桡侧腕伸肌和指伸肌腱腱鞘，超声显示为腱鞘滑膜增厚（增生性腱鞘炎）和腱鞘积液（渗出性腱鞘炎），增厚的滑膜呈低回声，严重病例厚度可达13mm或以上。在重症RA病例也可出现相关的肌腱炎（发生率为55%~60%），表现为肌腱的纤维状结构回声疏松或消失、腱肿大，腱周边缘回声模糊，甚至断裂。偶尔相关腱膜、肌腱在骨隆起抵止处（enthesis）可出现腱末端炎（enthesopathy），详见本章腱末端病节。类风湿因子阳性患者，有20%~30%的患者出现类风湿结节（rheumatoid nodules）更常见于较重症的女性患者。类风湿结节一般为卵圆形低回声，边界清楚，直径<1cm。多发生在皮下的肌腱和韧带，在肌腱本体中或附着在腱的边缘，也可发生在皮下组织内。膝关节类风湿（图5-3-6），多

并发腘窝囊肿及髌上滑囊滑膜增厚和积液，髌下脂肪垫变性和缩小。慢性膝关节RA积液内，可见游离的点片状中~高回声（纤维小体）。发生在近侧指间关节的类风湿，由于关节端的骨-软骨破坏，指骨短缩变形，有的仅见指骨体回声（图5-3-5B）。有症状的肩关节类风湿，出现盂肱关节积液和滑膜增厚，经腋下探测肱骨头与关节囊间距>3.5mm，两侧差>1mm；肩峰下/三角肌下滑囊积液；肱二头肌长头肌腱炎、腱鞘积液和滑膜增厚，严重者可发生冈上肌腱及肱二头肌腱断裂。发生在其他关节如髋、肘关节的RA，有相似的改变。上述超声改变，在疾病的不同时期，可以出现一项或多项，项目越多诊断越准确。

（三）鉴别诊断

上述声像图改变是非特异性的，主要应与骨性关节炎、色素绒毛结节性滑膜炎等鉴别。前者发病以关节软骨变性、破坏开始，继发骨质增生为主，而RA则以滑膜增生开始，继发骨质破坏为特征。后者是以滑膜局限性或弥漫性瘤样增生为特点。结合RF及CRP化验可以与之鉴别。

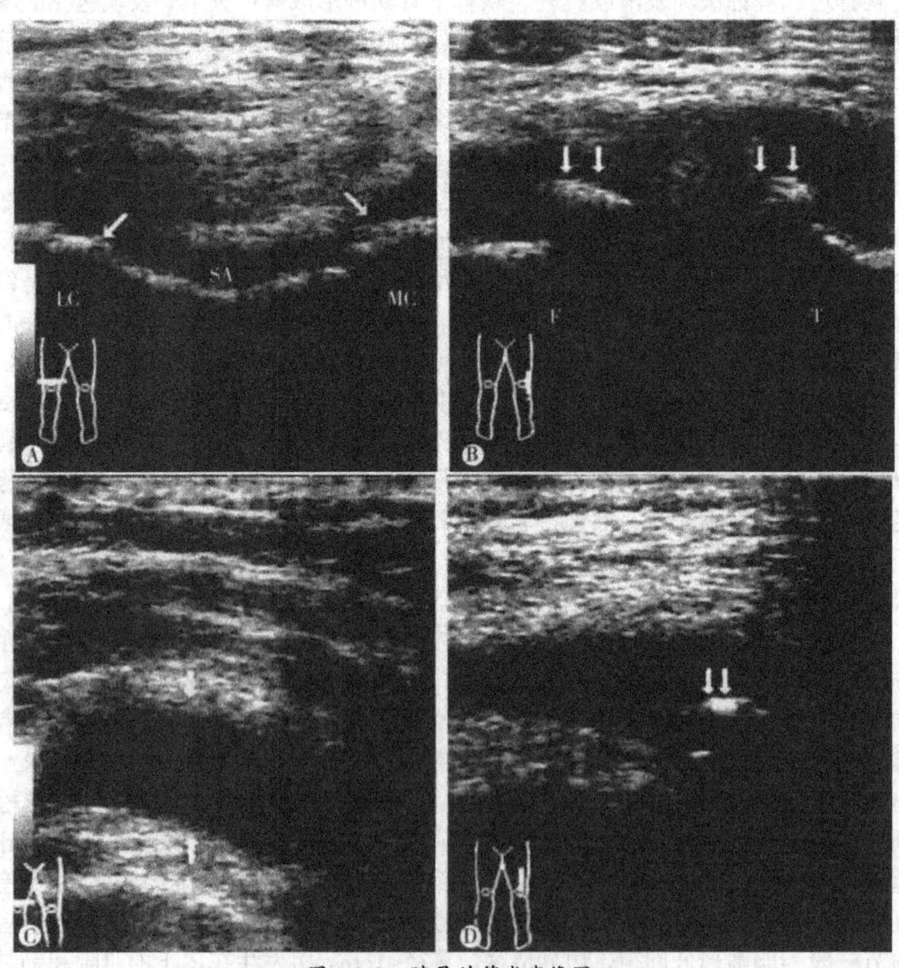

图5-3-3　膝骨关节炎声像图

A.关节软骨变薄、消失（箭）；B.股骨和胫骨边缘骨赘形成（箭）；

C.髌上滑囊积液；D.关节游离体形成（箭）

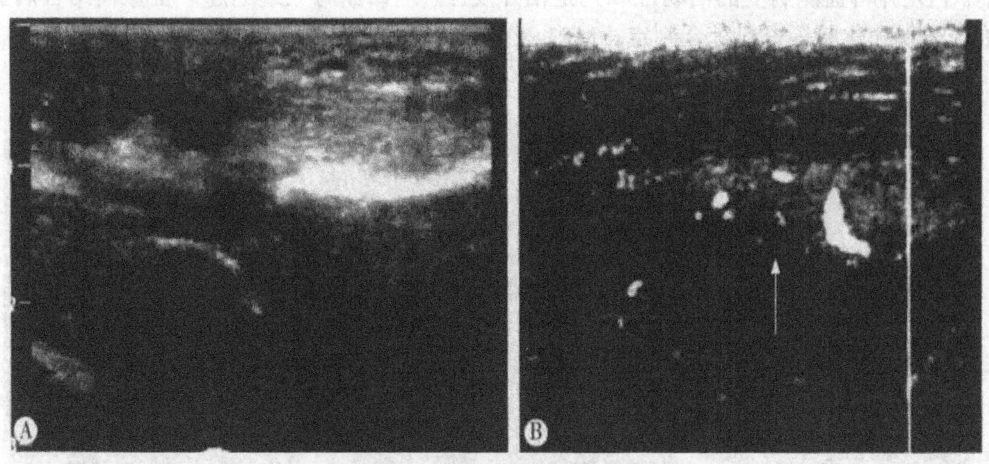

图 5-3-4　类风湿关节炎声像图（1）

A.掌指关节滑膜增厚，少量积液；B.血管翳形成（箭）

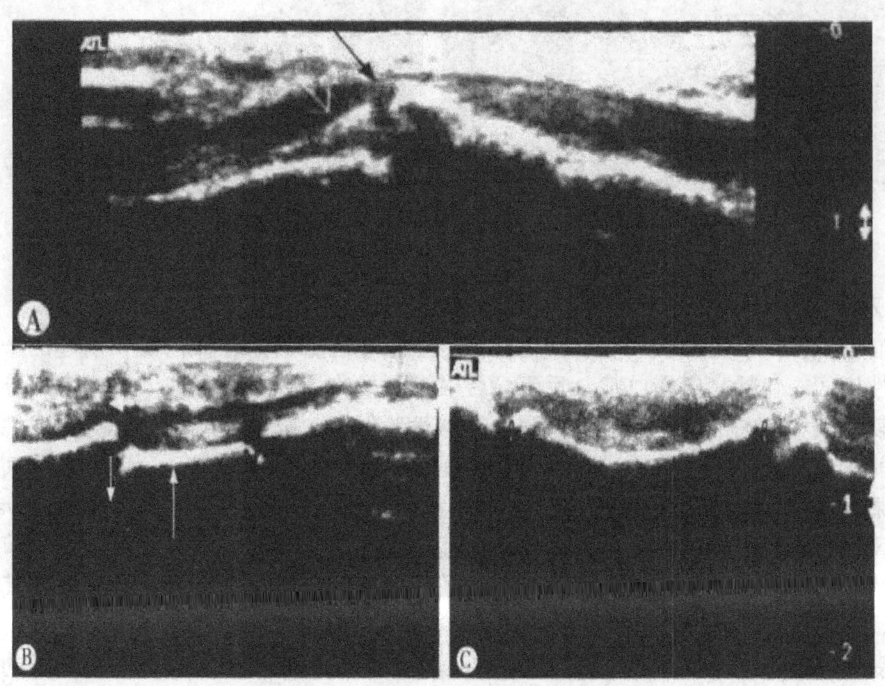

图 5-3-5　类风湿关节炎声像图（2）

A.掌指关节骨质破坏（白箭）；B.指间关节骨破坏指骨短缩；C.健侧对比

（四）临床意义

虽然 X 线仍是本病诊断和随访的主要影像方法，但它只能对骨质的侵蚀破坏的诊断更有价值，然而 RA 的骨质改变都发生在疾病的晚期。而对滑膜炎、腱鞘炎、关节积液等只能提供间接信息。而超声对准确显示 RA 引起的关节积液、滑膜炎性增生，滑膜血管翳、邻近的肌腱、韧带和腱鞘的异常，对早期软骨及骨的侵蚀破坏的诊断是极有价值的。PDI 并可监测病变的活动性和判定治疗反应。但诊断时上述的超声征象需结合病史、临床表现和化验等资料综合判定。MRI 在显示骨、软骨侵蚀破坏方面优于超声。

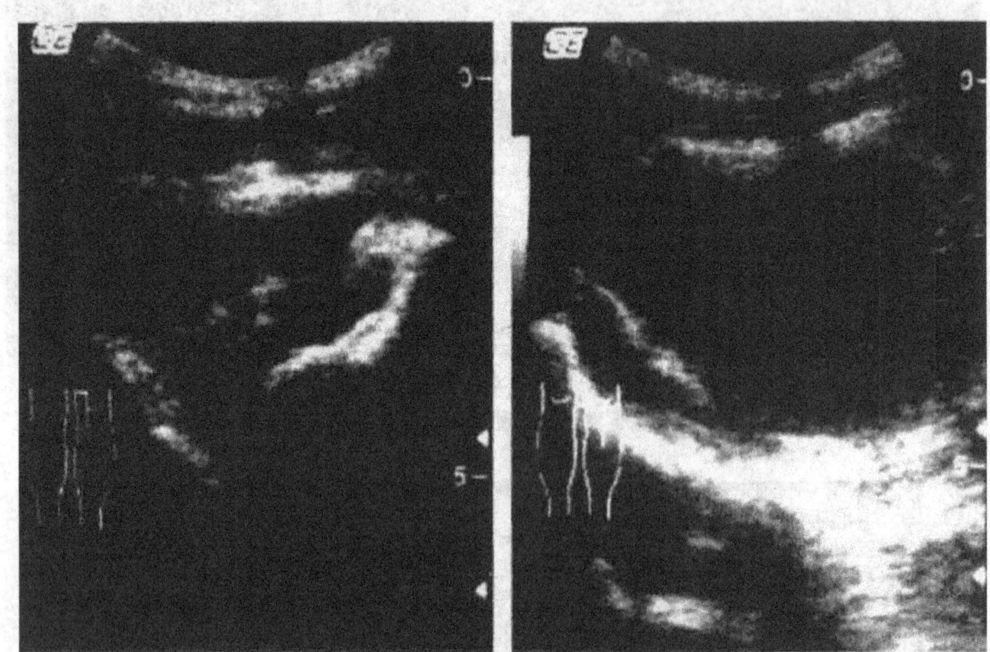

图 5-3-6　膝关节类风湿关节炎声像图关节及髌上滑囊滑膜增厚

六、痛风关节炎

痛风（gout），是由长期嘌呤代谢障碍产生过多的尿酸盐在体内沉积引起的一组组织损伤性疾病，包括高尿酸血症、反复急性关节炎发作，痛风石形成。严重者可导致关节骨、软骨破坏，关节变形及活动障碍，尿酸性肾结石，痛风性肾病等。分原发性和继发性，前者占 90%，大多数原因不明，少数是由先天性酶缺陷引起。后者继发于其他疾病以及某些药物引发的核酸转换增加，肾尿酸盐排泄障碍引起。痛风性关节炎（goutyarthritis）是痛风临床表现的一部分，是因高尿酸血症，尿酸盐（MSU）和结晶沉着在关节内及其周围软组织所引起的炎症性疾病。可累及关节的软骨、骨、关节囊、滑膜，及其周围的肌肉、肌腱、滑膜腔以及皮下组织。早期常为单关节发病，慢性期和老年女性可多关节先后受累。首先发生在下肢，开始约 50%发生在第 1 跖趾关节，其他常被累及的部位为跖趾、趾间、踝、膝、肘、腕、指等关节，中轴骨少见。痛风的发病高峰年龄为 40~50 岁，仅偶尔发生在<30 岁。男性多于女性约 5 倍，在绝经后的女性仅有 5%。临床分为无症状高尿酸血症期、急性关节炎期、急性发作间歇期和慢性关节炎期。急性关节炎期，尿酸盐及结晶落入关节内引起急性炎症，滑膜增厚，关节积液，关节周围软组织的肿胀，突然关节剧痛、红肿发热和压痛，可有血白细胞增多和血沉增高。早期一年仅发作 1~2 次，持续时间 1~2d 至 1~2 周，症状自然缓解消失。发作间歇期，急性临床症状消失，病变暂时缓解，但仍可有高尿酸血症，滑膜液中可查出 MSU 结晶，其间常因外伤、手

术、感染、饮酒、饥饿、受寒、劳累（如剧烈运动、长途步行、狩猎）以及饮食不节（富含嘌呤的食物）等因素诱发，再度急性发作。间歇期的持续时间长短不一，数月乃至数年。慢性关节炎期，由急性关节炎多次反复发作，或未经有效治疗，数年后病变逐渐加重，痛风石形成，累及关节增多，关节周围的肌腱、腱鞘、滑囊和皮下软组织等同时受累。痛风石是进入慢性期的标志，它由单钠尿酸盐（MSU）结晶、蛋白基质、炎症细胞、异物巨噬细胞和纤维组织构成，属透X线结石，见于病变关节内及其周围组织。发生在关节内，造成关节软骨及骨质侵蚀破坏，而导致关节变形，称为痛风石性关节炎。在关节外隆起于皮下，呈大小不等结节，破溃后排出白色粉末状或糊状物。有的同时合并尿酸性肾结石或痛风性肾病，可有泌尿系统症状。

（一）声像图表现

急性关节炎期，多首发在第一跖趾关节、附骨、踝或膝关节。受累关节及周围软组织肿胀，滑膜增厚，关节积液。同时累及周围肌腱和腱鞘时，肌腱肿大增厚，肌腱周围出现回声减低区（图 5-3-7），CDFI 局部血流增多。大关节受累，关节软骨可出现“双边征”或变薄，缺损，邻近关节的滑囊滑膜增厚，积液扩张，积液内可见不规则沉积状高回声（暴雪样回声）。慢性关节炎期，出现痛风石，并侵蚀破坏骨质，在关节内或关节旁骨的突出部或边缘部，可见边缘清楚的低回声缺损凹陷，多见于手足小关节。有时也可发生在耳郭，腕、踝、肘关节及其周围软组织（包括滑囊和其他滑膜腔、肌腱、韧带及关节旁皮下组织）等处，但一般不发生在膝关节。痛风石有不同的声像表现，通常显示为边缘清楚的圆形或卵圆形低回声结节，回声强度高于肌肉，低于骨，发生钙化时则呈不均匀高回声，多无声影，直径从 1mm 到数厘米（图 5-3-8）。关节旁软组织痛风石沉积，则出现非对称性软组织肿胀，毛刺状回声增高；有时出现细小的骨膜新骨形成。发生在腕部可引起腕管综合征，出现正中神经压迫症状和相应的声像图改变。至晚期，关节软骨发生从周边部向中心部扩展破坏，表面回声凹凸不平，回声增强，关节间隙变窄；出现掌指及近端指间等关节，骨质侵蚀破坏回声缺损。尿酸盐沉积在集合管和末端肾小管或肾盏内形成痛风石时，肾锥体变形、肾盏内出现斑点状或结节状低或高回声。无症状高尿酸血症期和急性间歇期，多无阳性发现。

（二）鉴别诊断

本病应与化脓性关节炎、类风湿关节炎、骨关节炎、焦磷酸盐沉积关节病、滑膜软骨瘤病等鉴别。准确的病史和关节液的检查及细菌培养对鉴别诊断至关重要。确诊靠关节液检出 SMU 结晶。偏光显微镜下 SMU 结晶为 15~20μm，针状或柱状（多为针状）负性双折光结晶。

（三）临床意义

超声对本病的急、慢性关节炎期和痛风石期，具有诊断价值，能提供诊断证据，准确引导关节、滑囊积液和痛风石穿刺取材化验。最后确诊须检查血尿酸浓度（一般>7mg/dl 或>5.9mmol）和关节液检出尿酸盐结晶。

七、焦磷酸盐沉积关节病

焦磷酸盐沉积关节病（calcium pyrophosphate dehydrate crystal deposition disease）亦称假痛风（pseudo gout）和软骨钙沉着症（以下简称 CPPD 关节病）。不常见。多由双水焦磷酸钙（CPPD）结晶或钙磷灰石结晶（calcium hydroxyl apatite crystal），在关节滑

膜、软骨（透明软骨和纤维软骨）及其周围肌腱、韧带、关节囊、滑囊上沉积所引起的一种急、慢性关节炎症。可发生于任何关节，但最常侵犯膝、腕及2、3掌指关节。有骨关节炎改变的以膝、髋关节多见。发病年龄多在中老年。病因不明。早期发生关节透明软骨及纤维软骨钙盐沉着和关节积液，严重时可发生关节软骨破坏、关节变形及半脱位。有时焦磷酸钙结晶沉积甚多，在关节和邻近滑囊内积聚形成凝块或包囊结节。在关节炎的不同阶段，有不同的临床表现。多数（35%~60%）呈慢性渐进性关节炎表现（类似骨关节炎），起病时间不清，只有程度不等的关节疼痛；有10%~20%自发或因关节直接创伤、外科手术、输血、胃肠外输液、甲状腺素代替疗法以及关节灌洗等触发急性、亚急性关节炎发作（类似痛风发作），出现关节红肿、疼痛、积液和压痛，关节活动受限，但很少有发热和血沉增快。这些症状是自限性的，持续1d到数周不等。间歇期急性症状消失，而关节病理改变持续并逐渐加重，反复发作可有关节骨、软骨破坏，关节间隙变窄，功能受损，在膝、肘关节常出现屈曲性挛缩。但有10%~20%病人可无症状，很少就医。

（一）声像图表现

1.关节软骨改变

CPPD结晶沉积在骺端透明软骨的中层，而呈线状薄层强回声，与邻近软骨下骨皮质平行，当软骨有腐蚀破坏，CPPD结晶沉积在透明软骨表面，强回声带增宽，这种透明软骨的改变，最常见于腕、膝、肘和髋关节。在膝关节，后部的透明软骨钙化比前部更常见。在腕部最常见于舟骨与月骨之间，并常合并桡腕关节间隙变窄。纤维软骨CPPD结晶沉积，最常见于膝半月板、腕关节的三角纤维软骨（腕尺关节盘）、关节盂缘和耻骨联合，使此等结构回声增强。在膝关节半月板的钙化比透明软骨钙化更常见，外侧半月板比内侧半月板多见。在膝的髌骨股关节、桡腕关节和第2、3掌指关节可见关节间隙变窄。在老年人单独出现髌骨股关节间隙狭窄，即使尚没有关节钙化改变，也应考虑为CPPD关节病。

2.滑膜改变

CPPD结晶沉积可广泛分布于整个关节腔滑膜，显示急性或慢性炎症改变，出现大小不等的结节状或索条状滑膜肿物，呈低或中等回声，边缘较清楚，可推动。CPPD沉积较多或浓缩形成包囊结节时，关节内可见广泛不规则斑、团状强回声，最常见于腕、膝、掌指和跖趾关节。毗邻的滑囊亦可有相似的改变。波及关节囊时，关节囊周边部出现线状强回声，但早期不易与滑膜钙化区别。

3.肌腱、韧带改变

肌腱CPPD沉积钙化，有报道发生率为13.5%，声像图上肌腱内出现线状或点状强回声，钙磷灰石结晶沉积，则呈孤立结节状强回声，常见的受累肌腱有冈上肌腱、股四头肌腱、腓肠肌腱、跟腱、腘绳肌腱等。本病也可产生关节内骨软骨小体，游离于关节腔内成为游离体，或包埋于软骨或滑膜之中（图5-3-9）。

（二）鉴别诊断

慢性的可误诊为类风湿，急性发作与痛风相似，故称之为假痛风。所以常需与痛风关节炎、骨关节炎、类风湿关节炎、滑膜骨软骨瘤病，以及肿瘤样钙质沉着症等疾病鉴别，除参考临床表现、病史外，确诊靠关节液内检出焦磷酸钙结晶。CPPD结晶，在偏光显微镜下，呈柱状或菱形正性双折光结晶，长2~3μm。有时呈针形。

（三）临床意义

MRI 对此病较为准确，超声也能查出关节软骨、滑膜、滑囊钙化，和关节、滑囊积液，较 X 线平片敏感，但不具特异性，可作为筛选性检查及引导穿刺。

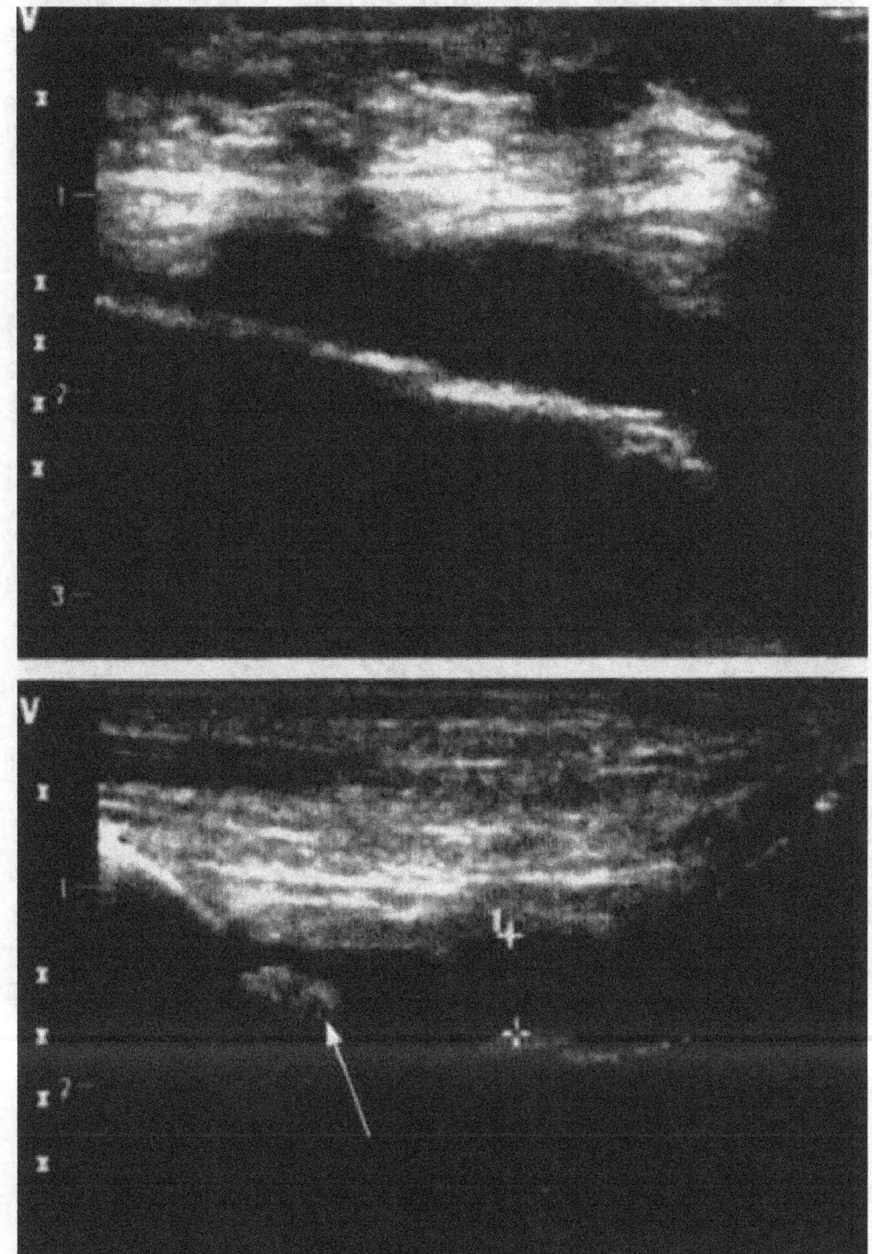

图 5-3-7　痛风关节炎声像图（1）

胫距关节积液滑膜痛风石形成（箭头）

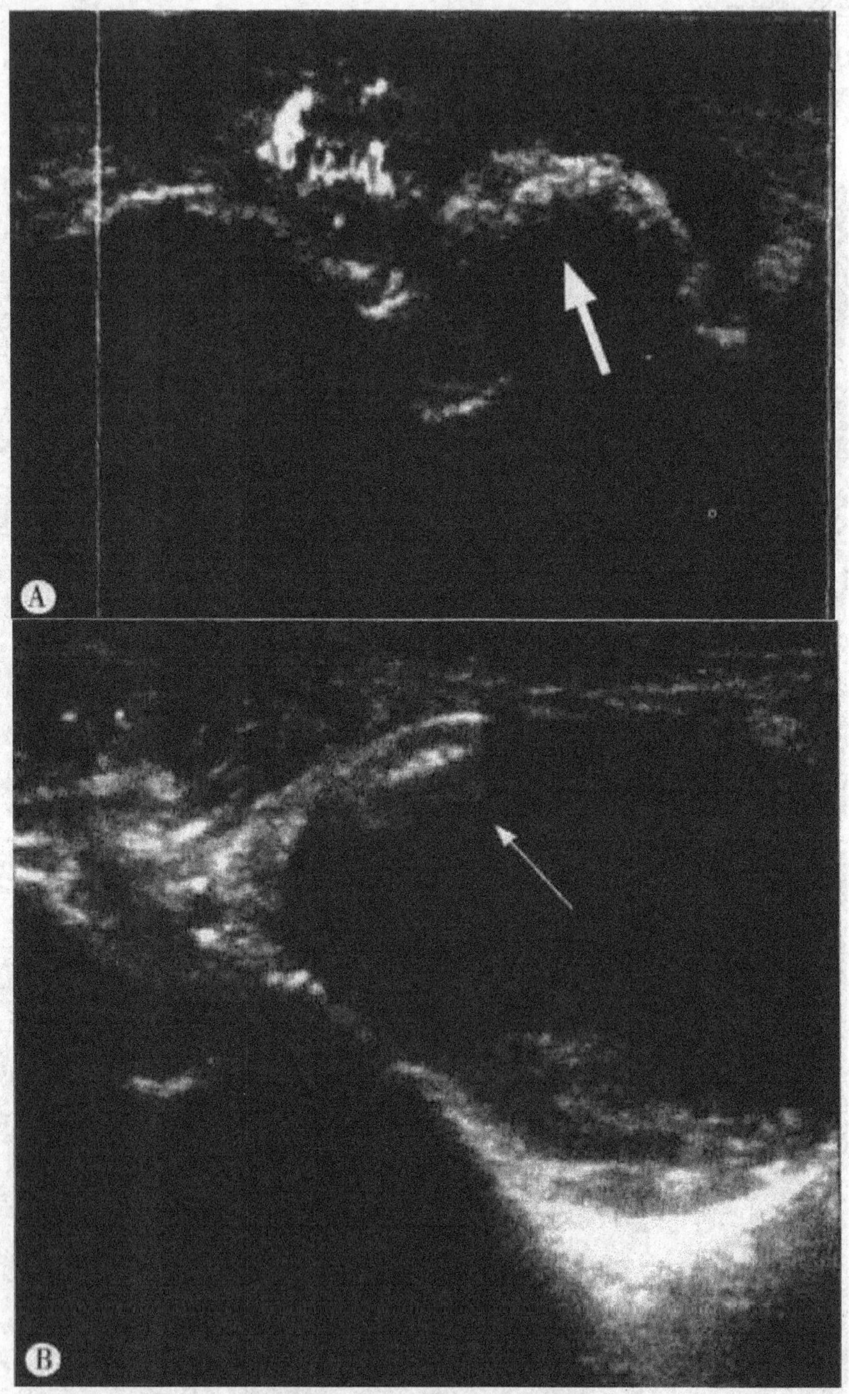

图 5-3-8 痛风关节炎声像图（2）

A.软组织钙化痛风石形成（箭头）；B.滑膜腔痛风石（箭头）并积液

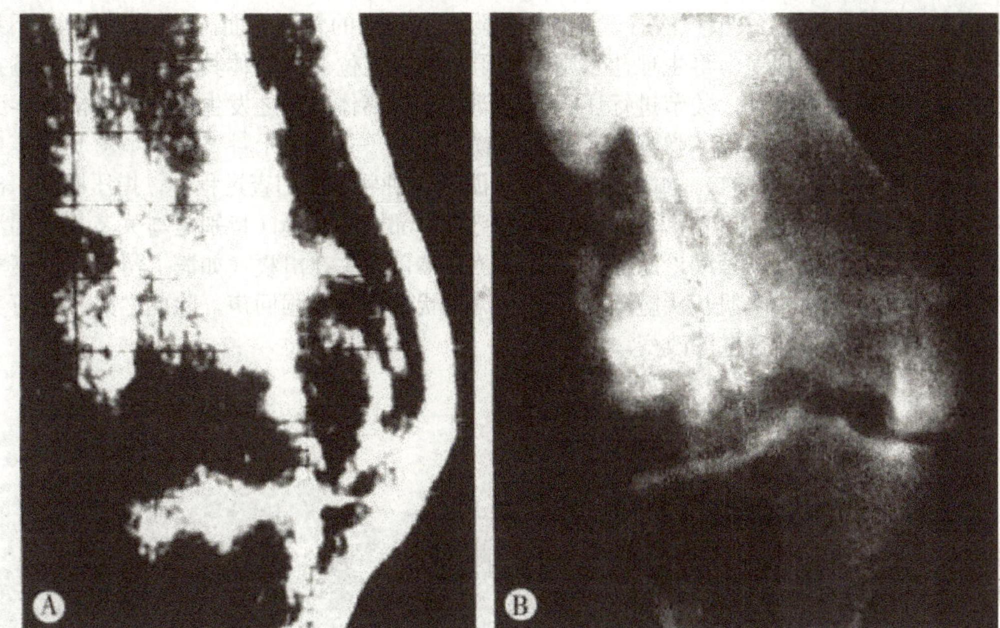

图 5-3-9　焦磷酸盐沉积关节病声像图

A.膝关节声像图；B.X 线片

八、关节游离体

关节游离体（intra-articular loose bodies）是不附着于关节内结构的骨性、软骨性、骨软骨性碎片，俗称关节鼠。可继发于急性损伤，如骨软骨骨折、半月板损伤；更多继发于其他慢性关节疾病，如骨关节炎、剥脱性骨软骨炎、关节滑膜骨软骨瘤病和神经性关节病等。游离体源自滑膜关节表面的骨、软骨破坏、骨赘的断裂和滑膜软骨瘤小体的脱落，进入关节腔并随关节运动不断移位，当卡在两个关节面之间时，引起间歇性关节交锁。常发生在大关节，尤以膝关节多见。在肩、膝关节因关节腔较大，游离体位置不稳定，可以自由移动于不同的滑膜间隙或隐窝内，因此也常发生交锁。反之发生在肘、踝、髋等关节，游离体移动空间较小，存留处相对较为稳定，随关节运动的移位范围较小。临床表现为位置稳定的游离体，平时可无明显症状，或仅有原发病症状；发生关节交锁时、则突然发生剧烈疼痛，运动受限，一时不能活动，有时可触及游离体肿物，经适当运动解除关节交锁后，产生关节弹响，随后症状暂时消失，肿物亦随之隐匿不显。日久可继发关节及邻近滑囊积液，引起关节肿胀；因活动受限常引起肌肉萎缩。只有钙化或骨性游离体 X 线才是有用的。

（一）声像图表现

游离体在关节腔内，显示为强回声小体，大小不等，呈点片状、圆形、椭圆形或不规则形，其后方可有声影，不与关节骨结构相连，可移动（图 5-3-10），最常存留的关节滑膜间隙或隐窝区为髌上窝、肩胛下窝、腋窝、喙突下窝、肘冠突窝和鹰嘴窝、踝部的前胫距窝及后胫距窝，有时可在腘窝囊肿、肱二头肌腱鞘内。关节游离体常合并关节积液，有积液时，游离体周围被关节液包绕，更易被探测到，特别是体积小的游离体（关节造影样效应），当无关节积液时、游离体贴附在相对应的骨端表面，或游离体微小不易分清时，向关节内注射消毒生理盐水则有助于诊断和定位。游离体具有活动性，动态扫查，探头加压滑膜窝处，关节进行屈、伸运动时，游离体可随之发生位移，并能观察到患者的突发交锁症状、关节弹响与游离体位置的关系，并有助于骨赘、关节囊和滑膜钙化鉴别（后者是不移动的）。如果体外能触到游离体肿物，在扫查过程中，指压肿物，出现游离体移位也可证实诊断。关节滑膜增生肥厚、邻近的滑囊（特别是与关节相通的滑囊）积液，也是重要的辅助诊断征象。有时游离体仅发生在滑囊（如髌上滑囊、腘窝囊肿）和腱鞘（如肱二头肌长头腱鞘）内，呈点片状或团块状强回声。除此之外，还可见到关节原发病的其他声像图改变。

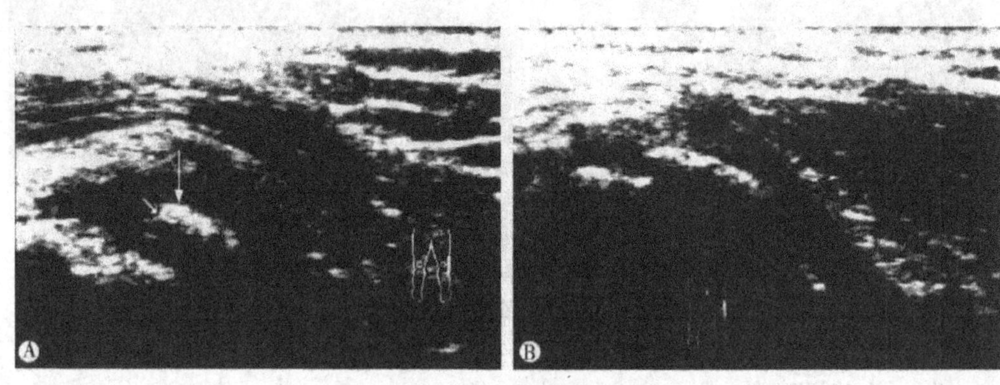

图 5-3-10　膝关节游离体声像图

A.游离体（箭头）；B.活动后游离体回声移位消失

（二）鉴别诊断

常需与引起关节交锁的疾病如半月板损伤、半月板囊肿、滑膜骨软骨瘤病和滑膜肿瘤等鉴别，参考本章有关内容。

（三）临床意义

关节游离体缺乏特异的临床表现，临床常与其他关节疾病混淆，影像学检查是重要的辅助诊断手段。超声是可供选择的方法，它能够显示游离体，判定其大小、大概的数目和容易做到游离体的准确定位，其诊断的敏感性、特异性和准确性分别为 100%，95% 和 97%（Frankel DA，et al，1998）。特别是肘、踝、髋、肩关节游离体的超声定位，对手术、关节镜下摘除游离体方法和入路的选择具重要价值。US 比 CT、MRI 操作灵活、简便、价廉，且无 X 线辐射，诊断价值优于 X 线（仅不透光骨性和钙化的软骨性游离体有用）。值得注意的是关节游离体位置是不稳定的，在不同的时间可出现在不同的部位，搜索的范围应包括相关关节所有的滑膜隐窝和滑囊，以免漏诊。

九、发育性髋关节脱位

发育性髋关节脱位（developmental dislocation of the hip）又称发育性髋关节发育不良（develop-mental dysplasia of the hip，DDH），过去称先天性髋关节脱位（congenital dislocation of the hip，CDH）。是小儿最常见的髋关节疾病，也是超声首先在骨科成功应用的疾病之一。包括发育不良性关节不稳定、半脱位和全脱位。女孩较多，我国男：女为 1∶4.75，左侧比右侧多。主要病理改变为髋臼缘发育不良变浅，朝向异常。不能完全覆盖股骨头，髋臼的盂唇肥厚向内翻入关节，臼内纤维脂肪组织增多，圆韧带肥厚，关节囊松弛，髂腰肌腱压在关节囊的前方，并挡在股骨头与髋臼之间使中部狭窄（关节囊呈哑铃形），股骨头呈半脱位或全脱位状态，并在髋臼后上方髂骨翼处形成假臼。临床表现，站立前患儿髋关节活动受限，屈髋外展 50°~60°，关节松弛患侧下肢常呈屈曲位，牵拉时虽可伸直但松手后又呈屈曲状。肢体短缩，臀部及腹股沟皮肤皱褶加深与健侧不对称，股骨大转子上移，Barlow 试验和 Ortolani 征阳性。开始行走时间推迟，站立负重后单侧脱位，步态一侧摇摆跛行，双侧者站立时骨盆前倾，臀部后翘，腰部过度前凸，步行时呈鸭步，单足独站试验阳性

（一）声像图表现

新生儿及婴儿期髋关节探测，取真正冠状切面，按 Graf 方法，患儿侧卧在泡沫塑料垫上，屈髋 90°，内旋 10°，探头置于大转子上，平行人体长轴，使大转子、股骨颈和髋臼盂唇在同一平面上，扫查时探头不应倾斜，一旦探头方向向前或向后倾斜，即可使髋臼分别出现人为的变浅或加深。从图像上判定标准冠状切面是：髂骨回声平直并于与探头平行，并使"Y"形软骨（triradiate cartilage）、股骨头、髋臼顶及高回声的髋臼盂唇尖，均能在同一切面上清楚显示出来。如果髂骨回声弯曲呈弧形、髋臼深面看不到"Y"形软骨回声，则不是正确的冠状切面。冠状切面髋关节声像图所显示出的软骨性股骨头（骺）、大转子及"Y"形软骨为低回声或近似无回声；髂骨、骨性髋臼顶、关节囊、坐骨、股骨颈及干，显示为高或强回声，软骨盂唇为中等或高回声（图 5-3-11）。其中主要解剖标志点为盂唇、软骨髋臼顶、髂骨下缘及骨性髋臼凸。沿髂骨回声到骨性髋臼凸，画一垂直线，称基线（baseline）；从骨性髋臼凸至盂唇并通过它的纤维软骨末端连线，称软骨顶线（cartilaginous roof line）或髋臼盂唇线，与基线间相交夹角称为软骨顶角（β角），正常β<55°，此角代表髋臼唇的位置及软骨性髋臼顶覆盖股骨头的程度，增大说明股骨头向外侧移位，但此角临床很少应用。髋臼窝内的髂骨下缘与骨性髋臼凸外侧缘连线，称骨顶线（bony roof line）。与基线间相交夹角为骨顶角（α角）代表髋臼的斜度，用来判定骨性髓臼的深度和形态，骨性髋臼覆盖股骨头的程度，α角正常>60°，此角变小，表示骨性髓臼发育不良和变浅（图 5-3-12）。正常小儿软骨性股骨头在各个切面均显示为一圆形低回声结构，其中可见微细的点状回声，生后至 6 个月前其直径为 1.2~2.1cm，随年龄增加（出生后 3~4 个月开始）可出现骨化中心呈强回声，并伴有声影。髋臼在外侧横切面上，为一"U"字形较强回声结构，中心部的"Y"形软骨显示为一垂直的低回声带，是判定髋臼的标志。股骨头与髋臼窝紧密贴合，呈同心圆关系，活动关节时，头在臼内转动。骨化中心出现后，其远侧形成声影，易误诊为三角软骨回声，并影响髋臼的显像，是值得注意的。

另外，按 Morin 法：沿髂骨侧缘画一直线（与 Graf 的基线相同）；再沿股骨头最内侧和最外侧各画一条垂直平行切线，并使之与髂骨侧缘线平行，股骨头的两平行切线间的距离设为 D；内侧切线与髂骨外侧缘线间距设为 d 时，d/D×100%，称股骨头覆盖率（HCR），代表骨性髋臼顶覆盖股骨头的程度和股骨头向外移位程度（图 5-3-13），正常应>52%（Morin，MacEwen，1985）。

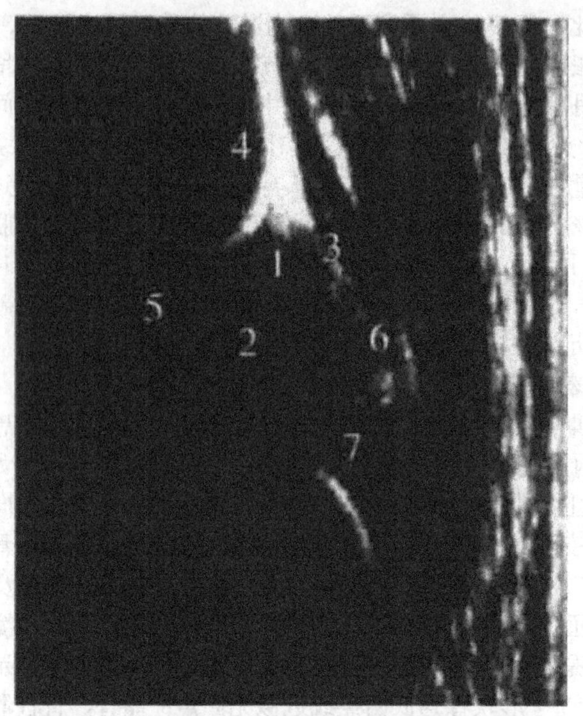

图 5-3-11　正常婴幼儿髋关节冠状切面结构声像图

1.骨性髋臼顶；2.股骨头；3.软骨性髋臼顶；4.髂骨；5.“Y”形软骨；6.关节囊；7.大转子

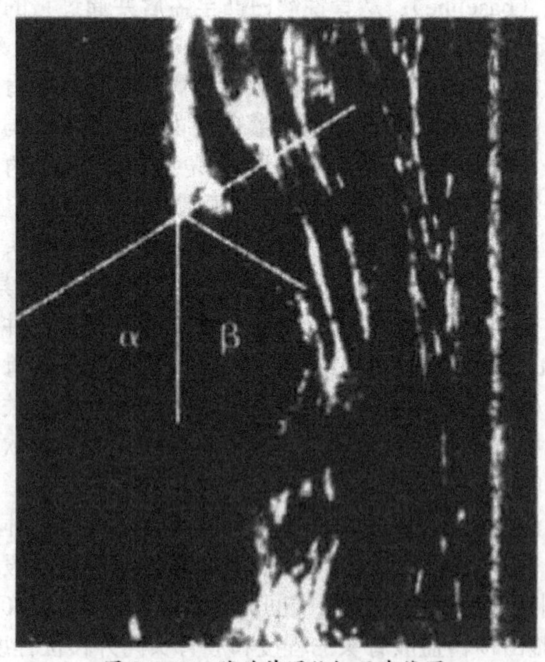

图 7-3-12　髋关节冠状切面声像图

骨顶角、软骨顶角测定

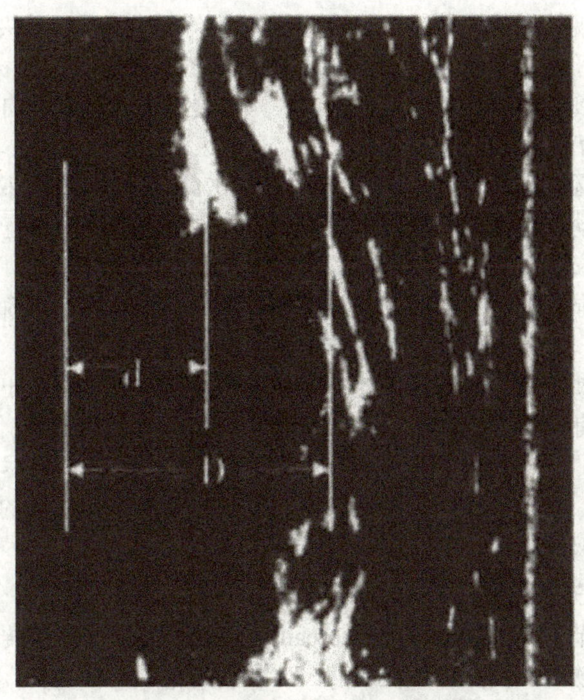

图 5-3-13　髋关节冠状切面声像图

股骨头覆盖率（HCR）测定，HCR=d/D×100

动态扫查是借助运动或加压判定隐性的不稳定或使脱位再现的方法。按 Harcke 方法在髋关节冠状切面和外侧横切面，与临床 Balrlow 和 Ortodani 手法结合，检查时患儿取斜卧位，髋关节从自然位到屈曲位，从外展位到内收位扫查，探头置于髋关节的后外侧，垂直于髋臼中部，取标准冠状切面声像图，即正确地显示股骨头、髂骨、“Y”形软骨和髋臼盂唇尖在同一切面像上。在屈曲-内收位，手握患儿大腿（股骨）向后轻柔用力推（不使骨盆动摇）时，可观察股骨头活动的范围，从轻度松弛到半脱位或股骨头从髋臼完全脱出的过程；再改外展动作又可观察股骨头是否能复位。向后滑动探头，当探头对着“Y”形软骨时，正常不应看到股骨头，如能看到则表明股骨头位置不正常，然后手法推拉膝关节，如果看到股骨头向后移动超过“Y”形软骨后唇，则表明关节是不稳定的。在横切面，患儿斜侧卧屈髋 90°扫查，出现“U”字形髋臼强回声结构，正常股骨头位于其中心，当股骨头不在髋臼中心，或轻柔向后压膝，如果股骨头被推出或与髋臼间隙的距离增大超过 1mm，即可能为关节不稳定或脱位，当髋外展轻拉膝，脱位的股骨头又可复位至髋臼内。超声诊断 DDH 须将髋臼的形态改变和动态扫查相结合判定。

1.完全脱位（Graf Ⅳ 型）

股骨头与髋臼完全分离，股骨头向后或后上方移位，可位于髋臼水平、髋臼外上缘或髂骨翼软组织内，髋臼内空虚且变浅或模糊不清。骨性髋臼顶内缘，多平坦，软骨顶插入到股骨头与髋臼之间。HCR<10%（Terjesen，1989）。

2.半脱位（Graf Ⅲ型）

骨性髋臼及股骨头发育不良，股骨头不断地从髋臼向外移位，但股骨头未完全脱出髋臼，与髋臼间出现较宽的间隙，头与臼不能完全嵌合，由于股骨头向外上方移位，骨性髋臼凸受压变扁平形。软骨顶的盂唇向上偏离，HCR10%~39%。α角<43°，屈曲位动态扫查，可直接看到股骨头被部分推出髋臼外，外展位又回位到髋臼内。

3.骨性髋臼发育不良（Graf IIc 型）

骨性髋臼凸变圆或扁平，α角 43°~49°，HCR40%~49%，屈曲位双切面动态扫查，股骨头沿坐骨向外移动，内侧软组织回声增强，股骨头与髋臼间隙增宽。

（二）临床意义

由于超声易于显示非骨化的股骨头、髋臼骨缘、髋臼盂唇，准确测量股骨头覆盖深度、髋臼顶的斜度、髋臼深度和股骨头位置，所以是新生儿和婴儿，髋关节异常特别是不完全脱位早期诊断有效方法和治疗随访手段。特别是在骨化中心出现前（生后 4~6 个月）更有价值，具有不受体位影响，无 X 线辐射伤害，不需镇静药，方法简单，可重复和动态观察等优点。对有危险因素和 DDH 可疑症状的婴幼儿，应尽早进行超声检查，以便早期发现患者，早期治疗，提高治愈率，但也应避免在无指征的情况下过度检查。超声诊断的准确性取决于检查者的技术和经验水平。

十、血友病性关节病

血友病性骨关节病（hemophilic arthropathy，HA）是由家族遗传性凝血因子缺乏所引起的骨、关节、软组织反复出血性疾病。血友病为性联隐性遗传，女性遗传，男性发病。血友病出血 85%发生在负重大关节，依次为膝、踝、髋、肘和肩。常为非对称性或单发。血友病性骨关节病，包括急性或慢性反复关节出血，同一关节反复出血，继发关节慢性炎症、滑膜增生、滑膜内血铁黄素沉着，关节囊肥厚、继发软骨破坏、肌肉出血产生肌肉血肿。也可同时发生骨膜下、骨皮质和骨髓腔内出血。出血局部出现坚硬疼痛性肿块，称血友病性假肿瘤（hemophilic pseudotumor）。假肿瘤是由骨膜下及骨旁肌肉和软组织血肿和组织增生，所构成的慢性进行性血囊肿，常有骨质破坏、新骨形成和骨膜反应性增厚。有时发生病理骨折。因此易误诊为骨肿瘤、骨结核及骨髓炎，贸然采用不适当的侵入性检查或手术治疗，常造成术后大出血不止。血友病性关节积血，多发生于学龄期，假肿瘤发病年龄较大。临床表现取决于出血部位和严重程度，常无原因或因轻微外伤而反复引起关节或软组织出血肿胀及运动受限。严重时关节变形挛缩，皮肤发亮、皮温增高，发生病理骨折时可有骨擦音，失用性肌萎缩。有假性肿瘤形成时，可触及硬韧肿块，并有波动，较大的肿块有血管或神经压迫症状。

（一）声像图表现

（1）肌肉内出血形成单纯性血肿，没有骨质变化者，只出现局限性无回声区，边缘清楚内壁较光滑，血肿后部回声增强。常发生在腓肠肌、大腿和臀肌。位于肌肉和肌腱附着部位的血肿，由于骨膜血液供应障碍，常有骨质局限性破坏及不规则性骨膜反应性增厚及骨化。声像图常以血肿无回声为主要表现，有的可同时兼有骨皮质局限性回声缺损中断及骨膜增厚（图 5-3-14）。

（2）单纯关节内出血，急性期关节腔间隙明显增宽，出现无回声区，关节囊膨胀外突，并可见滑膜普遍性增厚、回声较高，关节囊增厚，关节骨、软骨结构基本保持正常。反复出血刺激滑膜引起慢性炎症增生，血铁黄素沉着，进而侵蚀破坏关节软骨，则使软骨面粗糙不平或缺损，回声中断（全关节炎期）。

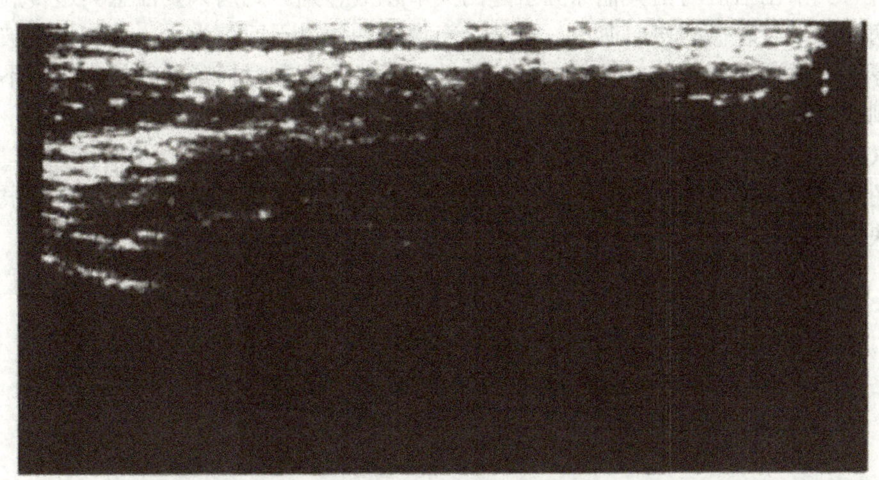

图 5-3-14　血友病肌肉血肿声像图

（3）血友病性假肿瘤，发生率为 1%~2%，最常见于大腿由大小不等的肌肉、骨及骨膜下血肿无回声区，骨皮质破坏缺损，骨膜抬高增厚，软组织纤维组织增生及新骨形成等共同形成的囊实混合型肿块，假肿瘤内回声极不规则（图 5-3-15）。

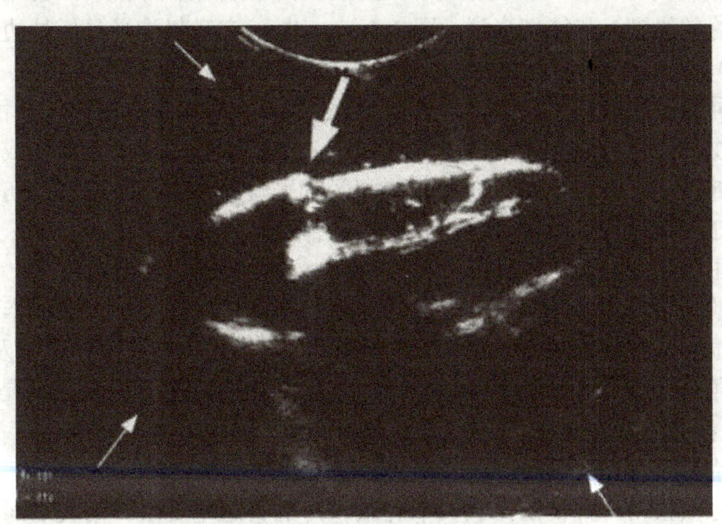

图 7-3-15　血友病假肿瘤声像图

粗箭示骨侵蚀破坏，细箭示肿块边界

（4）发生病理骨折时，于血囊肿内可见到骨质回声连续性中断和错位，一般断端距离较大。

（5）CDFI：在血肿周围、假肿瘤边缘区和肿块的实质部分内可见较多血流信号。

（二）鉴别诊断

血友病性假肿瘤，应与骨肉瘤、巨细胞瘤、动脉瘤样骨囊肿、骨结核及骨髓炎等进行鉴别。关节出血应与由其他原因引起的关节积液鉴别。此病只要注意其遗传病史、男性发病、自幼有轻微外伤出血史，再结合声像图肿块以无回声为主，兼有骨质破坏和骨膜增厚，有关凝血因子缺乏及凝血试验阳性等不难鉴别。对怀疑此病的病例，不宜轻易作穿刺检查。

（三）临床意义

超声检查、操作简单、较X线易于发现和确定关节内积血和软组织内血肿根据假肿瘤肿块内的回声性质，有助于其他病变的鉴别。

（于春洋）

第四节　软骨及骨骺疾病

一、膝半月板损伤

半月板断裂（meniscus tears）常见于运动损伤。损伤部位可在前角、体部和后角（尤以内侧后角最常见）。分为垂直断裂、水平断裂和半月板关节囊分离（meniscocapsular separation）。前者裂口垂直于胫骨平台，从半月板上沿延伸至下沿。细分有纵裂（分内外两部分）、放射状裂或横裂（裂口从外缘到内缘横或斜过半月板）、鹦鹉嘴状裂（仅波及半月板内缘的纵裂）和桶柄形裂（图5-4-1A、B）。有时仅为半月板外边缘等距离撕裂（边缘裂伤）。水平断裂为半月板上、下分层劈裂，裂口平行于胫骨平台（图5-4-1C）。复合裂伤指同时有两种或两种以上形态的裂伤，或者不容易分类属于哪一种类型的损伤。急性损伤多由间接暴力引起，如膝半屈状态下，小腿强力内（外）旋转或内外翻，或突然膝强力过伸运动，致使半月板在股骨髁和胫骨平台间发生剧烈研磨致伤，或在上述姿势下的意外扭伤或摔伤，常见于篮球、体操、摔跤、足球或排球运动员，通常发生纵裂和放射裂。由长期蹲、跪位作业反复微小创伤，长期磨损引起退行性变，可在正常力的作用下产生的断裂，通常为水平裂，并常发生在半月板的后半部。内侧半月板比外侧半月板更容易损伤（在我国外侧半月板损伤比内侧多）。裂伤的范围，可波及整个半月板，或只累及后角、前角或体部。多半发生在内后角，单独前2/3半月板损伤是不常见的（内侧仅有2%，外侧仅16%）。

（一）临床表现

急性半月板损伤，外伤后，膝关节肿胀、疼痛、运动受限。沿关节间隙有固定压痛点。合并韧带损伤者症状更为明显，并有相应的体征。旋转挤压试验疼痛加剧。经休息、保守治疗转为慢性者，可出现关节绞锁、弹响、McMurray征阳性。当合并半月板囊肿时，可触及肿物。日久病侧肢体，可发生股四头肌、股内侧肌失用性萎缩。

（二）声像图表现

月板断裂后，出现病理性界面，半月板的楔状结构，断裂处回声中断，由于裂口方向，损伤及分离程度不同，可产生不同类型的回声。垂直纵裂裂口垂直于探头，沿膝纵、横向探测，可见内、外横向两个较强回声界面，其间呈线状低回声（图5-4-2A）；桶柄形裂（bucket-handle tears）裂口较大，累及半月板的前、后角和体部，窄而长的内侧断裂片，向内移位距离较大时，内侧的裂片进入股骨髁间切迹，楔尖回声消失或破裂成瓣状，或可在髁间切迹内见到此异常回声。接近半月板外缘的纵裂有时合半月板突出（meniscus extrusion），半月板外缘向外突出，超出股骨髁与胫骨平台外或内缘连线≥3mm。垂直放射状裂裂口，平行于探头（垂直于半月板长轴），纵、横向探测，裂口内、外方向横过半月板，裂隙呈线状低回声（图 5-4-2B），大多数发生在后角占 79%（Harper KW，et al，2005）。小的及不完全分离的裂伤，可只显示为线状低回声而无裂口。完全性放射状断裂常合并半月板外缘移位，超出胫骨平台外缘至少 3mm。水平型断裂，纵向探测裂口平行于半月板短轴（或胫骨平台）；撕裂处分上下两部分，中间为低回声，但一般较难显示与分辨。半月板发生黏液性变或微囊肿形成时，则出现不规则低-无回声区，常发生在半月板中间部（图 5-4-3）。经实验证实垂直纵裂至少 2mm，水平裂至少 4mm，垂直横裂至少 5mm 以上，方能被超声显示。半月板与关节囊分离，声像图表现（图 5-4-2C）：半月板外边缘部断裂，与关节囊附着部分离，分离部出现低或无回声裂隙（不要与正常含液的关节囊-半月板窝混淆，特别是外侧半月板的后角和后体部与关节囊之间），或外周部回声不规则、凹陷或局限性回声增强，多见于内侧并常合并其他损伤。半月板损伤的其他征象有：内侧半月板的后角与前角大小相等（正常后角大于前角）；半月板内缘变钝在连续的切面上半月板回声均匀性减低膝关节和（或）髌上滑囊积液；游离体形成等。当证实有半月板损伤后，还应注意有无其他合并损伤征象。

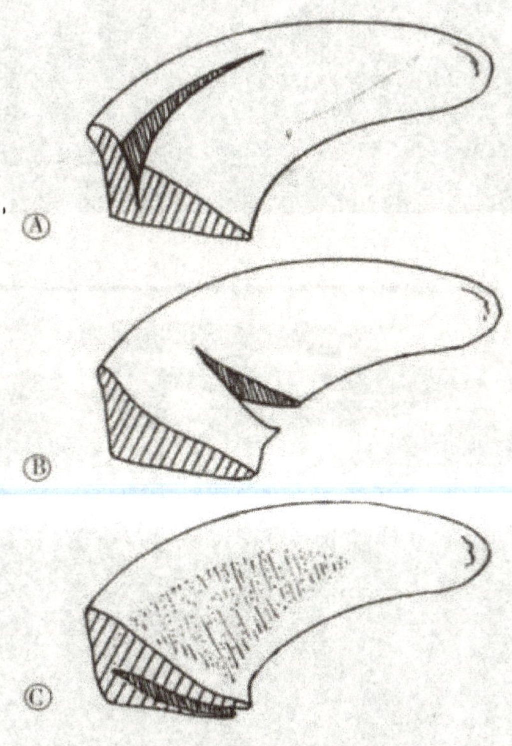

图 5-4-1　半月板损伤类型

A.垂直纵裂；B.垂直放射状裂；C.水平裂

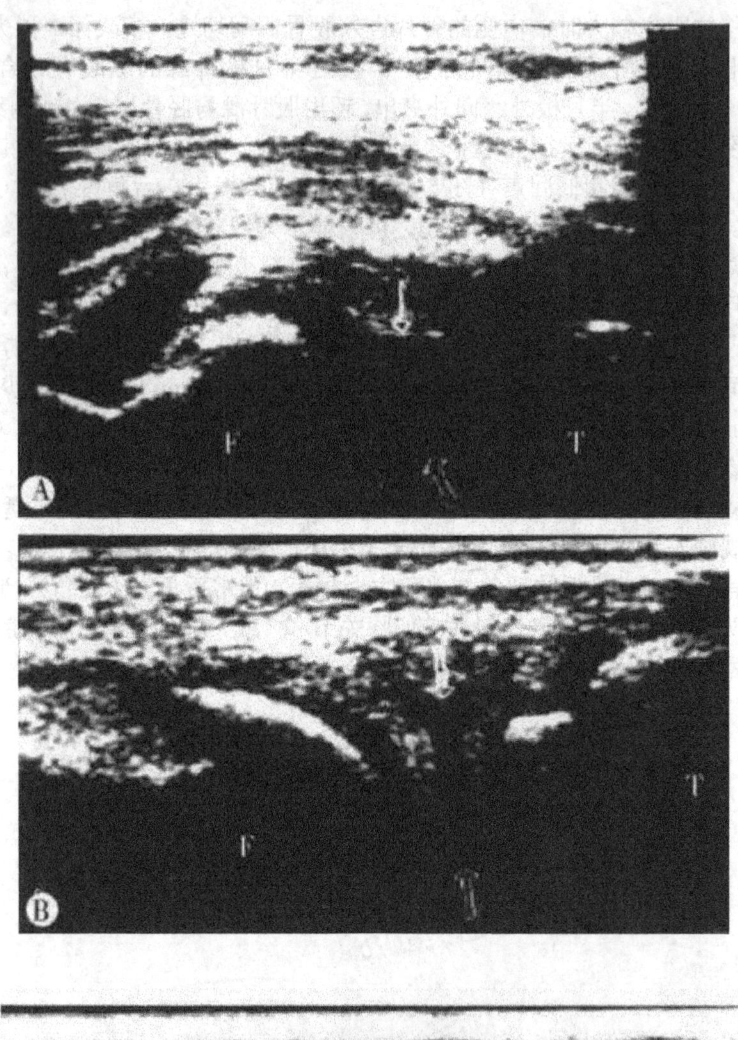

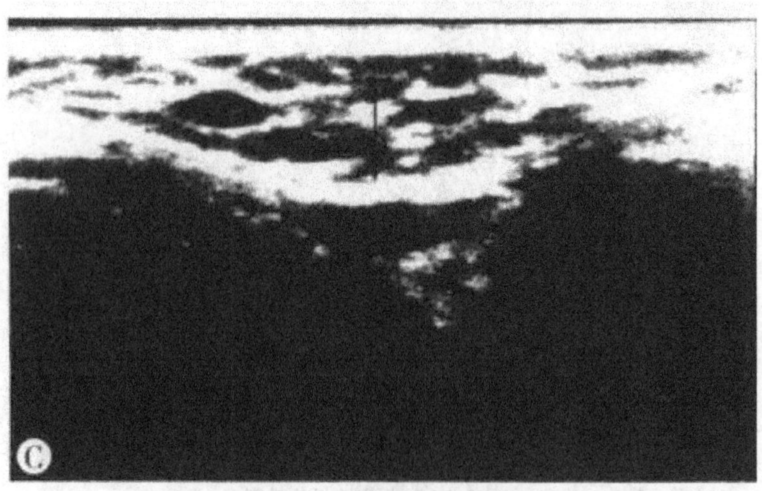

图 5-4-2　半月板损伤声像图

A.垂直纵裂；B.垂直放射状裂；C.半月板边缘分离

（三）鉴别诊断

半月板损伤，应与髌下脂肪垫损伤及钙化，侧副韧带损伤，滑膜皱襞综合征、关节滑膜炎、滑膜软骨瘤病等鉴别。上述疾病症状虽有相似之处，半月板回声均保持完整而无损伤征象，但有各自的声像表现。

（四）临床意义

超声诊断半月板损伤文献报道，其手术符合率为79%~95%，定位诊断的准确率为69%~85%。国内一则报道的诊断准确度为91.2%、敏感性为82.6%、特异性为95.1%（吴晓莉，2007）。虽诊断准确性不如关节镜和MRI，但可用作为重要的筛选检查，协助鉴别诊断，但其诊断准确性，受检查者的技术水平和经验影响，或因合并其他损伤而误判或漏判。超声对放射状裂、无明显分离的裂伤、内缘断裂及分离较大的桶柄形断裂的判断仍较难。

二、半月板囊肿

半月板囊肿（meniscal cyst 或 parameniscal cysts）是半月板内和毗连半月板的局限性积液，其病因尚无定论，被广泛接受的说法，是由关节液积聚在损伤或变性的半月板内，并经过半月板的损伤处流出至周围软组织内而形成半月板旁囊肿。大多数是半月板损伤（特别是放射型纵裂和水平断裂）的并发症。多见于中青年，发病率为4%~6%。囊肿内含有黏液样液体，囊肿较小，多在关节内，体积较大或边缘部囊肿，可从关节内经半月板裂伤处，突向关节外。多数的研究显示，外侧半月板囊肿更多见，是内侧的2~4倍，但最近Camp-bellK.（2001）的MRI检查结果显示，2/3半月板囊肿位于内侧，1/3在外侧。也有两者发病率相同的报道（Tasker A.D.，et al，1995）。

（一）临床表现

关节线周围疼痛、肿胀和触及肿物为主要症状。肿块大小不一，从数毫米至数厘米不等，多呈圆形或类圆形，或较软有波动，或呈弹性硬。有的肿物随膝关节活动而变动，屈（伸）膝时明显，伸（屈）膝时变小或消失。好发年龄20-30岁，男性较多。外侧半月板的前角及内侧的后角两处，是最常发生的部位。大多发生在半月板损伤后^

（二）声像图表现

沿膝关节线出现囊性肿物，是半月板囊肿的共同特点。外侧的半月板囊肿一般体积较大，半数左右毗连前角，并可追踪到髂胫束深面，约1/3毗连后角，可伸展到外侧副韧带深面，约16%毗连体部，多位于中1/3外侧副韧带前方，可呈游离状态。内侧的囊肿较小，常位于后1/3，内侧副韧带之后方，毗连后角，也可毗连前角。有时可出现在髌下脂肪垫内。囊肿显示为与半月板相连的单房、多房圆形或椭圆形，低回声或无回声肿物（图5-4-4），囊肿的外侧壁回声较强，探头加压可见囊肿内缘在关节内并与损伤的半月板相连，借此点可与其他滑膜囊肿或腱鞘囊肿鉴别（后两者无半月板损伤）。动态观察，随关节伸、屈运动时，可见其显没过程，即伸（或屈）膝囊肿出现或明显增大，屈（或伸）膝时肿物变小或消失于关节内。可进一步证实囊肿与半月板的关系。大而时间久的囊肿，有时可引起邻近胫骨皮质侵蚀破坏，可出现骨皮质凹陷。囊肿穿刺内容为透明黏液样液体。半月板变性（半月板无裂伤）形成的囊肿，体积较小只在半月板内，无突出（图5-4-3）。CDFI：囊肿内无血流信号显示。个别囊肿合并出血，囊腔内充满均匀细密点状回声。日久的囊肿因囊液淤积变浓稠，可呈类实质性回声。此外，还可见关节及毗邻滑囊积液、关节软骨异常等继发征象。

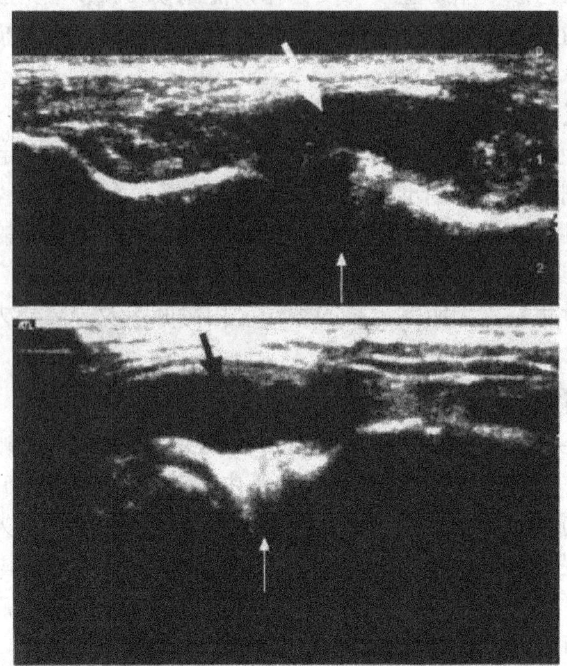

图 5-4-3　半月板损伤伴囊肿声像图

粗箭头：囊肿；细箭头：半月板裂

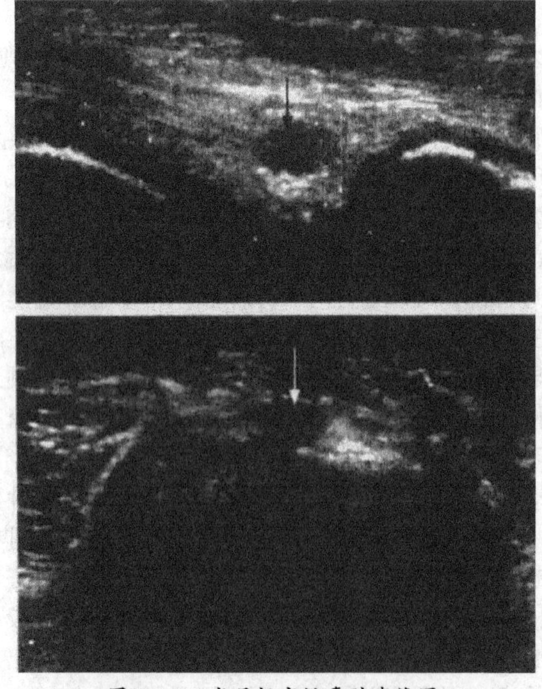

图 5-4-4　半月板变性囊肿声像图

（三）鉴别诊断

半月板囊肿应注意与邻近膝关节的腱鞘囊肿、交叉韧带腱鞘囊肿、滑囊囊肿、腘窝囊肿、局部包裹性关节积液等鉴别。根据这些囊性病变内缘不直接与损伤的半月板相连是可以区别的。此外，某些回声均匀的软组织肿瘤（如滑膜肉瘤、脂肪肉瘤、纤维肉瘤）、局限性色素绒毛结节性滑膜炎、滑膜疝也易与之混淆，根据超声均显示为实质性，肿物均与关节内半月板无关，穿刺抽不出液体，有的病变 CDFI 血流信号丰富等可以鉴别。

（四）临床意义

超声诊断半月板囊肿准确可靠，并较易确定囊肿的大小，高频超声诊断的敏感性、特异性和准确率，单纯性囊肿分别为 97%、86%及 94%；囊肿合并半月板损伤则分别为 89%、83%及 88%（Rutten，1998）。超声探测的重要作用，是可实时动态观察囊肿与半月板的关系，两者同时显没的过程，从而提供定性诊断依据。

三、盘状半月板

盘状半月板（discoid meniscus of the knee）在我国相当常见，在切除半月板中占 25%~46%。是由于半月板发育异常，致使半月板的厚度和宽度增大，形如盘状，而不是正常的外厚内薄的“C”字形。按 Smile 根据形状特点将其分为：硕大型、中间型和类正常型。硕大型完全呈盘状，厚而大，边缘厚钝，将整个股骨髁和胫骨平台相隔开，临床最多见。中间型呈不完全盘状，较硕大型小，游离缘薄，在游离缘偏前和偏后部各有一切迹，两切迹间有一横向隆起；类正常型接近正常半月板，只是体部明显增宽。盘状半月板多见于外侧，内侧极少，内、外侧发生率之比为 1∶7（RohrenE.M.，et al，2001），常为单侧。半月板的这种变化，使之对膝关节的协调性、载荷传递、维护关节稳定、减少接触应力及吸收震动等方面的作用失常，并易发生变性，并常引起水平型裂伤。当膝关节伸屈和旋转运动时，由于盘状半月板使股骨与胫骨间完全隔开，盘的两面分别受股骨和胫骨髁的作用而随之运动，所以在膝关节自主屈伸过程中在某一位置，如屈位伸膝至 20°~30°时，出现弹响、关节弹跳，膝外侧关节间隙疼痛和压痛等症状。有的不出现弹响和弹跳，只出现膝伸直受限、运动失灵、腿打软，有时出现交锁。日久可发生股四头肌萎缩。此病可发生于各年龄段，但以儿童和青年期多见。至今基本致病因素不明。超声检查对硕大型和中间型有一定价值。

声像图表现：超声探测应仔细与正常侧对比。盘状半月板绝大多数发生在外侧，纵向扫查（半月板横切面）盘状半月板不呈正常的楔形，楔尖（内缘）回声消失，代之以宽厚形半月板结构，体部宽度冠状切面>15mm（正常 9~12mm），外缘厚度>5mm 或>对侧 2mm。除非合并破裂，其内部回声仍较均匀。

四、关节透明软骨损伤

除创伤外常继发于关节疾病，如类风湿关节炎、骨关节炎、化脓性关节炎、晶体性关节病、剥脱性关节病、滑膜骨软骨瘤病和半月板损伤等。损伤范围可限于软骨或同时波及软骨下骨皮质。声像图均表现为软骨面回声显现不光滑、凹凸不平、变薄或局部缺损、软骨下骨皮质外露。脱落的软骨碎片进入关节形成关节游离体。但髌骨软骨软化症超声则难以显示。

五、胫骨粗隆骨软骨病

胫骨粗隆骨软骨病（osteochondrosis of tuberro-sity of tibia）又称牵拉性骨突炎（traction apophy-sitis）或 Osgood-Schlatter 病，是以胫骨粗隆骨骺部软骨肿大、并发慢性髌腱末端病为特点的疾病。胫骨粗隆骨骺，呈舌状，与胫骨上端骨骺相连，髌腱附着在其尖端。当股四头肌长期反复强力收缩（如足球、体操运动员），通过髌腱牵拉作用于髌腱胫骨的抵止端及胫骨粗隆骨骺，即可产生的慢性应力性损伤，乃至缺血坏死。本病多在 8~16 岁青少年期发病，男性多于女性，起病缓慢，多单侧发病（双侧发病仅 33%）。随着骺板闭合，骨骺骨化，疼痛消失而自愈。临床表现为患侧胫骨粗隆部肿大向前隆起，腱端疼痛和压痛，伸膝乏力，上、下楼梯及阻力下伸膝时疼痛加剧。股四头肌可有轻度萎缩，急性活动期可有软组织肿胀，皮温增高，但皮肤表面无异常。

（一）声像图表现（图 5-4-5）

急性活动期，患膝胫骨粗隆处髌腱末端组织及软骨层增厚，回声减低，透声性增加，腱内部纤维状回声不连续或消失，周围软组织炎性渗出增厚。胫骨粗隆以骨化核为中心骺软骨增宽并隆起，呈低回声；有时髌腱末端毗连的骨化核回声“碎裂”，有 17%病例合并髌下深滑囊积液，于髌腱后，胫骨粗隆上方出现局限性无或低回声。有时髌下脂肪垫回声增强。CDFI 及 PDI 检测：腱内及滑囊壁有炎性充血时，可见血流信号增加。晚期骨骺愈合，腱端炎症消失，但胫骨粗隆部肿大仍持续存在一定时间。

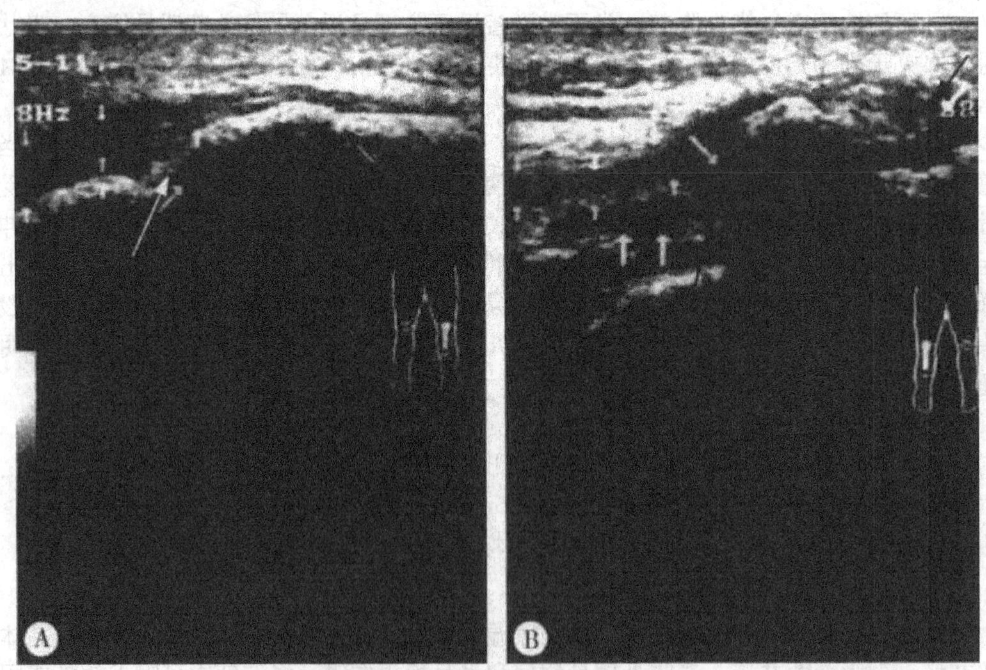

图 5-4-5　胫骨粗隆骨软骨病声像图

A.健侧，小箭示髌腱，大箭示胫骨粗隆；

B.病侧胫骨粗隆肿大隆起（长箭），髌下深滑囊积液（小箭）

（二）鉴别诊断

本病应与单纯性髌下滑囊炎、骨肿瘤、胫骨纤维结构不良及骨膜炎等鉴别。根据本病仅见胫骨结节大，呈实质性，但骨无破坏，骨膜无增厚可与之鉴别。

（三）临床意义

超声可为本病提供诊断依据，并帮助与骨肿瘤、单纯髌下滑囊炎等鉴别。

六、非特异性肋软骨炎（costal chondritis）

肋软骨炎又称蒂策（Tietze）病，是一种自限性非化脓性软骨炎性疾病。原因不明。好发于第2~4肋软骨。多见于20~30岁女性。临床表现，受累肋软骨部疼痛，局部肿大压痛，一般为多发，单发者多见于第2肋软骨。疼痛程度不一，每于深吸气，咳嗽和挤压胸壁时加重，重者夜间不能入睡。体征除病变处肿大、压痛外，皮肤无炎症表现及其他异常。随时间推移局部疼痛可逐渐减轻或消失，但局部肿大可持续一段时间。同样的病变亦可发生在胸锁关节。

（一）声像图表现（图5-4-6）

病变肋软骨肿大，变形向前突出，局部回声减低，透声性较健侧增强；有时呈断裂状并回声增强。周边部回声减低，但无大的液性无回声区。探头加压有明显疼痛。邻近的肋骨及胸骨无异常。高分辨力超声可显示增厚抬高的软骨膜。急性期病灶及周围有较多血流信号。发生在胸锁关节者有相似的表现，称胸锁关节骨软骨炎。

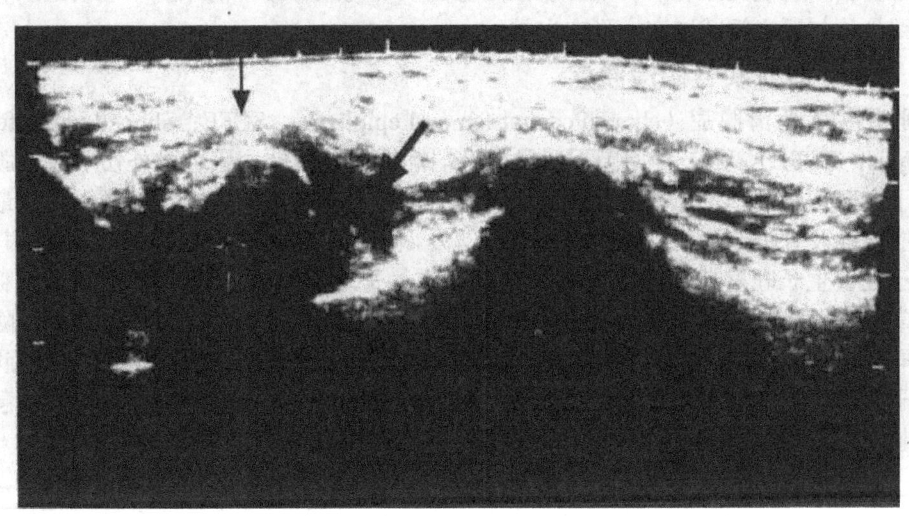

图5-4-6　肋软骨炎声像图

肋软骨肿大（小箭）软骨膜增厚周围积液（粗箭）

（二）鉴别诊断

此病应与胸壁结核、胸壁骨肿瘤鉴别。前者主要出现冷脓肿，晚期可有骨破坏回声中断和死骨形成。后者均有软骨或助（胸）骨破坏。只要对此病病理特点有所了解不难鉴别。

（三）临床意义

超声的优点是可直接对病区软骨进行探测，容易显示软骨的病变，可为此病提供诊断依据。并有助于除外相似疾病和症状（如冠心病和反流性食道炎等）。

七、髌骨下极骨软骨病

本病又称 Sinding-Larson-Johansen 病。发生在髌骨下极和髌腱近端起始部，声像图表现：以片状骨化强回声为中心的软骨肿大，外形不规则，回声减低。邻近的髌腱起始部及软组织，有时髌下脂肪垫水肿增厚，偶尔可发生部分性髌腱断裂和分离。

八、坐骨-耻骨骨软骨炎（ischiopubic osteochondritis）

本病又称坐骨-耻骨骨骺病或 Van Neck 病。多见于少儿期（5~11 岁），常有剧烈运动史，主要临床表现为大腿根部疼痛和（或）会阴部疼痛，单腿站立、屈髋伸膝时加重，有不同程度下肢活动受限，坐骨耻骨结合处压痛。但局部无红肿等炎症改变。声像图表现为坐骨与耻骨结合部肿胀，骺板增宽，局部骨皮质隆起，而髋关节及下肢各关节的结构、功能无异常。

九、耻骨联合骨软骨炎（pubic symphysis osteochondritis）

本病临床表现与上述相似，但声像图上仅出现耻骨联合间隙增宽，一侧或两侧耻骨边缘不光滑，骨膜可有不同程度增厚等改变。

十、跟骨结节骨软骨病

本病又称跟骨结节骨骺坏死症、Haglund-Sever 病，多发生在 8~14 岁儿童，女性多发，主要临床表现为跟骨后疼痛肿胀，声像图表现为跟骨结节的跟腱末端软组织肿胀增厚，跟骨体与骺之间隙增宽，形态失常。

十一、股骨头骨骺滑脱症

股骨头骨骺滑脱症（slipped capital femoral epiphysis，SCFE；slipped upper femoral epiphysis，SUFE），是一种原因不明股骨上端骺板软骨薄弱，因轻微外伤引起的股骨头向后下方剪切滑脱移位，并进行性加重，是引起股骨髋臼撞击综合征的原因之一最后可导致髋内翻及骨关节病。我国的发病率较低。发病年龄较暂时性滑膜炎和 Perthes 病为大，好发于儿童生长旺盛期（11~16 岁）。文献报道，平均年龄为 11 岁。特别多见于肥胖儿童。常单侧发病，约有 20%为双侧。此病临床分急性和慢性两种，慢性较常见，隐袭发病，早期髋部疼痛及跛行，屈曲内旋和外展运动受限；晚期渐渐出现髋内收，外旋畸形，大转子上移；严重者可导致股骨头坏死，关节纤维性强直。急性滑脱少见，常由急性外伤引起，与慢性相比，预后不良。

（一）声像图表现

（1）股骨头（骺）与干骺端分离向后下方移位，干骺端向前上方移位，髋臼盂唇与干骺端距离变小。骨骺与干骺端间的外（前）轮廓线，出现“台阶”状变形（图 5-4-7B），前滑脱距离（anterior physeal slip，APS）≥2mm 即可诊断。根据 APS 距离可将其分为：轻度滑脱<7mm；中度滑脱 7~11mm，重度滑脱>11mm（Kallio，1991）。

（2）髋关节积液，髋关节前间隙增宽，关节囊向外膨出，中间为无回声带。与健侧对比相差 2~3mm 即有意义。主要见于急性期、慢性期急性复发和闭式复位术后，并常说明骨骺不稳定，病情有新的进展和恶化。应减少牵引，选择手术固定，及时穿刺抽液，以减少股骨头坏死的危险。

（3）干骺端重塑（remodlling），滑脱后 3 周即可出现干骺端骨皮质吸收变形，表面不光滑回声粗糙，“台阶”状变形逐渐消失，APS 变小，这是慢性期的标志（图 5-4-7C）。

（4）股骨前倾角（FAV）变小，常<10°，这一改变，可导致骺板区切变应力增加，更加重骨骺滑脱的危险。

（5）根据有否关节积液和干骺端变形，将 SCFE 分为三型：①急性型，有积液和“台阶”出现，干骺端无吸收变形，发病<3 周；②慢性型，无关节积液，但干骺端有吸收变形，发病超过 3 周；③慢性-急性型，既有积液，又有干骺端变形。常见于慢性期急性发展、病情恶化时（Kallio，1993）。将近一半（至少 20%）SCFE 是两侧性的，对单侧发病的小儿，应连续随访，直至骨骼成熟为止。骨骼延迟骨化、Perthes 病、先天性髋脱位以及很小儿童，可出现假性 APS。因此熟悉不同年龄的正常声像图表现和两侧对比，是至关重要的；在探测髋关节积液时，病侧与健侧髋关节应尽量处于同一位置；滑脱距离<2mm 者，超声容易遗漏，此时应注意观察干骺端的改变（图 5-4-7）。

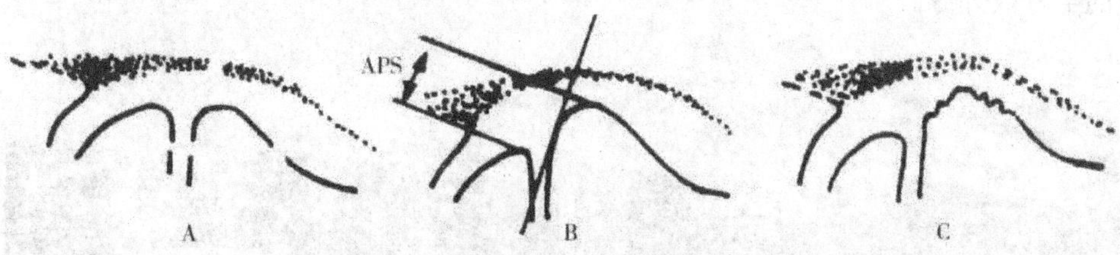

图 5-4-7　股骨头骨骺滑脱症声像

A.正常；B.急性期；C.慢性期；APS.滑膜距离

（二）鉴别诊断

此病应与暂时性髋关节滑膜炎、Perthes 病、先天性髋内翻及髋关节结核鉴别。

（三）临床意义

X 线摄片、CT、MRI 是本病诊断、鉴别诊断的重要方法。超声诊断虽非首选，但具有价廉、简单快捷、无放射损伤，能更准确显示和测量，急性期骨骺与干骺端间前轮廓线前移程度，便于随访观察病情的演变。特别对中度和大多数轻度滑脱患者比 X 线更敏感。

十二、佝偻病

佝偻病超声表现：骨骺增大、干骺端领小于正常、继发骨化中心至干骺端距离增大（桡骨下端>1.5mm），干骺端生长板软骨增宽。骨膜-软骨膜衔接处断裂，骨皮质翘起，临时钙化带钙化不全出现断裂状低回声（于明安，等，2002）。

十三、股骨头骨骺缺血性坏死（avascular necrosis of the femoral head）

本病又称 Legg-Calve-Perthes 病。此病早期因缺血产生股骨头骨骺坏死、破裂，伴有关节滑膜炎，不及时治疗，最后导致股骨头变扁和变形；治愈期股骨头再血管化和再骨化，新骨形成骨密度增加。多发生在 5~12 岁，男性更常见，男女比为 5∶1。临床隐匿发病，主要表现髋部疼痛和跛行。声像图表现：髋关节积液是疾病早期最常见到的征象，并且持续时间较长，多超过 2 周或更长；股骨头软骨增厚>0.5mm（正常阈值为 0.5mm）、两侧差>0.3mm 即有诊断意义。进一步发生股骨头骨骺破坏，则出现股骨头变形，回声不规则。股骨头前面因不被关节盂唇掩盖容易观测到。超声可早期发现关节积液及滑膜增厚，但不能依此作出诊断，有怀疑时应及时作MRI检查。引起股骨头坏死的其他常见原因还有：外伤（股骨颈骨折）、酒精中毒、皮质类固醇应用不当，多见于成年人，参考病史不难鉴别。

十四、关节盂唇囊肿（glenoid labral cysts）

本病以肩关节盂唇旁囊肿较多见，由于盂唇损伤或囊性变引起。其发生部位有：三角肌与肩胛下肌腱间、三角肌与肱二头肌腱间、喙肩韧带下和肩胛上切迹区。肩胛上切迹盂唇旁囊肿是肩胛上神经卡压综合征的常见病因，通常自诉肩胛上切迹区疼痛，出现冈上和（或）冈下肌无力、瘫痪及肌萎缩，穿刺后症状可明显减轻（有报道超声引导穿刺成功率为86%）。超声表现为盂唇增厚变形，显现无回声或低回声肿物，有时囊肿可以出现更高的回声，其直径3~30mm。类似的囊肿可发生在髋关节盂唇（图5-4-8）、膝关节的半月板外缘。

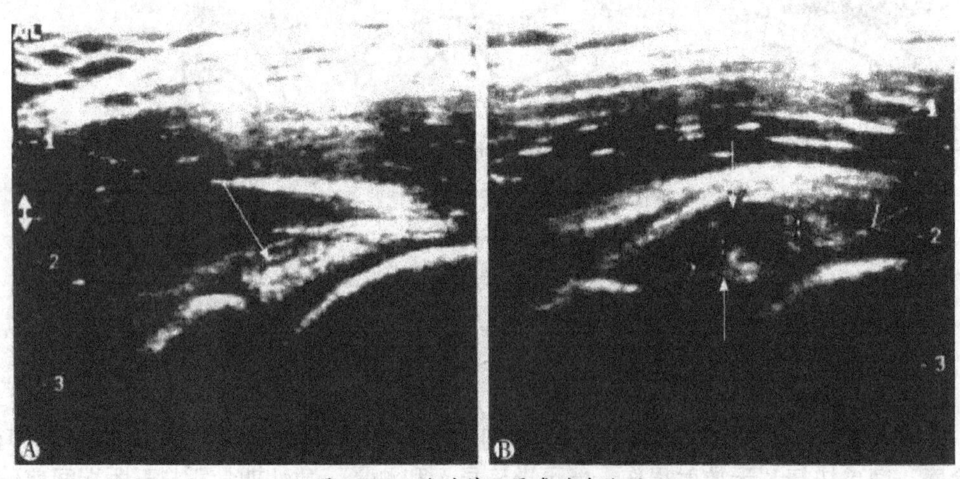

图5-4-8 髋关节盂唇囊肿声像图

A.健侧盂唇（箭头）；B.病侧，盂唇囊肿（箭头）

附：髌骨股关节疼痛综合征（patello-femoralpain symdrome）

本病是引起膝关节蹲痛的主要原因之一。主要由于髌骨股关节软骨损伤引起，包括髌骨软骨软化和单纯股骨滑车软骨损伤。其症状为蹲位时，髌后或髌周疼痛，间歇性出现或加重，屈膝和跑步时尤为显著，有时打软腿（giving way），但很难明确定位疼痛点。查体可见髌骨活动受限或活动度过大，有时伴有关节内弹响和摩擦感，但很少发生交锁。超声无特异表现，但具鉴别诊断价值，当超声检查膝关节、周围肌腱、韧带和髌骨没有其他疾病阳性所见时，应想到此病的可能。单纯股骨滑车软骨损伤，超声可显示股骨髌面软骨不光滑、断裂或缺损。髌骨软骨软化则不能显示（因为在髌骨的后面）。

()

第五节　脊椎疾病

腰背痛、脊髓或马尾神经根刺激、压迫症状和脊柱变形，是脊椎疾病共同的临床表现。腰椎间盘突出的腰痛常伴有单侧（少数为双侧）坐骨神经痛症状及体征，并具有慢性反复性特点。腰椎结核除腰痛外，则以脊柱变形和产生冷脓肿并流注为特点，前者腰椎生理前凸消失；后者可在下腹部、腹股沟或大腿内侧触及脓肿肿块，少数有脊髓压迫症状。椎管内肿瘤，主要产生一系列神经压迫症状，初起出现固定区域疼痛及感觉异常，继之出现节段性肌力和感觉减退、锥体束征；最后导致相关部位运动瘫痪，各种感觉缺失，括约肌功能障碍等。脊膜及脊髓脊膜膨出症，背部中线生后出现肿物并逐渐增大，肿物较柔软，有的表面皮肤正常，有时长有长毛或色素沉着；有的表面仅有一层菲薄真皮覆盖，患儿啼哭或压迫前囟，肿物内压力增高并变形。脊髓脊膜膨出可有程度的不同的下肢弛缓性瘫痪，膀胱和肛门括约肌功能障碍。

一、腰椎间盘突出

侧纵切面，在相应的病变节段出现局限性椎管狭窄，内径变小，<正常 10%以上，除椎板和椎体骨强回声带外，在靠近椎体侧椎管内，可见到进入硬膜外腔的椎间盘碎片和髓核组织，呈形态各异的较强回声和低回声，突出的椎间盘，回声低于周围的脂肪和骨组织，形成所谓“三重密度”回声征象，Engel（1985）认为这一特征其诊断敏感性为 89%，特异性为 100%。经腹探测，突出的椎间盘使硬膜腔前方或前外侧受压变形，出现压迹，破裂突出的椎间盘碎片呈点、片状回声强，压迫邻近的脊髓、马尾或神经根（图 5-5-1）。尤以 L_{4-5} 和 L_5S_1，椎间隙多见。但超声诊断椎间盘突出的敏感性及特异性不高。

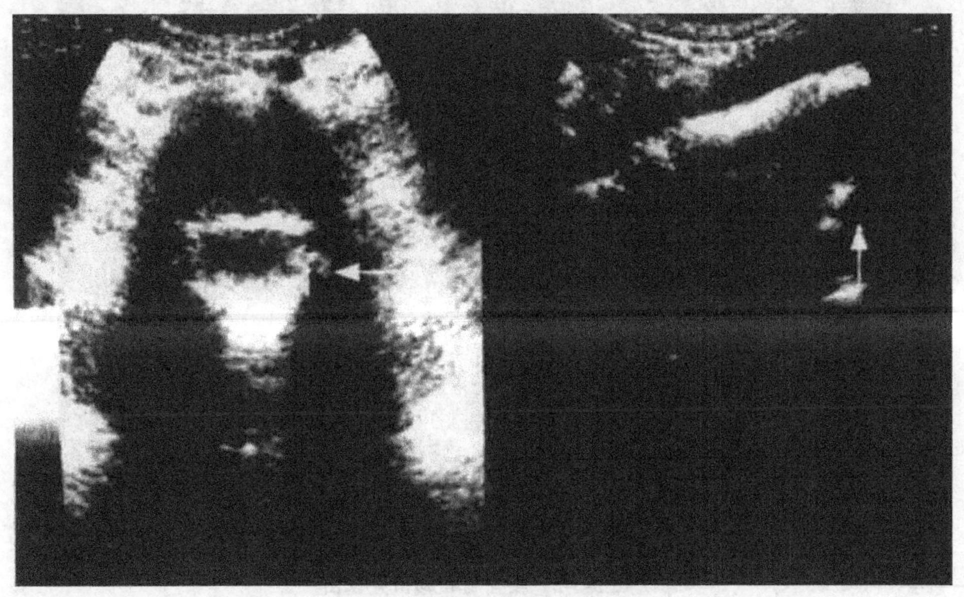

图 5-5-1　腰椎间盘突出声像图

箭示突出的椎间盘碎片

二、椎管内肿瘤

经体表探测诊断较困难。有时经腹扫查，在面对椎间隙的层面，硬膜外肿瘤，在椎管内可见边缘较清楚的实质性高或低回声病灶，或出现局限性无回声。在横切面上，病侧硬膜及硬膜外脂肪形成的环形回声结构，受压变形，出现压迹。但不能显示整体图像，只能用于筛选检查。在脊椎手术中则不同，切除椎弓后，用10~13MHz 探头术中探测，可显示肿瘤的全貌，并能区分是髓内抑或髓外肿瘤，更便于术后观察疗效及随诊。髓外硬膜下肿瘤，椎管的强回声环增大，神经鞘瘤及神经纤维瘤，呈均匀中等回声或低回声；脊膜瘤则呈高回声。可有脊髓受压变形或马尾神经移位，动脉性搏动消失。髓内肿瘤如神经胶质瘤，则显示脊髓局限性肿大，中央管回声消失，内部回声紊乱，增强或减弱。室管膜瘤和星形细胞瘤，有时可见中央管扩张。

三、脊膜膨出、脊髓脊膜膨出

经由先天性脊椎裂只有脊膜向外呈囊状膨出，神经根和脊髓位置正常，表面有皮肤覆盖者，称脊膜膨出（meningocele）。脊膜囊内含有脊髓或马尾神经者称脊髓脊膜膨出（meningomylocele）。好发于腰骶部、颈后部。肿物呈圆形、椭圆形不定形低或无回声，有较光整的壁，突向皮下，基底部可见低回声管状结构，通过脊柱裂与椎管内相通，不同的时间肿物大小可有变化。单纯性脊膜膨出，内部无其他异常回声（图 5-5-2）；囊内含有脊髓及神经时，可见回声较高的神经组织回声。

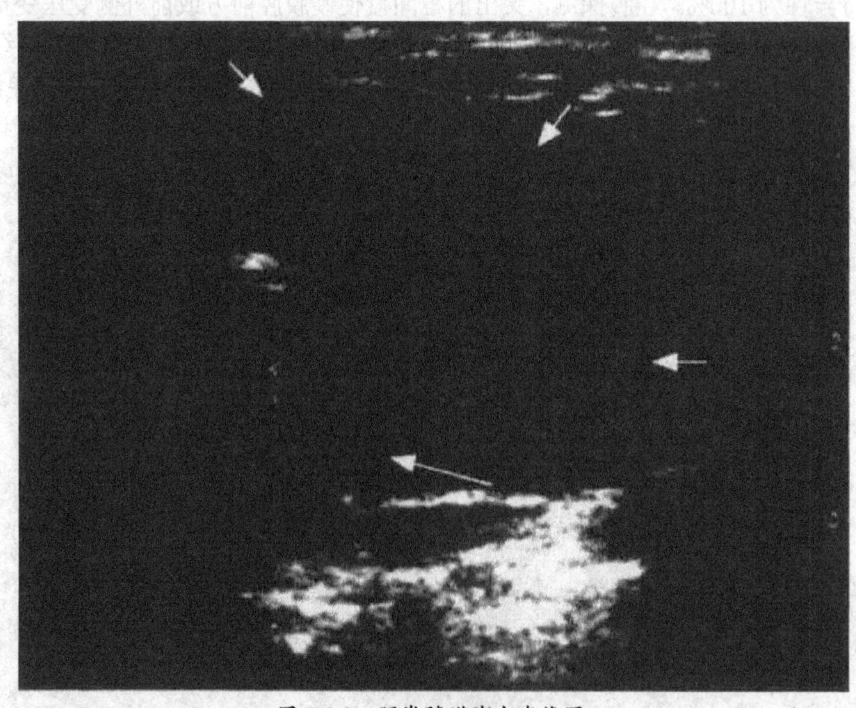

图 5-5-2　腰脊髓膜膨出声像图

箭示脊椎裂孔

四、腰椎滑脱

指上一腰椎体与其相邻的另一个腰椎体相对向前滑移，根据病理改变，可分为先天性、峡部裂性、创伤性、退变性等。其中以峡部裂性最常见，即椎弓上下关节突间的峡部骨质连续性中断，致使相关椎体向前滑脱移位。L_5~S_1 最常见，其次 S_4~L_5。早期无症状，一般可引起慢性下腰部痛、脊柱畸形和坐骨神经压迫症状。

超声检查可作为筛选方法。经腹部纵向扫查，可见腰椎椎体前源自然前凸弧线失常，滑脱椎体下缘与下位椎体（常为第 1 骶椎）之间出现“台阶”状变形，可用滑脱椎体下缘水平线与下位椎体上缘水平线间距离，表示滑脱的程度。借助 CDFI 可了解滑脱椎体对腹主动脉及下腔静脉的影响。

五、脊柱结核

详见相关内容。

六、脊椎手术中超声监测（intraoperativespinal sonography，IOSS）

脊柱手术切除椎板提供了新的声窗，能清晰显示脊椎管内解剖结构和病变，可判定脊髓的位置、搏动是否正常。脊椎手术中超声探测结果，可为术者决策即时提供有决定意义的信息。应用频率为 7.0~13MHz 的手术专用探头。椎板切除后，手术野用消毒生理盐水充满，消毒的探头置于手术区内的硬膜外或脊髓上；或探头浸于水囊中进行探测。正常脊髓为一均匀低回声结构，脊髓灰、白质不能区分，中央管纵切面为一细线状高回声，横切面为点状高回声；硬膜及蛛网膜层呈线形高回声在脊髓的边缘，蛛网膜下腔内的脑脊液为薄层无回声；并能看到神经根回声。脊髓前、后动脉及脑脊液有搏动，CDFI：可显示相应的血管结构。IOSS 可应用于：①诊断脊髓的先天性异常，如脊髓拴系症（亦称低位脊髓症），脊髓纵裂。声像图表现：前者，脊髓末端位于 L_2~L_3 椎间隙以下（正常在 L_1~L_2 水平）；脊髓末端失去逐渐变细的改变，被束缚的脊髓节段搏动消失；可有与之相连的实质性或囊性肿块，硬脊膜囊增宽。后者，可显示被骨嵴或纤维软骨中隔劈开的脊髓部位和波及的范围。②椎管内肿瘤、炎症肿块和积液的定位（髓内、髓外或硬膜外、硬膜内），判定肿瘤的物理性质、大小、数量，肿瘤与正常脊髓的边界及观察肿瘤的血供和脊髓受压情况。③对外伤性脊髓压迫，可判定压迫物性质如异物、外伤性血肿或骨折片的位置，脊髓、马尾或神经根受压情况和程度，判定脊髓搏动。为决定手术方案提供信息，并可随时监控术中变化，协助评估手术减压的效果。④术后经皮探测，可帮助判定椎管肿瘤术后症状复发的原因，是由于原发瘤复发，还是脊髓软化及髓内囊肿形成所引起，以避免不必要地再次手术探查。以及诊断脊髓术后脊髓内囊肿或蛛网膜下腔囊肿，并指导囊肿引流定位。髓内肿瘤一般显示为均匀较高回声，边缘清晰，中央管受压变形甚至闭塞。室管膜瘤、星形细胞瘤发生钙化时，肿瘤的回声更强。脊髓软化、坏死性脊髓炎、脊髓水肿、中心型血肿等，肿物呈无回声与正常结构界线模糊不清，难以确定其轮廓，只有中央管闭塞引起的扩张、蛛网膜下腔变窄是其存在的线索。髓外病变如脑膜瘤、神经鞘瘤、神经纤维瘤、脂肪瘤、皮样囊肿回声均相对比脊髓的回声高；骨折碎片、骨刺呈明显强回声并伴有声影。囊肿和脓肿显示为无回声。

多年来，椎管造影被认为是诊断脊椎和椎管内疾病的最好方法，但是侵入性方法，对患者有一定的痛苦，不能多次检查。CT 和 MRI 是目前脊椎疾病最有价值的影像诊断的方法，但价格较昂贵。经体表超声探测虽然所能提供的诊断信息有限，但作为一种筛查方法，对先天性脊椎裂及脊髓膜膨出、腰椎结核、腰椎间盘突出症、腰骶部脊索瘤及囊性肿瘤（如皮样囊肿、畸胎瘤）的诊断，还是可以提供有重要价值的诊断信息的。手术中应用，可直接对着病区进行探测，实时快速判定病变的部位和范围；判定脊髓的搏动和血供状况等，对手术决策具有重要价值，是目前其他影像方法不可及的。

（于春洋）

第六节　骨肿瘤和瘤样病变

骨肿瘤和瘤样病变来源于不同组织。能被超声所显示并能提供诊断信息的只有以下几种：①从骨皮质表面向外生长的肿瘤，如骨软骨瘤、骨瘤、外生软骨瘤及皮质旁骨肉瘤；②骨被溶解破坏，一侧或双侧骨皮质变薄或消失的骨内实质性肿瘤，如巨细胞瘤、非骨化性纤维瘤、内生软骨瘤、软骨黏液纤维瘤及转移瘤；③骨的囊性病变如孤立性骨囊肿、动脉瘤样骨囊肿；④骨质溶解破坏并穿破骨皮质，在软组织内形成肿块的恶性肿瘤，如骨肉瘤、软骨肉瘤、纤维肉瘤、滑膜肉瘤及脊索瘤等。出现肿块和疼痛是骨肿瘤的主要临床症状。表浅部位的良性肿瘤如骨软骨瘤的肿块，易被早期发现；位于骨内的肿瘤，早期无肿块，随着骨内肿瘤生长，骨质膨胀变形，肿瘤部位出现肿胀；肿瘤穿破骨皮质，在软组织内形成大小不等的肿块时，更容易被触及。骨肿瘤的肿块，质地均较坚硬。良性肿瘤皮肤表面正常；巨大恶性肿瘤可致皮肤表面紧张发亮，皮温增高，皮下静脉怒张。疼痛是另一主要症状，或仅有轻微疼痛；或有剧烈的局部疼痛、放射痛和一侧肢体传导痛，常需服止痛药。良性肿瘤疼痛较轻，恶性较重并且进行性加重。恶性肿瘤可引起乏力、消瘦、贫血、发热等全身症状。溶骨型骨肿瘤可因轻微外伤发生病理骨折。转移性者大部分有原发癌症状。实验室检查，在良性肿瘤和发展缓慢的低度恶性肿瘤，无异常发现发展快速的恶性肿瘤，可有贫血、血沉增快；发展活跃时，血碱性磷酸酶增高；有广泛骨破坏的肿瘤，可暂时性血钙、磷增高。骨髓瘤血浆球蛋白增多，尿本-周蛋白阳性。

一、骨软骨瘤

骨软骨瘤（osteochondroma）是临床最常见的良性骨肿瘤之一，占良性骨肿瘤的35%。肿瘤组织由纤维性软骨膜、透明软骨帽及成熟的骨松质性肿块（肿瘤主体）所构成。肿瘤好发于干骺端，以宽基底或细长柄自骨表面向骨外生长，无蒂柄肿瘤的皮质与受累骨皮质相连续。有单发及多发性两种，前者多见，后者两侧对称常引起骨骼发育异常。此病多发于青少年。主要发生在四肢长管状骨，其中以股骨远端和胫近端最多；其他依次为肱骨近端、桡骨和胫骨远端，扁骨主要见于肩胛骨和髂骨。生长缓慢，病期较长，常无症状或仅有无痛性肿块。当肿瘤较大压迫邻近血管、神经，或瘤骨继发骨折时，可出现相关症状和体征。

声像图表现：（图5-6-1）骨软骨瘤显示为边界明显的骨性隆起，从骨的干骺区突出于骨表面向外生长，肿瘤的基底部为正常骨组织，肿瘤主体为海绵状骨松质，回声强度及内部结构与其相连的正常骨相同。广基型的皮质光滑与正常骨皮质相移行。有蒂柄及体积较大的骨软骨瘤，肿瘤基底部与正常骨皮质连续部常因出现侧后声影，而显示不清。瘤表面的透明软骨帽呈低或与肌肉相等的回声，其形态不一，边缘清楚，覆盖于肿瘤表面，其厚度与年龄有关，年龄越小，越厚越光滑，一般成人<2mm 儿童<3mm（超过时应考虑恶变）。肿瘤主体的形态，可呈宽底半圆形、三角形、长柄蕈形。体积较大肿瘤，其表面常凹凸不平。有时肿瘤软骨帽与软组织之间，偶发滑液囊并扩张显示为无回声，并使软骨帽回声更加明显。有时肿瘤压迫邻近血管，可见血管移位，血管壁损伤，血栓形成或产生假性动脉瘤，而出现相应的声像图和 CDFI 改变。肿瘤本身无血流显示。骨软骨瘤的诊断主要依靠 X 线，超声有助于排除其他相关疾病及判定对周围组织的影响。

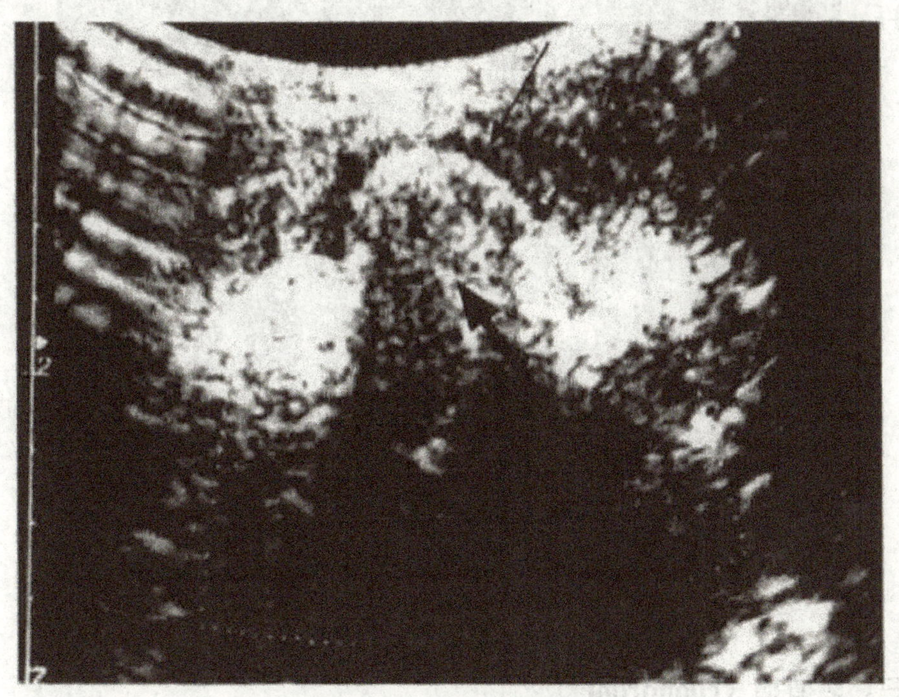

图 5-6-1 骨软骨瘤声像图

粗箭示肿瘤本体，细箭头示软骨帽回声

二、巨细胞瘤

巨细胞瘤（giant cell tumor）是由圆形、卵圆形单核细胞和大量多核巨细胞样破骨细胞构成。传统上属于良性，但具有局部侵袭性。肿瘤组织质地松脆，常有出血、坏死和囊性变。此肿瘤根据细胞分化程度分三级：I级多见属良性；II级发展较快，低度恶性易复发；III级为恶性（中华医学会骨肿瘤分类 1983）。发生的高峰年龄为 30~40 岁，仅 1%~3% 发生于未成年人。

声像图表现：（图 5-6-2）肿瘤 50%~65%发生在膝部，最常见于股骨远端和胫骨近端，其次为桡骨的远端、骶骨、股骨及肱骨近端，下肢三倍于上肢。肿瘤在骨端多呈偏心性生长，溶解破坏骨骺端骨松质，局部呈膨胀性肿大，轻度变形，肿瘤区多呈较均匀低回声，肿瘤坏死、出血区为不规则无回声，有时可见液平面回声。接近肿瘤一侧的骨皮质明显变薄，有时薄如蛋壳；肿瘤与正常骨质间界线清楚，多较光整，有时可见凹凸不平的残留骨嵴回声，如无病理性骨折骨外形保持完整。肿瘤的透声性良好，肿瘤后部回声不减弱或略增强。发生病理性骨折时，可见骨皮质回声中断及轴线错位变形，或者骨折端相嵌插，此时常于骨折端处出现不规则的斑点状强回声，局部骨膜可有反应性增厚。除非发生恶变，否则邻近的关节软骨不受影响。CDFI：I级偶见少许点状血流显示，II、III级及复发恶变者，其周边部可见较丰富的血流信号。应与孤立性骨囊肿、动脉瘤样骨囊肿、非骨化性纤维瘤、软骨母细胞瘤及转移瘤等鉴别。

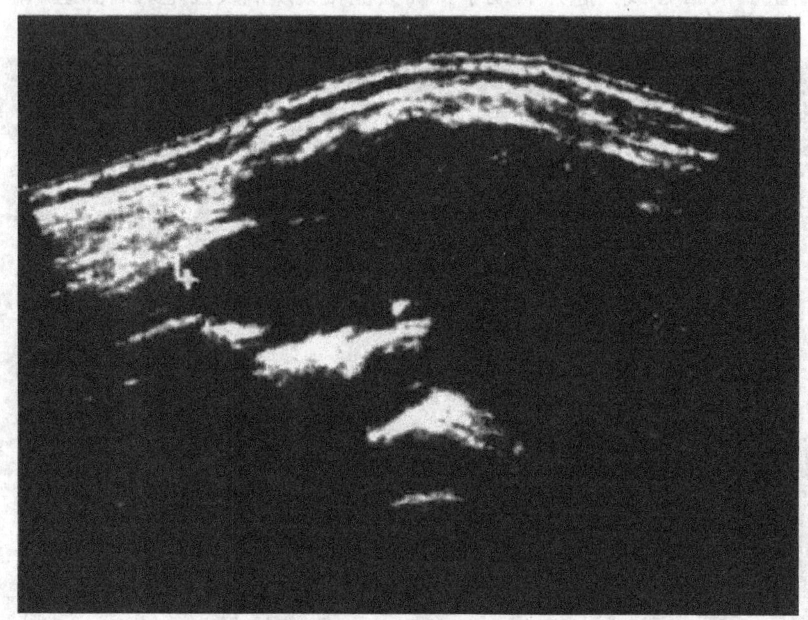

图 5-6-2　胫骨上端骨巨细胞瘤声像图

三、软骨瘤（chondroma）

软骨瘤是由分化好的透明软骨组织构成，在良性骨肿瘤中，发病率仅次于骨软骨瘤。其中以单发性内生软骨瘤（enchondroma）较常见；多发性及皮质旁软骨瘤少见。内生软骨瘤多发生于管状骨干骺端的中心部，好发于手、足部各骨，也可见于四肢长骨如肱骨、股骨、胫骨、腓骨。肿瘤生长缓慢，病程较长。可发生在任何年龄，高发年龄为20~40岁。肿瘤内并常有黏液样变、钙化和骨化。

声像图表现：内生性软骨瘤，在骨内呈膨胀性生长，使掌、指骨或趾、跖骨呈梭形膨大，骨质被溶解破坏，肿瘤内部多为较均匀低回声，或与邻近肌肉的回声相等；发生钙化时，在肿瘤内部和周围可出现散在点状强回声；当肿瘤发生黏液变性或出血时，局部出现无回声区。肿瘤边缘较清楚，但不一定规则，肿瘤区的骨皮质变薄膨胀（特别在手的小骨）。肿瘤的后部一般无回声衰减。发生病理性骨折时，可见骨皮质回声中断和移位，骨折相嵌区回声增强。

附：软骨黏液纤维瘤（chondromyxoid fibroma）

一种很少见的良性骨肿瘤，占原发骨肿瘤<1%。好发于青少年（10~30 岁），50~70 岁为另一个发病高峰。男性稍多见。60%~70%发生在下肢胫骨、股骨和腓骨的干骺端，扁骨以髂骨为多。该肿瘤含有互相交错的纤维软骨和黏液基质，梭形细胞或星形细胞等成分。声像图：肿瘤在骨端偏心性生长，呈圆形、卵圆形，肿瘤内出现大小不等多房状低回声病灶，中间可见网状高回声，肿瘤边缘清楚，病区骨皮质明显变薄或缺损，透声性良好，后部回声不减弱。很少发生钙化。CDFI 和 PDI：可有较多血管信号显示。声像图与动脉瘤样骨囊肿相似，需注意两者的鉴别。

四、骨肉瘤

骨肉瘤（osteosarcoma）又称成骨肉瘤（osteogenicsarcoma），是原发性恶性骨肿瘤中发病率最高（占第 1 位）、恶性程度最大的肿瘤。临床病程短发展快。普通型中央性骨肉瘤好发生于青少年，发病高峰年龄 10~20 岁，男性是女性的 2 倍。最常发生于四肢长骨，下肢多于上肢，80%位于膝关节周围，即股骨远端和胫骨近端，其次为肱骨、股骨近端和胫骨远端，其他部位较少见。骨肉瘤来源于间叶组织，瘤细胞具有形成骨质或肿瘤样类骨质能力，破坏骨质并刺激骨膜产生反应性增厚。初发于干骺端骨髓内产生溶骨破坏，继而破坏骨皮质快速向周围软组织生长，形成软组织肿块。在每个病例中溶骨区和成骨区的分布不尽相同。

声像图表现如下。

1.普通型中心性骨肉瘤

肿瘤区正常骨皮质被破坏，骨组织回声消失，回声连续性中断。肿瘤区内部回声极不均匀，其中成骨区，肿瘤骨呈不规则斑块形强回声；溶骨区肿瘤组织呈均匀或不均匀的低回声，两者在病灶区相间存在，参差不齐（图 5-6-3，图 5-6-4）。强回声与低回声区两者比例，决定于肿瘤类型。若成骨占优势，肿瘤骨较多，声像图上则以强回声为主；溶骨占优势，肿瘤回声则以低回声为主。通常情况肿瘤的低回声区往往围绕高或强回声区，或者分布于肿瘤的周边部及骨膜下。肿瘤与正常骨组织的界线模糊不清。肿瘤的后部回声衰减较强，底面回声不易显示。衰减程度与肿瘤大小、形状、瘤骨成分多少及生长部位有关。肿瘤穿出骨皮质向骨外发展，在骨外形成的肿块，外侧边缘清楚，与骨相连的一侧边缘不清，常以肿瘤为中心，呈较强的放射条纹状或不规则强回声。骨膜被掀起并增厚是骨肉瘤常见而又具特征的声像图表现，增厚的骨膜在肿瘤边缘部，与正常骨干相连处常呈“三角形”，与 X 线的 Codman 三角相吻合。CDFI 及 PWD：在肿瘤边缘及软组织肿瘤内，可见较粗大的异常肿瘤血管，分布密集，互相交通，血流极为丰富（图 5-6-4）；PWD：显示动、静脉频谱共存。有时可见来自骨缺损处的喷射状血流。邻近的较大血管受压移位或变窄。较大的肿瘤内发生坏死和出血时，可出现大片无回声区，并使内部回声更不规则。

2.骨旁性骨肉瘤

发生于骨的外表面，较少见。肿瘤组织分化较好，恶性程度较低，生长较缓慢。常见于 20~50 岁成年人。好发于长管状骨，70%发生在股骨远端后侧，其次为胫骨上端，其他也可见于肱骨、股骨上端、腓骨和前臂骨。肿瘤贴附于骨干骺区表面生长，突向软组织，与早期骨皮质间可有缝隙，骨皮质无改变肿瘤较大可侵犯破坏邻近骨质。声像图（图 5-6-5）：肿瘤呈表面较光滑的不均匀强或高回声，肿瘤边缘回声较清楚且完整，肿瘤与相邻骨皮质间有明显界线，骰质无异常，但有时因肿瘤内部出现声影的掩盖而不易被显示。肿瘤的两端容易出现侧后声影。晚期40%~50%有骨皮质侵犯，可有放射状骨膜反应。诊断时应与骨化性肌炎等鉴别。

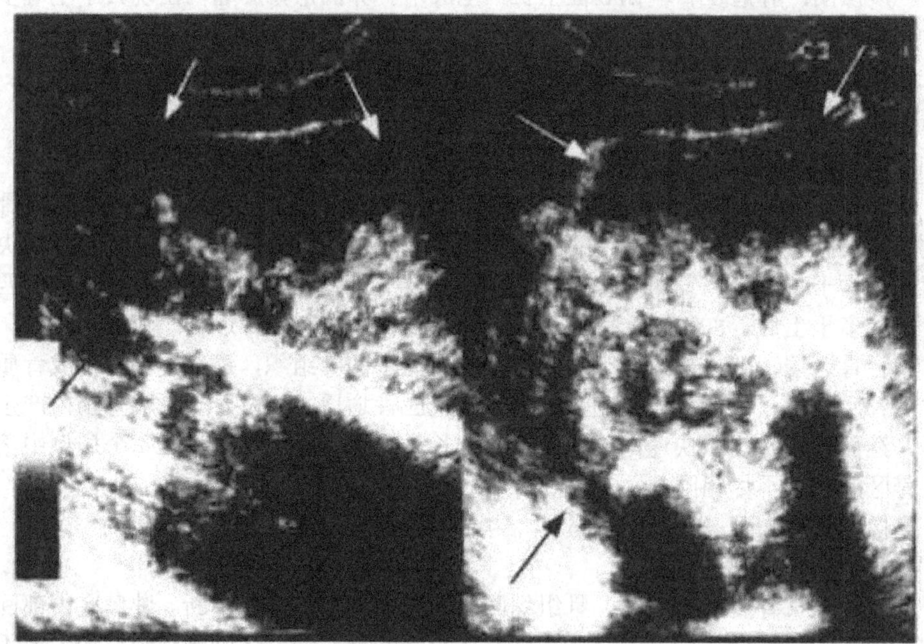

图 5-6-3 骨肉瘤声像图

A.纵切面；B.横切面

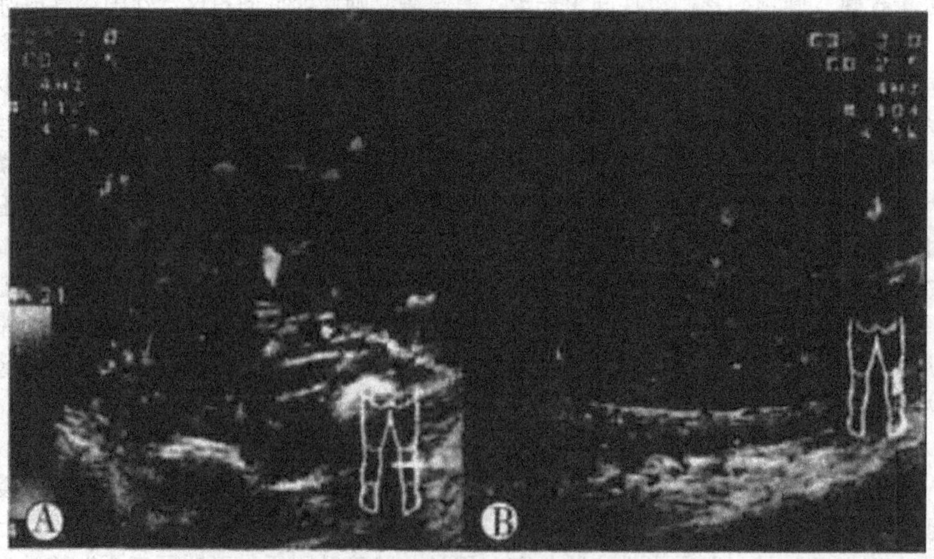

图 5-6-4 骨肉瘤 CDFI 血流图

黑箭示骨破坏

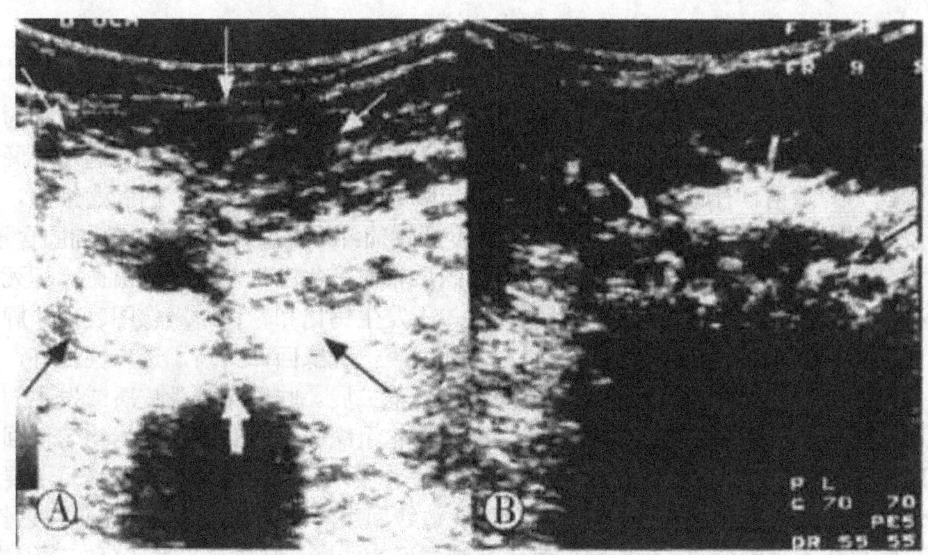

图 5-6-5 骨旁骨肉瘤声像图

A.横切面；B.纵切面

五、软骨肉瘤

软骨肉瘤（chondrosarcoma）来源于软骨组织，是由分化程度不同的肉瘤性成软骨细胞及软骨基质构成的恶性肿瘤，并有向软骨分化的趋势。软骨肉瘤其发生率仅次于骨肉瘤，占原发性恶性骨肿瘤的 20%~27%。多见于 40 岁以上中年老人，平均年龄 40~50 岁，<20 岁少见。分中央型和周围型，以前者多见。中央型发生部位，依次为骨盆、肩胛骨、胫骨及肱骨近端。周围型最常见于骨盆的髂骨翼和骶骨，其他部位少见。肿瘤内可发生颗粒状钙化。病程长短及发展快慢，视组织分化程度而定。中央型软骨肉瘤声像图表现：（图 5-6-6）肿瘤发生于骨的软骨连接处或干骺端骨松质，肿瘤外侧骨皮质变薄或被破坏缺损回声中断，肿瘤内多呈不均匀低回声，可见散在钙化或骨化斑点状强回声；高分化的软骨肉瘤可发生大片钙化或象牙样瘤骨形成，则出现大块边缘较锐利的强回声和声影。肿瘤边缘回声初期较清楚。晚期肿瘤穿破骨皮质，在软组织内形成肿块亦为不均匀低回声，并与骨相连。CDFI 可见少许散在血流信号，较大的软组织肿块压迫邻近大血管使之移位变形或变窄。一般骨膜无异常，当病理骨折时，在骨折处可出现局限性反应性骨膜增厚。软骨肉瘤合并黏液性变和坏死出血时，肿瘤内则出现大小不等的囊腔。

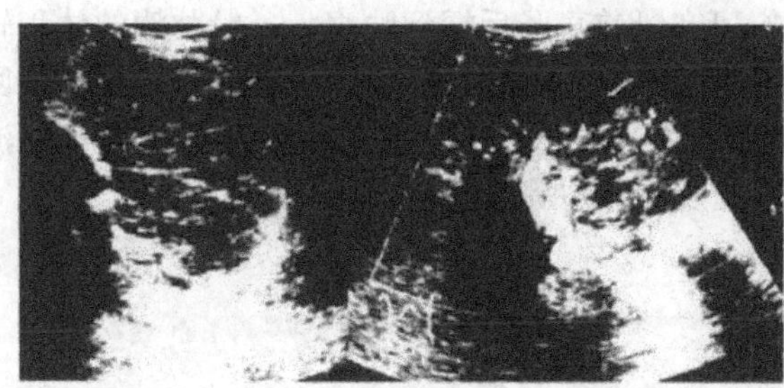

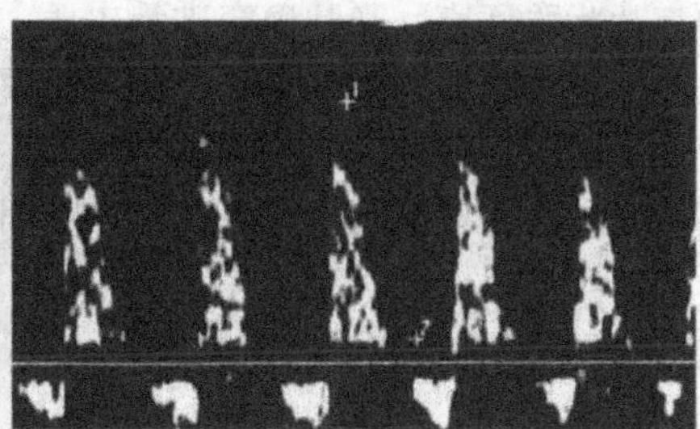

图 5-6-6 软骨肉瘤声像图

六、纤维肉瘤

原发性骨纤维肉瘤（fibrosarcoma），源于骨内的结缔组织（中央型）或骨膜的原始成纤维组织（骨膜型）的恶性骨肿瘤。多发生于四肢长骨干骺端，以股骨远端、胫骨近端及骨盆尤为常见。有时发生在骨干。好发年龄为30~60岁。分化好的肿瘤细胞，形成大量胶原纤维组织呈旋涡状或束状排列；高度恶性的纤维肉瘤，异形性肿瘤细胞含量多，并有大量有丝分裂，很少形成胶原，肿瘤组织质软而呈鱼肉状，有较多出血、坏死区。易穿破骨皮质侵入软组织，形成软组织肿块。不发生钙化和骨化。声像图表现：肿瘤局部骨质破坏，皮质变薄，肿瘤为结节状均匀低回声，边缘回声清晰，透声性良好，肿瘤后部回声不减弱。干骺端的肿瘤，可向骺端或骨干扩展。肿瘤穿破骨皮质或发生病理性骨折时，骨皮质及骨质回声连续性中断，肿瘤在软组织中形成的肿块亦为均匀低回声。CDFI：肿瘤有较丰富的血流信号。一般无反应性骨膜增厚。骨膜型纤维肉瘤，主要出现附着于骨旁的软组织肿块，为均匀性低回声，边缘回声清晰锐利，当肿瘤侵犯邻近骨质，则可见骨皮质不规则变薄，或局限性骨破坏缺损回声中断，但肿瘤的大部分在软组织内。应与巨细胞瘤、滑膜肉瘤、恶性纤维组织细胞瘤、孤立性骨髓瘤及骨转移性瘤鉴别。

七、脊索瘤

脊索瘤（chordoma）是一种较为少见的骨肿瘤，尸检发现率为0.5%~2%，占原发恶性骨肿瘤的3%~4%，是脊柱最为常见的原发性恶性肿瘤。起源于残留或异位的胚胎性脊索组织，生长缓慢。80%~85%发生在50岁以上，30岁以前少见。男性多见，是女性的2倍。发生部位以骶尾区最多，其次为蝶枕部。骶尾部的肿瘤向前后膨胀性生长，向前穿破骶尾骨，或经骶尾孔向骨外发展至骶骨前，在盆腔内形成巨大肿块，并产生直肠、膀胱、子宫、阴道及骶神经根压迫症状。肿瘤体积较大可同时向背侧生长至骶尾骨后方，突出于皮下出现隆起性肿块。肿瘤体积绝大多数为2~5cm，有时可>10cm。质地较软，有不完整包膜，部分组织呈半透明胶冻样，常由纤维组织分隔成小叶状，可有新老灶性出血、坏死、囊性变或钙化。含黏液较多者，倾向于良性；质硬钙化较多者，恶性倾向较大。较少发生转移，手术切除不净易复发（复发率40%~60%）。早期病变隐匿，症状仅有骶尾部疼痛，无特异症状，不易想到此病。多在持续数月至数年后出现肿块，或出现排便、排尿障碍和神经性体征等压迫症状时，方来就诊被发现。声像图表现：（图5-6-7）骶尾部脊索瘤容易被超声显示，应经会阴部、下腹部和后骶部多方向探测，体积较小有时需经直肠或阴道腔内探测。可见骶、尾椎骨呈局限性溶骨性破坏缺损，肿瘤区呈不均匀实质性低回声，边缘清楚较光滑，肿瘤内常可见不规则无回声区，有时可见伴有声影的点片状强回声。当肿瘤穿破骨皮质，始可在骶前直肠后探到肿瘤，一般肿瘤的体积较大，可越过中线向对侧生长，穿过骶尾骨后壁向骶后生长，肿瘤的声衰减较小，底面回声多不减弱。CDFI多数肿瘤内无或仅见少量血流信号，有时复发性肿瘤可有较多血流信号。需与软骨肉瘤、纤维肉瘤、巨细胞瘤及转移瘤等鉴别。

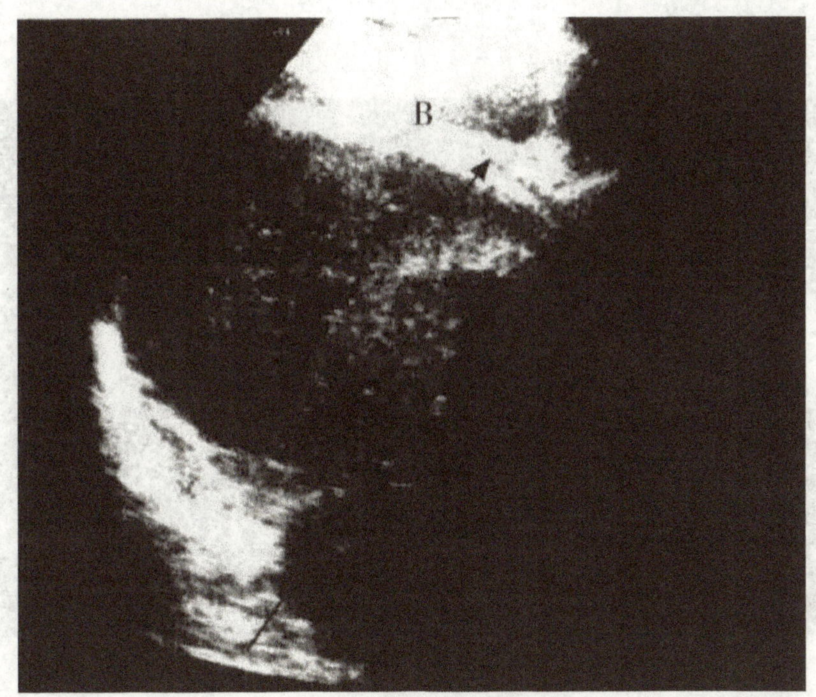

图 5-6-7　脊索瘤声像图

长箭示骶骨破坏，短箭示阴道受压移位；B.膀胱

八、转移性骨肿瘤

在转移瘤（skeletal metastases）中骨骼是仅次于肺和肝的恶性肿瘤转移的好发部位几乎所有恶性肿瘤均可发生骨转移，最常见的为肺癌、前列腺癌、乳腺癌和肾癌，亦可发生在甲状腺癌、胰腺癌、子宫癌和胃肠道癌等。其中除神经母细胞瘤发生在儿童外，其他多见于 40 岁以上中老年，大部分为癌转移，极少数为肉瘤。骨骼本身的恶性肿瘤骨内转移，以骨肉瘤和尤因肉瘤为常见。骨转移瘤多发生在躯干骨，如脊椎骨（以腰椎和胸椎常见）、骨盆骨、肋骨及胸骨，其次为股骨、胫骨和肱骨。确诊的原发器官肿瘤，骨转移瘤定性诊断并不难；对无原发肿瘤病史者，超声可帮助搜寻原发病灶，如乳腺、前列腺、肾脏、甲状腺、膀胱、子宫、胰腺和肝等处。但约 30%的骨转移瘤找不到原发灶。声像图表现：（图 5-6-8，图 5-6-9）大部分病例显示为局限性溶骨性破坏。肿瘤内部回声多样，多呈较均匀或不均匀低回声，有时甲状腺癌的转移瘤可呈无回声；有的呈高低兼备混合性回声。肿瘤的边缘轮廓清楚，但多不光滑，肿瘤的透声性良好，肿瘤的后部回声多不减弱。边界不清的溶骨性病灶，说明肿瘤生长较快；边界清晰有高回声边缘者说明肿瘤进展缓慢。晚期肿瘤穿破骨皮质后，可在软组织内出现局限性肿块；发生病理性骨折后，可见骨端移位，发生在椎骨者，可见椎体塌陷变形。CDFI 可有数量不等的血流信号。除骨肉瘤及神经母细胞瘤外，其他肿瘤骨转移，很少发生骨膜反应性增厚。早期一般为单发，晚期常同时或先后多处骨出现回声性质相同的病灶。应与巨细胞瘤、纤维肉瘤、嗜酸性肉芽肿、骨髓瘤及霍奇金淋巴瘤等鉴别。早期骨转移瘤放射性核素骨显像检查极为敏感，通过全身扫描易发现“潜伏”性转移病灶。超声可用于病灶的筛查，

发现和证实肿瘤的存在。

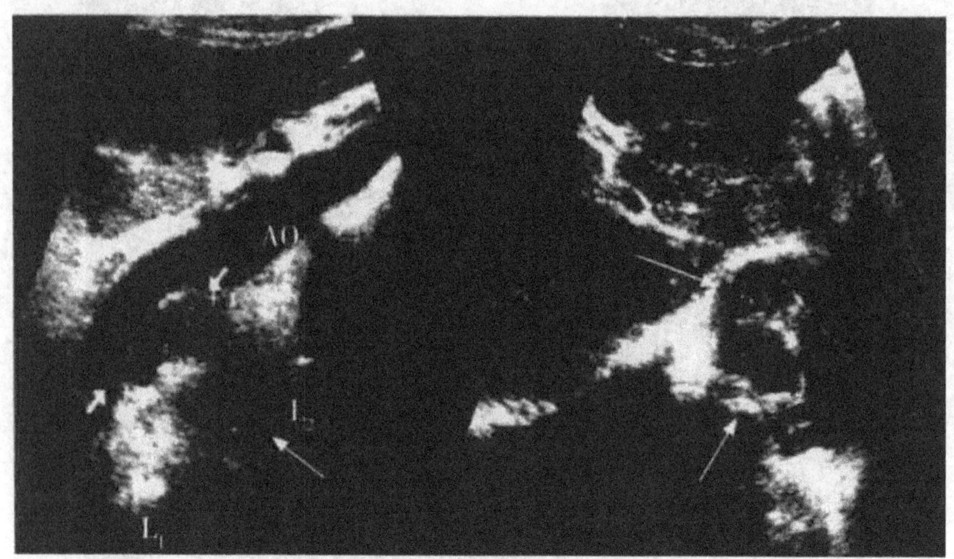

图 5-6-8　乳腺癌脊柱转移声像图

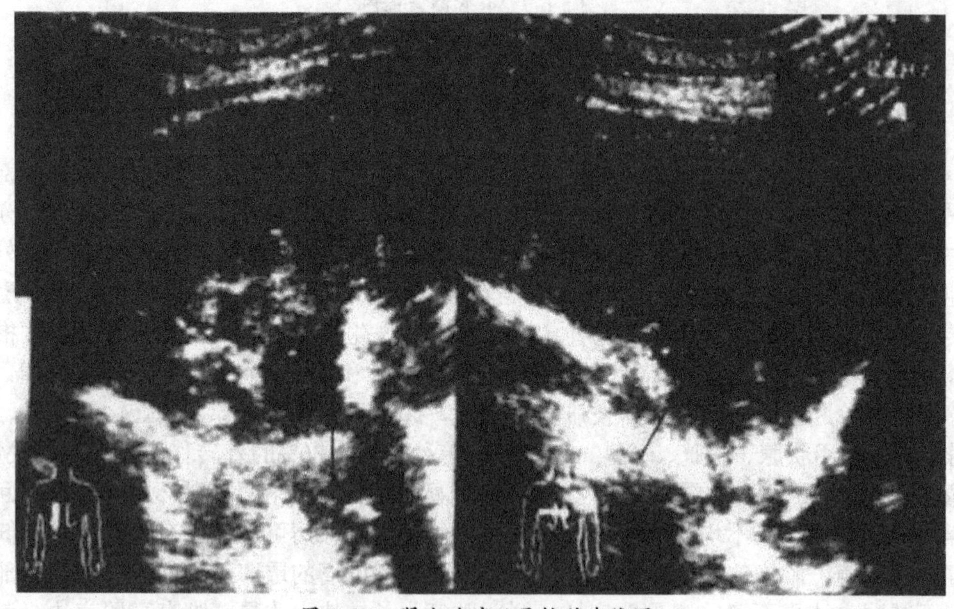
图 7-6-9　肾上腺癌肋骨转移声像图

九、孤立性骨囊肿

孤立性骨囊肿（solitary bone cyst）较常见，多发生于青少年，发展较慢，病程长，症状轻。囊腔内壁常覆以薄层纤维组织，内含橙黄色或无色稀薄浆液性液体。多发生在长骨的干骺区髓内，以肱骨及股骨近端最多见，其次为股骨远端、胫腓骨近端及跟骨。骨皮质变薄的较大囊肿，易被超声显示。声像图表现：（图 5-6-10）骨囊肿多为单房性，均显示为局限性，圆形或椭圆形无回声区，肿瘤与正常骨质间边界清楚，囊肿壁完整多较光滑，较大的囊肿外侧骨皮质变薄，透声性良好，后方回声不减弱。有时内壁可见凹凸不平骨嵴回声。一般骨膨胀较轻。合并出血时，囊肿内可出现液-液分层回声。病灶区的骨膜及软组织回声无异常。肿瘤内 CDFI：无血流信号显示。应与软骨母细胞瘤、巨细胞瘤、非骨化性纤维瘤等鉴别。

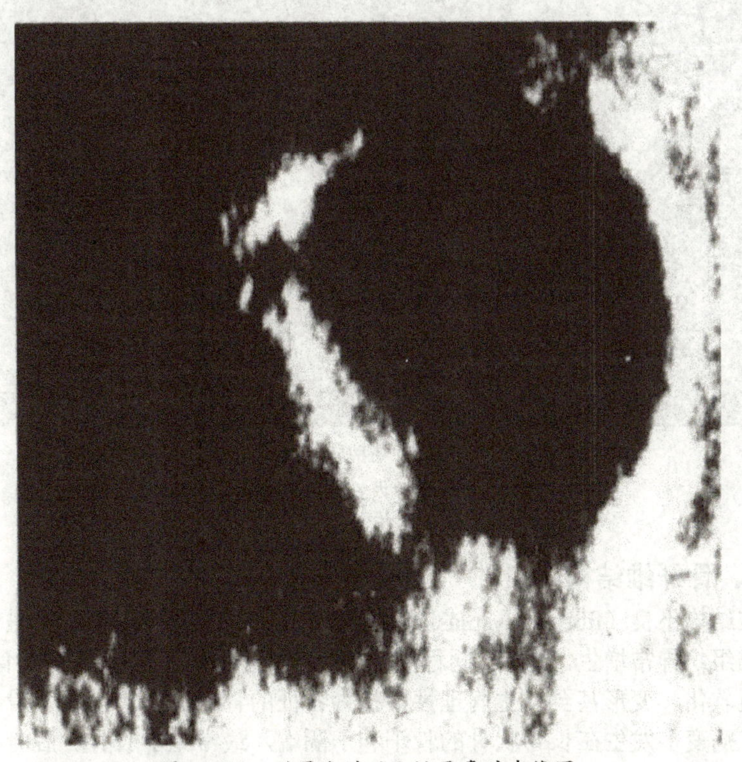

图 5-6-10 肱骨上端孤立性骨囊肿声像图

十、动脉瘤样骨囊肿

动脉瘤样骨囊肿（aneurysmal bone cyst，ABC）是一种少见的良性骨囊性病变，肿瘤呈膨胀生长，骨皮质破坏，形成厚薄不一的骨包壳，瘤体由充满血液扩张的海绵状囊腔所构成，囊肿内的血液不凝固，血浆和血细胞分层。囊腔间壁无内皮，由纤维结缔组织和骨样组织构成，并含有成纤维细胞、破骨样巨细胞、编织骨和网状花边形软骨样物质。约 80%发生于 20 岁以下。所有的骨均可受累，半数以上发生于长骨中的股骨、胫骨及桡骨干骺端。其次为脊椎骨（12%~30%）其中腰椎最多。声像图表现：（图 5-6-11）典型的肿瘤区正常骨组织被溶解破坏，显示为蜂房状无回声结构。骨呈膨胀性肿大，肿瘤侧骨皮质变薄或消失，并常有血液分层平面（Fluid-Fluid Level）回声。囊腔间可见不规则的反射较强的间隔回声，病变区透声性良好，后部回声不减弱，与正常骨组织间界线较清楚，但不规则。一般不产生新生骨及钙化、无骨膜异常及软组织肿块。发生病理性骨折后，于骨折端嵌插处可见不规则的点片状强回声，并可见局部骨膜增厚。CDFI：囊腔内血流较少，周边部可有较多血流信号。需与巨细胞瘤、孤立性骨囊肿等鉴别。

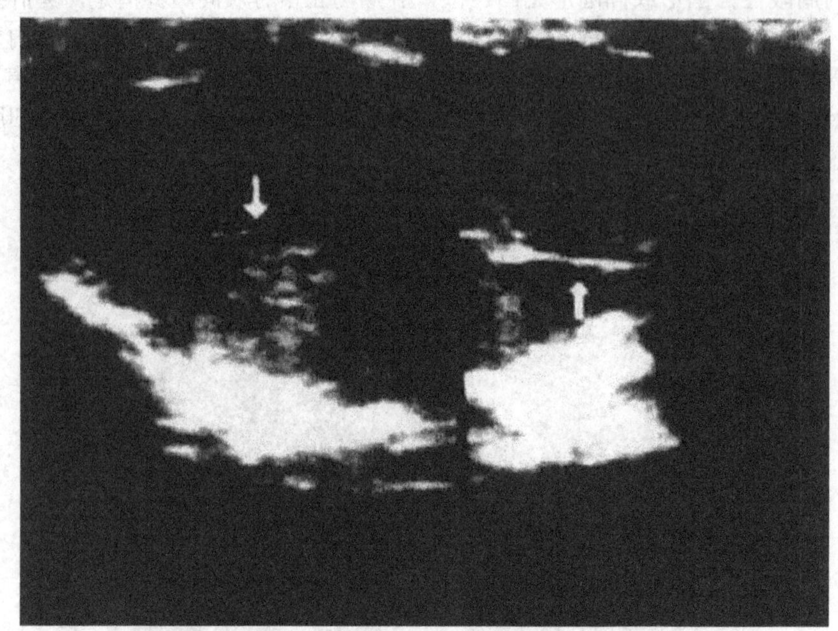

图 5-6-11 股骨下端动脉瘤样骨囊肿声像图
箭示囊肿内血液平面回声

十一、骨纤维结构不良

骨纤维结构不良（fibrous dysplasia of bone）亦称纤维异样增殖症，是骨内局限性或广泛性纤维组织异常增生，伴有不同程度纤维化骨（编织骨），取代了正常骨组织和骨髓，使局部骨质软化、变形甚至发生病理性骨折为特征的骨病。可单发或多骨同时受累，以前者多见。病变多发生在长管状骨的骨干和干骺端，最常见于股骨、胫骨及肱骨，亦可发生在肋骨和颅骨（小儿常在股骨的近端）。多见于青少年（30 岁以下占 70%），男女相等。接近骨皮质的病灶，可被超声显示。声像图表现：病变区正常骨结构失常，回声模糊不清，出现散在虫蚀样弱回声区；或显示为边缘较清楚，形态不整，较均匀的低回声区，病灶较大者，骨皮质变薄骨变形，但骨膜及软组织无异常。发生病理性骨折者，可见局部骨皮质回声缺损中断，或轴线移位等改变。阳性的超声表现对诊断有一定参考价值。

十二、嗜酸性肉芽肿

嗜酸性肉芽肿（eosinophilic granuloma）又称 Langerhans 细胞组织增生症。原因不明。基本病理改变为组织细胞增生和嗜酸细胞浸润。多见于儿童和青年，半数以上发生在颅骨、肋骨和股骨。病灶位于骨髓腔，呈溶骨性破坏，并向骨皮质扩散，骨皮质破坏后出现骨缺损和软组织肿块。一般病灶较小，可单发或多发。病变质软而脆，夹杂有出血和囊性变。声像图表现：嗜酸性肉芽肿，病变区骨质溶骨性破坏，骨皮质缺损，病灶显示为均匀或不均匀低回声，边缘较清楚，病灶内残留骨质呈散在性较强点状回声，穿破骨皮质向骨外生长时，软组织内可见边缘较清楚的实质性低回声肿块，并可有骨膜反应性增厚。

（一）鉴别诊断

骨肿瘤单凭超声进行定性诊断和判定良、恶性很难。声像图所见必须结合临床病史、体征、肿瘤的好发年龄段和部位综合分析判定。从超声角度看凡无骨皮质破坏，骨的结构仍保持完整，无软组织肿块形成，CDFI 和 PDI 无或仅有少许血流信号者，多为良性；反之有骨皮质破坏，并在软组织内形成肿块，有特征性的骨膜反应，CDFI 和 PDI 见有丰富血流信号，特别是动脉型或动静脉瘘型血流者，可能为恶性。准确地定性诊断须依赖穿刺病理检查。

（二）应用价值

X 线片结合 CT 及 MRI 是目前骨肿瘤最主要的影像学诊断手段。有些肿瘤根据典型 X 线表现即可确诊；有时不同肿瘤有相似的 X 线改变，也得结合临床和病理检查确诊。超声诊断骨肿瘤可起辅助和补充作用。①骨皮质被肿瘤溶解破坏、缺损或变薄，可探到肿瘤病灶及其范围，区别囊、实性；②判定恶性骨肿瘤向骨外发展，形成软组织肿块的大小及有无邻近重要血管、神经的侵犯（这是能否进行手术治疗的重要依据）；③用 CDFI 和 PDI 所提供的肿瘤内及周边部的血流信息（包括血管的分布、血流多少及类型），可有助于判定良、恶性；④对肿瘤病灶进行随访，动态观测和评估化、放疗疗效及术后复发；⑤判定恶性骨肿瘤有无远处器官及淋巴结等转移，搜寻骨转移癌的原发灶；⑥超声引导定位进行肿瘤穿刺活检，使之更容易避开邻近主要血管、神经、肿瘤的坏死区及确定皮肤与肿瘤外缘的距离。监控恶性骨肿瘤 HIFU 治疗。

（）

第七节　颈椎疾病的诊断

颈椎病是中老年人的常见病。而且近年来由于互联网、游戏机的使用，长期提都作为，中青年发病有增多趋势，甚至青少年也有发病。以往病发多在冬春季，受风寒而发，现代由于空调电扇的使用，夏季发病也不少见。

一、颈椎病病因发病机制

引起颈椎病的原因很多，归纳起来有以下几点。

1.外伤颈椎位于头、躯干之间，是人体脊柱活动最大部分，而且承担着头的重量，头颈部的任何一种损伤都可成为颈椎病的发病原因，有资料记载颈椎病多与外伤有关，只不过有的外伤较为明显，颈椎结构发生变化，当时出现颈部疼痛、功能障碍；有的虽然当时没有症状，但时间不长即出现颈椎病的表现；有的比较隐蔽，当时甚至以后相当长的时间内没有感觉。年轻人的代偿能力较强，到中、老年时，代偿能力降低，临床症状就会表现出来。至于急性外伤较重，致颈椎骨折、脱位等重症，多不在颈椎病中讨论而列入骨折、脱位之中，当然其后遗症，若有颈椎病的表现，也列入颈椎病中。

2.慢性劳损长期使用高枕、低头学习、工作、上网、玩游戏、超负荷的抬挑重物、不良的活动姿势及体育锻炼姿势等使颈部的肌肉、韧带、关节地过度劳累损伤，颈椎的曲度发生改变，小关节退变、增生、移位等使颈椎周围的神经、血管受到牵拉而产生颈椎病。

3.炎症颈部较细，咽喉、淋巴结等距颈椎较近，咽喉部、颈部淋巴结的反复炎症浸润到颈椎使颈部关节囊和韧带充血、松弛、骨质脱钙等，长期影响颈椎的稳定性，使颈椎失稳，结构发生变化而出现颈部疼痛、活动受限等颈椎病的表现，或使颈椎病诱发或加重，严重者可出现颈椎半脱位等。颈椎病影响咽喉部神经，致其血供障碍，易发炎症。咽部炎症与颈椎病相互影响，互为因果，致病反复发作。

4.先天畸形颈椎的先天畸形，如先天性颈椎椎管狭窄、椎体融合、隐性椎裂、棘突分割不全、横突肥大等使颈部代偿空间变小，代偿力降低，改变了颈椎的受力状态，加速了退变，较轻的外因即可形成椎管狭窄、棘突偏移、齿突偏移等颈椎结构的改变而影响神经、血管等出现颈椎病的症状。

5.颈椎退行性变

（1）椎间盘变性：椎间盘为含水量很多的纤维结构，发育成熟时含水量约 80%，随着年龄增长，含水量降低.随着含水量的减少，髓核开始产生纤维性改变，因脱水而体积变小，椎间盘变窄，纤维环变性，弹力减少、向周围膨隆，软骨板发生变性萎缩，椎体后外缘由于椎间盘的硬化代偿性骨质增生，膨隆的椎间盘和椎体后外缘骨刺刺激或压迫神经根、脊髓，外伤、慢性劳损可加速此过程的发生。

（2）骨刺：由于慢性劳损，钩椎关节的关节囊增厚，关节周缘受关节旗的牵拉.代偿性引起边缘性的骨质增生.也有学者认为关节旗、韧带的牵拉形成骨膜下血肿、血肿机化、钙化而形成骨刺。骨刺的部位多见于椎体两侧钩突，其次为关节的边缘。骨刺突向椎间孔使椎间孔变小刺激神经根而出现神经根型颈椎病，突向横突孔压迫椎动脉而引起椎动脉型颈椎病，突向椎管内使管腔变小，超过其代偿范围压迫脊髓引起脊髓型颈椎病，个别突向前方的骨刺刺激食管而出现吞咽困难。由于第 4~6 颈槐椎体活动量大，易于劳损退化，故第 4~6 颈椎椎体产生骨刺较多，为颈椎病的好发部位。

（3）韧带改变：颈部韧带主要包括后纵钿带、关节囊韧带、黄钿带，这些韧带的变化参与了颈椎病的形成。后纵韧带由于椎间盘发生退变椎间隙狭窄、纤维环和椎体后缘骨刺向椎管膨出而退变向后压迫脊髓，可形成脊髓型颈椎病，关节囊韧带增厚，自椎间孔压迫神经根形成神经根型颈椎病，黄籾带增厚占据椎管，可压迫脊髓。

6.筋膜损伤颈部筋膜较为丰富，且相互联系紧密、交织成网，包裹颈部的神经、血管、肌肉等各层，筋膜相对于肌肉韧性较大、弹性较小，易于损伤，颈部的外伤、劳损、受凉、病理性损伤等原因，筋膜受到反复损伤，易于挛缩、硬化、粘连，其包裹的神经根、交感神经、神经分支、者髓、椎动脉等受到牵拉、刺激，影响功能活动，产生颈椎病的症状。筋膜损伤基本贯穿于颈椎病的各个阶段及各型，为颈椎病产生的重要病理改变之一，尤其是青少年患者，没有椎间盘、骨质的改变，只有软组织牵拉颈椎结构的改变，特别是筋膜的改变。颈椎病患者通过松解颈部筋膜，症状可有不同程度的改善，甚至痊愈，即使只松解浅筋膜，也有一定的效果。

二、颈椎疾病检查

（一）颈椎病 X 线摄片检查

X 线摄片检查是颈椎最重要的检查之一，对颈椎病的诊断具有重要意义，X 线检查可观察颈椎生理曲度的变化，各椎体的排列结构、骨质的变化、骨发育状况，而且还可鉴别诊断颈部其他疾病。

1.X 线正位片检查

各椎体排列结构是否正常，有无骨质疏松等骨质改变，老年颈椎病患者可部分有骨质疏松。颈椎发育有否异常，有否椎体融合、半椎体、棘突是否异常。颈椎发育异常致颈椎的结构发生改变，受力不平衡，易产生颈椎病。双侧钩椎关节是否对称.有无增生。钩椎关节为正位片观察的重点，钩椎关节增生、变尖外翻可刺激或压迫颈神经根、椎动脉而产生神经根型、椎动脉型颈椎病，为颈椎病产生的重要原因椎间隙有无狭窄、双侧是否等宽，椎间隙狭窄为椎间盘退化，多颈椎双侧不等宽可见椎体侧弯、椎间盘病变、椎体移位等，单颈椎双侧不等宽则见于椎间盘病变。棘突是否居中，排列有无异常或侧弯，正常棘突居中.所有棘突在一条线上，一个棘突偏歪可见于椎体旋转移位，也可见于棘突发育异常•是否为病理性还要参考侧位片及临床症状。颈椎侧弯可见多个颈椎突向一侧，棘突也偏歪不在一条直线上，显示颈椎两侧不平衡，凹侧肌肉紧张、痉挛有损伤，患侧椎间孔也不同程度变小，可发生颈椎病。第 7 颈椎横突是否过长，有无颈肋形成.过长或颈肋形成可刺激或压迫臂丛神经而产生似神经根型颈椎病的症状。还应注意有无颈椎脊柱裂。

2.X 线侧位片观察

颈椎生理弯曲有无改变.有否生理曲度变浅、变直、反张，有无前凸。正常颈椎有生理性前凸，呈弧形排列，以第 4 颈椎最甚，生理曲度变浅、消失、反张，一方面导致颈椎结构改变，各方受力不平衡；另一方面牵拉椎动脉，产生椎动脉刺激或压迫症状。颈椎各椎体前缘连线、后缘连线、寰椎后结节前缘与棘突前缘连线是否为光滑平行弧线，正常时三条线呈平行光滑的弧线，若某一椎体超过光滑的弧线，则这一椎体有前滑脱，若错后不及弧线，则为后滑脱，颈椎滑脱，一方面椎间盘因牵拉损伤产生病变，另一方面后关节错位、不稳、易退变增生，可刺激压迫颈神经根、推动脉而产生神经根型、椎动脉型颈椎病。同时，也可导致椎管狭窄、脊髓受压而出现脊髓型颈椎病。若不光滑而成角.则为椎间盘病变。椎间隙有无改变，是否变宽变窄，正常时颈椎前缘推间隙为（3.8±0.5）mm，后缘间距为（1.9±0.28）mm，老年人因椎间盘退行性病变而变窄，年轻人若髓核突出或脱出，间隙也可变窄，椎间盘往后脱出的多.故多显示后间隙变窄.所以椎间隙的改变对诊断椎间盘病变有重要意义。老年人由于椎间盘退行性改变，椎间隙前、后缘均可出现骨质增生，因第 4~5 颈椎、第 5~6 颈椎、第 6~7 颈椎活动度较大，故其产生骨质增生的概率高.增生以唇样为多，前缘增生多无临床症状，极个别压迫食管可出现吞咽困难，后缘增生较轻者可无症状，增生较重者影响椎管也可出现脊髓受压。韧带有无钙化，包括前纵韧带、后纵韧带、项韧带、棘间韧带等，前纵韧带纵行钙化多无临床症状，后纵韧带钙化在代偿范围内可无临床症状，超过其代偿范围压迫脊髓而出现脊髓型颈椎病症状。项韧带钙化可无症状，也可出现局部不适，项韧带钙化多伴有前面椎间盘的病变，棘间韧带钙化较少。椎体有无旋转可观察双凸、双边、双凹征。颈椎间小关节突呈双像，称双凸征，椎根切迹呈双像，为双凹征，椎体后缘呈双像，为双边现象。若 1 个或 2 个颈椎有双凸、双凹、双边征，而其他颈椎正常，则该颈椎有旋转，上部颈椎正常下部颈椎呈现双凸、双凹、双边现象或上部正常，而下部颈椎有改变，则显示其交界部有旋转，若颈椎的 1 个或 2 个正常，其余颈椎均出现双凸、双凹、双边现象，则正常的颈椎有旋转，若全部颈椎均出现双凸、双凹、双边现象，则为投照位置不当所致，无临床意义。关节突关节结构是否正常，有无增生。关节突关节增生，可从后方挤压椎间孔而形成神经根型颈椎病，临床上最为常见。棘突有否连接、融合，有否仰俯，棘突呈仰位，与上一棘突间隙变小而与下一棘突间隙变大，棘突呈俯位，与上一棘突间隙变大、与下一棘突间隙变小。

3.X 线斜位片

主要观察椎间孔形态是否正常，钩椎关节、椎间关节有无增生。正常椎间孔呈长卵圆形，纵径约 9.4mm、横径约 5.9mm，钩突朝后上方指向椎间孔，但不突入椎间孔内，钩椎关节增生时，可向孔内突出，致椎间孔狭窄或呈肾形，压迫神经根而产生神经根型颈椎病。斜位片也可观察椎弓根、椎板、上下关节突，上下关节突增生时，可自后方向前挤压椎间孔而压迫神经根。

4.X 线张口位

观察齿突是否居中，寰枕关节咬合、对位、边缘有否骨质增生，齿突有无变异、缺如。正常枢椎齿突位于寰椎两侧块中间，侧缘与侧块间隙对称，寰椎下关节面与枢椎上关节面构成左右对称的关节突关节，关节突稍向外下倾斜，间隙宽度左右相等。若齿突不居中央，或两侧关节突关节不对称，可为寰枢关节半脱位，齿突发育异常可影响寰枢关节的稳定性。

（二）颈椎病的 CT 表现

1.颈椎间盘突出

椎间盘突出可在椎间盘几个层面上看到突出的软组织团块，密度稍高于硬膜囊，从中央、旁中央、后侧突向椎管或椎间孔，增强扫描，硬膜可增强，能清楚地显示硬膜囊形态和受压变形，脊髓造影 CT 扫描显示硬膜囊、脊髓受压变形，明显的硬膜囊变形伴中等大小以上硬膜外软组织肿块，提示椎间盘突破后纵韧带，较大椎间盘突出，致脊髓受压变形或移位。

2.椎体和小关节骨质增生

CT 扫描可显示骨质增生影响椎管、椎间孔的程度，轻度骨质增生显示硬膜囊前方脂肪间隙变窄或消失，较重骨刺可突向椎管，造成椎管前后径狭窄、硬膜囊受压变形，椎体后外缘外侧骨刺可突向侧隐窝、椎间孔，致侧隐窝、椎间孔狭窄。上、下小关节间隙增大或变窄，关节面增生硬化，毛糙不整，关节面下小囊变等。

3.后纵韧带和黄韧带肥厚

钙化、骨化后纵韧带骨化多位于椎体后缘中部.也可偏于一侧，骨化表现为横条形、结节形、三角形，不同层面上可有所不同.骨化与椎体后缘可见条形间隙。后纵韧带骨化后向后突入椎管，显示椎管矢状径狭窄.偏于一侧可致侧隐窝狭窄。黄韧带也可钙化，但多不明显，由于椎间隙变窄，黄韧带向椎管内挤压相对增厚，而压迫硬膜囊。

4.寰枢关节脱位

寰枢关节不全脱位包括寰齿关节脱位、寰枢外侧关节脱位，目前诊断主要依据 X 线摄片和 CT 扫描及少量 MRI 检查，其中 CT 三维重建（CT three-dimensional reconstruction，CT 3D）诊断寰枢关节不全脱位具有良好的诊断能力与诊断准确性。

检查方法：中立位检查：患者仰卧，头部固定，保证头矢状面、听眦线与扫描床垂直，避免头过伸或过屈。做侧位定位像，扫描角度与寰齿关节面垂直，包括寰、枢两个椎体及附件，扫描层厚 1~2mm，螺距 1.5。左、右旋转位检查：在中立位检查的基础上让患者作头部左、右旋转运动，尽量保持在最大的旋转角度位，扫描方法及扫描参数同中立位。扫描层厚为 1~2mm，图像进行回顾性重建，重建间隔 0.4mm 或 0.9mm。三维重建方法以表面遮盖法（shaded surface display，SSD）为主，辅以多层面重建法（multiplanar reformatting，MPR）、最大强度投影法（maximum intensity projection，MIP）、容积重建法（volume rendering，VR）。

三维成像诊断标准：寰枢关节正常及旋转功能异常的表现提出以下 2 个诊断依据：

（1）确定扫描位置为中立位，寰枢外侧关节面错位（测量值大于 2 mm）。

（2）中立位不能确立诊断时，加作左、右旋转位观察寰枢关节旋转功能；出现旋转固定或旋转不对称时可作为补充诊断依据。

（3）显示寰齿关节间隙增宽大于 2mm，X 线、CT 均有良好显示。

三维成像显示寰枢关节不全脱位征象比较，实验结果及临床应用显示 SSD 与 VR 法对寰枢外侧关节错位显示最清楚，最直观（表 5-7-1、图 5-7-1）。

表 5-7-1 三维重建图像脱位征象显示情况比较表

重建方法	MPR	SSD	MIP	VR
寰枢外侧关节面错位	+	++++	++	++++
寰枢外侧关节间隙不对称	+++	++++	++	+++
齿突侧距不对称	++++	++++	+++	+++
寰齿间隙增宽	++++	++++	++++	++++

说明：++++：显示最清楚、直观；+++：较清楚、直观；++：欠清楚、直观；+：显示差、分辨难

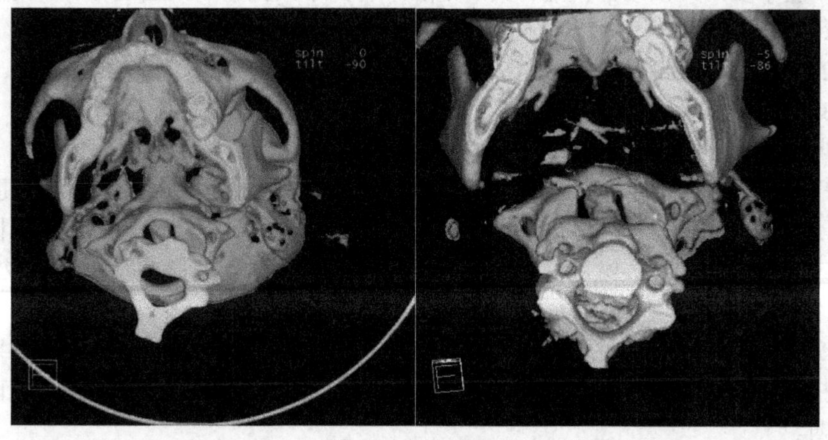

图 5-7-1 显示寰枢外侧关节面错位征象清楚

（三）颈椎病的磁共振成像（MRI）检查

MRI 能从轴面、矢状面、冠状面上显示脊髓、蛛网膜下腔、硬膜外间隙与脊柱的关系。

MRI 能从矢状面上显示颈椎、椎间盘、脊髓、前后纵韧带、黄韧带及椎间关节。从

轴面上显示椎体和赘生物，前后纵韧带钙化、骨化，椎间盘变性、突出、脱出，静脉丛、椎动脉及横突孔狭窄程度，脊髓受压程度，晚期脊髓变性等。

颈椎退变期显示颈椎前后缘骨质增生、颈椎变直，矢状面显示变薄、梯形变、含水量减少等。

单纯椎间盘症显示颈椎变直、反张、梯形变、滑脱、骨质增生、椎间盘变薄、信号不均、裂隙点状变性、真空现象、椎间盘膨出、含水量减少等。

椎间盘突出症矢状面显示突出物压迫硬膜囊、脊髓、突出物与椎间盘相连，轴面分辨突出物压迫脊髓或神经根。

椎间盘脱出症除突出症外，可示脊髓与神经根压迫较重，脱出的髓核已与椎间盘分离，可上下移动 1cm。

骨源性期显示椎体前后缘、侧后缘骨刺、后纵韧带钙化、椎管、椎间孔狭窄、钩椎关节、小关节增生肥大、横突孔狭窄、椎动脉痉挛、狭窄。

脊髓变性期显示脊髓受压的原因，如椎间盘突出、脱出、骨刺.脊髓变性征象，如软化灶囊变与萎缩。

脊柱松弛与滑脱显示脊柱松弛与滑脱的部位与方向.与硬膜囊、脊髓的关系等。

三、颈椎疾病分型

颈椎病的发病部位、临床表现各种各样。根据病变受压组织的不同及病变部位、病变范围、临床症状的不同，将颈椎病分为颈型、神经根型、椎动脉型、交感神经型、脊髓型颈椎病 5 种，其中以神经根型最为常见，约占颈椎病总数的 60%。这是最常用、最传统的分类方法。

1.颈型颈椎病

（1）症状：颈项疼痛、强直，肩背疼痛、僵硬，颈部屈伸、旋转等活动受限，颈部活动时，躯干多同时活动，头痛、头后部麻木、头晕，少数病人出现臂、手疼痛、麻木，但咳嗽、喷嚏不加重。

（2）体征：颈部强迫体位、活动受限，病变肌肉变直、痉挛，局部压痛。

（3）X 线检查：颈椎曲度变直，小关节移位、增生，椎间隙变窄。

2.神经根型颈椎病

（1）症状：颈、肩、臂疼痛.程度可轻重不一，轻者仅酸痛，重者可剧痛难忍，彻夜难眠.疼痛呈阵发性加剧，多伴有麻木、无力，上肢麻木，疼痛呈颈神经支配区域分布，部位固定，界限清楚。咳嗽、深呼吸、喷嚏、颈部活动时，患肢症状可诱发或加重.日久上肢肌肉可有萎缩。

（2）体征：颈部活动受限，病变棘突旁压痛并向患肢放射，患肢也可反射性压痛。椎间孔挤压试验、臂丛神经牵拉试验阳性.受累神经支配区域皮肤感觉减退、肌肉可萎缩、肌力减弱。

（3）X 线检查：颈椎生理曲度变直或消失、棘突偏歪、钩椎增生、椎间孔变小、椎间隙变窄等，以上 X 线改变可部分出现。

3.椎动脉型颈椎病

（1）症状：眩晕呈旋转性、浮动性、一过性，有倾斜感、移动感，转动颈部诱发或加重，可伴有耳鸣、耳聋、视物模糊、记忆力减退等。猝倒前无预兆，多在行走、站立或颈部旋转屈伸时突然下肢无力而跌倒.瞬间即清醒，立即起身后可活动。头痛位于枕部、顶枕部，多为单侧.呈胀痛、跳痛，常因转头而诱发。极少部分可有恶心、呕吐、上腹部不适、心悸、胸闷、多汗或无汗、尿频、尿急、声音嘶哑、吞咽困难等。

（2）体征：椎动脉旋转扭曲试验阳性。

（3）X 线检查：可见钩椎增生、椎间孔狭小、椎体不稳等。

4.交感神经型颈椎病

（1）症状：颈枕痛或偏头痛、头晕、头沉，眼胀、视物模糊、流泪、眼睑无力、视力减退.咽部不适、有异物感，耳鸣、耳聋，舌尖麻木、牙痛，胸闷、心悸、心痛、失眠，腹泻、便秘、恶心、呕吐，哮喘，尿频、尿急、排尿困难，极少肢体麻木、遇冷加重，或呈间歇性皮肤发红、发热、肿胀，多汗或无汗等。

（2）体征：颈部可有压痛，可出现霍纳征.瞳孔缩小，眼睑下垂、眼球下陷等。

（3）X 线检查：寰枢椎半脱位、颈椎旋转移位、骨质增生。

5.脊髓型颈椎病

（1）症状：疼痛多不明显，下肢可见麻木无力、沉重、发紧、怕冷、酸胀、水肿、站立不稳、步态蹒跚、闭目行走摇摆、脚尖不能离地、颤抖，指鼻试验、跟膝胫试验阳性，可有尿急、排尿不尽、尿潴留、便秘或失调。

（2）体征：屈颈试验阳性，浅反射迟钝或消失，深反射亢进，

（3）X 线检查：颈椎生理曲度变直或向后成角.椎间隙变窄、椎 体退变增生、后纵韧带钙化，先天性椎体融合等„

（4）CT 检查：椎体后骨刺、椎间盘向后突出、脱出，后纵韧带 钙化、黄韧带钙化等。

（5）磁共振成像检查：脊髓受压明显，多因骨刺、椎间盘、黄韧 带肥厚引起。

临床上此 5 型可单独出现，但多数情况下是 2 种或 2 种以上的复合出现，多数症状较为典型，少数不典型，如交感神经型颈椎病可无颈部症状，只有内脏功能失调或五官症状，椎动脉型颈椎病有头部症状，临床上应仔细检查、综合考虑。

四、鉴别诊断

1.肩周炎

颈椎病尤其是足神经根型颈椎病与肩周炎皆为 老年多发，两者都可有肩、臂疼痛，有时较为相似，故两者需进行鉴别，见（表 5-7-2）。

表 5-7-2 颈椎病与肩周炎的鉴别

项目	颈椎病	肩周炎
病史	颈部外伤、劳损、受凉史	肩部外伤、劳损、受凉史
年龄	中老年多见，青少年亦有	中老年发病
疼痛部位	颈、上背部	肩部
放射痛	背、肩、上臂、前臂、手	上臂、较少至前臂
压痛	颈肩、上背	肩周，尤其肩前
麻木	可有	无
肌肉萎缩	可有	无
活动	颈屈伸等活动不利	肩活动受限，以外展后伸为主

臂丛神经牵拉试验	（+）	(-)
椎间孔挤压试验	（+）	(-)
X 线检查	颈椎骨质增生、椎间隙变窄等颈椎结构改变	可有颈椎改变，但与临床表现不一致，颈肩骨质多无改变

2.颈椎结核

颈椎病与颈椎结核的鉴别见（表 5-7-3）。

表 5-7-3　颈椎病与颈椎结核的鉴别

项目	颈椎病	颈椎结核
病史	外伤、受凉、劳损史	结核接触史
症状	颈痛、活动加重	颈痛、颈僵直发硬
体征	颈部压痛	压痛
肌痉挛	颈部可有	痉挛较重
伴有症状	无	低热 V 盗汗
X 线检查	颈椎结构改变、骨质增生	颈椎骨质破坏
结核菌培养	(-)	（+）

3.颈部风湿病

颈椎病，尤其是颈型、神经根型颈椎病与颈部风湿病都有颈部疼痛、活动不利、颈部压痛等，临床上应注意鉴别（表 5-7-4）。

表 5-7-4　颈椎病与颈部风湿病的鉴别

项目	颈椎病	颈部风湿病
病史	颈外伤、劳损、受凉史	全身风湿病史
放射痛	有	无
上肢关节痛	无	可有
肌肉萎缩	有	无
上肢麻木	可有	无
腱反射	可减退	无
神经节段	一致	不一致
化验	血沉、抗“0”均正常	血沉增快、抗可增高
椎间孔挤压试验	（+）	(-)
抗风湿药	可减轻	明显缓解

4.梅尼埃病

椎动脉型颈椎病与梅尼埃病都是以眩晕为主的病证，两者应注意鉴别（表 5-7-5）。

表 5-7-5　椎动脉型颈椎病与梅尼埃病的鉴别

项目	椎动脉型颈椎病	梅尼埃病
年龄	中老年多见	中年妇女多见
原因	颈部劳损史，颈旋转诱发	疲劳、精神刺激发病
眩晕程度	较轻，呈阵发性	较重，呈持续性
耳鸣、耳聋	可有、多双侧	有、多单侧
恶心、呕吐	可有、但较轻	有、较重
颈动脉旋转扭曲试验	（+）	（—）
压痛	可有	无
X 线检查	颈椎变直、骨质增生等结构改变	无

5.冠心病

交感神经型颈椎病可出现心前区疼痛、胸闷不适的症状，神经根型颈椎病多有上肢疼痛，冠心病除有心前区疼痛、胸闷不适外，也可出现左上肢的放射痛，有时两者较为相似，应予鉴别（表 5-7-6）。

表 5-7-6 颈椎病与冠心病的鉴别

项目	颈椎病	冠心病
年龄	中、老年	中、老年
疼痛	心前区疼痛、胸闷气短较轻	心前区疼痛、胸闷气短较重
放射痛	双臂任何位置皆可	左上臂尺侧
颈痛	有	无
上肢麻木	有	无
压痛	颈部、上肢压痛	左上肢压痛偶见、较轻
心电图	多正常	异常
平板运动试验	（—）	（+）
服硝酸甘油	不缓解	缓解
神经阻滞	缓解	不缓解
X 线检查	颈椎结构改变	无或有但不一致

（段少银）

第六章　产科疾病超声诊断

第一节　正常妊娠超声诊断

产前诊断（prenatal diagnosis），又称出生前诊断（intrauterine diagnosis），是指在胎儿出生前用超声、胎儿镜，羊膜腔穿刺、绒毛活检、脐静脉穿刺、细胞遗传、分子遗传、生化免疫遗传等方法诊断胎儿是否有先天性缺陷。

妊娠是指胚胎在人体内发生的全过程，开始于受精卵，终止于胎儿出生，历时 280 天，通常分为 3 个发育阶段，即①胚前期（preembryonic period）：自受精卵形成到第 2 周末，两胚层胚盘出现；②胚期（embryonic period）：从第 3 周至第 8 周末；③胎期（fetal period）：从第 9 周开始至分娩。胚前期和胚期质变剧烈，量变显著，其发育过程包括受精、卵裂、胚泡形成与植入、胚层形成与分化、胚盘形成、胎膜与胎盘形成、胚体外形建立及各器官系统发育。

一、妊娠生理

精子排入阴道约 90~180 秒内可进入宫颈管，受精后 24 小时孕卵开始有丝分裂，以后每 12 小时分裂一次，72 小时形成桑葚胚时进入宫腔（受精后 3~4 天），桑葚胚进入宫腔，细胞继续分裂形成胚囊（外为滋养层，内有一团细胞），此为月经周期的 20 天左右。桑葚胚游离 3~4 天后开始着床，此为月经周期的 23 天，此时滋养层分为外层的合体细胞层（具有侵蚀功能，能使子宫内膜的毛细血管、螺旋小动脉及小静脉破裂，母体血液流入滋养层腔隙网，建立了早期的子宫胎盘循环），和内层的细胞滋养层，此时在超声检查时可见绒毛环状强回声（图 6-1-1、6-1-2）。

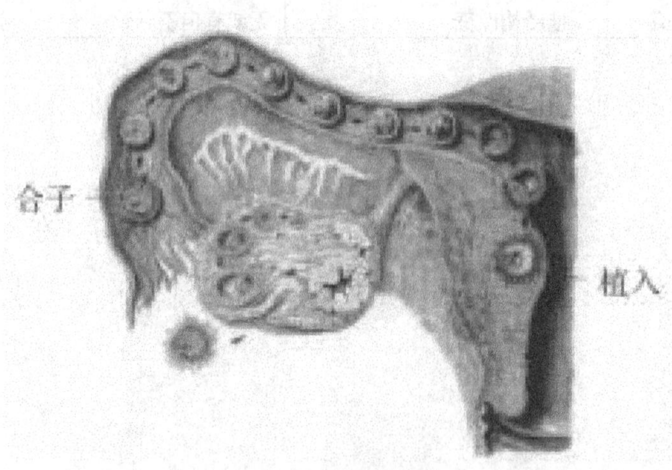

图 6-1-1　运卵和植入

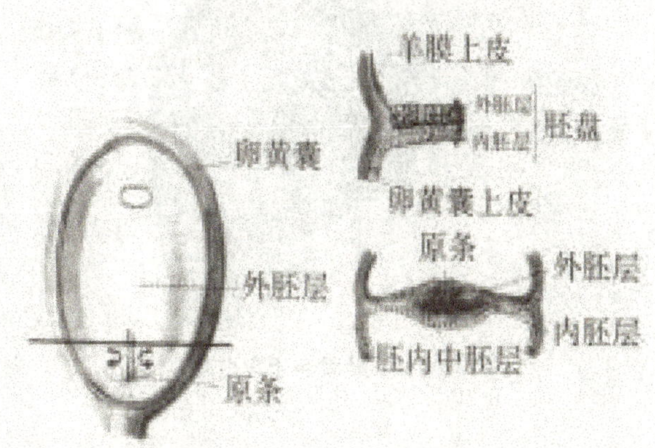

图 6-1-2　体节和胚内体腔

二、早期妊娠的诊断及测量

（一）妊娠囊

桑葚胚进入子宫后继续分裂，在内细胞群与滋养层之间逐渐出现一个腔为胚泡腔，内含液体，胚泡吸收子宫的营养迅速增大，并开始植入子宫（图 6-1-3）。

1.超声表现

子宫增大，内膜变形增厚，早期出现橘瓣状或圆形液性区，以后子宫内可见妊娠囊（囊胚偏于宫腔一侧，周围可见绒毛反应的环状强回声），孕囊上界距宫底<2cm，囊内可见胎芽、胎心、卵黄囊（开始卵黄囊>羊膜囊，以后羊膜囊>卵黄囊），孕囊周围可见三角形或半月形液性暗区，可伴有一侧的黄体囊肿，如表 6-1-1 所示。

2.测量参数

选择子宫纵径、横径、前后径测量孕囊纵径、横径、前后径，获取平均值推算孕周或选择子宫纵切面，孕囊规则呈椭圆形，测量孕囊上下径粗略推算孕周。一般 6 周孕囊长径约 1.5cm，以后每周增长 0.7cm，到 12 周约 6.5cm。13 周胎体清晰显示此时测量顶臀长，顶臀长+6.5cm=孕周。14 周后胎头显示清晰，此时测量双顶径。不同孕周超声所见：

表 6-1-1　孕周超声形态

孕周	超声所见	孕周	超声所见
4~5	子宫内出现胚泡液	9~10	胎头
5~6	胎囊	10~11	上、下肢体
6~7	卵黄囊、胎芽	11~12	脊柱
7~8	原始心管搏动	12~13	胎囊融合胎盘形成
8~9	胎动	13~14	胎儿轮廓清晰

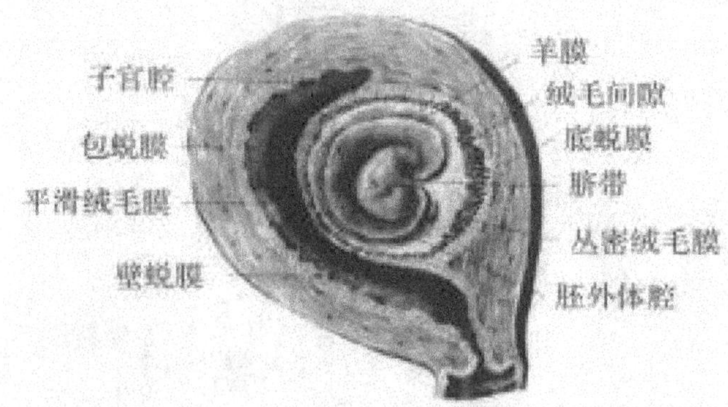

图 6-1-3　胎膜和子宫内膜

（二）假孕囊

假胚囊位于宫腔的中央，壁薄厚不一，无绒毛反应环，囊外无双环征，随孕周增加反而缩小，此时应注意有否异位妊娠。

（三）卵黄囊

在胚胎第 2 周出现卵黄囊，并似乎起着运输营养给胎儿的作用，第 3 周血液开始在卵黄囊壁发生并一直持续到第 5 周胎儿肝脏开始造血为止，第 4 周卵黄囊的背部作为内胚层的管道被卷入胚胎内成为原肠，由此而形成气管、支气管和肺的上皮及消化道上皮，第 9~12 周卵黄囊萎缩，在 5~6 周经阴道超声可以显示卵黄囊（经腹超声在 7 周可以显示），直径 3~8mm，平均 5mm，12 周卵黄囊消失，卵黄囊是宫内妊娠的标志，可排除宫外妊娠时的假妊娠囊。

（四）生理性中肠疝

妊娠 8~12 周胎儿腹壁的脐带附着处可见少量肠管样结构，位于腹腔外，为生理性腹壁缺损，称生理性中肠疝，至 12 周腹腔增大，肝脏位置升高，腹腔负压增高，中肠袢退回腹腔内，应与脐疝鉴别。

（五）胎动

1.被动性：在 7 周时探头震动腹部刺激妊娠囊或胚胎引起反射性的胎动。

2.自发性：在 10 周以后，无外界刺激胎儿自发运动。

正常胎动 7~10 周开始，每小时 3~5 次，孕妇 18~20 周开始自觉胎动。

（六）羊膜、绒毛膜未融合

此是一种现象，而非一种诊断，为一种声像图表现。指妊娠 14 周后，羊膜与绒毛膜仍未融合，绒毛膜腔（即胚外体腔）仍然存在。诊断标准为羊膜与绒毛膜之间的距离≥3mm。可能是由于染色体异常，胎儿异常，造成胎儿发育延迟和绒毛膜与羊膜融合的延迟。也有人认为胎儿异常可能羊膜也异常，导致羊水渗漏至绒毛膜腔。鉴别诊断：

（1）抽羊水后，羊水外漏至羊膜外，造成羊膜与绒毛膜分离。

（2）先兆流产绒毛膜下出血，血块液化呈无回声。

（3）双胎之一未发育但该羊膜腔尚未完全消失。

（4）羊膜带综合征。

（七）双胎峰

两个胎盘融合处形成一个三角形的结构向羊膜腔方向突起，并与相隔的胎膜延续称人字缝或双胎峰，意味着两个胎盘互相融合，常提示双卵双胎。

（八）颈项透明层厚度

在孕 11~14 周测量，要求顶臀长在 45~85mm 之间，纵切、胎动少、图像放大时测量，正常<3mm，当 16~18 周≥5mm，18~24 周≥6mm 时染色体风险增加。

（九）颈项皮肤厚度

在孕 15~20 周测量，正常<6mm。增厚见于淋巴系统发育异常，胎儿早期心衰、双胎输血综合征、染色体异常。

（十）鼻骨

在 15~22 周进行测量无鼻骨或<2.5mm 可疑唐氏儿。

（十一）脉络丛

脉络丛位于侧脑室、第三脑室和第四脑室内，超声能显示的脉络丛主要位于侧脑室，脉络丛是分泌脑脊液的重要场所，脉络丛在 12 周时体积大，占大脑镰至颅骨内径的 90%，17 周减少到 60%~70%，20 周减少到 60%。在早期妊娠时经阴道超声可以清晰显示。

三、多胎妊娠的诊断及测量

1.病因与病理

一次妊娠有两个或两个以上的胎儿称为多胎妊娠，多见于双胎妊娠，临床早孕反应较重，子宫增大明显，大多数多胎妊娠无并发症，但胎儿数越多，则早产、死产和新生儿死亡的危险随之增加。双胎可来自一个受精卵或两个受精卵，来自单合子的双胎通常为单个胎盘和单绒毛膜囊。但也可为两个分开的胎盘或一融合的胎盘有双绒毛膜囊。单合子双胎在胚胎发育早期分裂的时期越晚，所形成的双胎并发症越高，如分裂发生于受精后 3 天内，将形成双绒毛膜囊，分裂发生于受精后 4~8 天，将形成单绒毛膜囊和双羊膜囊，分裂发生于羊膜形成后，将形成单绒毛膜囊和单羊膜囊，常发生联体双胎等并发症（图 6-1-4）。

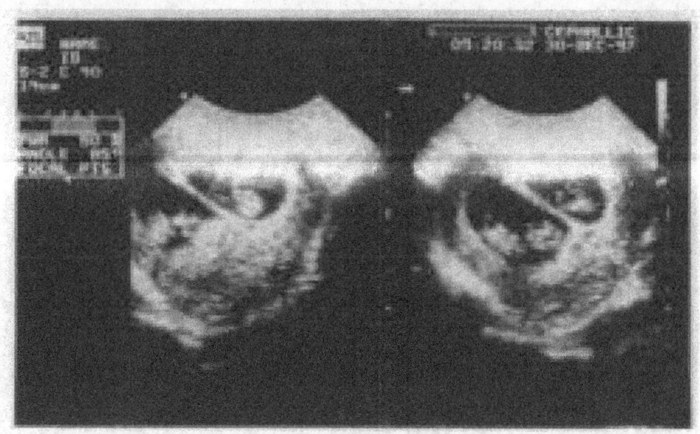

图 6-1-4　双绒毛膜，双羊膜双胎

2.超声表现

子宫增大，宫腔内可见二三个或多个孕囊，孕囊环壁较厚，大小不一，囊内可见胎芽、卵黄囊，囊与囊之间的膈膜根据绒毛膜性而薄厚不一，注意绒毛膜性的鉴别。

四、中、晚期妊娠的诊断及测量

（一）胎儿神经系统

神经系统由位于颅腔内的脑和位于椎管内的脊髓以及与它们相连的周围神经组成，而脑是由端脑、间脑、小脑、中脑、脑桥和延髓组成，胚胎 7~8 周开始形成大脑半球，在 11 周时完成，12 周后超声可见椭圆形完整的颅骨环，颅骨壁厚约 3mm，颅内结构逐渐显示。

1.脑室

胎儿颅脑包括 4 个脑室，即 2 个侧脑室，1 个第三脑室、1 个第四脑室。在脑中线前部有 3 个潜在的腔隙即透明膈腔（第五脑室）、韦加腔（第六脑室）、中间帆腔，3 个潜在的腔隙不参加脑脊液循环而不属于脑室系统。侧脑室是脑室系统中最大的腔隙，包括体部、前角、后角、下角，下角和后角与体部结合处为侧脑室三角区，侧脑室前角靠近脑中线，宽<10mm，在丘脑平面侧脑室体距脑中线 7~11mm，侧脑室后角向两侧分开，第三脑室在丘脑平面宽<3mm，第四脑室在小脑横切面前方呈新月形。透明膈腔（第五脑室）是两侧侧脑室前角中间的长条状间隙，它是由灰质细胞和神经纤维组成的两层薄膜之间的腔隙，宽度<l0mm，随妊娠增加而减小。

2.脑血流

脑的血液供应如（图 6-1-5）所示。

3.颅底动脉环（willis）

颅底动脉环包括：前交通动脉、大脑前动脉起始段、两侧颈内动脉、两侧后交通动脉、大脑后动脉起始段，如（图 6-1-6）所示。

4.脑脊液循环

脑脊液循环如（图 6-1-7）所示。

5.脑中线结构

脑中线结构包括大脑镰、透明膈（第五脑室）、第三脑室、韦加腔（第六脑室）、丘脑、小脑蚓部、小脑延髓池等，如（图 6-1-8）所示。

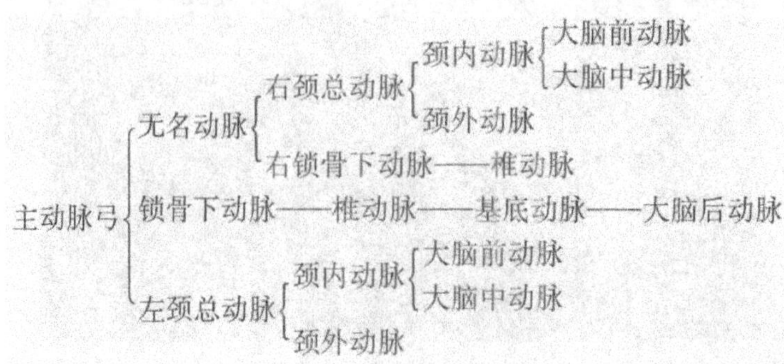

图 6-1-5　脑的血液供应顺序

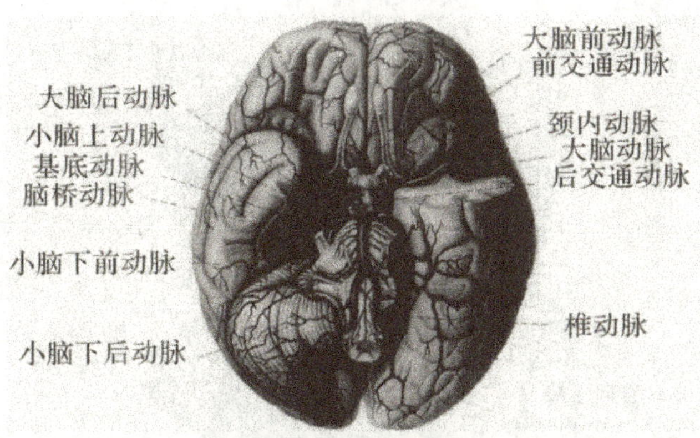

图 6-1-6　颅底动脉

脉络丛分泌脑脊液从侧脑室——室间孔——第三脑室——中脑导水管——第四脑室——外侧孔——枕大池——正中孔——蛛网膜下腔{4/5 由蛛网膜颗粒吸收静脉；1/5 由脊膜吸收}

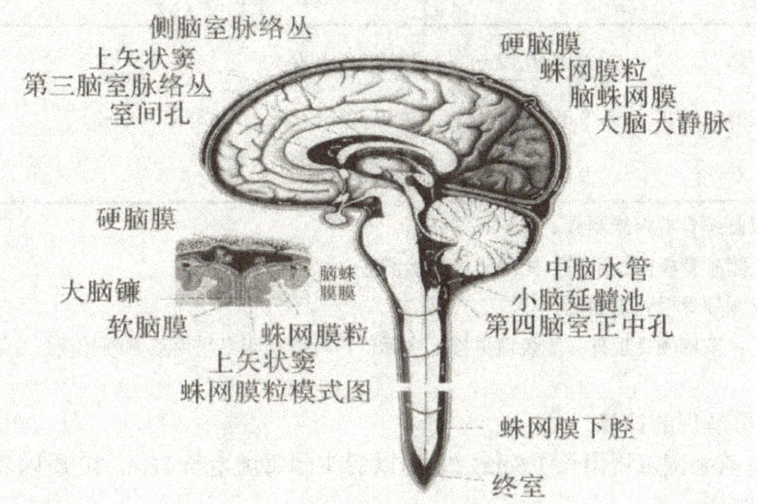

图 6-1-7　脑脊液循环

6.三种双顶径的测量值与新生儿体重比较表

三种双顶径的测量值与新生儿体重比较如（表 6-1-2）所示。

7.双顶径值孕周的计算

31 周以前双顶径每周增长 0.3cm，31 周以后双顶径每周增长 0.15cm。例如：

14 周：双顶径 2.8cm；18 周：双顶径 4.0cm；22 周：双顶径 5.2cm；

26 周：双顶径 6.4cm；30 周：双顶径 7.6cm；34 周：双顶径 8.2cm；

38 周：双顶径 8.8cm；42 周：双顶径 9.4cm。

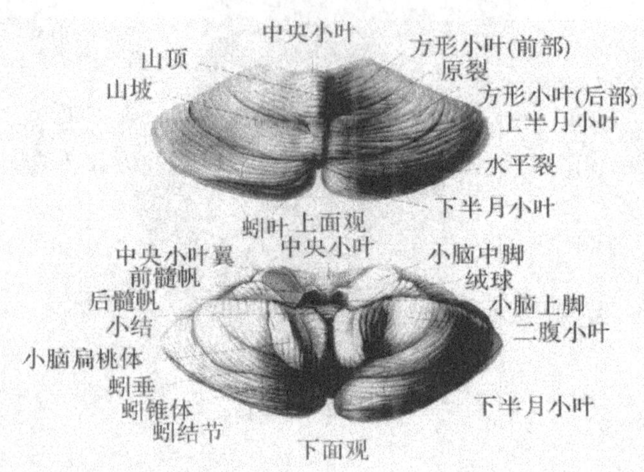

图 6-1-8 小脑

表 6-1-2 不同双顶径测量值与新生儿体重比较

测量方法	双顶径均值（cm）	估计体重均值（g）	产后新生儿体重均值（g）	P
A	9.04±0.12	3327.24 ±6.84		<0.01
B	9.39±0.04	3420.52 ±4.45	3578.23±0.88	<0.01
C	9.44±0.07	3466.04 ±4.22		>0.05

注：A.双侧颅骨板内缘测量。

B.一侧颅骨板内缘至另一侧颅骨板外缘测量。

C.双侧颅骨板外缘测量。

由表可见：双侧颅骨板外缘测量值更接近实际值，目前临床多采用双侧颅骨板外缘测量双顶径值。

8.头围值孕周的计算

20 周以前头围每周增长 1.5cm，20 周以后头围每周增长 1cm，30 周以后头围每周增长 0.5cm。例如：

14 周：头围 9.0cm；20 周：头围 18cm；

30 周：头围 28cm；40 周：头围 33cm。

（图 6-1-9）是双顶径、枕额径测量超声图示。

9.胼胝体

胼胝体为连接左右大脑半球之间最大的联合纤维，在大脑半球之间起着神经信息的整合作用，对机能发育，学习记忆起着重要作用，22 周前超声不易看到，长、宽、厚与胎龄之间存在线性关系，胼胝体为第三脑室腔上方的一低回声带。

10.脊柱

骨发生在胚胎时期的间充质（具有分化多种组织的能力），约在胚胎第 8 周开始表现为膜内成骨和软骨内成骨。脊柱由三个骨化中心组成，两个为后骨化中心，一个为前骨化中心。其三维图像如（图 6-1-10）所示。

声像图：横切呈三角形强回声如品字形；纵切可见两条平行的弓形串珠状强回声（为两侧椎弓板或后椎弓板），脊柱颈部展开，腰部轻微增宽，骶部聚拢。有时可见三条平行强回声（中间为椎体的骨化中心）

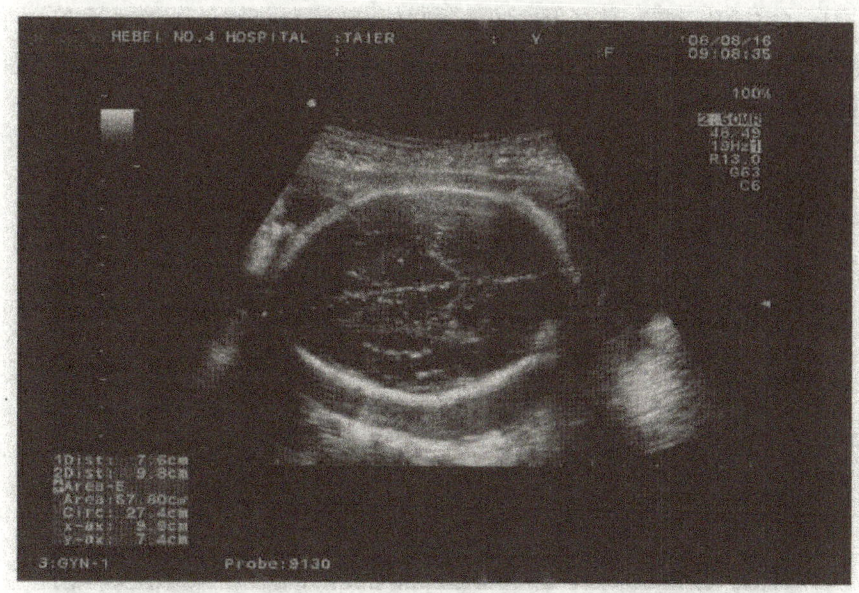

图 6-1-9　双顶径、枕额径的测量

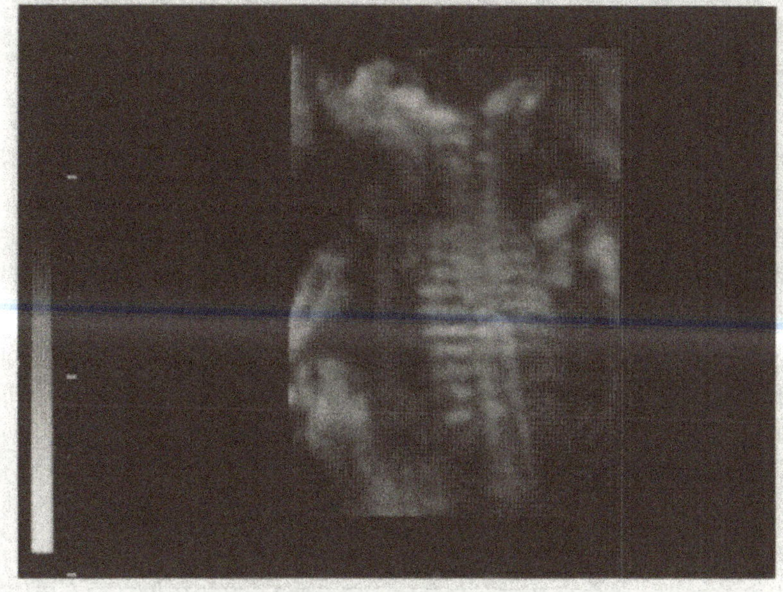

图 6-1-10　脊柱三维图像

（二）胎儿眼眶距离

内侧眶至内侧眶距离=外侧眶至外侧眶距离的 1/3，内侧眶间距约等于眼球的横径。眼眶内可见晶状体，为强回声环，环内为无回声。

（三）胎儿鼻骨

鼻骨为一对上窄下宽拱形弯曲的骨板，两侧鼻骨在中线相临之间有一间隙，此间隙随孕周增长逐渐缩小。胎儿鼻骨在胚胎 6 周开始发育，通过膜性成骨的方式 9~11 周开始骨化。超声在正中矢状面测量，16 周鼻骨<3mm 为判断鼻骨发育不良的标准。（图 6-1-11）是胎儿颜面的三维图像。

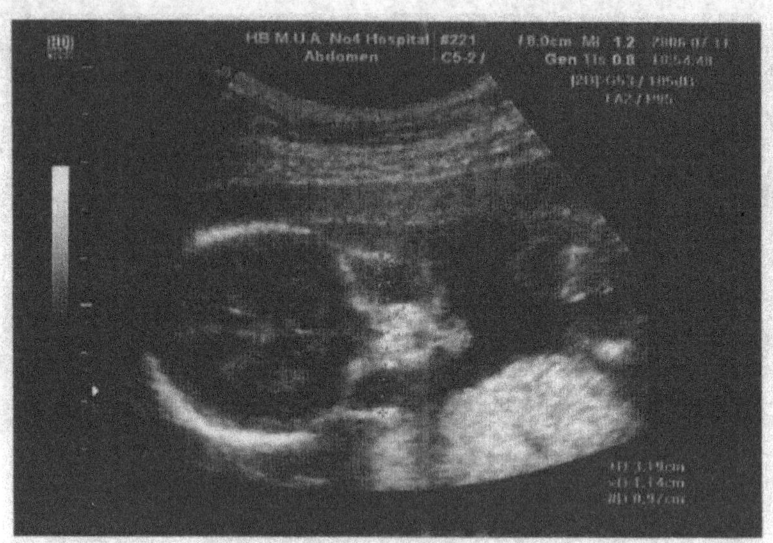

图 6-1-11　胎儿颜面三维图像

（四）胎儿呼吸系统

由于胎肺尚未含气，如实性结构，其回声呈均质点状回声，强度高于肝脏。孕 13~15 周可看到呼吸样运动，36 周后较规律。

呼吸样运动常见于：快而规律：40~70 次/分；喘息型：1~4 次/分。

呼吸样运动增多见于母体高血糖，活动，服咖啡因、去甲肾上腺素。呼吸样运动减少见于低血糖、吸烟、饮酒、低氧、服巴比妥。

胎儿呃逆：胎儿原始横膈在胚胎 4 周发生，在 3 个月时有神经和肌肉，呃逆是胎儿一种特殊的呼吸样运动，有生理意义，多系阵发性，具节律性，30 次/分。

超声可见：胎头上抬，下颌微张，胎胸下部及腹部内收。

（五）胎儿心血管系统

1.胎心发育

胚胎发育第二周：原始心脏开始形成（纵直管道）。

胚胎发育第三周：心房生长第一房间膈（原发膈），形成原发孔，在原发孔闭合前又形成继发孔（II孔），此时左右心房仍相通。

胚胎发育第四周：从外表可辨认房室，并对血液循环起作用，但两房及两室仍相通。

胚胎发育第五六周：心房内继发膈生长，形成卵圆孔。

胚胎发育第七八周：房室间膈完全长成，形成四腔心，此时除心房单向相通及动脉导管开放外已形成和成人心脏相同的基本结构。

（图 6-1-12）为胎儿的心房和心室示意图。

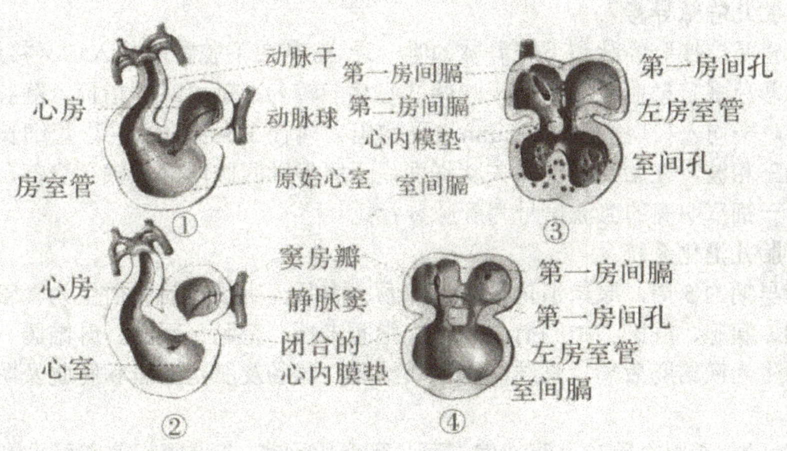

图 6-1-12　心房和心室的分割

2.胎儿心脏解剖特点

胎儿心脏解剖的三个主要通道：

卵圆孔：直径<6mm，生后 5~7 月关闭（20%~50%成年人留有）。

静脉导管：连接脐静脉与下腔静脉的中间结构。

动脉导管：生后 2~10 周关闭，90%以上生后 1 年关闭，大于 1 年未闭为动脉导管未闭。

胎心率：120~160 次/分，心胸比例 1/3，心胸比值 0.25~0.33。

多普勒频谱：二三间瓣多普勒频谱成双峰 M 型，第一峰（E）小于第二峰（A），A/E>1。主动脉、肺动脉成上升单峰层流，主动脉频谱窄，上升支与下降支基本对称，流速>肺动脉，肺动脉上升支明显快于下降支。

3.超声的五个基本切面

（1）四腔心切面：观察心胸比例，各房室大小，瓣膜位置及活动度，房室间膈连续性，卵圆孔大小及卵圆孔瓣启闭情况。

可筛查的先心病：二腔心、三腔心、左心发育不良综合征、二尖瓣闭锁、三尖瓣闭锁或下移、大的房室间隔缺损、心内膜垫缺损等。

（2）左心长轴切面：观察主动脉与左心关系，主动脉前壁与室间膈的连续性，测量主动脉根部直径，主动脉与三条头臂动脉的连接。

可筛查的先心病：法四、法三、法五、主动脉狭窄、大动脉转位、右室双出口、永存动脉干、室间隔缺损等。

（3）三血管切面：是胎儿上纵隔的横切面，在四腔心的基础上将探头向胎儿头侧平行移动可获得三血管切面，表现为主动脉和上腔静脉的圆形横切面，肺动脉主干呈斜切面，观察肺动脉、主动脉、上腔静脉情况，测量肺动脉、主动脉、上腔静脉直径，内径依次递减。

可筛查的先心病：肺动脉狭窄、主动脉狭窄、大动脉转位。

（4）右心室流出道切面：观察主动脉与肺动脉的关系，大血管与心室的连接，右心室流入道和流出道及肺动脉和肺动脉瓣有无异常。

（5）主动脉弓切面：观察主动脉的起源，走行，内径。

（六）胎儿静脉导管

静脉导管是连接脐静脉和下腔静脉的唯一通道，其在下腔静脉的入口又接近右心房，静脉导管的彩色多普勒血流频谱是反映胎儿心功能较为准确可靠的指标，静脉导管平均长 5~17mm，平均入口内径 0.8~1.5mm，平均出口内径 1.5~3.0mm，导管细长，色彩明亮，频谱为三相波，在胎儿腹部斜矢状切面显示脐静脉腹腔段的长轴至窦部，在窦部和下腔之间见一细窄明亮的血流信号为静脉导管。

（七）胎儿消化系统

在胚胎早期约 5 周，原始消化管分为前肠、中肠、后肠，前肠衍生为食管、胃、十二指肠前端、胰腺、肝脏。中肠衍生为十二指肠末端、空肠、回肠、升结肠、横结肠前端。后肠衍生为横结肠后端、降结肠、乙状结肠、直肠及肛门上段和膀胱及阴道的组成部分。

超声在妊娠 16 周之前在上腹部偏右可见到肝脏回声，在上腹部偏左可见到胃泡回声，在妊娠 20 周之后可见到肠管回声。

（八）胎儿泌尿系统

胚胎在第 5 周开始，中胚层在腹腔后形成纵向隆起，称生肾索，它形成前肾、中肾、后肾。前肾无功能，完全退化；中肾有短暂功能，除中肾管外全部退化；后肾的发育有：①输尿管芽，它迅速向背、外、头侧增生，从尾端至头端依次演变为输尿管、肾盂、肾盏和集合小管。②生后肾原基，它形成肾小管。③原始肾小管，最终形成肾小球、肾小管、肾小囊、近曲小管、髓袢、远端小管和连接小管。

胚胎第 12 周肾即有泌尿功能，尿液排入羊膜囊参与羊水的形成。膀胱是由尿生殖窦的上端发育而来，此部分与尿囊相连。

胎儿肾脏经阴道超声在 11 周可以显示，经腹部超声在 14 周可以显示，胎儿肾脏位于脊柱两侧，稍低于腹围平面，左肾略高于右肾，在纵切面上，肾脏外形呈椭圆形，外缘为肾包膜及肾皮质，内为肾髓质、肾锥体。肾皮质、肾髓质回声中等，肾锥体回声低，中心集合系统表现为无回声长条状结构。横切面上，肾脏位于脊柱两侧，呈椭圆形，中心集合系统在膀胱充盈时扩张，前后径一般不超过 0.5cm。足月妊娠胎儿肾脏大小约 4.9cm×2.7cm×2.7cm，中心集合系统在膀胱充盈时扩张，前后径一般不超过 1cm。

膀胱最早在 11 周可以显示，多数在 13 周可以显示，足月妊娠胎儿膀胱大小约 4cm×3cm×3cm。

（九）胎儿肢体

胚胎 4 周末形成上肢芽和下肢芽，5 周末形成上臂、前臂、手、大腿、小腿、足，8 周末上肢完全形成，9 周末下肢完全形成。10~11 周时超声可见到肢体及活动。股骨长的计算：23 周以前股骨每周增长 0.3cm，23 周以后股骨每周增长 0.2cm。

五、胎儿附属物的超声诊断及测量

（一）脐带

1.概述

胎儿在宫内生长发育时维持各项生命体征稳定性发展的重要因素之一是脐带，脐带是连接胚胎和胎盘之间的索状结构，外被羊膜，内含脐静脉、脐动脉和体蒂分化的黏液性结缔组织即华通氏胶（Wharton），脐带是胎儿从母体获取营养和代谢废物的重要途径。

2.脐带解剖

脐带长、直径、扭转周数存在着很大差别，Nacyc 认为，脐带长度在妊娠 28 周基本固定，长短决定于胎动次数。仇丽华等证实，胎儿活动受限将导致脐带过短。脐带长为 30~79cm 之间，平均（52.28±8.10）cm，脐带长短与直径比较无相关性，说明脐带长不一定细，相反，脐带短也不一定粗。脐带长度与胎儿体重也无统计意义。脐带扭曲周数为 2~21 周，范围差别大，脐带长短与脐带扭转周数呈相关，说明脐带越长扭转周数越多，扭转周数越多，脐血管尤其是脐静脉就越容易受压变形而狭窄，影响血液循环，同时脐带长是导致脐带绕颈的原因。因此，脐带长，扭转周数多，易发生胎儿窘迫。脐带直径范围在 0.8~2.0cm 之间，平均（1.15±0.25）cm，脐带直径和胎儿体重呈正相关，当脐带直径每增加 1mm 时胎儿体重约增加 243.87g。母亲糖尿病脐带水肿，直径大于平均值，妊高征、低体重儿脐带直径小于平均值。脐带无神经分布，脐静脉位于脐带中心，有内环外纵平滑肌，脐动脉围绕在脐静脉周围除有内环外纵平滑肌外尚有两组螺旋平滑肌，Jacqueline 认为妊娠 7~13 周脐循环开始形成。

3.脐血管

脐动脉直径等于脐静脉直径的 1/2，脐带、脐动脉、脐静脉直径均随孕周增长而持续增长至足月，脐动脉横截面积等于脐静脉横截面积的 1/4，两条脐动脉横截面积等于脐静脉横截面积的 1/2。孕 21~25 周脐血管横截面积占 29%，而间充质含量多，此时胎儿体积相对小，血管较细，脐动脉血流 PI、RI、S/D 值高，循环血量相对低。26 周以后胎儿体积增大，脐血管面积也随之逐渐增加约占 42.33%，此时脐动脉血流指数 PI、RI、S/D 值逐渐下降，循环血量增加以适应胎儿快速生长发育期的需要，脐血管直径和面积随孕周而持续增长至足月，血流指数也随妊娠进展呈持续下降趋势，以保证胎儿生长发育的需要。脐动脉血流反映了胎儿胎盘的血流动力学状态，低氧下胎盘绒毛毛细血管内皮增生，管径变窄，子宫动脉和脐动脉血流相对减少，胎盘血流量灌注相对不足引起胎盘和周围血管阻力增加，导致胎儿血流量灌注不足，新生儿体重和胎盘重量明显低。

4.脐带病理

影响胎儿血供的脐带因素为脐带血管血栓形成，脐带破裂、出血、血肿、动脉瘤、静脉曲张，脐带绕颈，脐带结，脐带脱垂等。

产前超声检查可将脐带在子宫内分为三个部位，胎盘附着部、漂浮部、脐轮部，妊娠 25 周以前胎盘附着部脐动脉血流低于漂浮部和脐轮部，此时胎动较多，脐带易扭曲、打结或缠绕胎儿，脐血管受压变细远离胎盘部阻力增高。由于选择脐带的不同部位所测值不同，因此当在宫内某一个部位测量值高于正常值时不一定说明胎盘循环状态异常和胎儿供血障碍。26~35 周胎动稳定，脐血管受压少，测量值准确，有临床意义。36 周漂浮部血流值低于脐轮部与胎盘附着部，说明此时胎盘成熟，功能下降，血管壁弹性降低，血流指数增高，符合胎儿生长规律。由于在不同孕周、不同部位所测值不同，因此应综合分析脐动脉血流，当胎儿脐绕颈时，绕颈部的血流指数低于胎盘附着部，说明当血流远端受阻，近胎盘端阻力一定增高。由此可作为检查胎儿脐绕颈的间接方法。

（二）胎盘

1.概述

胎盘多为圆形或椭圆形，直径约为16~20cm，厚2.5~3.5cm，重量约为430~650g。胎盘分为18~20个小叶，其边缘较薄，中央较厚，功能为代谢、防御、免疫、合成。胎盘的胎儿面光滑，覆有半透明光滑的羊膜，羊膜由单层立方或扁平上皮及其下少量疏松的结缔组织构成，与绒毛膜易分离。绒毛膜又称为绒毛膜板，由绒毛膜结缔组织组成。胎盘实质为绒毛干及其反复分支形成的各级绒毛组织。母体面紫红色较粗糙无膜覆盖，为剥离后的底蜕膜，超声测量胎盘，妊娠20周左右厚度为2~2.5cm，—般不超过3cm；晚期妊娠时可达3~4cm，一般不超过5cm。

2.胎盘组成

胎盘的组成如下：

胎盘的组成如（图6-1-13）所示。

胎盘
- 底蜕膜 ……基底膜
- 叶状绒毛膜 ……胎盘实质
- 绒毛膜 ……绒毛膜板
- 羊膜

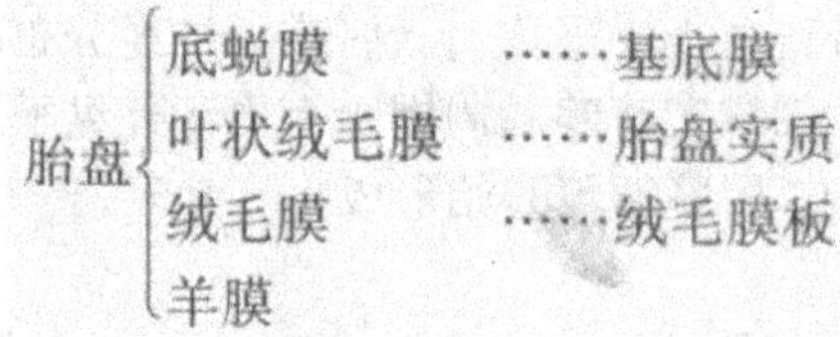

图6-1-13　胎盘的构成

3.胎盘正常变异

胎盘的正常变异如（图6-1-14）所示。

胎盘正常变异
- 胎盘静脉池(血窦)：为胎盘实质中的无绒毛间隙，是血液湍流形成。
- 胎盘静脉窦：胎盘与子宫间可见扩张的子宫静脉，呈长条管状形。
- 胎盘囊肿：胎盘实质与绒毛膜板之间的囊性区。

图6-1-14　胎盘的正常变异

4.胎盘成熟度

0级：胎盘实质回声呈均匀一致的高回声或中等回声，绒毛膜板光滑，基底膜与子宫间界限清晰。

I级：胎盘实质回声呈不均匀散在的点状强回声，绒毛膜板呈波浪状，基底膜与子宫间可见短线状强回声。

II级：绒毛膜板呈波浪状，基底膜与子宫间可见波浪状强回声，两者深入胎盘实质内构成环状强回声。

III级：胎盘实质内呈环状强回声，环状强回声内可见液性区，注意和胎盘静脉池（血窦）鉴别。

胎盘成熟度加速：35 周前胎盘成熟度Ⅲ级，见于妊高征、胎儿宫内发育迟缓等。

胎盘成熟度延迟：32 周后胎盘成熟度仍为 0 级，见于妊娠糖尿病、母儿血型不合等。

（三）羊水

1.概述

羊水是胎儿生存的主要液体环境，正常羊水量随孕周增加而增多，到足月时逐渐减少，妊娠期正常羊水量为 300~2000ml。羊水清亮，无色透明，其中水分占 98%~99%，溶质占 1%~2%，内含有水、电解质、碳水化合物、蛋白质、胆红素、各种激素（雌激素、孕激素、绒毛膜促性腺激素、胎盘泌乳素、皮质醇、前列腺素）、多种酶、细胞因子、脱落细胞、胎粪，羊水平衡包括羊水的产生和吸收平衡。羊水可保证胎儿的正常活动和生长发育，防止胎儿畸形和肢体的粘连，避免子宫肌壁或胎儿对脐带的压迫，保持子宫腔内温度恒定，有利于胎儿体液平衡。

2.羊水的来源

羊水的来源：

（1）母体血经过胎膜进入羊膜腔的渗透液。

（2）羊膜上皮或平滑绒毛膜分泌。

（3）胎儿液体经皮肤渗入。

（4）胎儿尿液。

3.羊水吸收的途径羊水吸收的途径：

（1）胎儿吞咽羊水，胎儿自发吞咽羊水的速度是成人饮水量的 6 倍。

（2）胎膜吸收，主要是胎盘胎儿面的绒毛膜吸收。

（3）胎儿呼吸运动。

4.超声羊水指数测定

以孕妇脐为中心将腹部分为上下左右四个象限，分别测四个部位的羊水深度，将每个象限最大羊水池的垂直深度累加。

正常值：8.1~18cm。

羊水少：5.1~8cm。

羊水多：>18cm。

羊水极少：0~5cm。

（樊秋兰）

第二节　异常妊娠超声诊断

一、流产

1.病理与临床

流产指妊娠 28 周以前，胎儿体重不足 1000g 而终止妊娠，根据流产发生的时间，分为早期流产即孕 12 周以前发生流产，晚期流产即 12~28 周发生流产。早期流产经常是胚胎发育异常，生长停止，滋养细胞减少，雌、孕激素减少，蜕膜缺血坏死。晚期流产常由于胎盘功能不全，或破膜羊水流出继之宫缩而胎儿、胎盘排出。流产包括先兆流产、难免流产、不全流产、完全流产、滞留流产。临床表现为阴道流血，腰背部酸痛，下腹阵发性疼痛。

2.病因

（1）孕卵及胚胎方面。见于染色体异常、基因突变等孕卵异常、滋养细胞发育和功能不全等。

（2）母体方面。见于内分泌失调、蜕膜发育不良、子宫畸形、宫腔粘连、急性高热、免疫因素、维生素缺乏、母儿血型不合等。

（3）外界因素。如剧烈活动、服用致畸药物、接触有毒物质等。

3.超声表现

先兆流产孕囊形态尚规则，绒毛反应尚可，囊内可见胎芽、胎心、卵黄囊，宫腔内孕囊周围有少量出血，宫颈内口无扩张。难免流产孕囊形态不规则、张力低，呈泪滴状，囊内可见胎芽、卵黄囊，胎心有或无，孕囊绒毛反应不良，孕囊下移上界距宫底大于2cm，孕囊周边呈液性区，宫颈内口扩张。不全流产孕囊部分已排出，但仍有部分残留在宫腔内，此时宫内回声杂乱，间杂片、条状高回声及低回声。完全流产孕囊已完全排出，宫内回声尚均匀，宫腔线可显示。滞留流产孕囊形态不规则呈低张性多角状，囊壁薄厚不一，囊内无胎芽、胎心、卵黄囊。孕囊周围无液性区，宫颈内口无扩张。

4.鉴别诊断

流产应与异位妊娠及滋养细胞病鉴别。异位妊娠常于附件区找到包块，而同侧卵巢可显示，滋养细胞病可在子宫壁找到回声杂乱、血流丰富呈彩球状的病灶。

二、产后胎物残留

1.病理与临床

产后胎物残留是指产后胎盘、胎膜、蜕膜残留。由于死亡的胚胎组织或蜕膜组织发生机化、纤维化，与宫壁紧密粘连不易排出造成部分残留，而且可能由于妊娠产物产生促凝血酶原激酶导致DIC或感染。临床表现为产后持续、淋漓出血。

2.超声诊断

子宫稍大，宫腔分离，宫腔线不规则，宫内可见团状、片状、条状高回声，形态不规则，周边可间杂低回声。

3.鉴别诊断

宫内极化的凝血块、宫内膜坏死组织、宫内膜炎。以上和胎物残留不易鉴别，但当产后持续出血，宫内出现团状、片状、条状高回声时应及时刮宫为宜。

三、无胚妊娠

无胚妊娠又称枯萎孕卵，超声表现为孕囊形态规则，位置正常，蜕膜反应稍差，短时期内孕囊可继续生长，孕囊生长>3cm但囊内仍无胎芽胎心，无卵黄囊。病程较长可出现妊娠囊变形或皱缩。

四、异位妊娠

1.病理与临床

正常妊娠时，孕卵着床于子宫体部内膜。当孕卵在子宫体腔以外着床发育，称为异位妊娠，习惯称为宫外孕。异位妊娠的发病率约占所有妊娠的0.5%~1.0%，足月妊娠与异位妊娠之比为100∶1.8，是妇科常见病，在妇科急腹症中居首位，是早孕期孕妇死亡的主要原因之一，占孕产妇死亡总数的1/10，近年来发病率有明显增高趋势。但同时由于急救医疗体制的完善，高敏感的放射免疫测定和经阴道超声的广泛应用，使异位妊娠在发生严重出血前即能得到及时的诊断和治疗。在异位妊娠中发生在输卵管的异位妊娠约占90%~95%。病理资料显示在输卵管妊娠中发生在壶腹部占60.0%，峡部占23.1%，伞端占7.7%，间质部占4.6%，壶腹部+峡部占4.6%。在输卵管妊娠中右侧发生率高，约占64.6%；左侧发生率低，约占35.4%，可能是由于多数人睡眠时喜欢右侧卧位，受精卵受重力影响极易被右侧输卵管伞捕获，从而进入右侧输卵管引起。经产妇发病率较高，这与年龄、孕产次频率、子宫内膜异位症等诸多因素有关。临床以停经、腹痛、阴道淋漓出血三大症状为特征。早期异位妊娠无特异性临床表现，最常见症状是停经或月经异常占75%~95%，不规则阴道流血占50%~80%，腹痛可以是弥漫性，双侧或单测，开始为隐痛，以后发展为锐痛、绞痛的占60%。大量出血可伴有休克。

2.发生机制及病因

（1）受精卵停留于输卵管壶腹部时间过长。

（2）功能性或机械性等因素使孕卵在输卵管运行过程中受阻。

（3）慢性输卵管炎引起管腔狭窄、不完全粘连、息肉、肌肉活动障碍。

（4）先天性输卵管发育不良造成管腔纤细、迂曲过长、憩室。

（5）子宫内膜异位症是由于机械因素和异位于盆腔内的子宫内膜对孕卵的趋化作用。

（6）输卵管手术，再次异位妊娠率为21.4%~37%，不孕率为50%~60%。

（7）孕卵的游走使一侧卵巢排卵向对侧移行，进入对侧输卵管。

（8）宫内节育器可增加异位妊娠危险性。

（9）近年来，有人认为胚胎发育异常为异位种植的诱因。

3.异位妊娠的分类

（1）按病情分类

1）急性异位妊娠占2/3。

2）陈旧性异位妊娠占1/3。

（2）按妊娠部位分类

1）输卵管妊娠。占95%，其中壶腹部妊娠占55%。

2）腹腔妊娠。妊娠位于输卵管、卵巢及阔韧带以外的腹腔内，发生率为1∶15000次分娩。腹腔妊娠大多数是继发的，其发生率与输卵管妊娠的发生率有关。子宫、卵巢、输卵管正常，腹腔内见妊娠囊、胎盘，羊水过少。

3）卵巢妊娠分为：①原发性卵巢妊娠系指孕卵在卵巢内发育，卵巢组织全包裹胚胎。②继发性卵巢妊娠系指孕卵发育在卵巢表面或接近卵巢，孕卵之囊壁一部分为卵巢组织。

4）宫颈妊娠。子宫颈软，不成比例地增大，胚胎完全种植在子宫颈管内，子宫颈内口闭，外口部分扩张。

5）残角妊娠。子宫腔无明显增大，腔内无妊娠征象，宫内未能吸刮到绒毛与胚胎，子宫内膜病理为蜕膜组织或子宫内膜腺体呈A-S反应。子宫外上方的包块内可见妊娠囊，并可见较厚的肌壁回声，妊娠包块与子宫交界处可见明显切记。

6）宫角妊娠。孕卵在子宫腔角部邻近输卵管开口处发育，胚胎组织在宫腔内，子宫一侧角部有包块与子宫紧密相连不易分开，常有大出血，足月可随时发生了宫破裂，产后胎盘不易剥离，引致大出血危及产妇生命。

7）子宫肌壁间妊娠。子宫肌壁妊娠是一种罕见的异位妊娠，孕囊异位于子宫肌壁由肌层环绕与输卵管不相通，发病机理为子宫内膜缺陷，子宫浆膜层缺陷，子宫腺肌症，滋养细胞活性增强而蜕膜防御减弱等。超声表现为子宫腔内无妊娠囊，在肌壁可见妊娠囊，子宫浆膜极薄。

（3）按妊娠种类分类

1）未破裂型。

2）破裂型。

3）流产型。

4.超声表现：

（1）胎囊型：占9.2%，在一侧卵巢外附件区可见胎囊、胎芽、胎心、卵黄囊，周边可见环状滋养层血流，RI值低，平均为0.56。这是由于当胚囊滋养层侵入母体血管时由于母体动脉压高，而绒毛腔内壁无肌组织呈低压状态，血流由高压区流入低压区而产生异常的低阻血流。

（2）输卵管环型：占66.2%，在一侧卵巢外可见平均为3.6cm×2.6cm的圆或椭圆环，环壁薄厚不一，壶腹部妊娠环壁厚平均1.02cm，峡部妊娠环壁厚平均0.5cm，伞部妊娠环壁厚平均0.9cm，环中心均呈无回声，环周具有丰富的滋养层彩色血流频谱特征，发生在输卵管壶腹部的妊娠环较厚，彩色血流环也较厚，发生在峡部的妊娠环较薄，彩色血流环也较薄，这可能与输卵管解剖及组织结构有关，较宽松的环境易于妊娠囊的生长发育及血流灌注，较狭窄的部位使妊娠囊生长受限血流灌注受阻。

（3）团块型：占24.6%，在一侧卵巢外可见平均为3.8cm×3.2cm的中等或高回声团块，周边具有丰富的滋养层彩色血流频谱特征，常合并有盆腔积液，液量平均为4.8cm×2.3cm。

五、滋养细胞病

1.病理与临床

滋养细胞病是一组来源于胎盘绒毛滋养细胞的疾病，包括葡萄胎、侵蚀性葡萄胎、绒癌。葡萄胎为胎盘绒毛形成大小不等的水泡，相互间有蒂相连成串，形如葡萄，可分为完全性葡萄胎和部分性葡萄胎，完全性葡萄胎是整个宫腔内充满水泡状绒毛组织，无胎儿及其附属物，部分性葡萄胎是水肿的与正常的绒毛混合存在，常合并存活或死亡的胚胎。侵蚀性葡萄胎是葡萄胎组织侵入子宫肌层、血管或转移至子宫以外。绒癌是以双向结构为特征，含有两种滋养层上皮细胞，即中心为单核的细胞滋养层细胞，周围是多核的合体细胞滋养层细胞，肿瘤细胞见于中心出血坏死灶周围，为一种高度恶性的肿瘤，可继发于足月分娩、死胎、流产、异位妊娠、葡萄胎，也可以一开始就是绒癌。

2.超声表现

（1）葡萄胎：子宫增大，宫腔内未见或可见孕囊，宫内可见蜂窝状或落雪状结构，内间杂丰富血流，频谱呈高速低阻力型，病灶与子宫肌层界限尚清，常合并双侧黄素囊肿。

（2）侵蚀性葡萄胎：子宫稍大，宫腔内未见孕囊，可见落雪状结构，内间杂丰富血流，频谱呈高速低阻力型，病灶局部与子宫肌层界限不清，有肌层侵蚀现象，常合并双侧黄素囊肿。

（3）绒癌：子宫稍大，宫腔内未见孕囊，子宫肌壁可见落雪状结构，病灶侵蚀子宫肌层间杂液性区，病灶内血流丰富呈火海状，频谱呈高速低阻力型，常合并双侧黄素囊肿。

六、上皮性滋养细胞肿瘤

1.病理与临床

上皮性滋养细胞肿瘤是一种独特而少见的滋养细胞肿瘤，由形态相对一致的、成巢状和实性片块的单核中间型滋养细胞组成，组织学上兼有滋养细胞肿瘤和癌的特征。临床特征多发于生育期，也可见于绝经后，多数有前次妊娠史，阴道异常流血，多发于子宫体、子宫下段、宫颈管，特点是 HCG 轻度增高。

2.超声表现

子宫稍大，宫腔内未见孕囊，子宫肌壁孤立膨胀性结节呈囊实相间，可见落雪状结构，病灶侵蚀子宫肌层间杂液性区，病灶内血流较丰富，频谱呈高速低阻力型，常合并双侧黄素囊肿。

3.鉴别诊断

上皮性滋养细胞肿瘤和绒癌不易鉴别，可依靠血 HCG 轻度增高鉴别。

七、胎盘部位滋养细胞肿瘤

1.病理与临床

胎盘部位滋养细胞肿瘤是中间型滋养细胞在子宫内膜或基层的增生性病变，胎盘部位滋养细胞肿瘤形态多样，可以是肌壁内界限不清的包块或界限清楚的结节，突入或不突入内膜腔，病灶可能是棕黄色或黄色伴局灶性坏死，但缺乏明显的出血。临床以闭经或不规则阴道流血多见，特点是血 HCG 水平低。

2.超声表现

子宫稍大，宫腔内未见孕囊，病灶以实性为主，侵蚀子宫肌层间杂液性区，可见落雪状结构，病灶内血流丰富甚至动静脉漏，频谱呈低阻力型，常合并双侧黄素囊肿。

3.鉴别诊断

胎盘部位滋养细胞肿瘤和绒癌不易鉴别，可依靠血 HCG 轻度增高鉴别。

（樊秋兰）

第三节　胎儿发育异常

一、出生缺陷

1.出生缺陷的概念

出生缺陷是指新生儿出生时就有的一些异常，包括解剖结构畸形，功能或代谢异常。目前我国出生缺陷的发生率在4%以上，全国每年30万~40万例新生儿出生后有可见的缺陷。胎儿畸形可分为：①畸形持续存在不随孕周增加而改变，如无脑儿、全前脑、唇裂、脊柱裂等。②不同孕周有不同的改变，如露脑畸形、脐疝、胸腹水等。③一过性异常，可在早期妊娠出现，以后随着妊娠龄增长而消失，如一过性脑积水、脉络丛囊肿、颈项透明层增厚、生理性中肠疝、肠管回声增强等。④多变性异常，不同孕龄出现不同表现，如膈疝、脐膨出等。⑤迟发性异常，此类畸形常在妊娠晚期时才出现，如空洞脑、肾盂积水、肿瘤等。

2.出生缺陷的因素

（1）遗传因素：因先天性染色体数目异常、结构畸变、单基因、多基因改变引起，占25%。

（2）环境因素：因物理、化学、生物因素引起，占10%。

①生物致畸因子：主要为TORCH感染。T：toxoplasma，弓形体。R：rubella virus，风疹病毒。C：cytomegalo virus，CMV，巨细胞病毒。H：herpes simplex virus，HSV，单纯疱疹病毒。O：other，其他。

②物理性致畸因子：X射线、机械损伤、高温、低温等。

③致畸药物：多数抗癌药、抗惊厥药、某些抗生素（四环素、链霉素、庆大霉素等）。

④致畸性化学物质：亚硝基化合物、苯类化合物、砷、汞等。

⑤其他致畸因子：孕期缺氧、营养不良、缺碘、酗酒、大量吸烟等。

⑥子宫腔内机械压迫及损伤：双角子宫、子宫肌瘤、羊水过少、羊膜带等。

（3）遗传和环境因素相互作用及原因不明，占65%。

二、神经系统畸形

（一）露脑畸形

1.病因与病理

露脑畸形（exencephaly）是指全颅盖骨或大部分颅盖骨缺失。有完整面颅，虽有完整的脑组织，但存在脑组织发育异常。颅盖缺失致脑组织暴露并长期浸泡在羊水中，由于受化学及机械因素（胎动、胎手反复碰触搔扒脑部）的刺激使脑组织破碎脱落于羊水中，久而久之脑组织变得越来越少，最后只剩下面部和颅底，成了无脑儿。目前认为露脑畸形是无脑儿的早期阶段。

2.超声表现

圆形的颅骨强回声缺如，可见眼眶及鼻骨。脑组织存在，双侧大脑半球可显示，外有一层脑膜包绕，合并羊水过多，（图6-3-1、图6-3-2）是露脑畸形的超声表现图示。

3.鉴别诊断

应与无脑儿鉴别，无脑儿无圆形的颅骨强回声环，无脑组织，仅见面颅。

（二）无脑儿

1.病因与病理

由神经管顶部不闭合引起，在活产中无脑儿的发生率约为0.1%，男、女胎儿的发生率约为1∶4，两次发生率约4%，三次发生率约10%。无脑儿缺少颅盖骨，缺少大脑组织，其外可有一层膜包绕使其与头皮相连，通常在出生前或出生后短期死亡。

2.超声表现

缺少圆形的胎儿头颅骨环状强回声，可见眼眶及鼻骨，脑组织缺如，因眼眶浅，表现为眼球突出似青蛙头部，胎儿面部成昂头仰面状态，颈椎数比正常少，颈短并前突，多数伴有脊柱裂，合并羊水过多，血及羊水中 AFP 增高。（图 6-3-3）是无脑儿的超声表现图示。

3.鉴别诊断

应与小头畸形鉴别，小头畸形者有颅盖骨和大脑组织

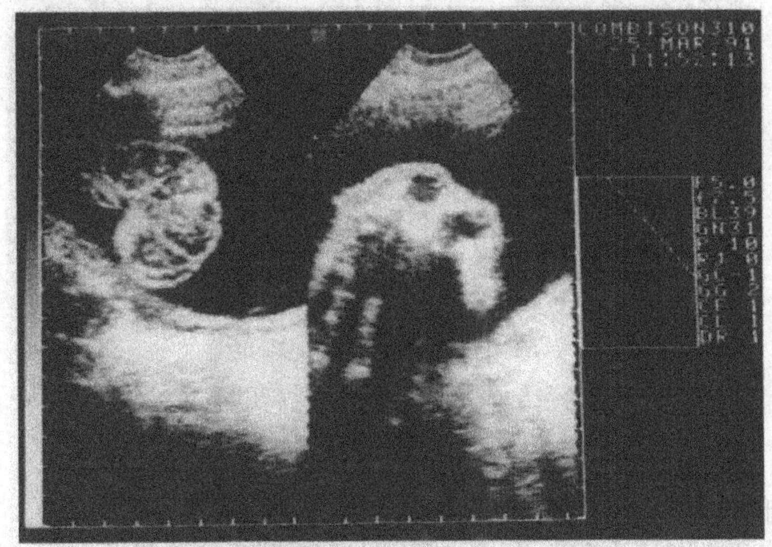

图 6-3-1　露脑畸形　　左图脑组织　　右图面部

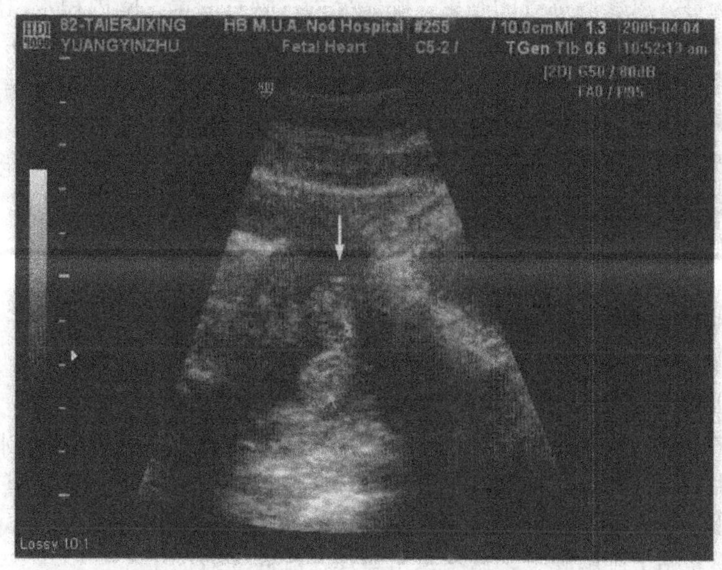

图 6-3-2　露脑畸形　　图中可见两个大脑半球

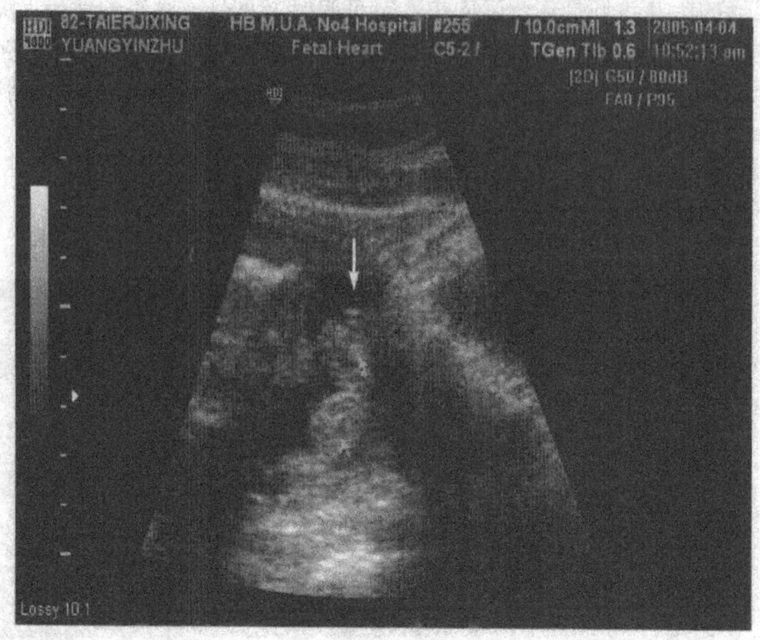

图 6-3-3　无脑儿　　图中无颅骨环及脑组织

（三）脑积水

1.病因与病理

脑积水是先天发育异常，可见于中脑导水管狭窄胶质增生膈膜形成，产生的原因有散发性染色体异常、Dandy-walker 畸形、脑贯通畸形等及非发育性疾病如胎儿宫内弓形体、巨细胞病毒、风疹病毒等的感染。临床分为：脑室增宽、脑内积水、脑外积水。

（1）脑室增宽。

①孤立性轻度侧脑室增宽，指除轻度侧脑室增宽外无其他超声可见结构异常，多双侧，也可单侧，少部分有染色体异常，多数原因不明，可能为正常变异，也可能是其他疾病的早期表现，部分在孕期可自行消失，增宽<13mm 时自行消失的可能性大，少部分可进展为重度侧脑室增宽，单侧侧脑室宽度<12mm 预后好。

②轻度侧脑室增宽，指侧脑室体部宽度>10mm 且<15mm 可为全身其他系统异常如染色体异常、右心衰竭、肿瘤压迫、病毒感染等所致。

③重度侧脑室增宽，指侧脑室宽度≥15mm 也称为脑积水。

（2）脑内积水（脑室内）。见于脑室内积水，可出现一侧或双侧侧脑室扩张或第三脑室以及第四脑室扩张。

（3）脑外积水。见于脑与硬脑膜之间，此种情况一般称为水脑症或积水性无脑畸形。其原因多由于血管异常，颈内动脉发育不良使大脑半球发育极不成熟甚至萎缩到仅有一薄层神经胶质层被大量脑脊液包绕占据大脑区。小脑、延髓可能正常或小脑及延髓发育不良。软脑膜紧贴于硬脑膜上，脉络丛常漂浮在颅底的液体中。

2.超声表现

脑内积水（脑室内），单或双侧侧脑室增宽>15mm，脑中线居中或偏移。可合并第三脑室、第四脑室扩张。脑外积水缺乏大脑实质，呈巨大液体囊肿。如为一侧大脑缺乏则可看到不对称的囊腔和挤在一侧的脑实质回声。可有羊水过多，如（图 6-3-4、6-3-5、6-3-6）所示。

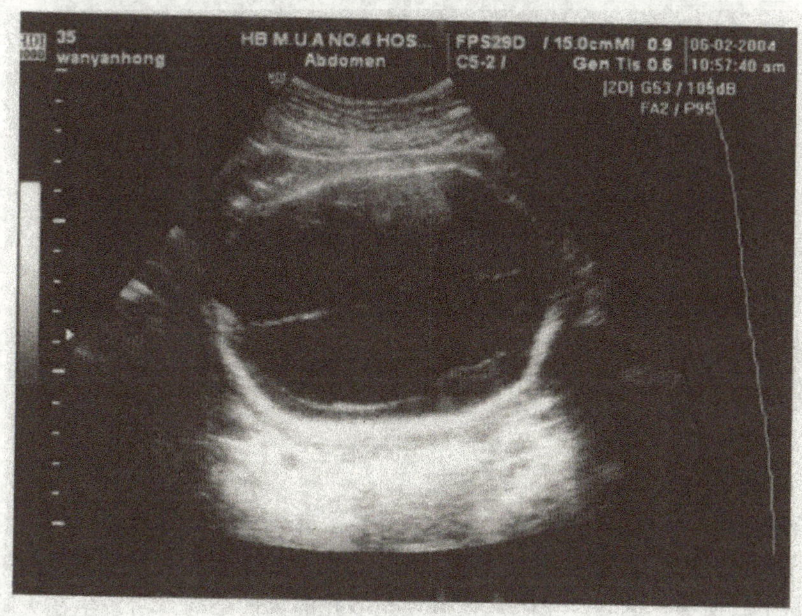

图 6-3-4 双侧脑室积水

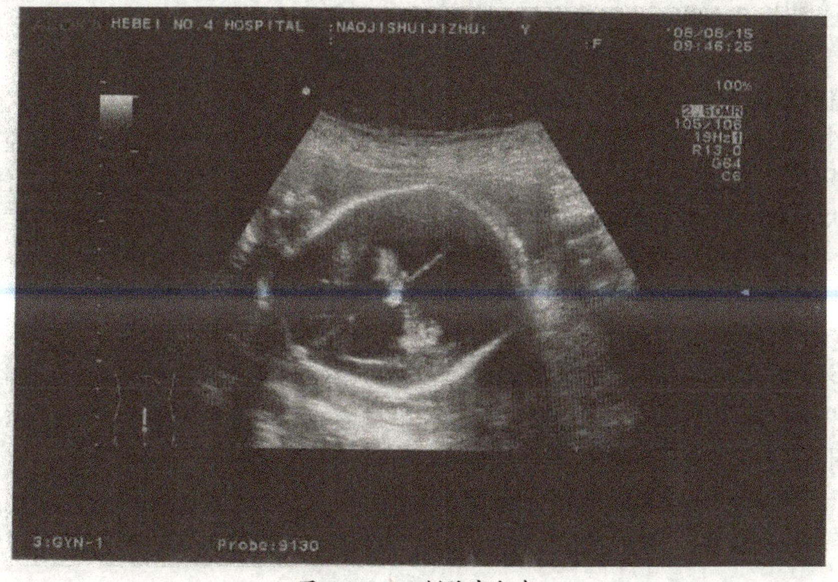

图 6-3-5 双侧脑室积水

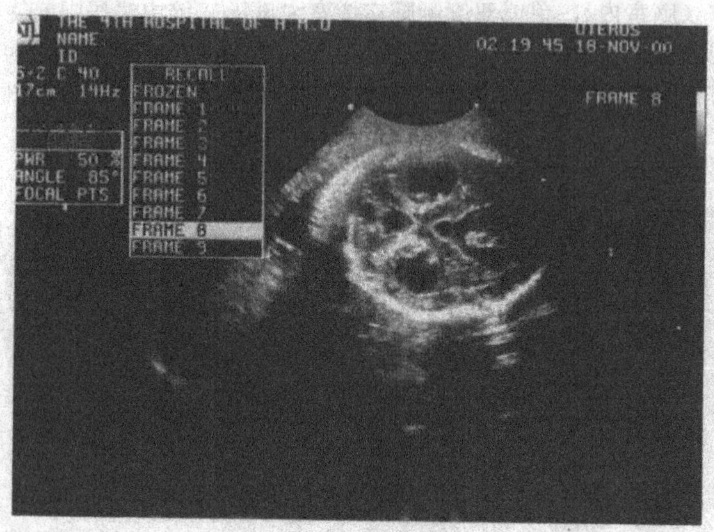

图 6-3-6　多脑室积水

（四）孔洞脑

1.病因与病理

孔洞脑是指脑实质有囊性间隙，内含脑脊液，可分为两种类型。

（1）真性孔洞脑，是指脑发育上的异常，造成局部灰质与白质缺损，由于脑组织缺损，蛛网膜下腔便填补了这一空隙，使病灶呈多孔的囊性结构。常发生在大脑裂处，形态对称，同时伴有其他部位的脑结构异常，如脑回小、灰质错位、脑室扩张、胼胝体及透明膈发育不良或缺失。

（2）假性孔洞脑，是指各种原因如血管性、感染性、缺氧性、创伤性等，造成脑实质受损，形成脑组织坏死和液化，常表现为单侧囊腔。

2.超声表现

真性孔洞脑，双侧大脑半球皮层对称性裂开，严重缺损，颅内见巨大囊腔，仅见部分脑组织回声。假性孔洞脑，脑内可见单侧不对称性囊腔，可发生在脑实质的任何部位，囊腔可大可小，形态不规则，无囊壁显示，当病变累及侧脑室时可导致脑室扩张，脑中线偏移。

（五）脉络丛囊肿

1.病因与病理

脉络丛囊肿是胚胎时脉络丛内的毛细血管发生瘤样改变，包裹一部分脑脊液，在脉络丛内出现充满脑脊液的假性囊肿，其壁由血管瘤样毛细血管网和基质构成不是上皮细胞，因此是假性囊肿。囊肿内含物主要是脑脊液和一些细胞碎片。多单侧，可单发也可多发，一旦囊肿阻塞脑脊液循环可造成胎儿脑室扩张。由于绝大部分正常胎儿脉络膜囊肿可以在妊娠 20 周以前缩小或消失，因此认为妊娠 18 周后超声检出的脉络膜囊肿才有意义。

2.超声表现

单或双侧脉络丛上可见大小不等的囊性肿物，边界清，内透声性好，部分病例复查可消失如（图 6-3-7、6-3-8、6-3-9）所示。

3.鉴别诊断

双侧较大的脉络膜囊肿有时会误诊为侧脑室扩张。

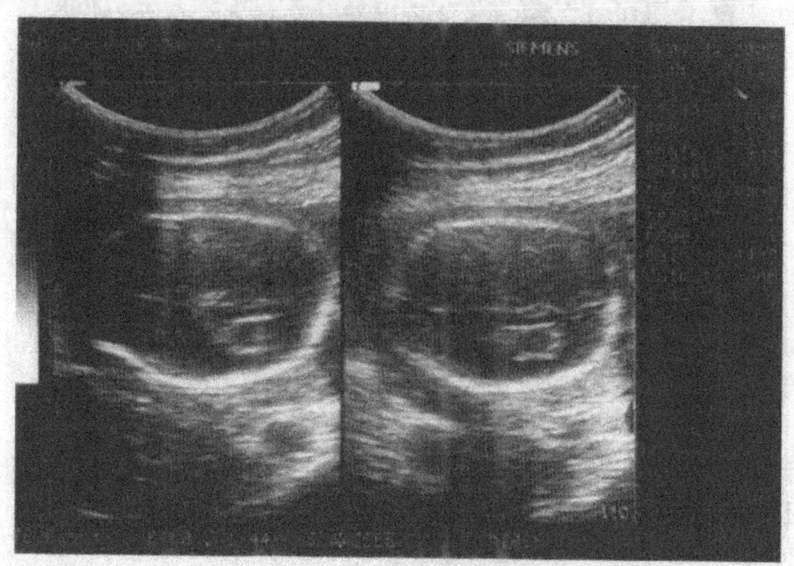

图 6-3-7　单侧脉络丛囊肿

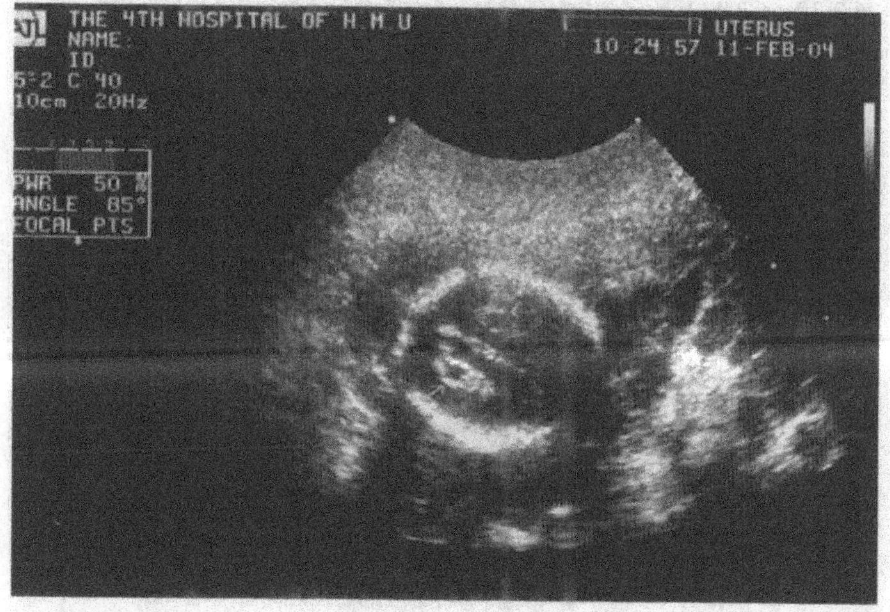

图 6-3-8　单侧脉络丛囊肿

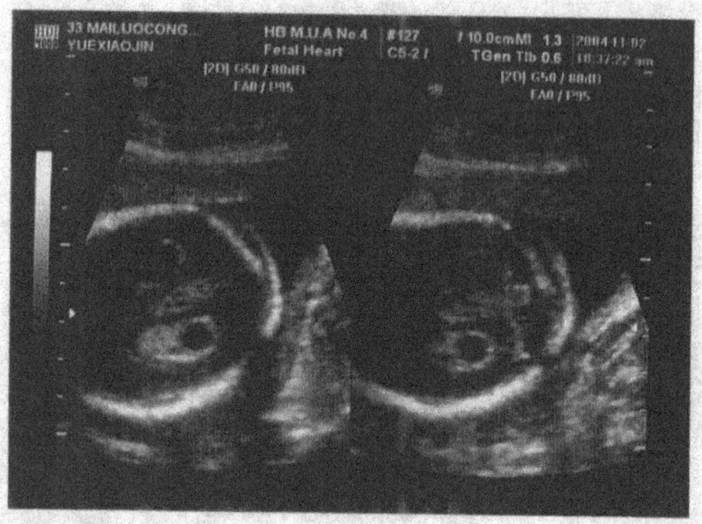

图 6-3-9　双侧脉络丛囊肿

（六）脑脊膜膨出

1.病因与病理

由于胚胎期中缝闭合不全，造成颅骨中缝及脊柱中缝某段缺损。

2.超声表现

一般在胎儿中线背侧从胎儿头颈部至全脊柱任何部位均可出现大小不等，边界规则而清晰的囊性肿物。内部多为液性无回声区，包块常随胎动而漂动在羊水中，如(图 6-3-10、6-3-11、6-3-12、6-3-13）所示。

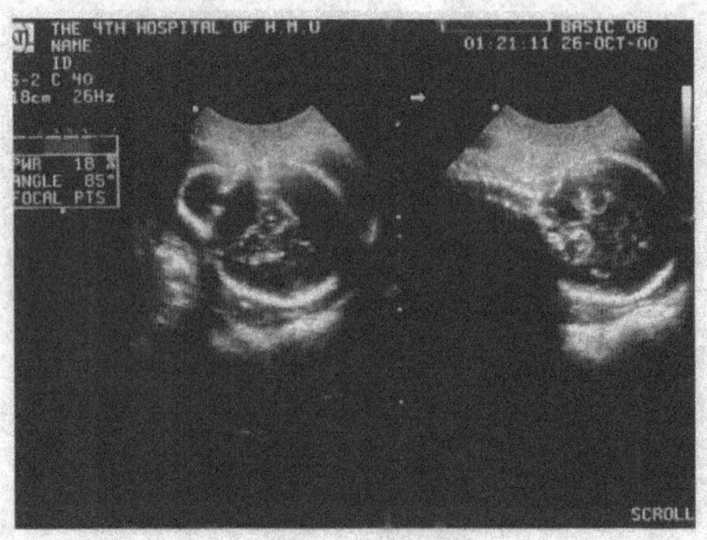

图 6-3-10　脑膜膨出

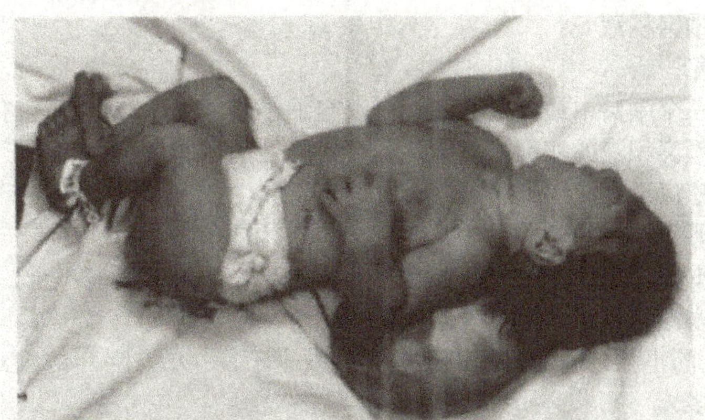

图 6-3-11　引产后胎儿脑膜膨出

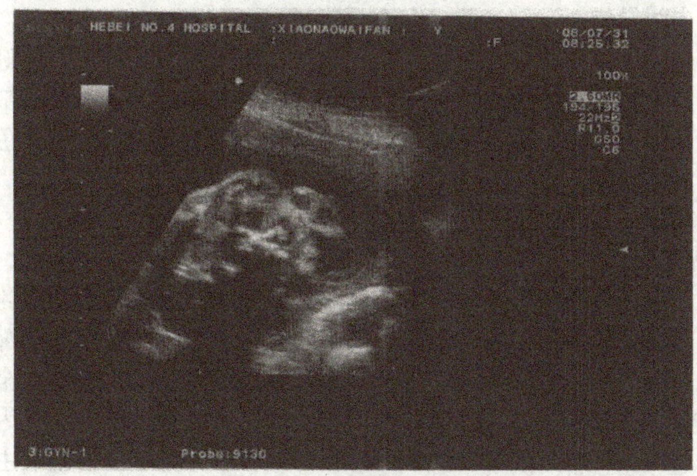

图 6-3-12　脑膜膨出横切面

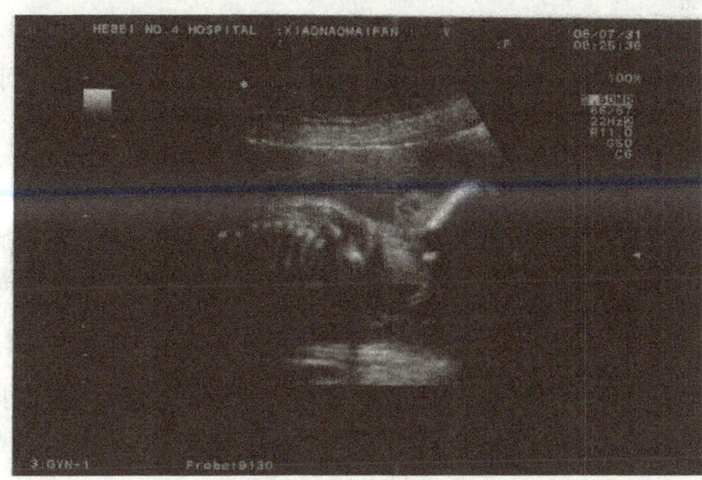

图 6-3-13　脑膜膨出纵切面

（七）后颅窝积液

1.病因与病理

颅后窝为三个颅窝中最深最大的一个，容纳小脑、脑桥和延髓，窝的中央最低处有枕骨大池。后颅窝积液的病因是多样化和非特异性的，有染色体畸形，也有某些致畸物质如酒精、风疹病毒、巨细胞病毒、糖尿病等。

2.超声表现

（1）Dandy-walker 畸形：第四脑室囊性扩张，小脑蚓部发育不全，部分或全部小脑蚓部缺失，阻塞性脑积水。

（2）扩大的小脑延髓池：见于小脑半球发育不良（如 21-三体，心脏结构异常，生长受限，羊水多）。

（3）蛛网膜囊肿：是一种脑神经中枢损伤，大囊肿压迫第四脑室引起间接性脑积水。小脑延髓池增宽>1cm。

（八）脑中线异常

脑中线结构见于大脑镰、透明膈、第三脑室、胼胝体、丘脑、小脑蚓部、小脑延髓池等。脑中线异常可见大脑镰缺如，透明膈缺如，胼胝体缺如，小脑蚓部缺如，增大的透明膈腔，第三脑室扩张，蛛网膜囊肿，小脑延髓池增宽等。病因有染色体畸形，也有由某些致畸物质引起的。

（九）全前脑

1.病因与病理

全前脑多与染色体异常有关，如 13-三体、15-三体、18-三体、常染色体显性或隐性遗传，少数见于无染色体异常者，是由于前脑完全或部分为分裂引起脑部结构异常和面部畸形。根据前脑分裂程度的不同，可分为无叶全前脑，主要为前脑完全未分裂，丘脑融合，无胼胝体、第三脑室、大脑镰、视束和嗅球；半叶全前脑，主要为单个脑室，前方左右相通，后角及下角分成左右两个，丘脑部分融合；叶状全前脑，主要为侧脑室前角、扣带回互相融合，透明膈消失。

2.超声表现

双侧脑室融合，单个脑室与相贯通的囊肿几乎占满了整个颅腔。丘脑融合，眶间距过窄或融合为一体，单鼻孔或喙鼻、塌鼻、无鼻，唇发育异常或唇裂，可合并其他异常如室缺、泌尿系畸形、马蹄内翻足，胎儿水肿等，如（图 6-3-14、6-3-15、6-3-16）所示。

（十）脑肿瘤

1.病因与病理

脑肿瘤相当少见，可分为皮样囊肿、畸胎瘤、室管膜瘤、星形细胞瘤、Galen 静脉瘤（大脑大静脉瘤）等，肿瘤可表现为囊性、囊实性、实质性。颅内肿瘤常会阻塞脑脊液循环，引起继发性脑室扩张。

2.超声表现

颅内赘生物，往往体积较大，内部回声多样，可为单纯囊肿，囊实性交错或实性，内可无血流或有血流充盈，肿瘤压迫周围脑组织，阻塞脑脊液循环可出现脑室扩张，头围增大等。

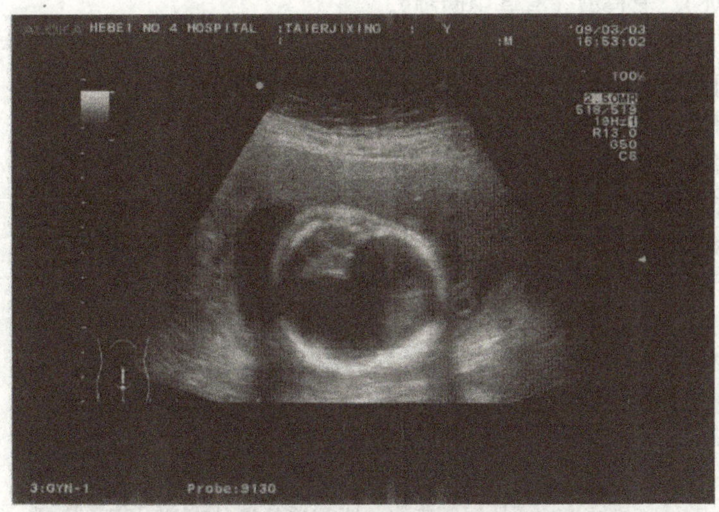

图 6-3-14　全前脑，双侧侧脑室融合

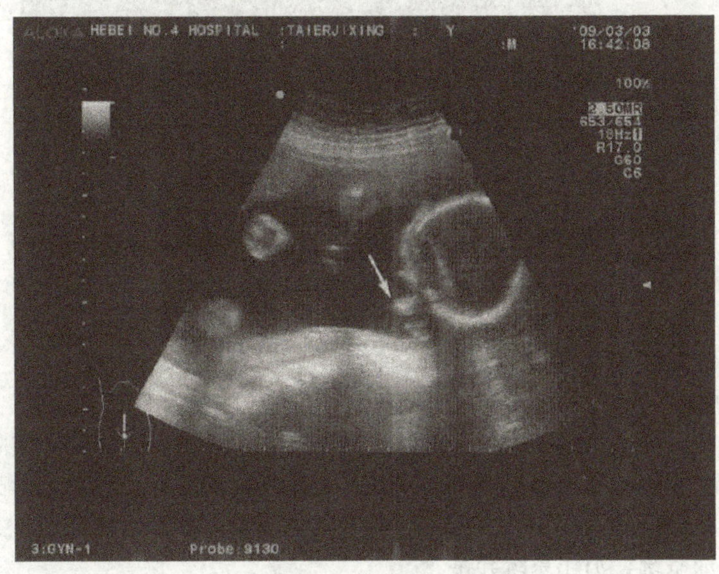

图 6-3-15　全前脑、喙鼻

二、心血管系统畸形

（一）房间膈缺损

1.病因与病理

房间膈缺损占先心病的 26%，分为两型。

（1）原发孔型。占 5%，见于十字交叉部发育不良，特点是缺损部位置较低，二尖瓣前叶发育不良，闭合不好，右心室大，右心房大，常伴二尖瓣返流。

（2）继发孔型。占 95%，分为四型，卵圆孔型（位于卵圆孔周围）、下腔型（位于房间膈后下方与下腔静脉进入右房入口相连续）、上腔型（位于房间膈后上方与上腔静脉进入右房入口处）、混合型（有其中两种）。

2.超声表现

（1）房间膈局部中端，直径>0.6cm，断端回声增强。

（2）右房大，右心室大，右室流出道和肺动脉增宽。

（3）心房水平左向右分流或无明显分流。

（4）左右房间分流，信号为红色或以红色为主的五彩图。

3.鉴别诊断

卵圆孔未闭。

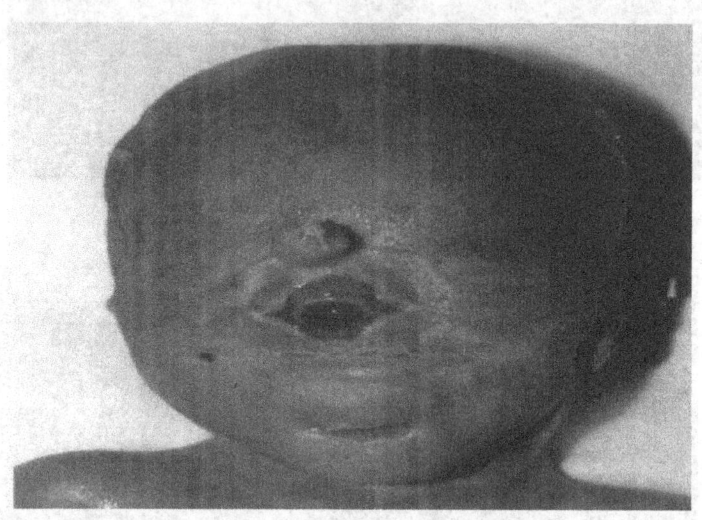

图 6-3-16　全前脑、双眼融合、喙鼻

（二）室间隔缺损

1.病因与病理

室间隔缺损占先心病的 15.6%，根据缺损部位的不同可分为膜部室间隔缺损和肌部室间隔缺损。室间隔缺损可以是单纯性室缺，一般不引起胎儿血流动力学改变，因为两侧心室的压力是相等的，也可合并心内、心外其他畸形，如法洛四联症、大动脉转位、神经系统、泌尿系统、消化系统异常。

2.超声表现

（1）室间膈膜部或肌部连续中断，断端回声增强，但部分室间隔缺损，局部断端常无增强回声，如（图 6-3-17）所示。

（2）胎儿期心室水平分流压差低，心室内径比值大致正常。

（3）左右室间分流，信号为红色或以红色为主的五彩图。

（三）三尖瓣下移

1.病因与病理

三尖瓣环向心室移位，右室被三尖瓣分为两部分，位于心房叫房化右心室，位于心室为功能右心室，病理为三尖瓣膈瓣，后瓣下移，并伴有瓣叶发育不良，功能右室<房化右室，可合并房缺，右向左分流，有发绀。

2.超声表现

三尖瓣膈叶较二尖瓣前叶下移>15mm，由9点下移到11~12点，前叶长，关闭时与后叶、膈叶不合拢，房化右室大，功能右室小，M超呈篷帆状，如（图6-3-18）所示。

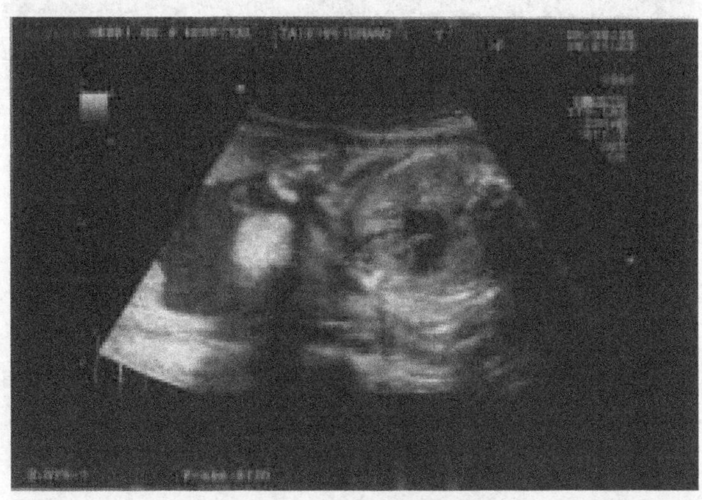

图6-3-17　室间膈膜部缺损

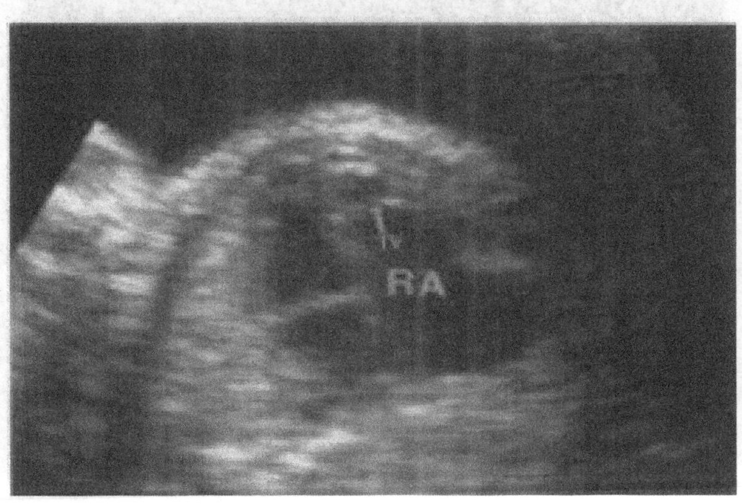

图6-3-18　孕37周胎儿三尖瓣下移

（河北省儿童医院董凤群主任提供）

（四）法洛四联症

1.病因与病理

法洛四联症占先心病的11.9%，占复杂先心病的60%，是肺动脉漏斗部发育不良，造成左右流出道一宽一窄和室间膈膜部缺损，主动脉骑跨于缺损的室间膈上。

2.超声表现

室间隔缺损中断，主动脉增宽>4mm，主动脉前后壁呈骑跨状，肺动脉狭窄，右室大而肥厚或无明显增大，如（图 6-3-19、6-3-20）所示。

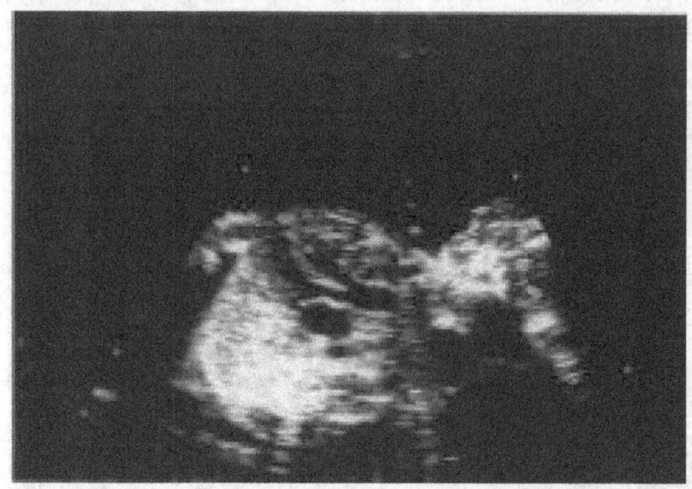

图 6-3-19　法洛四联症（室间隔缺损、主动脉骑跨）

（河北省儿童医院董凤群主任提供）

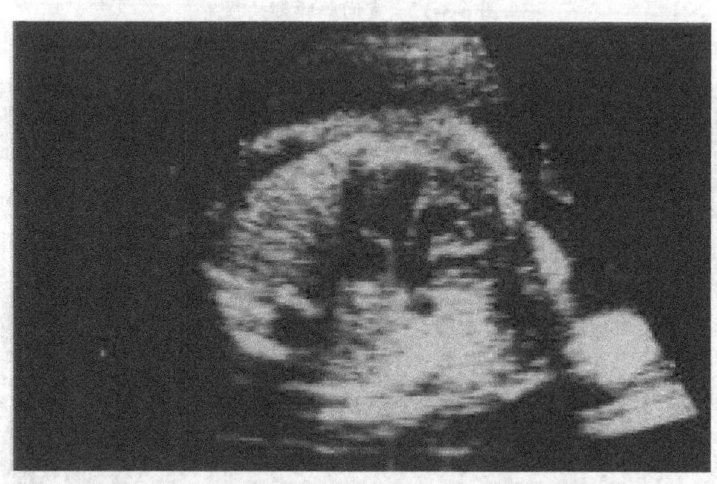

图 6-3-20　法洛四联症（室间隔缺损、主动脉骑跨）

（河北省儿童医院董凤群主任提供）

（五）右心发育不良

1.病因与病理

右心发育不良是肺动脉闭锁，右室流出道阻塞使右房的血液难以进入右室，三尖瓣偏小，右心室结构常正常。

2.超声表现

四腔心切面失去正常形态，右心室小与正常，不能正常收缩舒张，三尖瓣狭窄或关闭不全，三尖瓣活动障碍及瓣膜增厚，肺动脉明显小于正常，如图 6-3-21、6-3-22 所示。

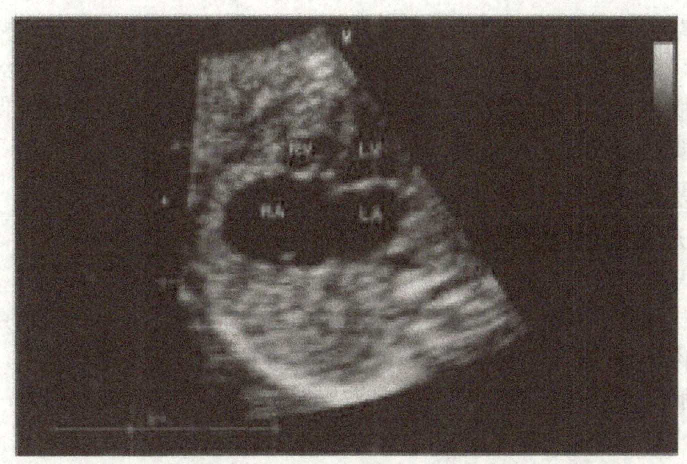

图 6-3-21　右心发育不良综合征
（右心房大、右心室小、右心室壁厚、三尖瓣畸形、狭窄）
（河北省儿童医院董凤群主任提供）

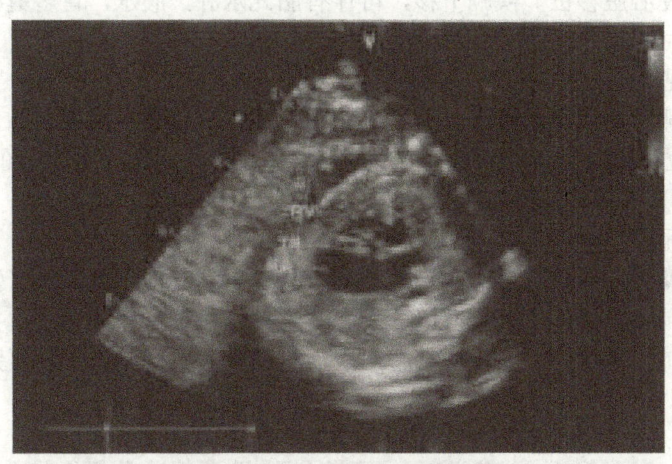

图 6-3-22　右心发育不良综合征
同一胎儿，三尖瓣返流
（河北省儿童医院董凤群主任提供）

（六）心脏微小声像图改变

1.病因与病理

在中孕期胎儿心脏检查可发现一些微小改变，检出率高于心脏结构畸形，多数无明显影响，但极少数是染色体异常和心内结构异常的线索，也可合并于其他畸形。

2.超声表现

（1）心脏内点状强回声，左心室占 88%，右心室占 5%，双心室占 7%，出现在右心室或双心室意义较大，是心肌乳头肌微钙化灶，也可见 21-三体，13-三体异常。

（2）少量二、三尖瓣返流。

（3）房间膈瘤，可能与继发膈或卵圆窝结缔组织缺陷有关。

（4）心律失常。无子宫收缩时胎儿心率<100 次/分或>180 次/分，持续 5 分钟为胎儿心律失常，可见于心动过速，为心肌应激性升高，旁路途径发生，持续室上速，可造成胎儿心衰或腹水。心动过缓可见于缺氧，房室传导阻滞，也可见单纯偶发的房性、室性期前收缩或窦性心动过速、窦缓。

三、呼吸系统畸形

（一）先天性肺囊腺瘤样畸形

1.病因与病理

肺囊腺瘤样畸形是肺错构瘤之一，可能是气道与间充质未能正常联系，腺体未分化成肺泡而是息肉样增生，其特点为末梢支气管过度生长，呈腺瘤样增生，并损害肺泡，像良性先天性肺实质内的病变，可发生在双侧肺，也可为单侧或只影响一叶肺。通常有肺发育缺陷和出现纵隔偏移，根据组织学表现可分为三型：

I型：表现为较大的囊，直径多大于 2cm。

II型：多个小囊肿直径小于 1cm。

III型：为许多微小的密集囊构成，表现似为实质性占位的肿物，常影响双侧或单侧肺，单侧时可使心脏移位，横膈下移，可伴有胎儿水肿，腹水，肾多囊样改变，羊水增多。

2.超声表现

一侧或双侧肺内出现弥漫的大小不等的圆形囊性泡，边界清晰，肺体积增大，回声增强，心脏移位被推向对侧，膈肌下移，可有胎儿水肿，羊水过多，如（图 6-3-23、6-3-24、6-3-25、6-3-26）所示。

3.鉴别诊断

先天性肺囊腺瘤样畸形应与先天性膈疝、食管重复畸形、膈离肺、弥漫性肺淋巴瘤鉴别。弥漫性肺淋巴瘤为先天性淋巴管发育异常，淋巴管呈瘤样增生，并损害肺组织，可发生在双侧肺，也可为单侧。通常超声表现与肺囊腺瘤样畸形不易区别，病理可做出诊断。

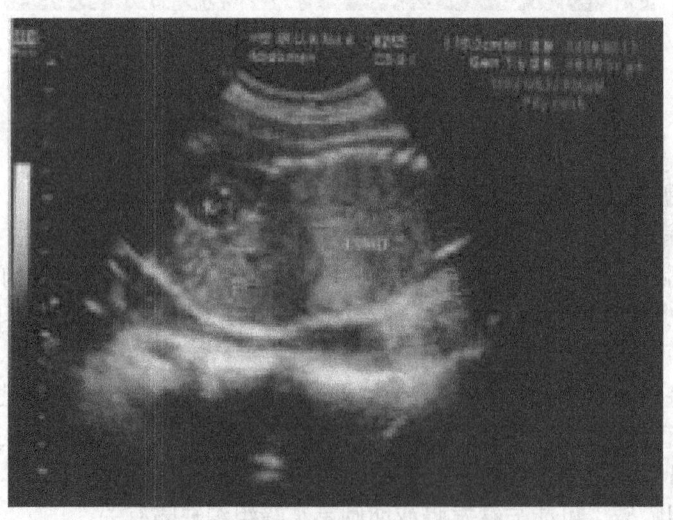

6-3-23　肺囊腺瘤样畸形III型，膈肌下移

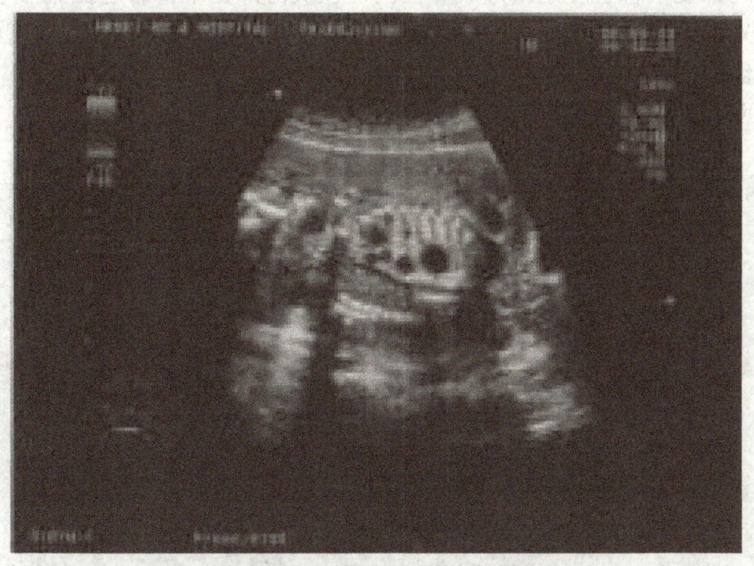

6-3-24 胎儿先天性弥漫性肺淋巴瘤

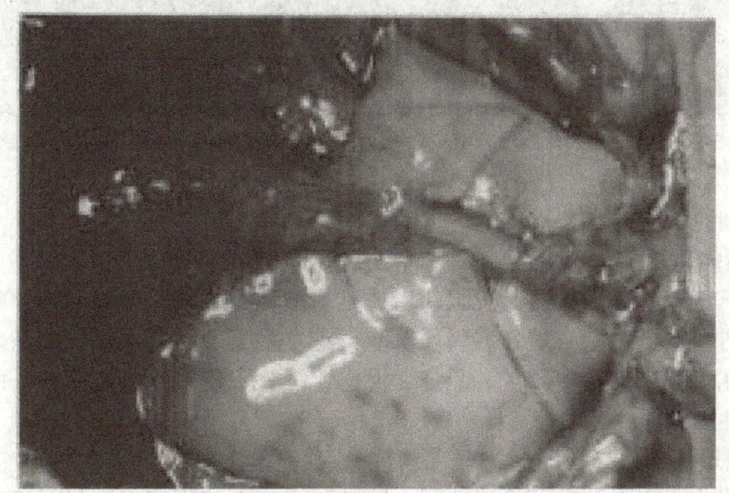

6-3-25 胎儿先天性弥漫性肺淋巴瘤，左下肺明显增大表面可见多个囊性泡

（二）膈离肺

1.病因与病理

膈离肺又称肺膈离症，是以血管发育异常为基础的胚胎发育缺陷，是胚胎的前原肠额外发育的气管和支气管肺芽接受体循环的血液供应而形成的无功能的肺组织团，与正常肺分离，血供来源于体循环而不是肺循环，约80%的供血动脉来自胸主动脉或腹主动脉，膈离肺常可合并气管食管瘘、食管憩室、食管囊肿、支气管原囊肿。

2.超声表现

多单侧发病，成均匀强回声包块，内回声均匀少数可见数个囊性结构，可能为合并肺囊腺瘤或局部支气管管腔阻塞形成囊性区，包块内部见丰富彩色血流信号，可见一条较粗的动脉来源于降主动脉并进入病灶内，包块较大可造成纵隔移位、心脏移位。

3.鉴别诊断

膈离肺应与Ⅱ型肺囊腺瘤样畸形鉴别。

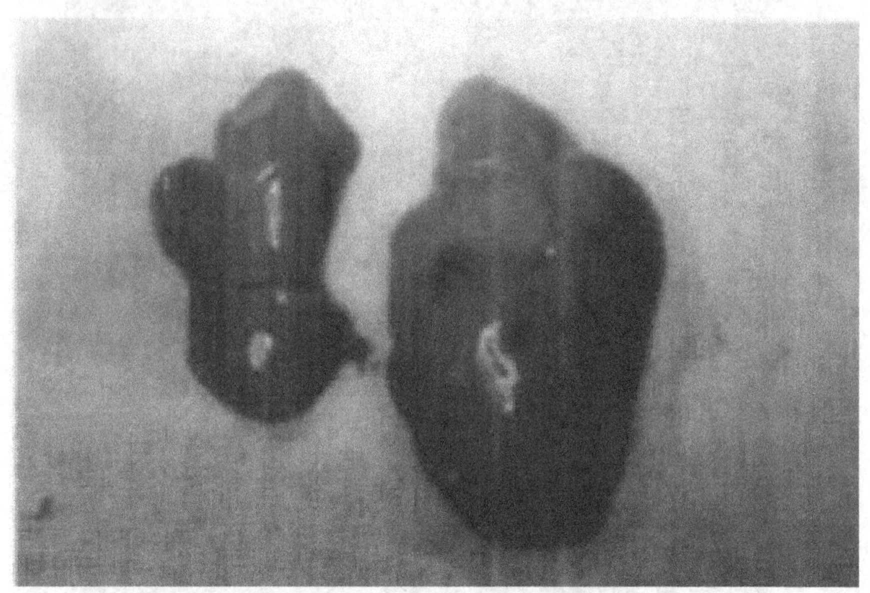

6-3-26 胎儿先天性弥漫性肺淋巴瘤，左下肺明显增大表面可见多个囊性泡

（三）胸腔积液

1.病因与病理

由于淋巴液产生过多或回流受阻，造成过多液体积聚在胎儿胸腔内。特点：原发多见于单侧，右侧多于左侧，积液多为乳糜液；继发多见于胎儿水肿，多双侧。临床多见乳糜胸、胎儿水肿、染色体异常、膈疝、淋巴管扩张、特发性胸腔积液、肺错构瘤、肺分离、肺囊性腺瘤样病变。

2.超声表现

胎儿单侧或双侧胸腔内可见液性区，胎肺漂浮在胸腔积液中，显示清晰，体积小于正常，单侧大量积液可将纵隔推向对侧，如（图6-3-27、6-3-28、6-3-29）所示。

四、泌尿系统畸形

（一）肾缺如

1.病因与病理

肾缺如是由于中肾管未长出输尿管芽，从而不能诱导生后肾原基使其分化为后肾。多见于男性胎儿，占75%，有单侧和双侧肾缺如：单侧肾缺如不影响胎儿生长发育，不影响泌尿功能，且羊水量正常；双侧肾缺如可以是单发性的病变，也可以是某些综合征的一个病理改变如常染色体显性或隐性遗传。在妊娠期胎儿的代谢产物由脐动脉流至胎盘排泄，故即使双肾缺如胎儿仍能存活，但出生后不久即死亡。

2.超声表现

孕20周后脊柱两侧肾窝处无肾脏显示，膀胱未显示，羊水极少，子宫紧紧包裹胎儿，胎体、肢体挤成一团。

3.鉴别诊断

肾缺如应与异位肾等鉴别。异位肾常可在胎儿盆腹腔内找到肾脏回声。

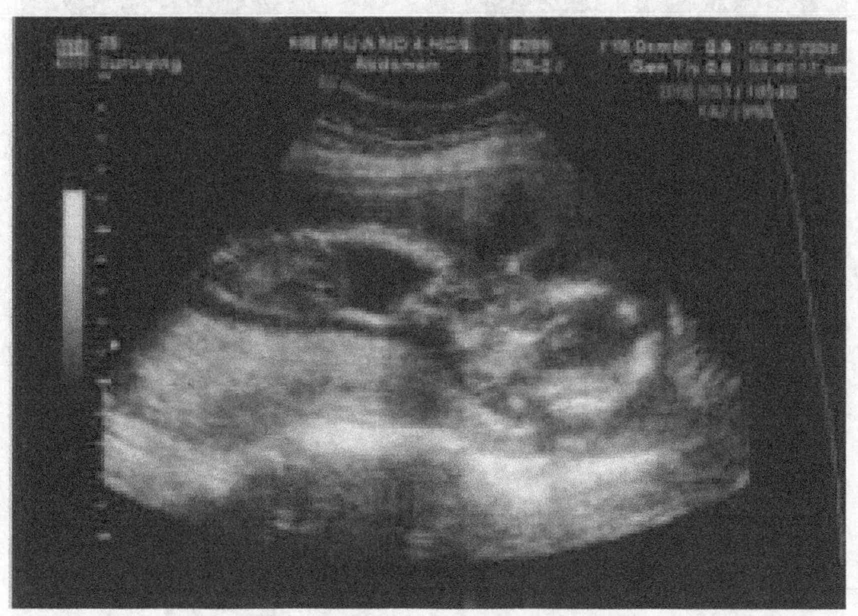

图 6-3-27　胸腔积液

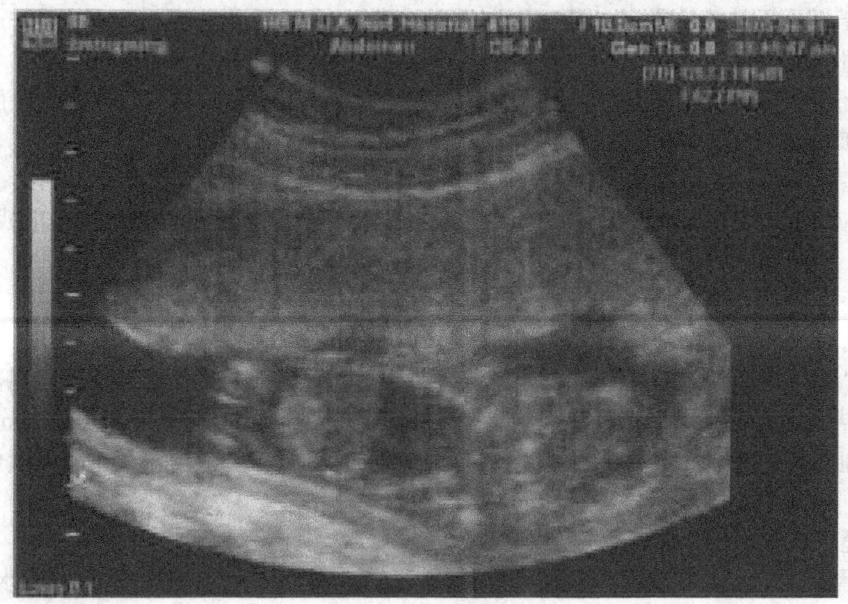

图 6-3-28　胸腔积液

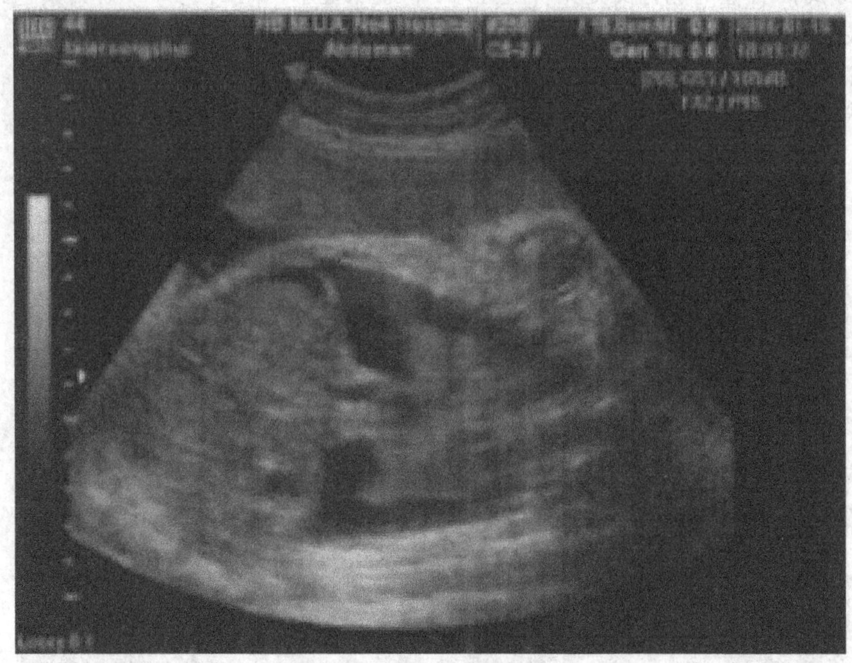

图 6-3-29　双侧胸腔积液

（二）异位肾

1.病因与病理

胎儿肾脏最初位于盆腔内，以后逐渐上移到腰部，如果肾的上升过程受阻则出生后肾脏处于低于正常的位置。

2.超声表现

在一侧或双侧肾窝内未见肾脏回声，并有肾上腺平躺改变，盆腹腔内可见肾脏回声，当周围被肠管包绕时肾脏往往不易被发现。

3.鉴别诊断

异位肾应与肾缺如鉴别。肾缺如经反复多次检查在肾区及盆腹腔内均未能找到肾脏回声。

（三）成人型多囊肾

1.病因与病理

成人型多囊肾 Potter Ⅲ型是一种常染色体显性遗传，常双侧肾脏受累，肾脏内部既有病变结构也含正常组织。肾实质内有多个大小不等的囊肿，直径最大可达 6cm。也可合并其他尿路畸形，最常见者为对侧肾积水。成人型多囊肾还可合并其他部位囊性病变，如肝脏、脾脏、胰腺等。

2.超声表现

双肾脏增大，肾实质回声增强，肾区内可见多个大小不等的囊性结构。羊水量可以正常或略减少，如（图 6-3-30、6-3-31）所示。

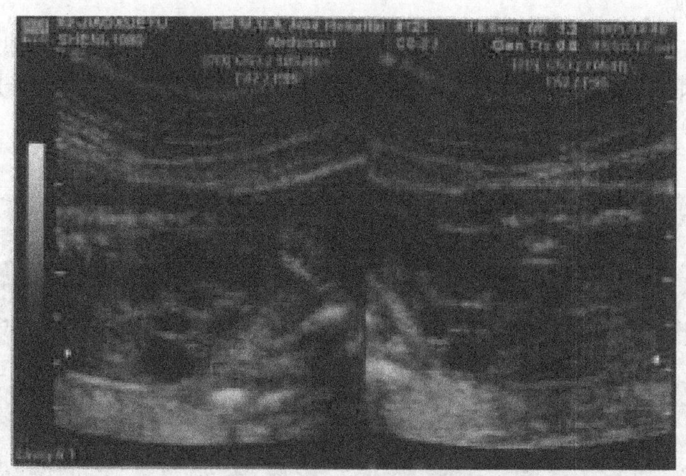

图 6-3-30　成人型多囊肾

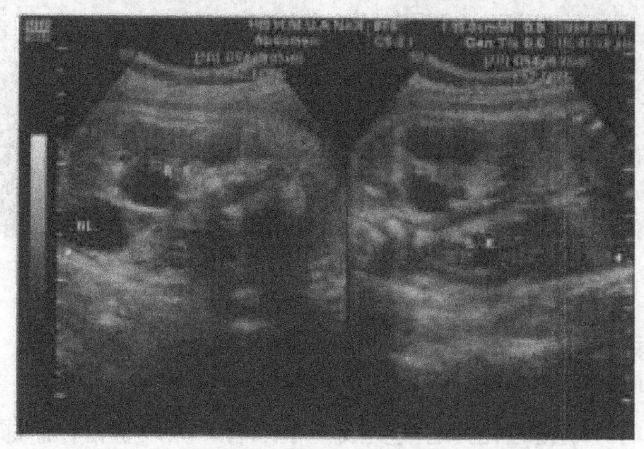

图 6-3-31　成人型多囊肾

（四）婴儿型多囊肾

1.病因与病理

婴儿型多囊肾 Potter I型是一种常染色体隐性遗传，是由于原发性集合小管的末端与远端小管的末端未能沟通，肾小管内尿液积聚致使肾内形成许多囊泡。

2.超声表现

双侧肾脏对称性增大，肾实质充满了扩张的集合管，囊肿直径 1~2cm，病变弥漫全肾，膀胱不显示，羊水过少，预后不良。

（五）输尿管囊肿

1.病因与病理

由于输尿管开口狭窄，输尿管入膀胱段肌层薄弱，尿液排出不畅致使输尿管黏膜下端逐渐膨大，突入膀胱内形成囊肿，囊壁外层为膀胱黏膜，中层为结缔组织，内层为输尿管黏膜。囊肿远端有一狭窄的小孔，尿液先流入囊肿内，囊肿增大，然后再从小孔排出，囊肿变小。

2.超声表现

膀胱增大，内可见一囊性结构，呈圆形，囊壁薄而光滑，囊肿有规律的增大和缩小，囊肿大时可引起单侧或双侧肾积水，输尿管囔肿也可双侧发生，膀胱内出现两个囊肿，如（图 6-3-32）所示。

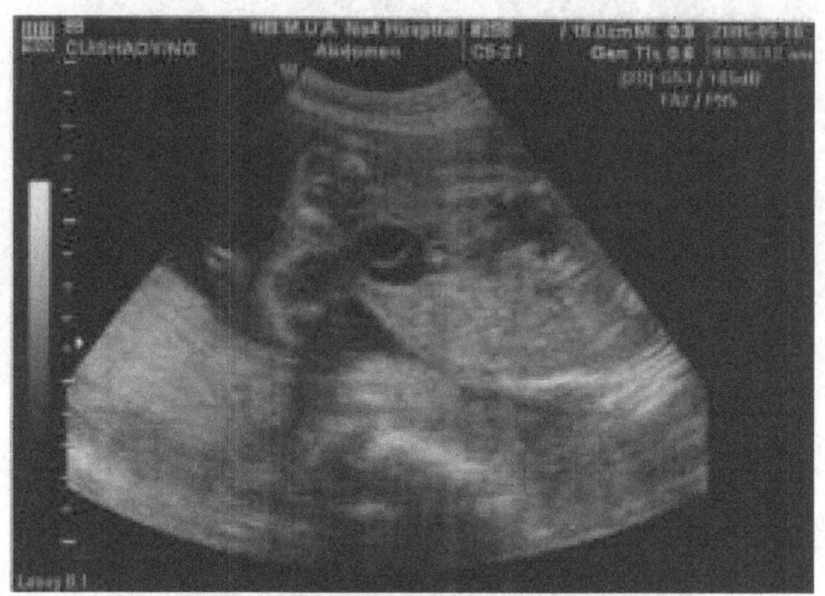

图 6-3-32　输尿管囊肿膀胱内可见一囊性肿瘤

（六）膀胱尿囊囊肿

1.病因与病理

在胚胎 12 周时，尿囊退化，远端变成一根细管，深入脐带称脐尿管。尿囊的根部则演化为膀胱的一部分，参与膀胱形成。膀胱尿囊囊肿是由于脐尿管未关闭，膀胱与未关闭的脐尿管相通。

2.超声表现

脐带根部显示一囊肿，与膀胱相通，当膀胱充盈时，囊肿也随之增大。膀胱与囊肿之间可见一交通道，呈哑铃状。当膀胱排空时，囊肿也随之缩小，其间的交通道也关闭。彩超检查可显示左右脐动脉沿膀胱两侧走行，经脐孔沿囊肿继续走向脐带。

（七）肾肿瘤

1.病因与病理

肾肿瘤可见囊性、实性，多见于肾错构瘤。肾错构瘤又称血管平滑肌脂肪瘤，是良性间叶瘤，是由成熟的血管、平滑肌、脂肪组织交织构成，如（图 6-3-33）所示。

2.超声表现

多见于一侧肾脏，肾实质受压变形，肿瘤呈椭圆形或不规则形，肾错构瘤呈实性洋葱头状，内可见树枝状血流，膀胱和羊水多正常，如（图 6-3-34）所示。

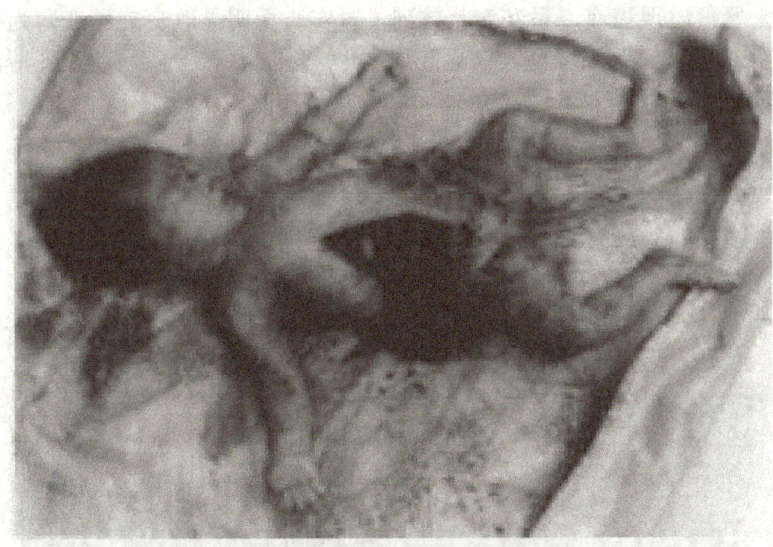

图 6-3-33　一侧肾囊性肿瘤

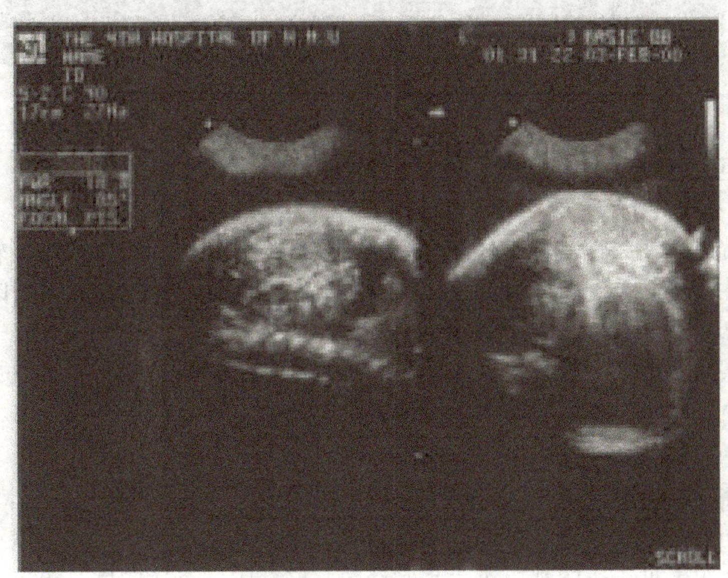

图 6-3-34　一侧肾错构瘤

（八）肾积水

1.病因与病理

肾积水是由于肾盂输尿管连接部狭窄或梗阻，导致肾盂肾盏内尿液潴留，肾盂扩大，肾实质萎缩和肾脏增大，如为单侧性狭窄，则左侧多于右侧，如双侧性狭窄，狭窄的程度可以两侧不对称。也有部分病例肾盂扩张，仅表现为一过性，应注意随访。

2.超声表现

肾盂扩张，肾脏横切面上测量，肾盂前后径小于 5mm 为正常，（晚期妊娠小于 9mm 为正常），5~10mm 为可疑，大于等于 10mm 为肾盂扩张，10~15mm 为轻度扩张，扩张

15mm 以上，肾盏出现积液，呈花瓣状排列，肾实质无明显改变或稍变薄为中度扩张。肾盂肾盏扩张成囊状，肾柱变薄，在囊腔周围形成分膈状，肾实质明显变薄，呈膜样组织，为重度扩张，如（图 6-3-35）所示。

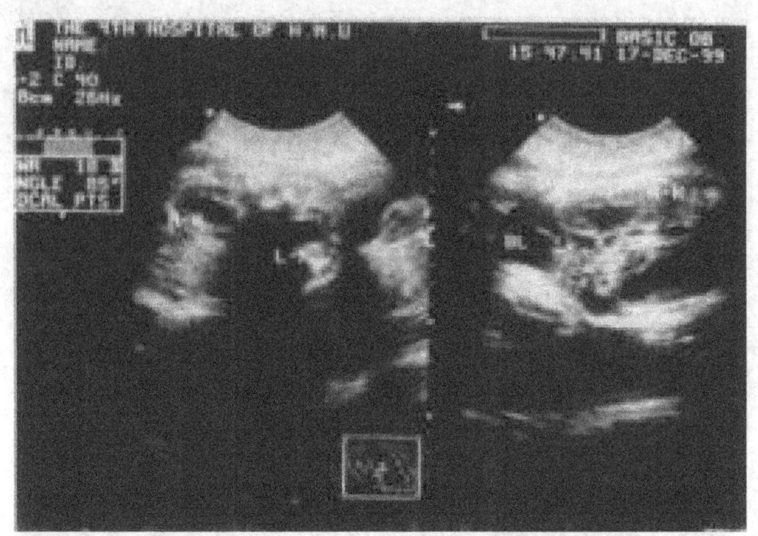

图 6-3-35　左图双肾横切面双侧肾积水　右图肾纵切面肾积水

（九）巨大膀胱巨大输尿管

1.病因与病理

巨大膀胱巨大输尿管常由于尿路梗阻，尿道狭窄，尿液逆流使膀胱、输尿管失代偿扩张，潴留性积液，见于后尿道瓣膜，神经肌肉发育不良，膀胱输尿管肌肉松弛。

2.超声表现

动态观察膀胱逐渐增大，可伴羊水过少，双输尿管扩张，双肾积水。由于肌肉发育不良引起的巨大膀胱，膀胱显著增大与输尿管、肾盂、肾盏扩张不成正比。

五、消化系统畸形

（一）消化道梗阻

1.病因与病理

消化道梗阻多见食道闭锁、十二指肠梗阻、肠梗阻。食道闭锁是由于食道某个部分缺如，当气管食管膈偏向后方，或在食管早期上皮细胞迅速增殖，管腔阻塞即可造成食道闭锁。食道闭锁常合并面部、神经系统、心脏等畸形，也与染色体畸形有关。十二指肠梗阻是因为在胚胎发育时期肠管腔化过程异常，可发生在十二指肠任何部位，梗阻多为瓣膜狭窄，肠管腔局限性狭窄较少见，也可合并其他畸形。肠梗阻可发生在小肠，也可发生在结肠，可以是原发性如肠狭窄或肠闭锁，也可以是继发性如肠扭转或肠套叠。

2.超声表现

食道闭锁，胎儿腹腔内多次复查均找不到胃泡或肠管，同时合并羊水过多，胎儿有反吐现象。十二指肠梗阻，胎儿上、中腹部可见双泡，其间可见开口，但部分胎儿可出现呕吐现象而无双泡表现，如（图 6-3-36）所示。肠梗阻，胎儿腹腔膨隆，内可见许多扩张充液的肠环，蠕动增加，羊水增多，如（图 6-3-37）所示。

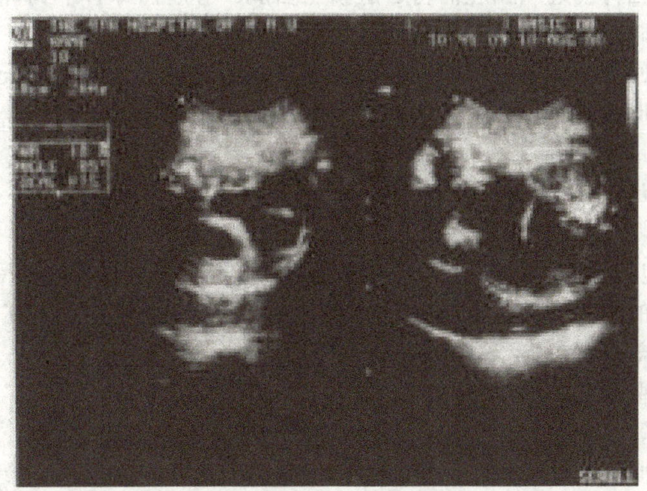

图 6-3-36　十二指肠梗阻

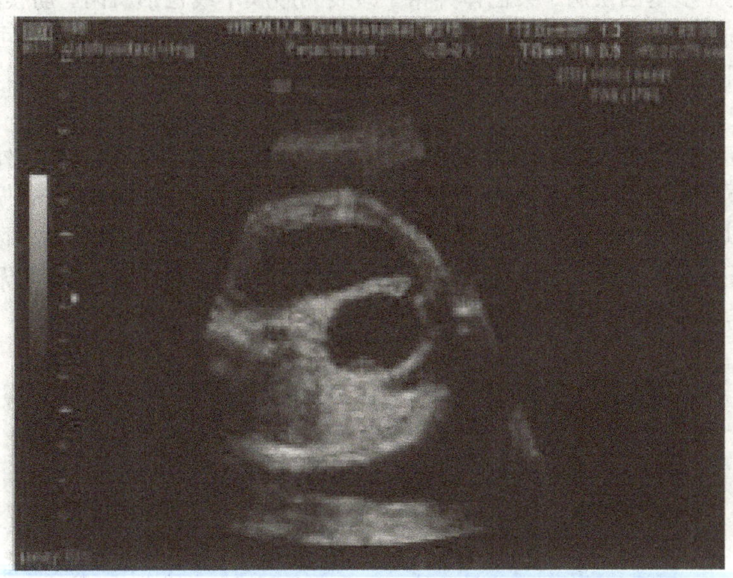

图 6-3-37　十二指肠梗阻

（二）先天性膈疝

1.病因与病理

由于膈肌发育不全，腹腔脏器通过腹肌之缺损或薄弱部分进入胸腔。在胚胎早期，胸、腹腔相通，在胚胎第 8 周时形成圆顶状的肌肉筋膜组织即横膈将胸、腹腔分开，当胎儿横膈发育缺陷导致膈肌缺损时部分腹腔内脏器通过缺损处进入胸腔形成先天性膈疝，左侧多见。一般在检查胎儿胸、腹腔时，应当注意心脏的位置是否正常，胃泡是否在腹腔内正常位置。

2.超声表现

左侧膈疝常因胃肠进入胸腔而将心脏挤至右胸。腹腔内却看不到胃泡。有时在胸腔内看到胃泡，有时因压迫胃泡不明显而被误诊为食道闭锁。右侧膈疝，右胸腔内可见实质性占位，如肝回声，伴胸腔积液。胎儿在子宫内因胸内压力增加可压迫膈肌反转，静脉回流阻塞，压迫心脏引起心衰、水肿、腹水及胎儿肺发育不全。

3.鉴别诊断

（1）一侧肺缺如：当一侧肺缺如时，缺如侧胸腔塌陷，心脏移位，腹腔内脏器常上移。

（2）无胃泡：膈疝时胃突入胸腔后因受挤压以及食管与胃连接部受牵拉移位成角，使胎儿吞咽羊水的阻力增加而不能吞咽羊水，胃内干瘪无羊水充盈，在胸腹腔内均不能显示胃泡回声而羊水增多。

（三）前腹壁缺陷

1.病因与病理

可有几种不同表现，如脐疝、腹裂。脐疝是由于正常外突的小肠于10~12孕周期间不能重新回缩腹腔，在脐部有腹内脏器膨出，常有腹膜或羊膜包围，有时压力大则膜也可破裂，多见于多基因疾病、染色体异常。腹裂为腹膜中线包括肌肉、筋膜和皮肤缺损，内脏从腹壁向外突出而且没有浆膜包裹覆盖，通常为单纯性小肠突出，也可见腹部其他脏器突出，可合并其他畸形，以心脏畸形为常见。

2.超声表现

脐疝是腹前壁包块，腹内脏器膨出，内含单纯肠管或单纯肝脏回声，外周有脐带包裹，胎儿腹围变小。腹裂则是在脐旁有腹壁缺陷以右侧多，腹内脏器自缺损处膨出，膨出的内容物以其缺损部位不同而不同，数量多少也以缺损范围大小而异，腹裂除缺损的腹壁外有其正常的脐带附着处，超声检查时可找到脐根部，膨出的脏器多无膜包围，可见到脏器在羊水中漂浮，如（图6-3-38）所示。

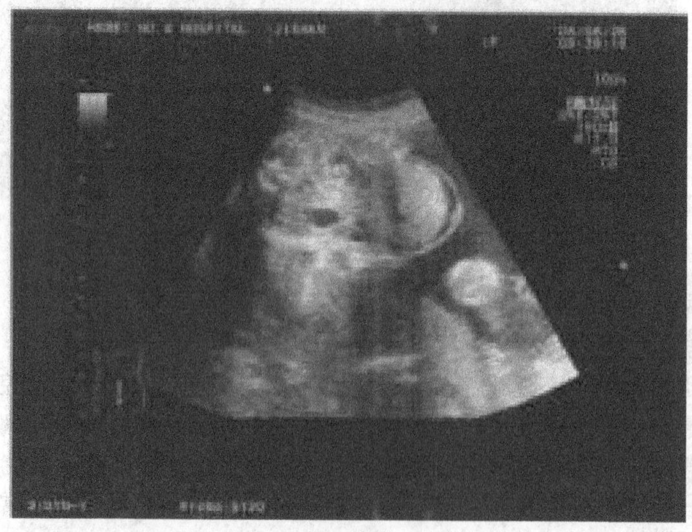

图 6-3-38　脐疝

（四）胎粪性腹膜炎

1.病因与病理

由于各种原因导致胎儿期肠穿孔，胎粪经过破孔流入腹腔引起无菌性化学性腹膜炎，大多数原因不明。穿孔部位多发生在回肠末端，穿孔原因可见：

（1）先天畸形如肠道狭窄、重复肠、肠粘连、肠扭转、肠套叠等引起的肠梗阻，肠闭锁使上段肠曲胀大而穿孔。

（2）肠壁肌薄弱或部分缺失。

（3）肠管神经支配紊乱。

（4）肠系膜血管栓塞导致肠管壁病变。

（5）宫内感染如巨细胞病毒、风疹病毒、人类微小病毒等导致肠壁血管炎性坏死而穿孔。

（6）染色体异常如囊性纤维化。

（7）自发性穿孔，原因不清楚。

2.超声表现

肠管扩张，肠蠕动活跃，穿孔后引起炎性腹水，粘连包裹形成圆形包块或假性囊肿，胎粪中钙盐沉积形成钙化斑块，胎儿期由于鞘突未闭胎粪可流入外阴形成鞘膜积液或外阴水肿。胎儿可有发育不良，双顶径小于孕周，有时因羊水循环障碍导致羊水过多。

（五）腹水

1.病因与病理

胎儿腹水可单独出现，也可合并其他畸形，由多种病因造成，可合并羊水过多。

2.超声表现

在胎儿腹腔内可见不同程度的液性区，如腹水量较少时在胎儿腹腔内可见液性裂隙，肠蠕动增加，如羊水量较多时，胎儿腹部极度膨胀，腹壁很薄，腹水内可见清晰的内脏，如（图 6-3-39、6-3-40、6-3-41）所示。

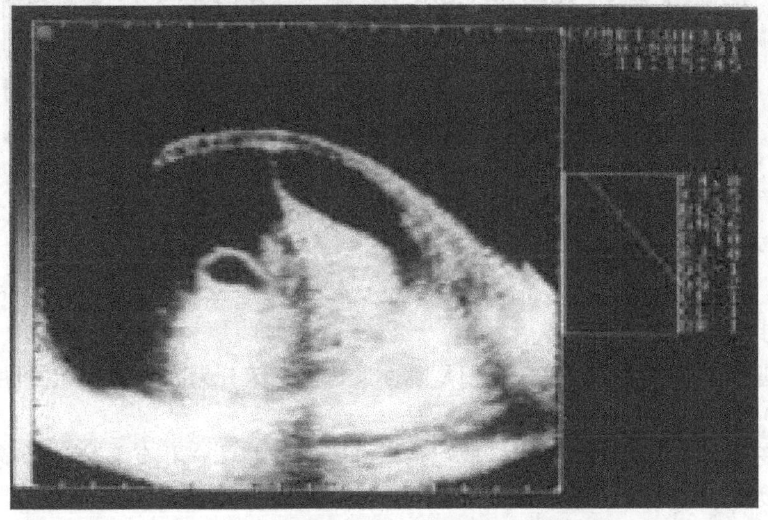

图 6-3-39　胎儿腹水内可见肝脏、胆囊图

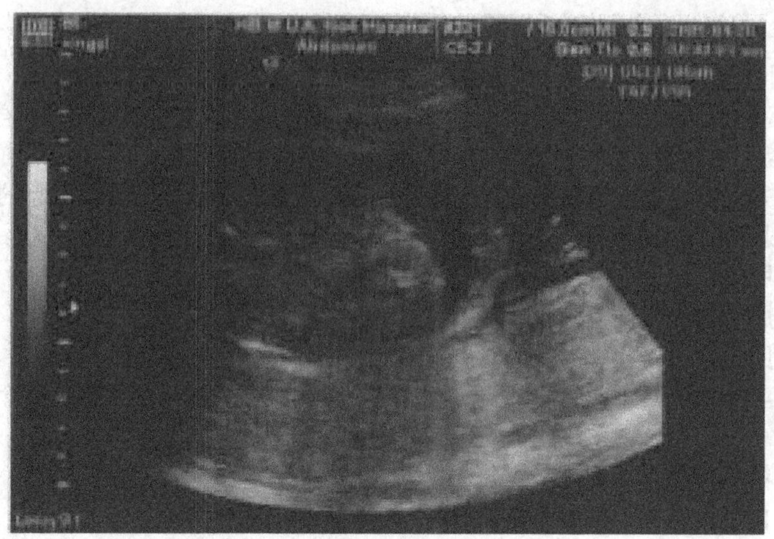

图 6-3-40　胎儿腹水周边可见肠管

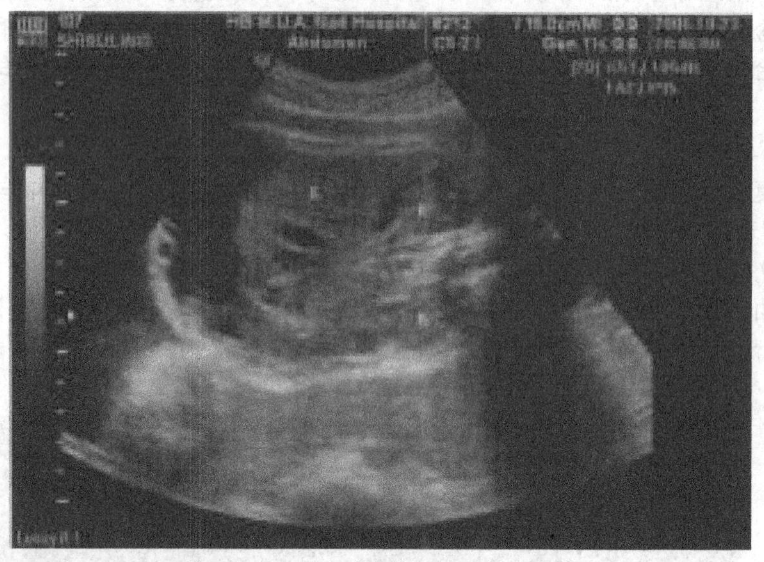

图 6-3-41　胎儿腹水内可见肝脏、双肾

六、骨骼系统畸形

（一）成骨发育不全

1.病因与病理

以常染色体显性遗传为主，个别是隐性遗传，临床分为先天性和迟发性。

2.超声表现

颅骨变薄，头大，肢体短小，成弓形弯曲，有的肢体合并有多处骨折畸形，骨化缺陷，骨密度低，骨皮质变薄，胸腔变小。

（二）软骨发育不全

1.病因与病理

常染色体显性遗传，骨构端软骨发育不全。

2.超声表现

长管状骨粗短，骨端膨大，头大，躯干接近正常的侏儒。

（三）肢体缺陷

1.病因与病理

四肢畸形有多种多样，有些只是单纯肢体畸形，但很多情况下与遗传性疾病有关，属于染色体异常或某些综合征表现之一。常见有内翻足、手腕内屈、多指（趾）、缺指（趾）、桡骨、胫骨缺失等。

2.超声表现

按序贯检查方法，从肩关节开始，检查肱骨、尺桡骨的长度及数量。从髋关节开始，检查股骨、胫腓骨的长度及数量，检查手、足的形态及位置，当胎儿握拳时手指不易检查得到，要向孕妇说明情况，如（图 6-3-42、6-3-43）所示。

七、其他畸形

（一）淋巴囊肿

1.病因与病理

淋巴囊肿较多见，预后不良，为淋巴系统先天异常，是胚胎时原始淋巴管未能逐渐退化或引流入中心静脉系统而发生，约 80%发生在颈部，可单侧或双侧。

2.超声表现

胎儿颈部有不对称的多膈状囊性肿物，壁薄，肿物自胎儿皮下组织层向外扩展似被一层囊状物所覆盖。有典型的多膈状，其内只含液体，多在颈的后侧方有时可延伸到躯干、肢体或腋下等部位，呈茧状，如（图 6-3-44、6-3-45）所示。

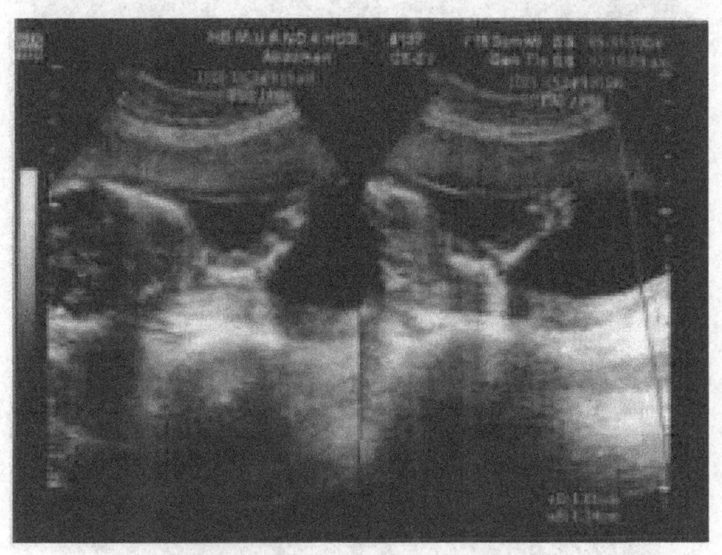

图 6-3-42　成骨发育不全，上肢骨短小

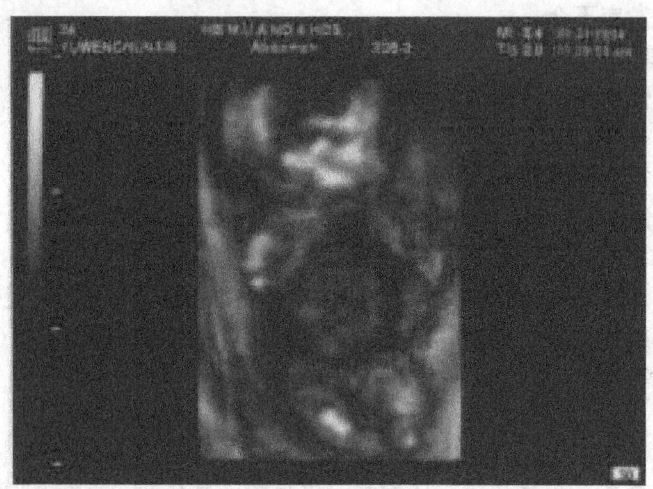

图 6-3-43　骨发育不全，四肢骨短小，头大

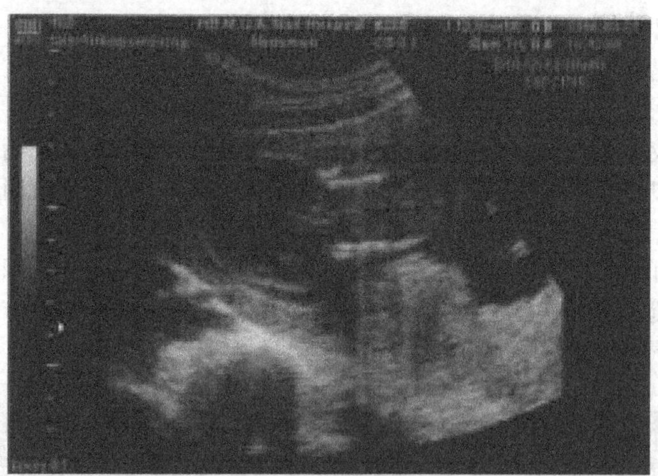

图 6-3-44　淋巴管囊肿，胎儿头周呈头盔状

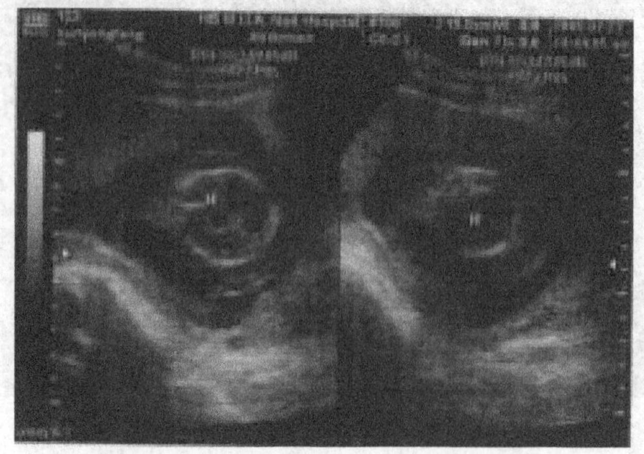

图 6-3-45　淋巴管囊肿，胎儿头周呈头盔状

（二）胎儿水肿

1.病因与病理

胎儿水肿的发生机制是体内外液体和血管内外液体交换失调所致。分免疫性水肿和非免疫性水肿。免疫性水肿：因血型不合引起。非免疫性水肿：见于心血管畸形、染色体异常、双胎输血综合征、贫血等其他原因。此外，尚有44%胎儿水肿原因不明。

2.超声表现

胎儿腹水、胸腔积液、肝大、心脏大、发育迟缓、肢体短小、皮肤厚度>5mm、胎盘水肿、羊水量异常（过多或过少）等，如（图6-3-46、6-3-47）所示。

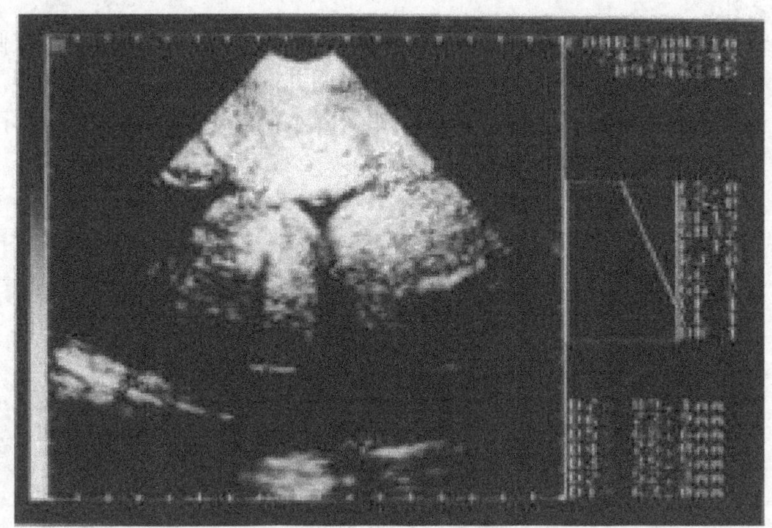

图6-3-46　胎儿肢体皮肤水肿

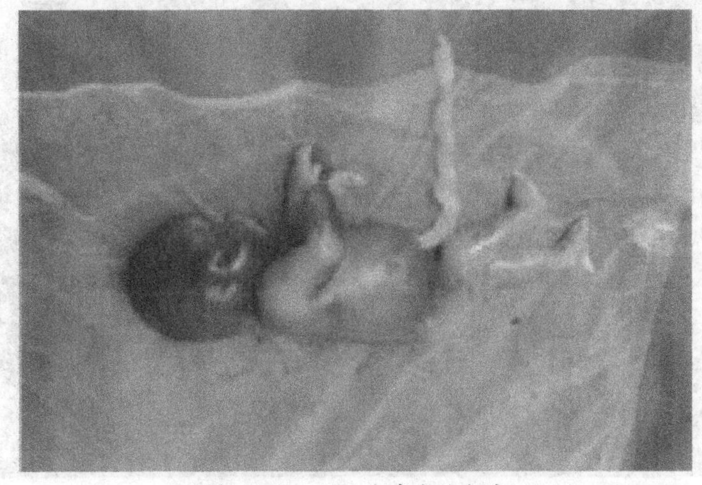

图6-3-47　胎儿全身皮肤水肿

（三）唇腭裂

1.病因与病理

属多基因畸形，散发性多见，正常情况下胎儿唇在胚胎45天左右由外鼻窦和上颌突在中线融合形成，唇腭裂是由于胚胎时期上颂突、鼻突融合障碍以及外侧腭突、正中腭突融合障碍所致，与遗传或环境因素有关，单纯唇裂发病率高，唇裂合并腭裂发病率次之，单纯腭裂少见，男性多于女性，左侧多于右侧。病理上可分为单侧性、双侧性、中央性，较小的唇裂超声很难查出，二维和三维超声应结合检查。超声探查时应尽可能查到胎儿面部，可以在矢状、冠状或斜切的水平面检查，注意唇、鼻及上颌骨部位是否完整。

2.超声诊断

单侧唇裂，上唇连续线中断，鼻歪向患侧，可见鼻孔与唇裂处相通；双侧唇裂，可见上唇左、右裂开，上唇中央部悬挂于两鼻孔之间并向前突出。中央性唇裂，是指上唇中线裂缺，范围较大，常合并无鼻或鼻裂，如（图6-3-48、6-3-49、6-3-50）所示。

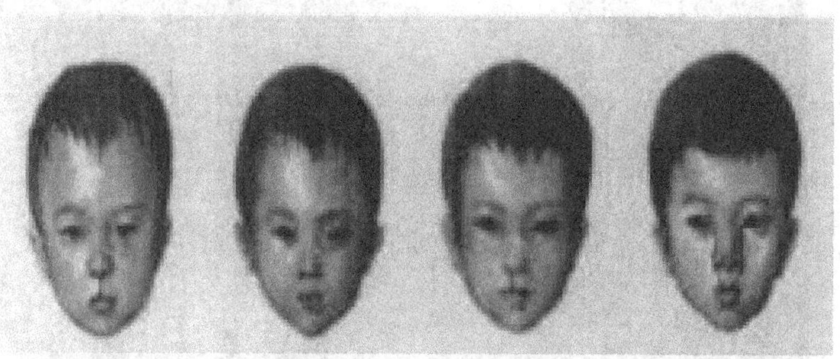

图6-3-48　各型唇裂

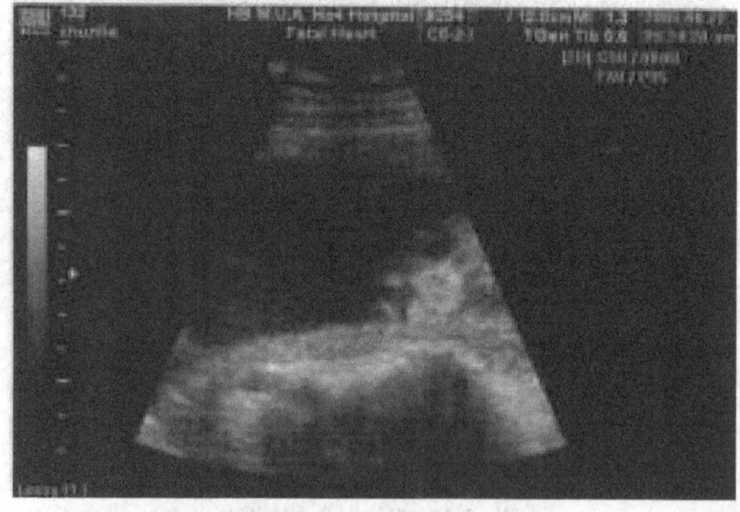

图6-3-49　胎儿唇裂中央型

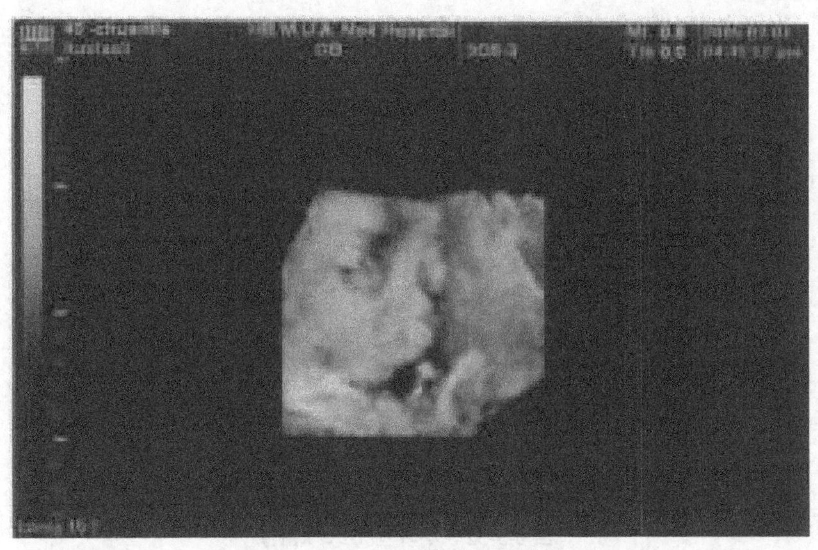

图 6-3-50　胎儿唇裂三维图像

四、鼻异常

1.病因与病理

鼻起源于胚胎颜面部额鼻突下缘的两侧，中央向深部凹陷形成鼻窝，鼻窝周围隆起形成鼻突，两侧鼻向中线靠近，最后在中线处愈合，形成鼻。如果在形成过程发生异常就可出现无鼻、喙鼻，或单鼻孔。

2.超声诊断

鼻骨显示不清，鼻形态异常，常无鼻孔显示，常合并眶间距过窄、独眼、唇裂等，如（图 6-3-51、6-3-52）所示。

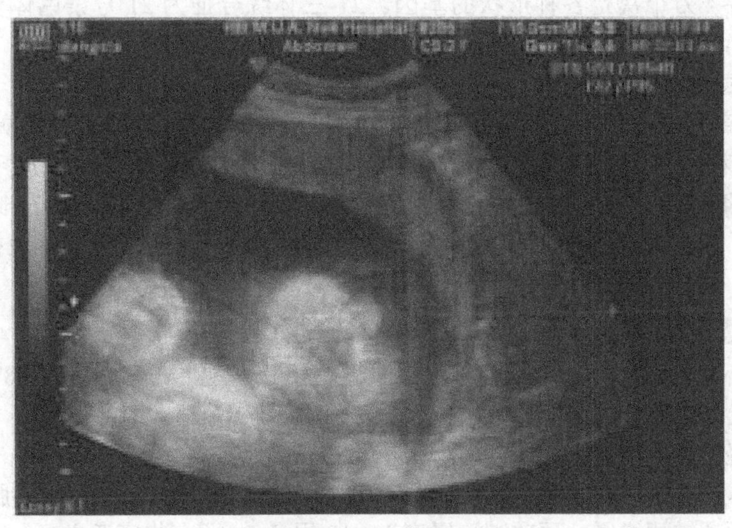

图 6-3-51　小鼻畸形

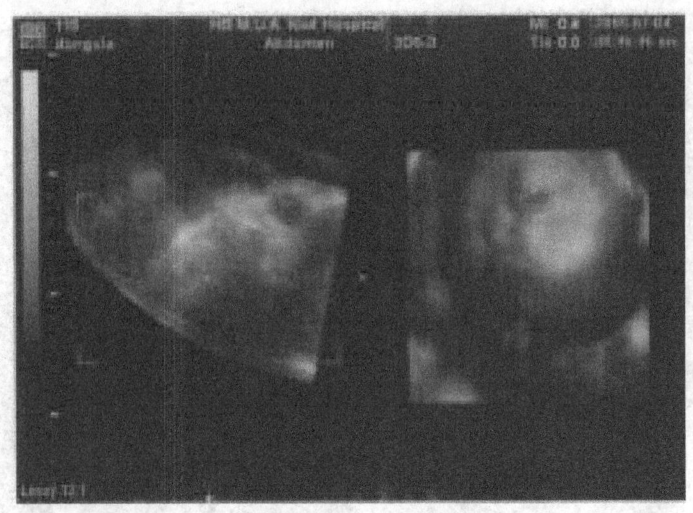

图 6-3-52　小鼻畸形三维图像

五、染色体异常

人类正常体细胞中具有二倍数染色体，包括 22 对常染色体和 1 对性染色体，每条染色体上都存在有许多基因，如果在生殖细胞发生或受精卵早期发育过程中发生差错，导致染色体的数目或结构异常，就会产生整条染色体或染色体节段超过或少于二倍体数的个体，这样的个体由此产生的疾病称为染色体病。临床多见 21-三体综合征（唐氏综合征）。

1.病因与病理

人类体细胞中有 23 对染色体，第 1~22 为常染色体，其余 1 对为性染色体，女性核型为 46，XX。男性核型为 46，XY。Y 染色体较小，携带的基因也较少。在这些染色体上共有 3 万~4 万个决定各种形状的基因。21-三体综合征为 21 号染色体倍性，发病率 1/600~1/800，占智力障碍病人的 10%~20%。

2.超声表现

胎儿颈部水肿，颈褶皮肤厚度（14 周）>0.6cm。脉络丛囊肿。小脑横径<相应孕周的 2 个标准差，小脑延髓池宽>1cm。肾盂宽度：15~20 周>0.4cm，21~30 周>0.5cm，30~40 周>0.7cm，40 周以上>1cm。股骨长<相应孕周的 2 个标准差，股骨长/足长<0.88（腿短但足不短），双顶径/股骨>1.5 个标准差。下腹部局限性强回声又无消化道梗阻或胎粪性腹膜炎，如（图 6-3-53）所示。

六、遗传标记物异常

（1）心室内强回声点：是心肌乳头肌微钙化灶，发生在左心室占 88%，右心室占 5%，双心室占 7%，出现在双侧心室意义较大，常见 21-三体，13-三体。

（2）轻度肾盂增宽：肾盂分离>5mm，<10mm。

（3）单脐动脉：大约 50%的单脐动脉有 18-三体，10%~50%的单脐动脉有 13-三体。

（4）颈项皱褶增厚：颈项皱褶厚度 16~18 周身 5mm 有临床意义。

（5）轻度侧脑室增宽：侧脑室宽度>10mm，<15mm。

（6）脉络丛囊肿：囊肿直径<10mm。

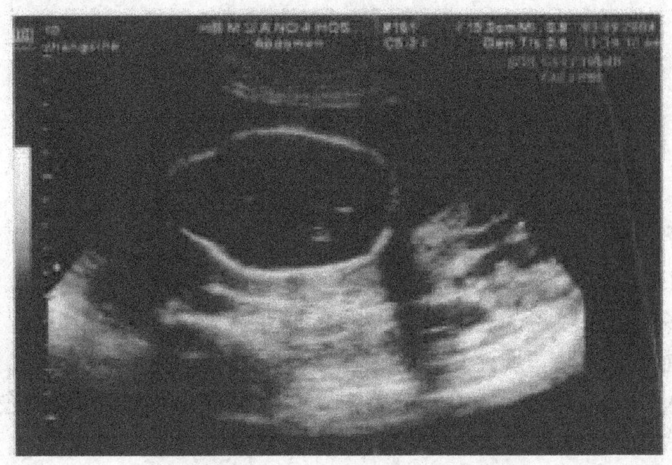

图 6-3-53　21-三体综合征，柠檬头

七、联体双胎

1.病因与病理

在胚胎分化早期，单绒单羊膜囊双胎的胚盘上出现两个原条，如果两个原条没有完全分开，便形成了连体双胎。连体两胎儿可为矢状面相连，连体部分面向同一方向；或为冠状面相连，两胎儿面对面或背对背，联体双胎可发生很多畸形如腭裂、先心病等，且通常多为女性，联体双胎的胎盘通常为单个胎盘有单绒毛膜囊和单羊膜囊，脐带的结构多样化。

2.超声诊断

两个胎儿的相互位置恒定不变，可见头或胸或腹或臀骶或背等部位相联，胎儿可共用一个心脏，子宫内未见羊膜膈回声，如（图 6-3-54）所示。

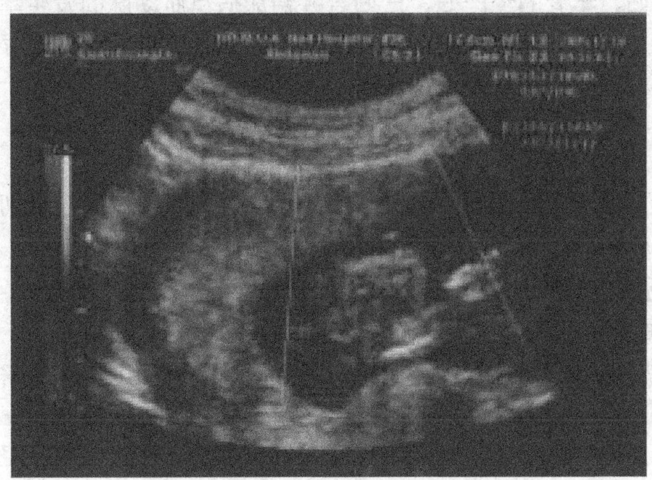

图 6-3-54　联体双胎，双胎儿胸腹相联

（樊秋兰）

第四节　脐带异常

一、脐带血肿

1.病因与病理

脐带血肿多发生在较短的脐带或受损伤的脐带，发生于静脉多见，且多发于近胎儿端，可能由于局部血管壁脆弱，华通氏胶减少，脐带过急过猛牵拉等，当曲张的脐静脉破裂后血液流入外周的华通氏胶而形成囊肿，如果脐带表面的羊膜也受损，血液会流入羊膜腔，导致胎儿严重失血，大的血肿会压迫脐血管，导致胎儿缺氧。

2.超声表现

胎儿端脐带内可见囊性肿物，肿物边界清，内见点状回声，透声性稍差。

二、脐带囊肿

1.病因与病理

真性，为卵黄囊或尿囊的遗迹，体积较小，没有临床意义，有时达鸡卵大小，可压迫脐带血管。假性，为华通氏胶液化聚集形成，体积较大，内含黏液，没有上皮，周边可见脐带动、静脉。

2.超声表现

在脐带部位可见单发或多发囊性肿物，内呈无回声，透声性好，周边可见脐带动、静脉血流，较大囊肿可压迫脐血管导致胎儿死亡。

三、单脐动脉

1.病因与病理

年轻的初产妇、年老的经产妇、产妇合并糖尿病单脐动脉的发生率高。病因可见于先天性未发育，从胚胎开始发育起，即为一条脐动脉。或在胚胎开始存在两条脐动脉，但在以后发育过程中一条脐动脉继发性萎缩而逐渐消失，单脐动脉多合并染色体或其他畸形，早产率高，低体重儿的发生率也高。

2.超声表现

在膀胱一侧可见一条脐动脉，而另一侧无脐动脉回声，或脐带横切面内仅见一条脐动脉和一条脐静脉回声。

四、脐绕颈

1.病因与病理

脐绕颈是脐带缠绕胎儿身体，如胎颈、胎儿肢体、胎儿躯干，通常以脐绕颈多见，脐绕颈多见于脐带较长、胎动较多的胎儿，绕颈可以为一圈、两圈、三圈甚至四圈，因脐带本身有补偿性伸展，不拉紧到一定程度，不发生临床症状，但脐绕颈可使脐带相对过短或紧紧缠绕胎儿颈部致胎儿死亡。

2.超声表现

胎儿颈部纵断面可见 U 形 W 形或锅齿形压迹，多普勒检查可见彩色血流信号，横断面可见 L 形，仅一侧颈部可见血流信号。C 形，脐带缠绕颈部角度>180°，<360°；O 形，胸前脐带两端靠近但不交叉；α形，胸前脐带两端交叉，缠绕角度>360°，如（图 6-4-1、6-4-2、6-4-3）所示。

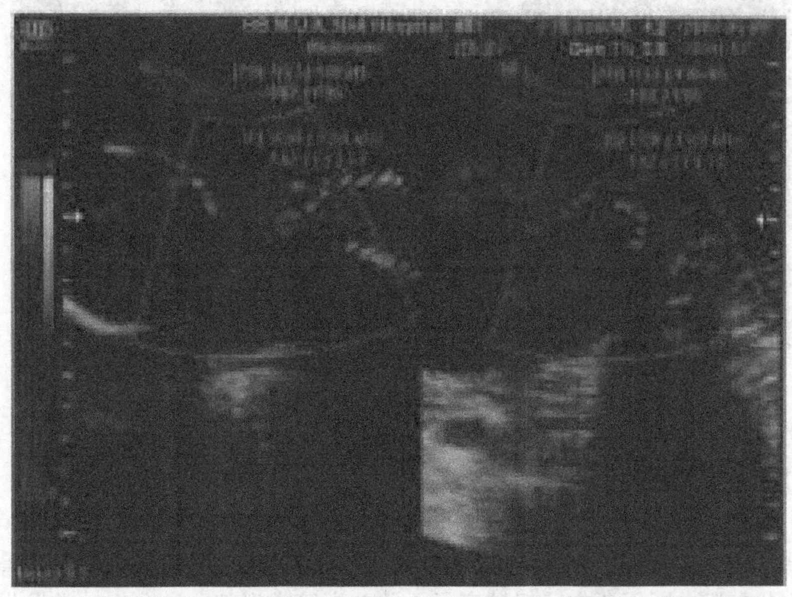

图 6-4-1　左图脐绕颈纵切面，右图脐绕颈横切面血流呈 C 形

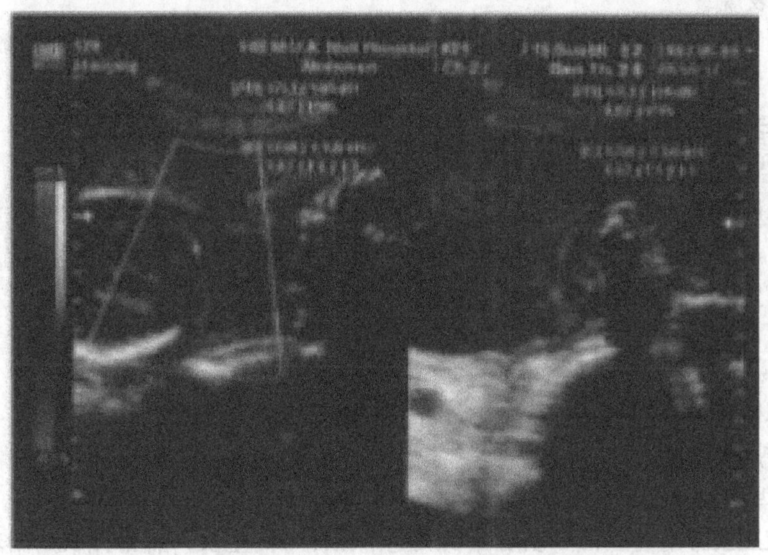

图 6-4-2　左图脐绕颈一周；右图脐绕颈横切面血流呈 O 形

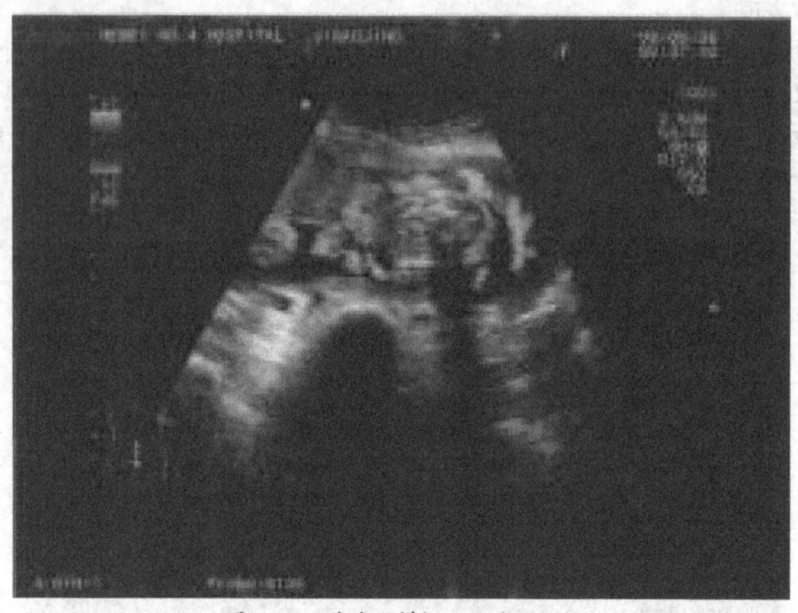

图 6-4-3　脐绕颈横切面血流呈α形

五、脐带扭转

1.病因与病理

脐带顺其纵轴扭转，生理性可转 6~11 周，脐带沿长轴过度扭转会导致血管受压甚至阻塞，使胎儿血运中断而死亡。扭转多见于胎儿端脐带根部，过分扭转常发生于脐带外周的华顿氏胶较薄弱处。羊水过多，腹壁松弛的多产妇，胎儿活动过多易发生脐带扭转。

2.超声表现

产前超声检测脐带，当纵向扫描见脐静脉两旁呈串珠状紧密排列的脐动脉横断面时，应注意有脐带扭转周数过多的可能，同时脐动、静脉直径小于正常。

六、球拍状胎盘

1.病因与病理

脐带一般附着于胎盘中央和侧方，脐带附着于胎盘边缘称为球拍状胎盘，发生率为 0.1%~15%，为脐带附着异常，常与双胎或多胎及单脐动脉并发，在早产、流产、胎儿宫内生长迟缓中发生率较高，球拍状胎盘脐带易受胎儿压迫，造成胎儿宫内窘迫，前置血管断裂致胎儿死亡。

2.超声诊断

在胎盘中央找不到脐带附着点，脐带附着在胎盘的边缘。

七、帆状胎盘

1.病因与病理

胚胎初期脐带附着正常，以后叶状绒毛单项侧方向生长，脐带掉队，附着处营养不良，绒毛萎缩而变为平滑绒毛膜。或由于子宫内膜贫瘠，胚囊寻找好基地，叶状绒毛单项侧方向生长，绒毛蜕变，脐带处营养不良而造成，脐带易受胎儿压迫，造成胎儿宫内窘迫，前置血管断裂致胎儿死亡。

2.超声诊断

在胎盘上未见脐带附着点，脐带附着在胎膜上，脐血管经过胎膜进入胎盘，当胎膜上的血管通过子宫下端或跨越子宫内口时处于胎先露之前称为血管前置，如图6-4-4-所示。

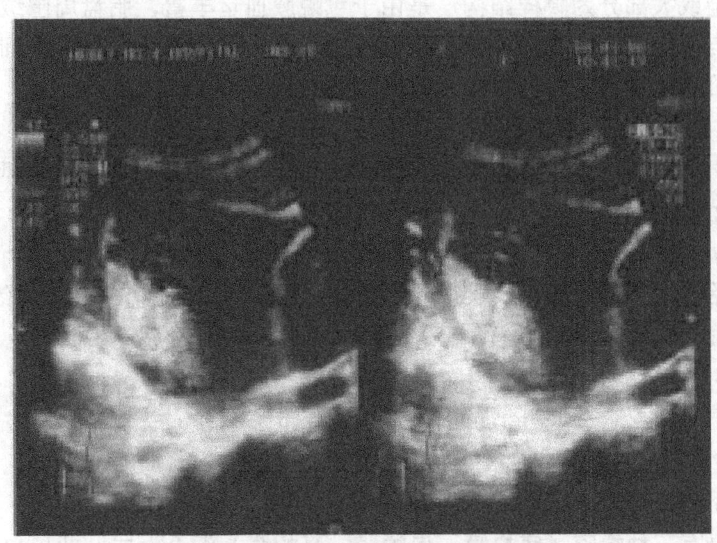

图6-4-4　帆状胎盘，脐带附着在胎膜上

（樊秋兰）

第五节　胎盘异常

一、单胎多叶胎盘

1.病因与病理

多叶胎盘是一个胎盘分成两叶、三叶或多叶，但又以共同部分互相连在一起，是由于孕卵着床后，底蜕膜血管供应障碍，呈局灶状分布，叶状绒毛膜在血管丰富的底蜕膜处发育，形成多叶状。常可见双叶、三叶、复叶胎盘，这些胎盘剥离娩出时易造成胎盘残留，引起产后出血及感染。

2.超声诊断

一个或多个分出的胎盘与主胎盘间有一定的距离，之间借胎膜、血管与主胎盘相连。

二、筒状胎盘

1.病因与病理

由于子宫内膜发育不良，为获取营养胎盘向外扩张变得大而薄呈空心圆柱状以供应胎儿生长发育。Fox认为筒状胎盘是由于平滑绒毛膜的部分绒毛组织在妊娠早期没有按正常过程萎缩而形成的，易造成胎盘残留，引起产后出血及感染，通常胎儿小于胎龄。

2.超声诊断

子宫腔前、后、侧壁均可见胎盘回声，且胎盘很薄，回声正常。

三、膜状胎盘

1.病因与病理

胎盘完全或大部分为膜样结构，是由于包蜕膜血运丰富，胎盘周围绒毛不萎缩，膜状胎盘可能与孕妇子宫内膜炎、蜕膜血管发育不良、孕卵着床深、滋养细胞始基异常等有关。临床可见反复出血，易造成产后出血、感染及胎盘残留。

2.超声诊断

胎盘面积增大，直径可达 35cm；胎盘薄，厚度为 0.5cm，常造成胎盘低置。

四、轮廓胎盘

1.病因与病理

胎盘的胎儿面较母体面小，即绒毛膜板小于胎盘底板，胎盘与胎膜边缘有一定距离，如果胎膜折叠形成一个隆起的嵴为轮廓胎盘，临床易流血、流产、流水。

2.超声诊断

胎盘回声尚清，胎盘上可见膜状结构和羊膜带不易鉴别。

五、胎盘边缘蜕膜血肿

1.病因与病理

胎盘边缘有三种蜕膜（底蜕膜、包蜕膜、真蜕膜）汇合而成，此处血管比较多，当边缘部位的胎盘发育异常，如轮廓胎盘、有缘胎盘等由于胎盘边缘结构不正常，当外力牵拉后易引起出血，或由于侧方前置胎盘的边缘部剥离所致。临床表现为无痛性出血。

2.超声诊断

超声可见胎盘下缘与宫颈内口处、胎盘边缘处呈条状、月芽状、囊状液性暗区，内可见密集点状回声，如（图 6-5-1）所示。

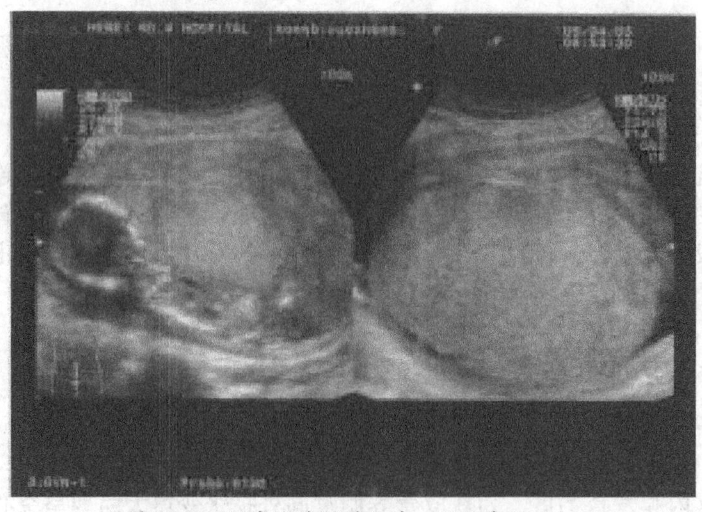

图 6-5-1　胎盘边缘蜕膜血肿、胎儿受压死亡

六、前置胎盘

1.病因与病理

当胎盘分布于子宫下截扩张段、接近于子宫内口或覆盖内口处，位于胎先露之前称为前置胎盘。由于子宫内膜病变，或胎盘过大等原因使受精卵种植于子宫下段，而胎盘在妊娠过程中的移行又受阻胎盘就地发育，供血不足，胎盘扩延覆盖于或紧靠子宫内口形成前置胎盘。临床表现为无痛性反复出血。注意在中期妊娠疑有胎盘低置或前置时，一定要随访至妊娠末期才能做出明确诊断，因部分低置胎盘在妊娠过程中随子宫下段拉长可向上移行。

2.超声表现

（1）低置胎盘：胎盘分布于子宫下段，距子宫颈内口<2cm。

（2）边缘性前置胎盘：胎盘下缘抵子宫颈内口边缘，但尚未覆盖子宫颈内口。

（3）部分性前置胎盘：胎盘下缘部分覆盖子宫颈内口。

（4）中央性前置胎盘：子宫颈内口完全被胎盘覆盖。

七、胎盘早剥

1.病因与病理

凡正常位置的胎盘，在妊娠 20 周后至胎儿娩出前的任何期间，与子宫壁分离称为胎盘早剥。可见于妊高征、早产、外伤、吸烟、服用可卡因等。胎盘早期剥离发生在底蜕膜，当底蜕膜出血逐渐增多形成血肿时，将胎盘自种植处与子宫剥离，如剥离面小，出血停止，血液凝固，病变停止；若出血不止，血肿不断扩大，胎盘剥离面扩大可危及胎儿。临床表现为阴道出血或隐性出血。

2.超声表现

胎盘局部增厚，凸向羊膜腔内，占据大部分宫腔，胎盘与宫壁间出现血肿，早期表现为低回声，中晚期表现为中高回声，内间杂点状回声。当胎儿缺氧时，可出现心律不齐。

3.鉴别诊断

应与胎盘静脉池、胎盘内血窦、子宫壁局部收缩、胎盘后子宫肌瘤鉴别。

八、胎盘植入

1.病因与病理

正常情况下胎盘绒毛侵蚀植入子宫内膜，而不植入子宫肌层，当刮宫、剖宫产等宫腔手术时使内膜存在瘢痕，胎盘附着在子宫内膜受损或蜕膜发育不良的部位，绒毛便可侵入子宫肌层，胎盘植入到子宫肌层可深可浅，面积可大可小，胎盘植入后造成产后胎盘组织不能完全从宫壁上剥落排出，妊娠晚期可有无痛性出血。

2.超声诊断

胎盘增厚，常合并前置胎盘，胎盘内有多个大小不等的液性暗区，胎盘后方的子宫肌壁变薄或消失，胎盘与子宫肌壁界限不清，胎盘后方子宫肌层内弓状动脉血流中断或呈不规则状。

九、胎盘肿瘤

1.病因与病理

胎盘肿瘤可见囊肿、绒毛膜血管瘤、畸胎瘤、滋养上皮细胞瘤、纤维瘤、黏液瘤、黑色素瘤、转移瘤等。

2.超声诊断

胎盘囊肿多位于胎盘的子面，单发，形态规则，内呈无回声，透声性好。胎盘绒毛膜血管瘤是胎盘内的血管畸形，肿瘤多单个，形态规则呈圆形、卵圆形或肾形，与周围胎盘组织界限清，内多呈低回声，可见血流信号。

（樊秋兰）

第六节　羊水异常

一、羊水过多

1.病因与病理

正常羊水量随孕周增加而增多，到足月时减少，孕 10 周大约为 30ml，20 周大约为 400ml，36~38 周大约为 1000~1500ml，40 周大约为 800ml，42 周大约为 540ml。羊水量>2000ml 称为羊水过多。

（1）特发性羊水增多症，羊水过多的原因不明。

（2）胎儿畸形。胎儿畸形常见中枢神经系统异常如无脑儿、露脑畸形等使渗出液增加，消化道梗阻如食道闭锁、十二指肠闭锁等使羊水量吞咽减少，口腔异常如唇腭裂、口腔肿物等造成羊水吞咽障碍，膈疝时羊水的吞咽减少，骨骼发育异常，双胎输血等。

（3）多胎妊娠。

（4）母儿血型不合。母儿血型不合可导致羊水过多，是由于胎儿免疫性溶血，出现贫血、心衰、核黄疸，机体第一次接触抗原发生免疫反应缓慢，多为 IgM 不通过胎盘，新生儿溶血轻或不发生溶血，当再次接触抗原时抗体产生快而强，均为 IgG，浓度高可通过胎盘导致溶血。

（5）孕妇糖尿病。

2.超声表现

羊水明显增多，羊水最大平面的深度>7cm 或羊水指数≥18cm 时即可诊断为羊水过多，羊水内呈无回声，透声性好，胎动活跃。

二、羊水过少

1.病因与病理

足月时羊水量<300ml 称为羊水过少，可发生在妊娠各期，妊娠早、中期羊水过少多以流产结束妊娠，晚期羊水过少可直接危害胎儿，造成胎儿宫内发育迟缓，胎儿宫内窘迫。羊水过少见于：①胎儿畸形；②过期妊娠；③胎儿宫内发育迟缓；④药物影响。胎儿畸形常见泌尿系畸形如双肾缺如、胎儿型多囊肾等使肾脏产生尿液减少，胎儿宫内发育迟缓使肾血流量减少，尿液产生也减少，胎死宫内等。药物如前列腺素合成抑制剂，血管紧张素转换酶抑制剂等。

2.超声表现

当羊水最大平面的深度≤3cm或羊水指数≤8cm时即可诊断为羊水少，当羊水最大平面的深度≤2cm或羊水指数≤5cm时即可诊断为羊水过少。胎动受限。

三、羊水浑浊

1.病因与病理

当晚期妊娠时，由于羊水中有胎儿脱落的上皮、毳毛、胎脂、毛发、有机质、无机盐等使羊水浑浊。

2.超声表现

在羊水中可见大量的均匀的细小点状回声，用探头震荡，点状回声轻漂于羊水中。

四、羊水污染

1.病因与病理

当胎儿宫内缺氧时，迷走神经兴奋，肠蠕动亢进，肛门括约肌松弛，胎粪排出于羊水中造成羊水污染。

2.超声表现

在羊水中可见大量的点、片状强回声。由于羊水透声性差，用探头震荡点、片状回声质重，无明显漂浮感。

()

第七章　肝部疾病磁共振检查

第一节　原发性肝细胞肝癌

原发性肝细胞肝癌（primary hepatocellular carcinoma， PHC）在我国常见于乙肝和丙肝持续性感染所致的慢性肝炎和肝硬化为背景的一种肝脏恶性肿瘤，占原发肝脏恶性肿瘤的75%~85%。中位发病年龄为40~50岁，男性多见。50%~90%的肝细胞癌合并肝硬化，30%~50%肝硬化并发肝细胞癌。

一、病因

病因和发病机制尚未确定。目前认为与肝硬化、病毒性肝炎、黄曲霉素、某些化学致癌物和水土因素有关。

二、临床与病理

早期缺乏典型症状。出现症状多在中晚期，表现为肝区疼痛、食欲减退、腹胀、进行性消瘦、乏力、腹部包块；晚期可出现贫血、黄疸、腹水等症。肝癌结节发生坏死、破裂时引起腹腔出血，表现为突发右上腹剧痛和压痛并腹膜刺激征等。3%~5%的因肝外转移症状而就诊。60%~90%原发性肝细胞癌AFP阳性。

原发性肝癌分类方法较多，目前常用的为中国分类法（国内常用）和Eggle分类法（国外常用）。1982年全国肝癌病理协作组提出了4型分类法，巨块型：肿块直径5~10cm，瘤周常见子灶，可分单块型、多块型、融合块型3个亚型，占23%；结节型：每个癌结节3~5cm，分为单结节型、多结节型和融合结节型3个亚型，大部分瘤灶见假包膜，占64%；弥漫型：弥漫小结节分布全肝，5~10mm大小，易通过门静脉癌栓向外扩散，占12.4%；小肝癌或早期肝癌：小于3cm的单发癌结节，或癌结节数目不超过2个，其直径之和不超过3cm，AFP在肿瘤切除后应为正常，占10.2%。Eggle分类法（1901年）：根据癌灶大小、形状及分布特征分为巨块型、结节型和弥漫型3种。巨块型边缘不规则，浸润明显；结节型癌灶与周围肝组织分界清楚；弥漫型分散于各叶，结节细小，与肝硬化难于鉴别。

原发性肝癌主要由肝动脉供血，且90%的病例都为血供丰富的肿瘤。原发性肝细胞癌容易侵犯门静脉和肝静脉而引起血管内癌栓或肝内外血行转移；侵犯胆道引起阻塞性黄疸；淋巴转移可引起肝门及胰周、腹主动脉或腔静脉旁等处淋巴结转移；晚期可发生肺、骨 骼、肾上腺和肾等远处转移。

2001年中国抗癌协会肝癌专业委员会提出的原发性肝癌临床诊断和分期标准。

三、临床诊断

1.双向对流琼脂扩散法或放射免疫法血清AFP水平>400μg/L，能排除妊娠、活动性肝病、生殖腺胚胎源性肿瘤及转移性肝癌，并能触及肿大、坚硬及有大结节肿块的肝脏或影像学检查有肝癌特征性占位性病变。

2.血清 AFP 水平<400μg/L，能排除妊娠、活动性肝病、生殖腺胚胎源性肿瘤及转移性 肝癌，并有两种影像学检查有肝癌特征性占位病变或有两种肝癌标志物（DCPXA-199等）阳性及一种影像学检查有肝癌明确肝内实质性占位病变者。

3.有肝癌的临床表现并有肯定的肝外转移病灶并能排除转移性肝癌者。

临床鉴别诊断：AFP 水平>500μg/L 者，约 2%证实不是原发性肝癌，需与慢性肝炎或肝硬化活动期鉴别，鉴别要点是仔细分析 AFP 和 ALT（丙氨酸转氨酶）的绝对值和动态变化：AFP 显著升高（>1000μg/L）多为原发性肝癌；AFP 和 ALT 的升高相伴随，多为良性肝病；当 AFP 升高而 ALT 下降应考虑肝癌。

AFP 阳性者多见于肝细胞癌分级为Ⅱ、Ⅲ级者，AFP 阴性者多见于肝细胞癌分级为I、Ⅳ级，肝癌坏死程度严重时，AFP 亦低。

胆管细胞肝癌（占肝癌 5%）AFP 多为阴性。

分期标准：I期（早期、亚临床期）无明确的肝癌症状和体征者。Ⅱ期（中期）介于I期和Ⅲ期之间。Ⅲ期（晚期）有黄疸、腹水、肝外转移或恶病质之一者。

四、MRI 表现

（1）肿块形态：膨胀性生长的单发或多发、类圆形肿块，有假包膜则肿块边缘清楚，常见于巨块型和结节型肝癌，为肝细胞癌重要征象；弥漫型者结节分布广泛，境界不清。

（2）信号强度：肿块多数在 T_1WI 表现为低信号（42%）、等信号（24%）或高信号（34%）等多种信号强度，总体上以略低信号为主；而在 T_2WI 多为高信号（90%）。部分病灶 T_1WI 高信号与肿瘤脂肪变性、癌细胞分化程度高、细胞内铜锌含量增加等有关，而肿瘤内部凝固性坏死、纤维化或钙化则为 T_2WI 上信号减低的病理基础。另外肝硬化背景亦可使肝癌在低信号背景下表现为高信号。

（3）内部信号特点：小肝癌信号多均匀，较大肿瘤内因合并坏死、出血、脂肪变性及纤维组织增生而信号混杂。

（4）其他征象。①镶嵌征：多见于大于 3c.m 的结节，表现为较大的结节内由信号不同或相似的小结节组成，结节间有薄层纤维分隔，T_1WI、T_2WI 均可显示，以 T_2WI 显示为佳。该征象在大于 3cm 肿块，出现率 83%，而小于 2cm 结节，出现率仅 15%。②假包膜征：在乙肝后肝硬化并发肝癌患者出现率 70%~80%，表现为肿瘤周围的环形结构，为正常肝组织受压所致，内层含丰富的胶原纤维，外层为大量受压的肝动脉、门静脉和胆管，内层较外层薄，假包膜厚度为 0.5~3mm，增强扫描有助于包膜的显示，动脉期轻度强化或无强化，门脉期轻一中度强化，延迟期持续强化。肿瘤假包膜征的基本特征：包膜呈不完整环状或强化带不连续；包膜厚薄不均；环壁毛糙。③脂肪变性：脂肪变性的显示和信号变化与 MRI 场强有关，在高场强 MRI T_1WI 表现为高信号影，化学位移成像有助于进一步明确诊断。④肿瘤侵犯血管是 PHC 重要征象之一。转移性肝癌和其他肿瘤很少侵犯血管，血管受侵表现为血管受压推移，当癌栓形成时，血管内血流信号在 T_1WI、T_2WI 上信号均增高，但多数癌栓在 T_2WI 低信号的血管见不规则软组织影。肿块越大，形成癌栓的机会越大，弥漫性肝癌的出现率高，主要见于门静脉、下腔静脉、肝静脉等血管，对比增强 MRA 可全面、直观地显示病灶全貌，提高诊断的可信度。

（5）肝内外转移或扩散：肝内转移与肝癌在理论上与病灶的多中心起源无论在影像学上或病理上均难于鉴别；巨块型或弥漫型可直接侵犯肝门或肝门部淋巴结转移致肝门部胆管受压狭窄或胆管内癌栓致肝内胆管扩张；淋巴结主要见于肝门部、门腔间隙、胰头周围或后腹膜等；直接侵犯胆囊、前腹壁及邻近组织少见；血行转移常见，肺转移为肝外转移最常见的部位。

肝细胞癌多期对比增强扫描技术成熟。在动脉期，出现明显的斑片状、结节状早期增强；如在病灶中心或附近门静脉提早出现强化，信号与主动脉相近，提示肝癌动静脉瘘的发生；一般动脉期小肝癌呈明显均匀强化，而肿块出现坏死、液化或纤维化时，为不规则环状或多房样强化，此型占肝癌的63%。在门静脉期，门脉和肝实质明显增强，而肿瘤增强信号迅速下降，但因造影剂成像原理不同及个体差异，礼剂在肿瘤部位滞留时间长，不仅增强早期强化明显，门脉期甚至延迟4~5min仍可见强化；少血供的病灶，动脉期无强化，门脉期仍为低信号；但是此期容易显示血管侵犯和门静脉癌栓，表现为血管不规则变细、中断，或门静脉主干及分支不显示，其内可见低信号半月形充盈缺损影。平衡期肝实质和肿瘤增强信号均继续降低，两者间的对比减小，病灶呈低信号或等信号，此期对病灶检出意义不大，但对不典型的肝癌和血管瘤的鉴别意义较大，此时肝癌为相对低信号，而血管瘤则持续强化，信号增高。增强过程中肝癌表现“快进快出”现象，其增强的时间一信号强度曲线呈“速升速降”的曲线。肿瘤假包膜的对比强化表现一般与肿瘤实质相同，相对而言，以门脉期和延迟期强化清晰。

五、诊断与鉴别诊断

影像学检查在肝癌的临床诊断中有举足轻重的地位。临床上超声、CT、MRI对肝癌，特别对中晚期肝癌大都能做出诊断，包括肿瘤的类型、部位、大小及其他肝内外受侵的评价。对于大于3cm的肿瘤，各种影像学检查的差别不大。目前，对肝脏肿瘤的诊断和鉴别诊断，主要难点是对小于3cm肿瘤的诊断和鉴别诊断。MRI在肝脏小肝癌的鉴别诊断中优于CT、超声。

超声价廉，操作简单，易于普及，显示肿块内部表现均匀或不均匀的弱回声、强回声和混杂回声。肿瘤周围可见完整或不完整的低回声包膜，在侧后方形成声影。少数肿瘤周围血管受压，在肿瘤周围产生窄带环状低回声等表现，超声造影表现为“快进快出”的特点。但因解剖、病理及操作者手法等的影响，对小肝癌的敏感性和检出率、定性准确性不高，对小肝癌检出率小于20%，对膈顶部位显示不佳，定性诊断价值有限。目前CT检查，尤其是动态多期增强扫描，大大提高了肝癌诊断的准确性，结合病史及动态增强图像特点，一般诊断不难；同时可通过CTA或CTAP等方法提高小或微小肝癌诊断的准确性，其敏感性达96%~100%，对于直径小于5mm肿瘤也可发现，但其操作复杂、特异性不高，对病灶的定性需结合CT平扫及增强，且为有创检查，一般在各种影像学检查不能确定的情况下使用。

影像学检查发现肝实质软组织肿块，肿瘤边缘有假包膜、镶嵌征、脂肪变性等征象，CT、MRI对比增强多期扫描表现“快进快出”，同时发现门、肝静脉内癌栓、上腹部淋巴结肿大以及远处器官转移征象则肝细胞癌的影像学诊断成立。与血管瘤鉴别，主要掌握各自CT对比增强特点和MRI表现，鉴别不难；炎性假瘤多表现境界不清，CT对比增强无“快进快出”现象；转移性肝癌一般有原发肿瘤病史，为多发性病灶，大小、分布趋于均匀，边界清楚或不清楚，肿块边缘增强，中央多出现无增强的坏死区，形成典型的“牛眼征”则有助于转移瘤诊断；肝腺瘤多见于口服避孕药的女性，表现为边缘光滑，密度均匀的肿块，肿瘤周围常有低密度环或病灶出血，则有助于肝细胞腺瘤的诊断；FNH 并非真性肿瘤，好发于青年女性，典型表现在肿块中央有瘢痕组织，增强中后期大多数病灶仍为高信号或等信号，中心瘢痕可始终无强化或延迟强化，结合无肝硬化、AFP 阴性等病史，一般可诊断。

具体疾病判断方法可见（图 7-1-1 至图 7-1-5）。

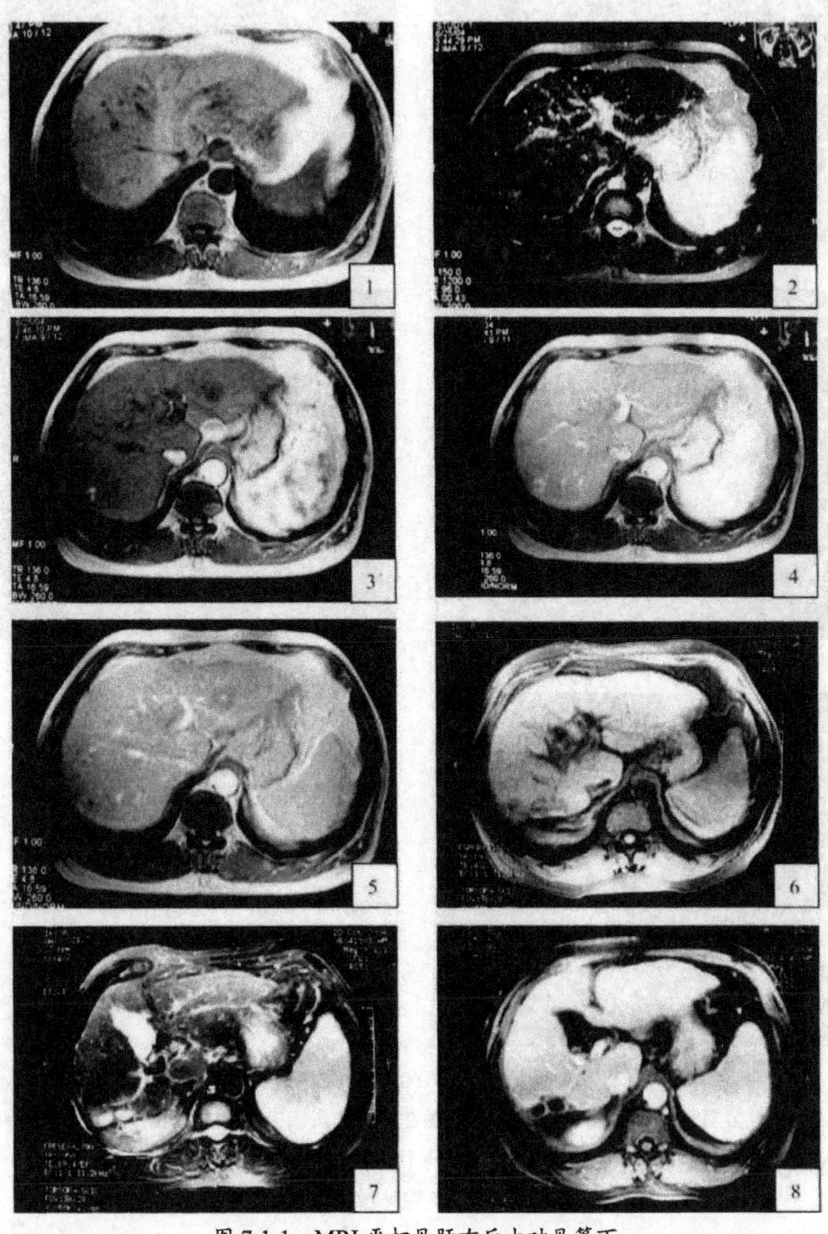

图 7-1-1　MRI 平扫见肝右后上叶见等丁

（图 1）、稍长 T_2（图 2）结节灶，边界清楚，信号均匀，肝实质 K 弥漫分布小结节样异常信号，肝脏边缘不光整；增强扫描动脉期病灶强化（图 3），门脉期亦见强化，中央未见强化（图 4），延时期病灶轻度环状强化（图 5）；术后 3 月复查，术野信号混杂，可见局限包裹性积液。病理诊断：肝细胞癌（小肝癌），肝硬化

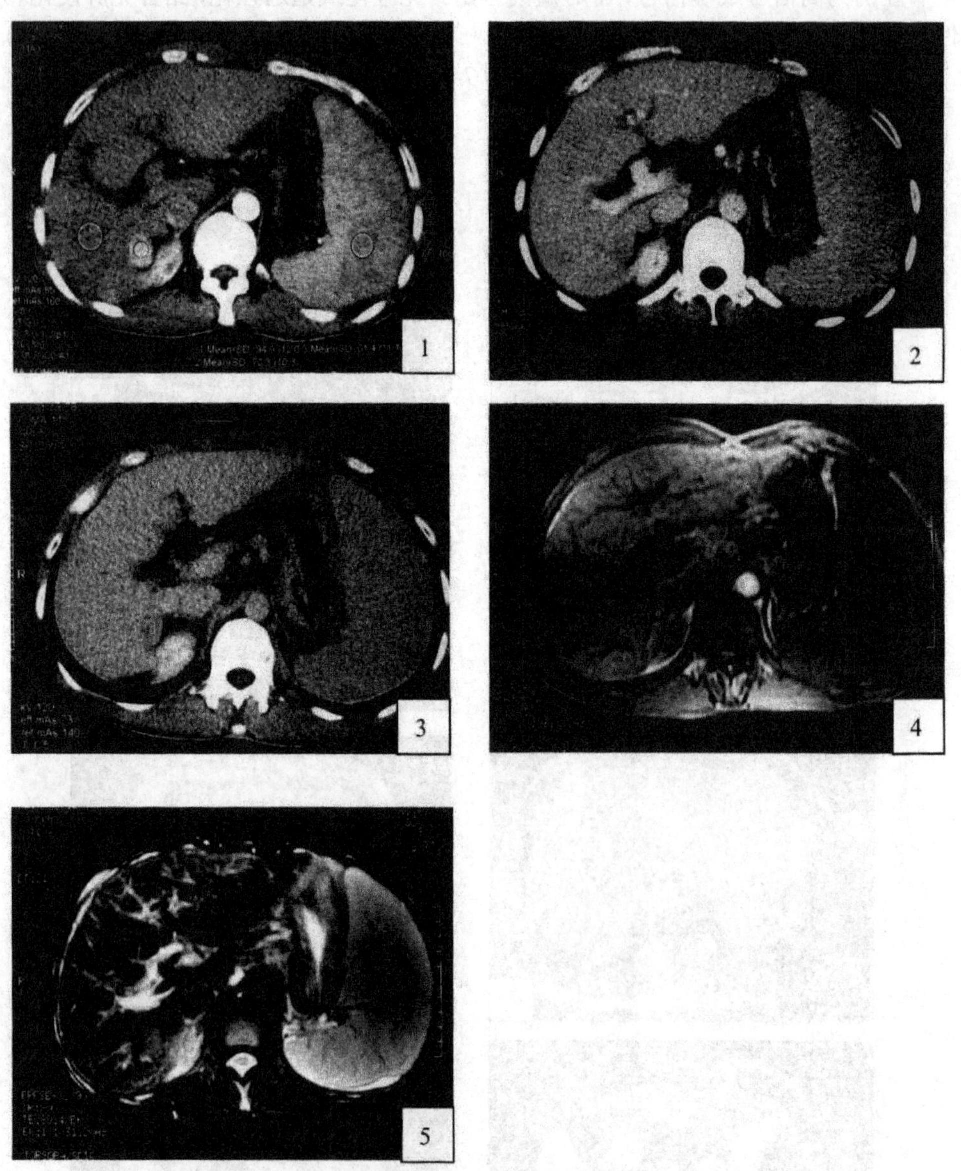

图 7-1-2　CT 动态增强扫描

动脉期（图 1）肝右页肿块明显强化，门脉期（图 2）密度减低，延时期（图 3）与肝实质相比认为低密度影，MRI T_1WI（图 4）与肝实质相比病灶呈等信号改变，T_2WI（图 5）与肝实质相比，信号略高，边界清楚脾脏增大。

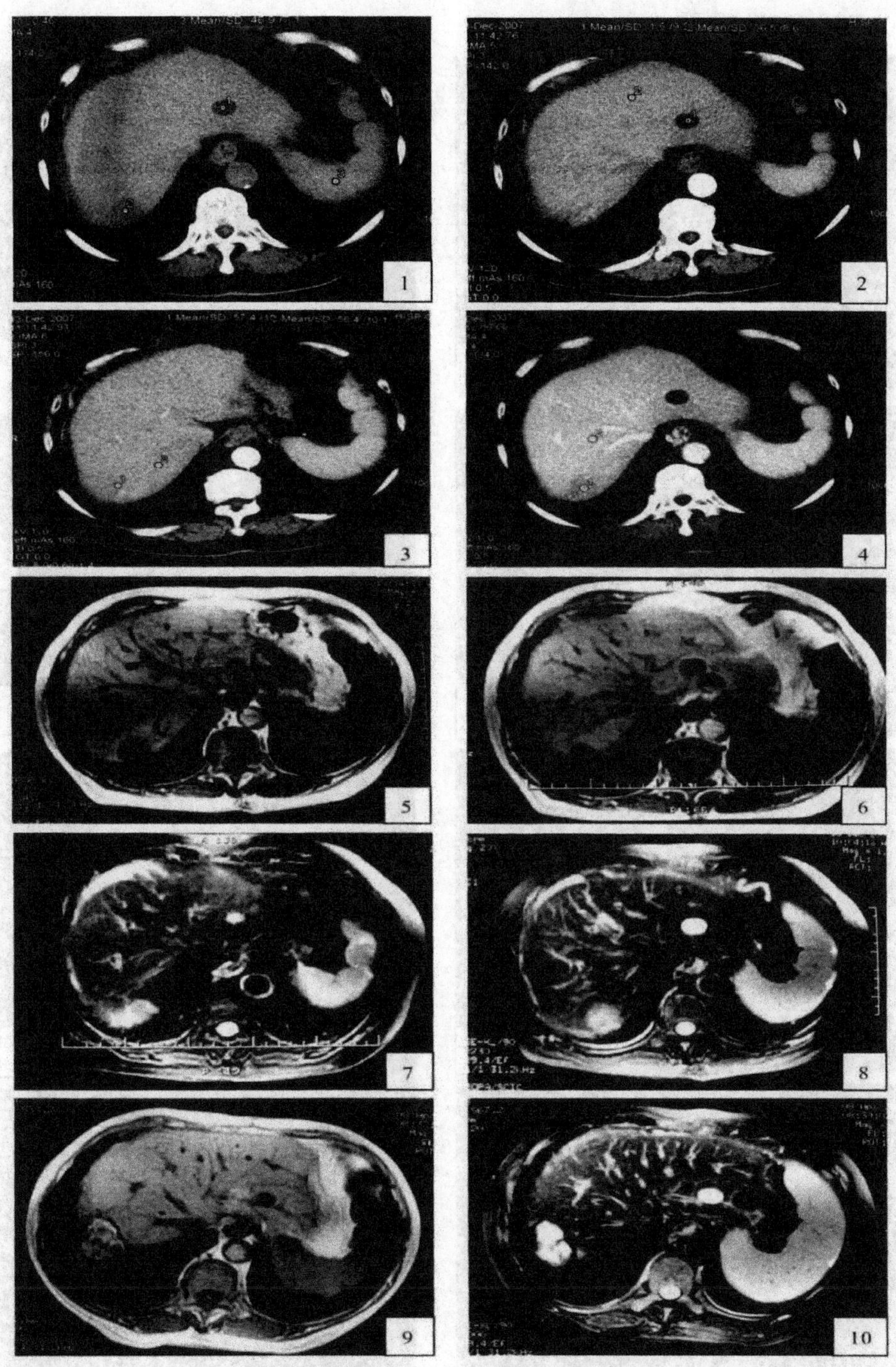

图 7-1-3　CT 平扫（图 1）肝右叶类圆形低密度影，部分边界清楚；肝左叶类圆形低密度影，肝脏周围液性低密度影；动脉期（图 2）病灶轻度强化，门脉期（图 3）增强强化程度减低，平衡期（图 4）与肝实质相比，病灶密度减低，肝左叶病灶未见强化；MRIT_1WI（图 5、6）病灶信号略低，T_2WI（图 7、8）信号略高。术后 2 月复查，T_1WI（图 9）、T_2WI（图 10）肝内术野血肿，周围含铁血黄素形成。诊断：肝细胞肝癌，小结节性肝硬化，肝囊肿；少量腹水

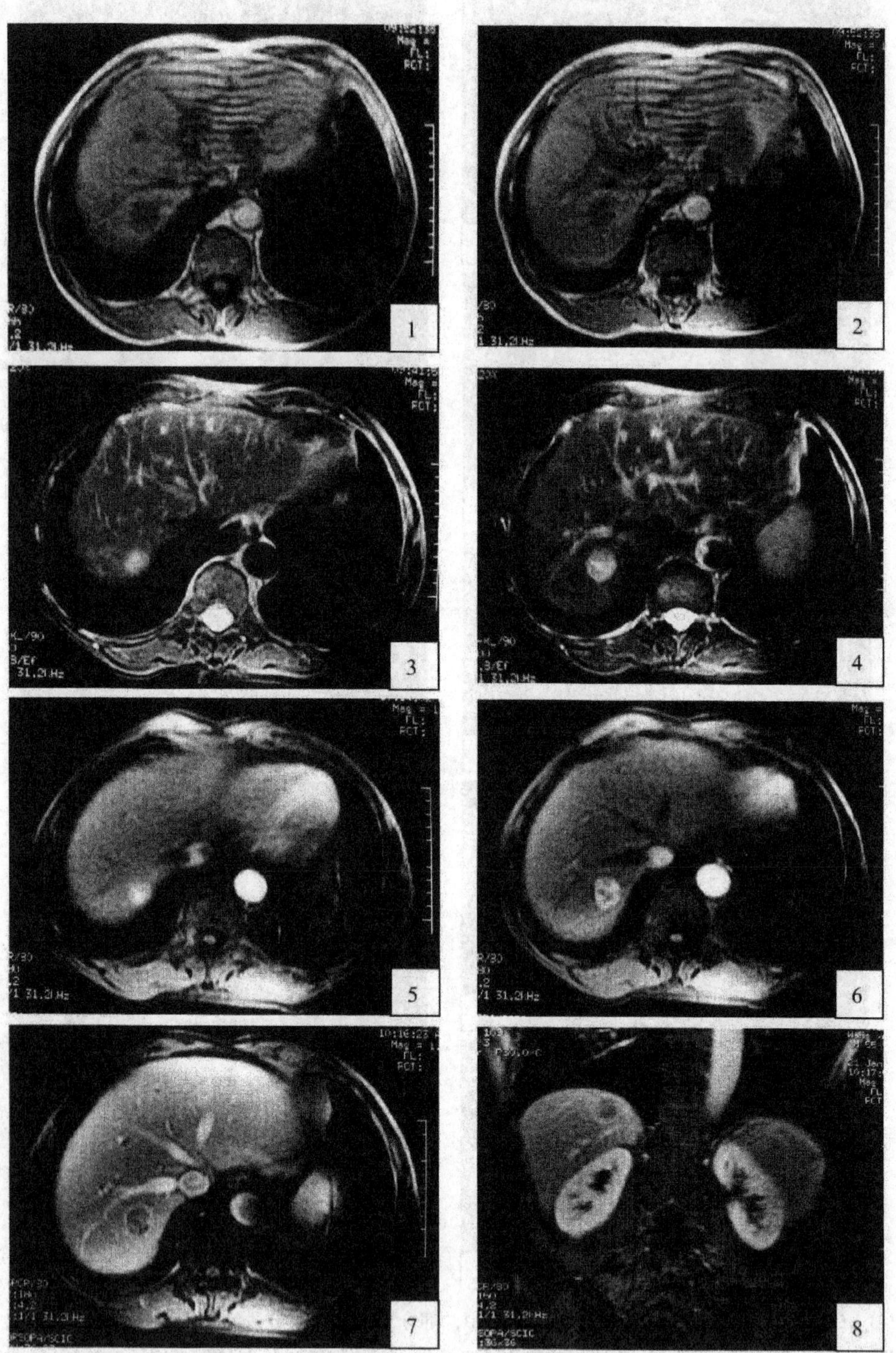

图 7-1-4　MRI T_1WI（图 1、2）肝 7 段内见一类圆形稍低信号影，边界清楚，信号均匀；T_2WI（图 3、4）为稍高信号影，边界清楚，中心见点状高信号影；MRI 动态增强扫描动脉期（图 5）和门脉期（图 6）病灶明显强化，中心见未强化区，平衡期（图 7、8）病灶信号减低，假包膜环状强化明显。诊断：

肝细胞肝癌

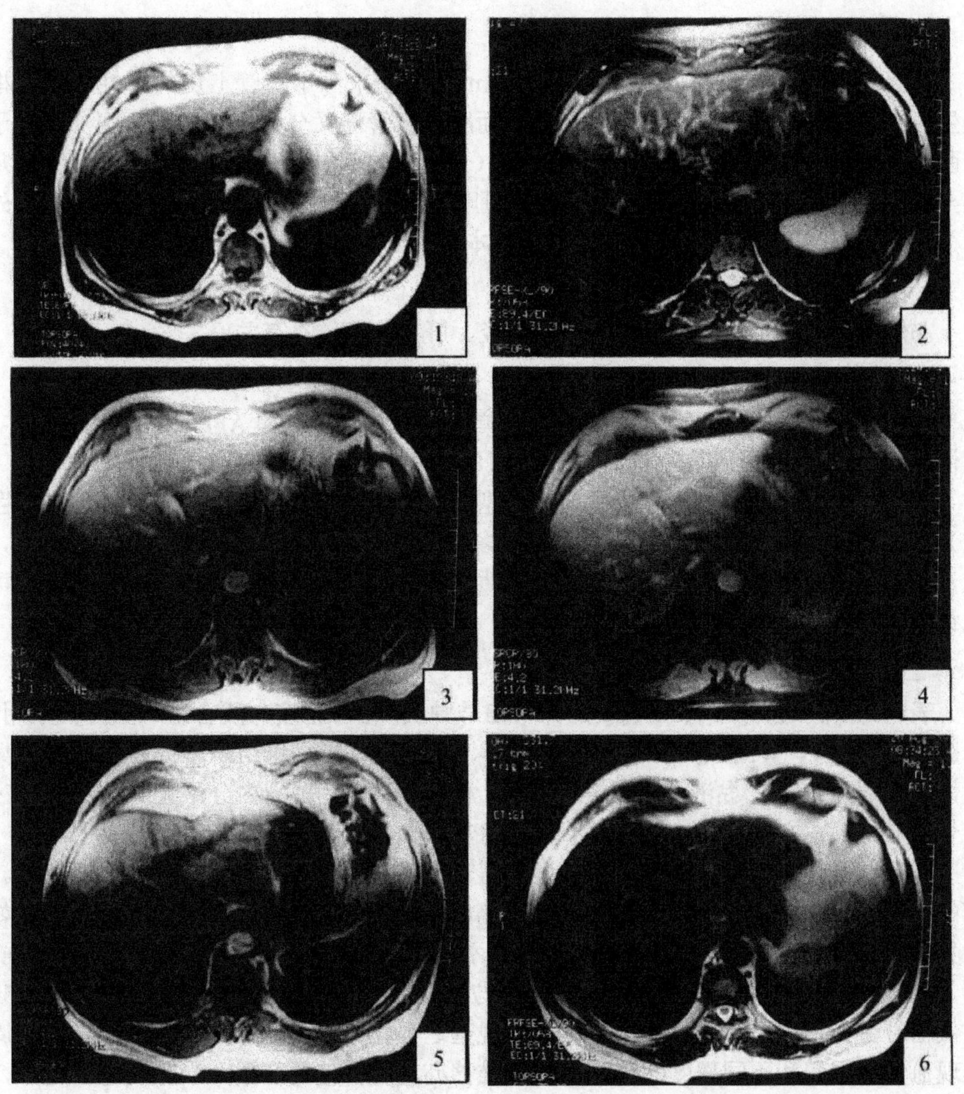

图 7-1-5　肝 7 段可见一稍长 T_1（图 1）、稍长 T_2（图 2）异常信号，边界清楚，信号均匀，增强平衡期与肝实质相比，信号减低，假包膜强化（图 3、4）；术后 4 月复查 T_1WI（图 5）、T_2WI（图 6），术野中未见异常信号影。诊断：肝细胞肝癌

（王守玉）

第二节　胆管细胞癌

胆管细胞癌（cholangio cellular carcinoma）是指来源于胆管上皮的恶性肿瘤，根据发生位置不同，分为肝内和肝外胆管癌，而肝内胆管癌又分为周围型胆管癌（发生于肝内胆管的二级末梢胆管）和肝门型胆管癌（累及胆囊管开口以上 1/3 的肝外胆管，常扩展至肝管汇合部一侧或双侧肝管）。周围型胆管癌占原发性肝癌的 3.25%~5%，在国外高达 20%~30%，常见于 50~70 岁男性患者。本节主要讨论周围型胆管癌。

一、病因

与肝硬化、寄生虫感染、硬化性胆管炎、肝内胆管结石有关。

二、临床与病理

上腹痛及腹部隐痛、瘙痒、黄疸为常见首发症状。HBsAg 和 AFP 阴性，CEA、CA-199 阳性，胆管细胞癌预后差，对放疗、化疗不敏感且淋巴结转移率高。

病理上胆管细胞癌分为巨块型、结节型及弥漫型，据其生长方式分为外生型（巨块型）、浸润型（管周型）及息肉型（管内型多数呈少血供型，癌细胞呈立方形或柱状，染色淡，瘤巢腔内可含有黏液但无胆汁，间质为丰富的纤维结缔组织。肿瘤坏死少，可出现钙化，阻塞胆管引起胆道扩张。

三、MRI 表现

表现为肝内边界不清、无包膜的异常信号肿块，信号强度与所含组织成分关系明显，一般情况下，T，WI 信号略低，T_2WI 为等、高信号；当纤维组织多或发生凝固性坏死时，T_2WI 为低信号；黏液、坏死组织少时，信号亦减低；肿瘤内分泌大量黏液时，T_2WI 信号明显增高，文献报道，甚至高于水的信号。

增强扫描与肝细胞癌不同，一般为“速升缓降型”或表现“慢进慢出”的特点。典型的表现早期边缘强化并渐进性向心性强化，动脉期的明显强化可持续至延迟期；如其中见黏液或凝固性坏死，则延迟扫描亦未见强化；如为纤维组织，则延迟扫描可见强化，在 T,WI、T2WI 同样为低信号的情况下，可与凝固性坏死鉴别。部分肿瘤边缘可见 3~5mm 略低信号带，增强扫描无强化，而中心出现延迟强化，为其特征性表现之一。肿瘤周围发现血管受侵犯和不同程度的胆管扩张或推移亦为有价值的征象。当肿瘤破坏胆管，则在瘤内形成胆汁湖。

四、诊断与鉴别诊断

影像学检查胆管细胞癌与少血供型肝细胞癌有时不容易鉴别。超声显示肝内实质性占位病变，表现为强、弱回声或混杂回声，与肝细胞癌相同，无鉴别价值，但肿瘤周围的胆管扩张对诊断有一定意义。CT 发现境界不清低密度肿块，有钙化，对比增强后不均匀、持续性强化，肿瘤周围胆管扩张，肝叶萎缩、门静脉分支闭塞等；或 MRI 见到血管受侵犯，化验 AFP 阴性，无肝硬化背景，应多考虑为胆管细胞癌可能。

与肝转移瘤鉴别困难，两者在病理上、增强表现上相似，单发转移瘤与胆管细胞癌单凭影像学不易鉴别，需结合病史，转移瘤有原发病灶，可鉴别。

具体疾病判断方法可见（图 7-2-1、7-2-2）。

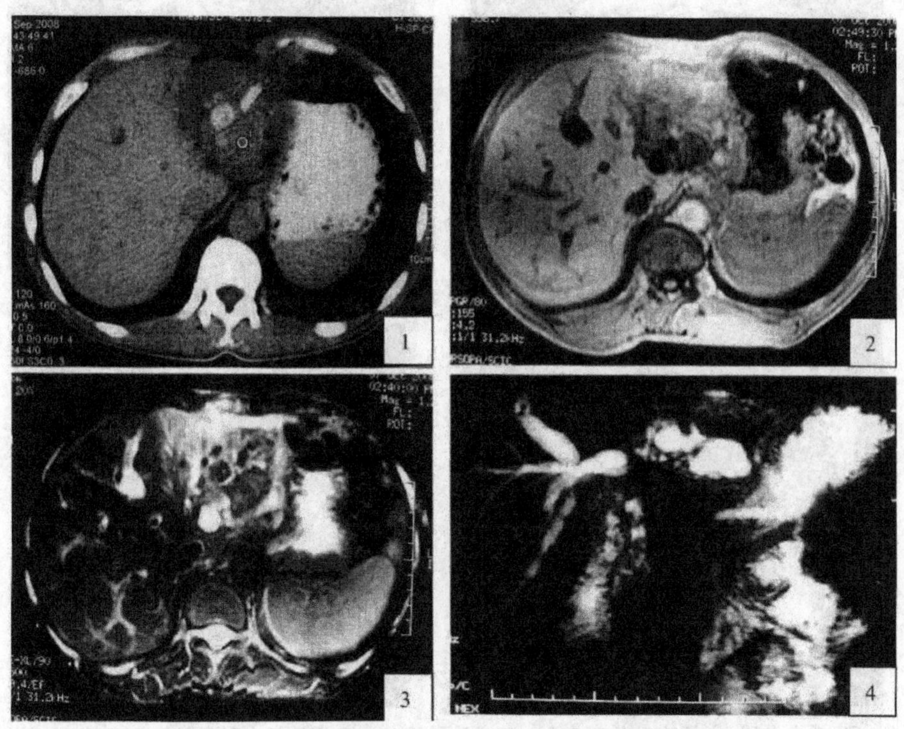

图 7-2-1　CT 平扫（图 1）肝左叶体积减小，密度减低，内见点状略高密度影；MRI 平扫肝左叶萎缩，其内信号混杂，以稍长 T_1（图 2）、稍长 T_2（图 3）信号为主，内见点状低信号影，病灶边界不清，形态不规则，肝左叶周围少量积液；MRCP（图 4）示肝内胆管扩张，肝门区胆管截断样狭窄。诊断：肝左叶胆管 细胞癌（低分化腺癌）并侵犯肝门及周围组织、肝内胆管结石

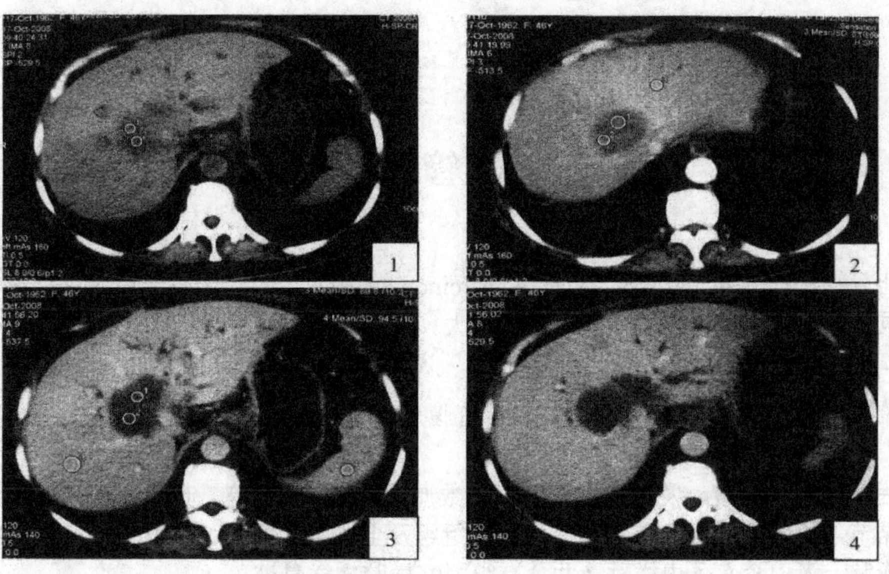

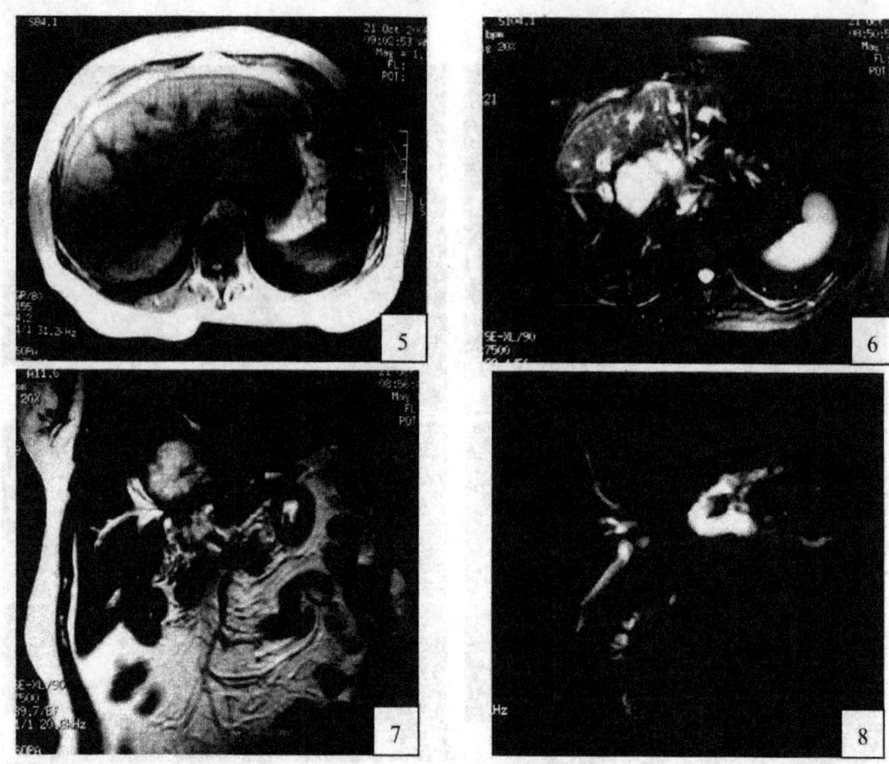

图 7-2-2　CT 平扫（图 1）肝右叶低密度影，部分边界清楚，同层面肝内胆管扩张；CT 增强动脉期（图 2）病灶边缘强化而门脉期（图 3）与平衡期（4）肝实质强化明显，病灶强化不明显；在 MRI T_1WI（图 5）为类圆形低 信号影，边界清楚，信号均匀；T_2WI 脂肪抑制（图 6）、T_2WI（图 7）为明显高信号，周边见环状低信号影；MRCP（图 8）肝门部胆管狭窄并肝内胆管扩张。诊断：肝内胆管细胞癌（低分化）

（王守玉）

第三节　胆管细胞囊腺癌

胆管细胞囊腺癌（biliary cystadeno carcinoma）少见，多认为与囊腺瘤处于病变发展的不同阶段，囊腺瘤潜在恶变的可能性极大。

一、临床与病理

临床上常见 30 岁以上女性，病人常有腹痛、腹胀、食欲缺乏和黄疸等，多触 及包块。

因肿瘤生长缓慢，发现时已较大，从数厘米到 25cm 不等。具体表现为巨大囊腔及附壁结节，囊腔内纤维分隔，囊壁由纤维组织及上皮组织构成，厚薄不一，常有壁结节突向囊腔，囊内含有蛋内样黏液并含有胆固醇样胶冻样悬液。

二、MRI 表现

病灶较大，边界清楚，信号混杂，在 T_1WI 以低信号为主，信号不均一，T_2WI 信号增高，其信号改变取决于蛋白含量，当蛋白含量高时，在 T_1WI、T_2WI 均为高信号影；纤维间隔在 T_1WI、T_2WI 均为低信号；囊壁及壁结节为本病特征性改变，均为软组织信号影，突向囊腔。增强扫描后，囊壁及壁结节强化明显，纤维间隔亦不同程度强化，囊腔未见明 M 异常。

三、诊断与鉴别诊断

本病临床表现无特异性，诊断主要依靠影像学检查。超声诊断价值不大；CT 检查为巨大囊腔、并见厚薄不一附有壁结节的囊腔组成，囊腔密度减低，但蛋白含量增高时可与肝实质为等密度或略高密度，此时易与其他肿瘤相混淆，MRI/CT 增强扫描对该病诊断意义类似，囊壁较薄且均匀，无明显壁结节时考虑囊腺瘤；囊壁厚且不规则、有明显结节突向腔内考虑囊腺癌。

具体疾病判断方法可见（图 7-3-1、图 7-3-2）。

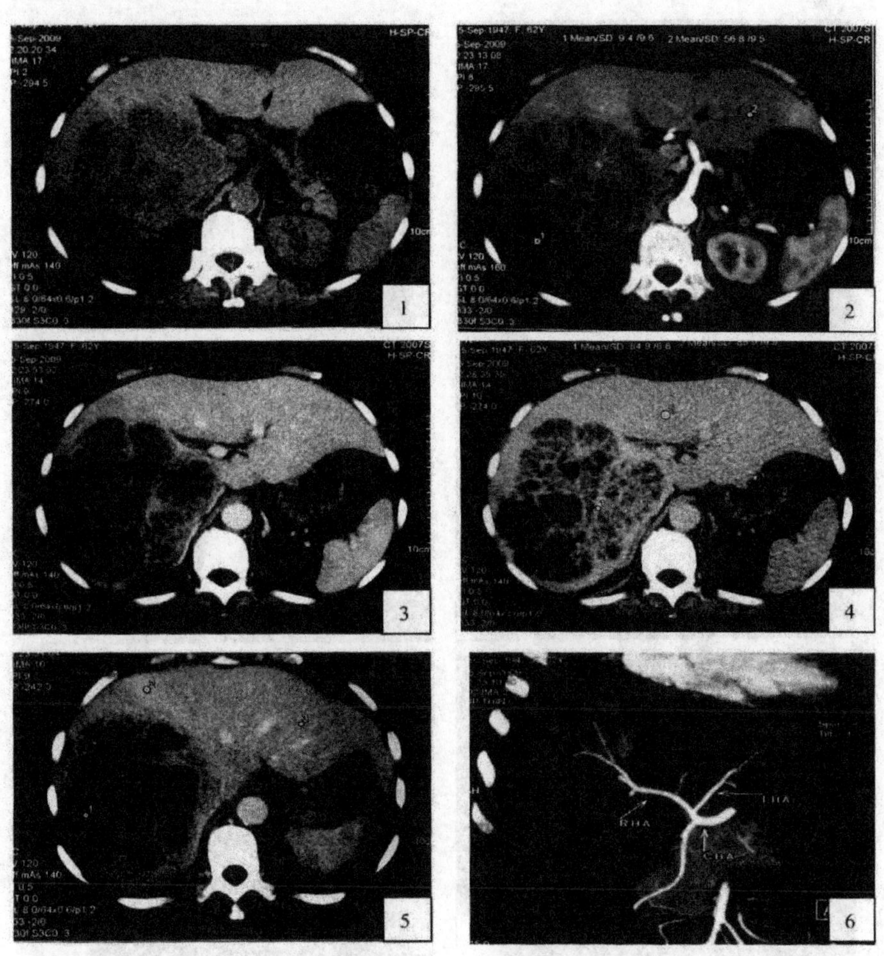

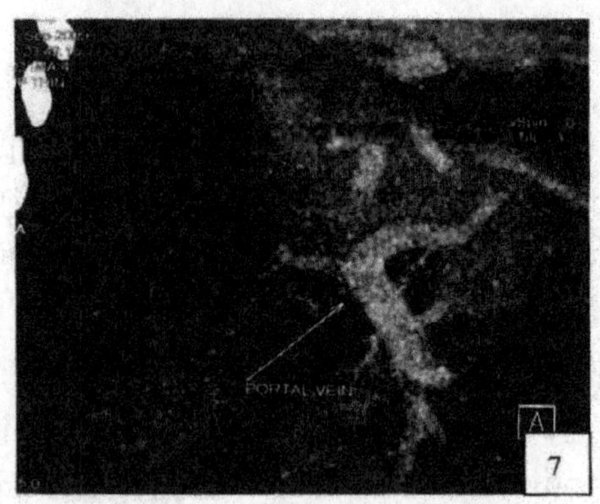

图 7-3-1　CT 平扫（图 1）肝右叶低密度影，边界清楚，内见片状稍高密度影；CT 增强动脉期（图 2）病灶内见间隔强化，门脉期（图 3）肝实质区强化明显，而病灶纤维间隔亦较动脉期明显强化，平衡期（图 4、5）内见团状强化影，呈分隔样强化，亦见未强化区。CTA（图 6）示肝动脉及其分支形态、走形如常；而门静脉（图 7）与病灶关系密切。诊断：肝脏囊腺癌（低分化）

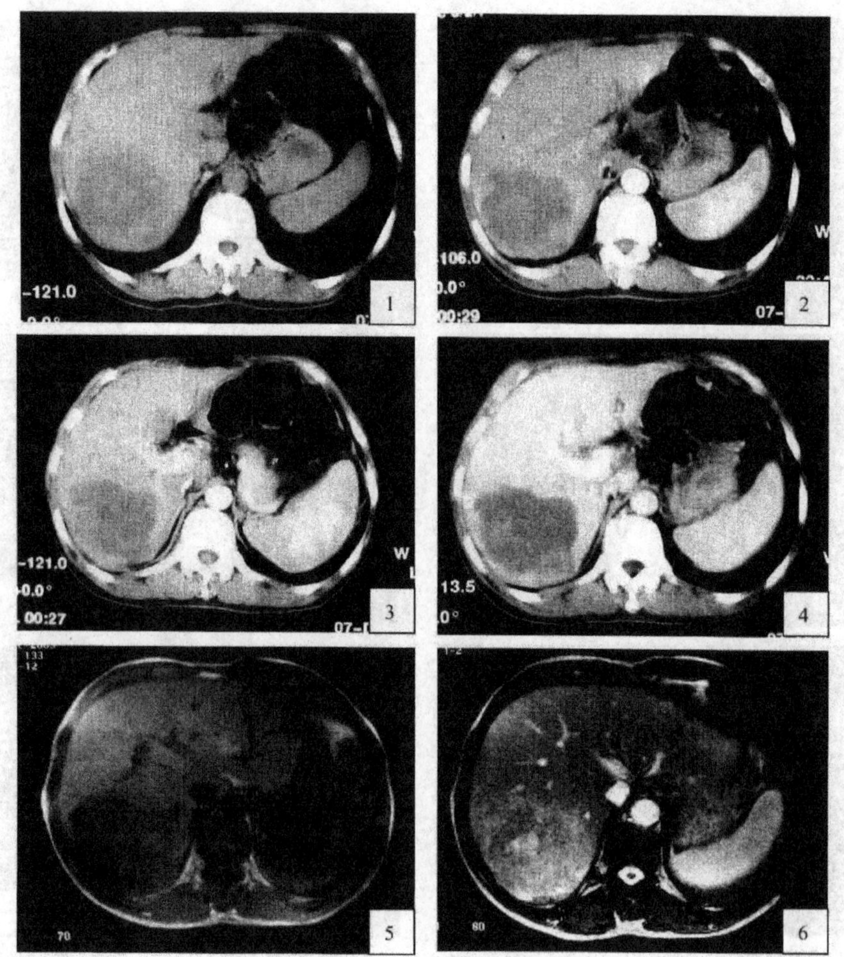

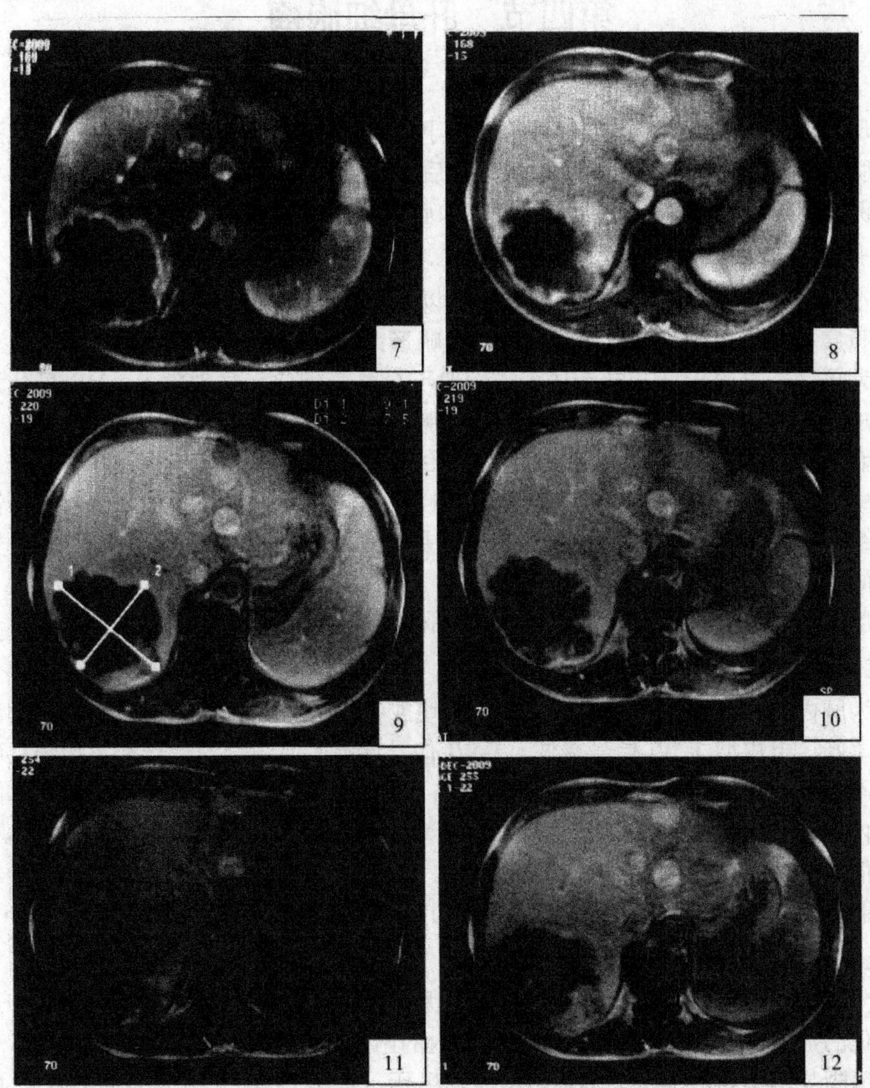

图 7-3-2　CT 平扫（图 1）肝右叶低密度影，边界清楚；CT 增强动脉期（图 2）病灶周边强化，门脉期（图 3）及平衡期（图 4）肝实质区强化明显，而病灶间隔亦较动脉期明显强化，囊变坏死区未见强化。MRI T_2WI（图 5）肝右后叶类圆形低信号影，边界尚清，内见片状略高信号影；MRI T_2WI（图 6）信号略高，边界不清；MRI 增强动脉期（图 7）病灶从周边开始强化；门脉期与平衡期、延时期病灶从周边向中心强化，呈分隔样结节样强化，内见未强化区。诊断：肝脏囊腺癌

（王守玉）

第四节 肝母细胞瘤

肝母细胞瘤（hepatoblastoma，HB）是小儿最常见的肝脏胚胎性原发恶性肿瘤，占儿童肝脏恶性肿瘤的首位（51%~56%），生后1~2年发病居多，3岁以下占85%~90%。男女比例（2~3）∶1。其临床病理特点及预后均不同于肝细胞癌。

一、临床与病理

约一半病人临床无明显症状，部分病人以右上腹肿块就诊，可伴有食欲不佳、消瘦、发热、腹痛等症状；亦有部分病人合并其他畸形；实验室检查血AFP升高或阳性。

多为单发，局限于肝右叶者居多，一般不合并肝硬化。病理学上，HB可分为上皮型和上皮间叶混合型。上皮型为单纯肝母细胞瘤，瘤细胞分化程度从高到低依次是胎儿型、胚胎型和间变小细胞型。混合型是在以胎儿型和/或胚胎型上皮为主的结构中出现少量间叶成分，常见的是成熟的骨、软骨及骨样组织，偶可见类似纤维肉瘤或肌源性肉瘤的梭形细胞。上皮型较混合型多见。上皮型中以胎儿型居多，其次是胚胎型和间变型，三型之间可有移行现象。

肿瘤首先在肝内转移，肝外转移多见于肝门淋巴结及肺、脑等。

二、MRI表现

多为肝内巨大肿块，亦可为多发结节肿块或弥漫分布，以肝右叶多见，少数位于肝左叶及尾叶。上皮型T_1WI信号减低，T_2WI信号增高；而混合型信号多不均匀，可见裂隙样或不规则坏死区，以液性异常信号为主；当肿块内出血时，则T_1WI、T_2WI信号增高；当内见纤维化时，则T_1WI、T_2WI信号减低；当内见钙化时，理论上T_1WI、T_2WI均为低信号，但实际诊断过程中，难于鉴别。

注射Gd-DTPA后，动脉期强化明显；门脉期及延时期多为等或低信号。

三、诊断与鉴别诊断

CT和MRI各有其不同的检查局限性和优越性。对于肿瘤包膜的显示MRI优于CT；对于钙化的显示，CT优于MRI；对于肿瘤内的出血，CT和MRI均能准确显示。CT由于可以清晰显示病灶的部位、钙化、出血及坏死，可作为HB的首选检查方法，而MRI不用对比剂可显示病灶与血管关系，且显示肿瘤范围准确，无辐射损伤，尤其适用于小儿检查。二者相结合，能更全面提供临床诊疗信息，有利于鉴别诊断及指导手术治疗。

肝母细胞瘤与其他肝脏肿瘤的鉴别主要依据发病年龄、CT/MRI表现及AFP水平。儿童肝母细胞瘤主要与肝细胞癌、神经母细胞瘤肝转移等鉴别。

（1）原发性肝细胞癌：CT及MRI肝母细胞瘤与肝癌表现相似，且都可有AFP升高。但肝癌肿块形态不规则，边缘模糊，瘤旁常见大小不等的子灶，肿瘤以外肝脏可有肝硬化、脂肪肝等表现，强化方式为“快进快出”而与肝母细胞瘤不同。发病年龄大，也不同于肝母细胞瘤。

（2）肝横纹肌肉瘤：肿瘤边缘较清楚，可位于肝门区或左右肝内，呈不均匀低密度占位，出血坏死少见，罕有钙化，发病年龄约5~11岁。AFP阴性有助于鉴别。

（3）肝转移瘤：小儿主要与神经母细胞瘤肝转移鉴别，后者表现为大块结节融合灶侵占肝实质，含多种形态钙化与 HB 相似。关键在于发现原发灶。另外 HB 常有 AFP 升高，而转移性肿瘤往往不具备这一点。

（4）肝未分化胚胎性肉瘤：需与囊性 HB 鉴别，前者发病年龄 4~8 岁，AFP 阴性，CT 表现为肝内单发的大囊腔，内含结节状或云絮状软组织密度影，可有厚薄不一的分隔，具有特征性，可鉴别。

由于小儿肝脏再生能力强，只要保留正常肝脏的 25%或 1 个肝段即可有生存希望，因此影像学检查可判断剩余完好的肝段，行肿瘤可切除性评估。

具体疾病判断方法可见（图 7-4-1、7-4-2）。

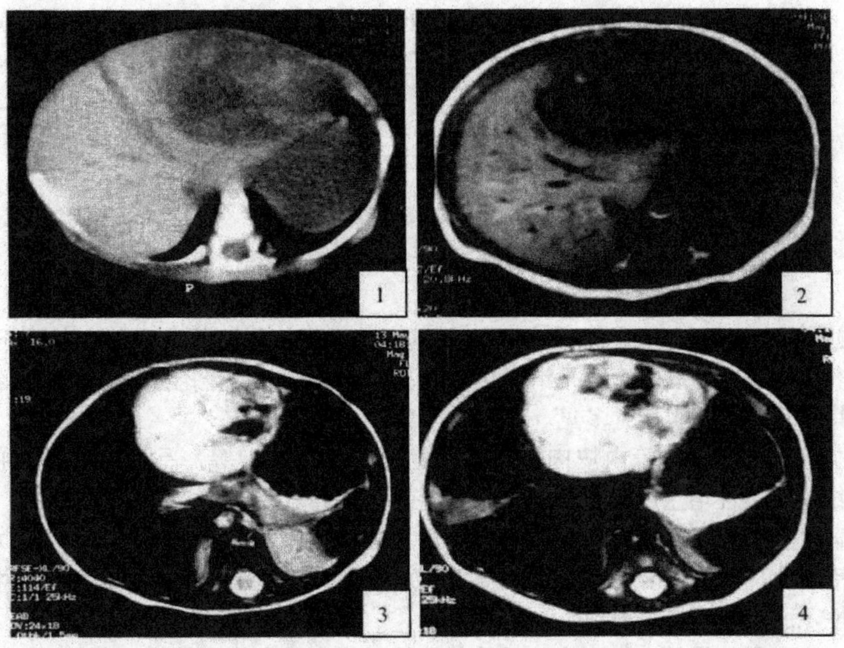

图 7-4-1 CT 平扫（图 1）肝左叶椭圆形低密度影，边界清楚，密度略混杂；MRI T_1WI（图 2）椭圆形病灶，以略低信号为主，内见不规则形稍高信号影；MRI T_2WI（图 3、4）以高信号为主，内见不规则略低信号影，病灶边界清楚。病理诊断：肝母细胞瘤

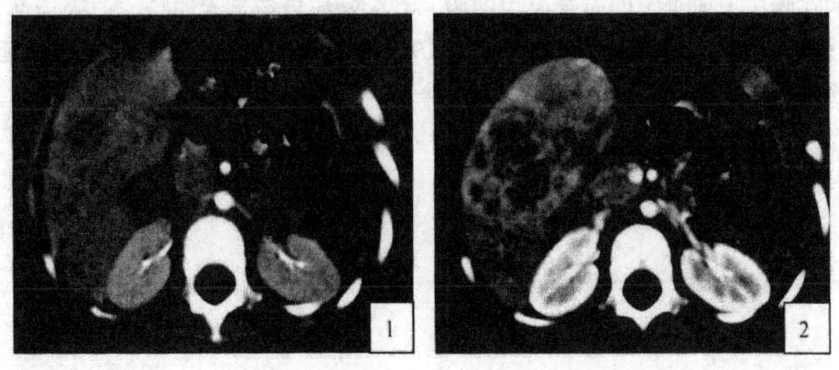

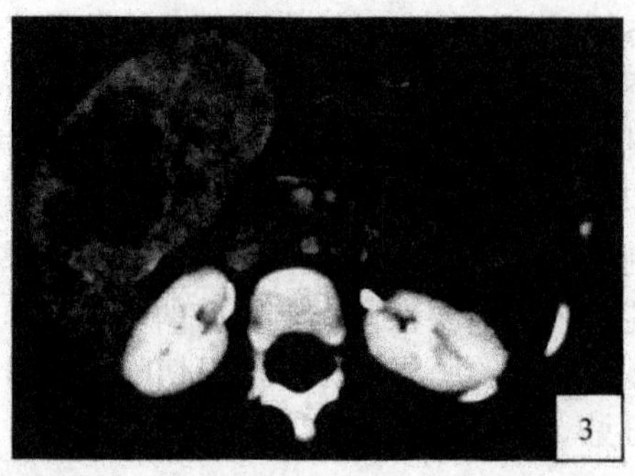

图 7-4-2 CT 增强扫描动脉期（图 1）肝右叶肿块轻度强化，肿块边界不清；门脉期（图 2）及平衡期（图 3）肿块强化，肿块边界清楚，密度混杂，内见为强化影。诊断：肝右叶肝母细胞瘤

（王守玉）

第五节　肝脏肉瘤

肝脏肉瘤（liver sarcoma）是起源于肝脏间叶组织的恶性肿瘤，发病率远低于肝癌，种类较多，有血管内皮肉瘤、平滑肌肉瘤、横纹肌肉瘤、纤维肉瘤及恶性纤维组织细胞瘤等，其中肝血管肉瘤相对多见。

肝血管肉瘤也称血管内皮肉瘤或肝恶性血管内皮肉瘤等，是由肝窦壁内皮细胞或 kupffer 细胞异型性增生所形成的原发性肝脏恶性肿瘤。

本病可能与长期接触甲烯基氯化物或聚乙烯氯化物、二氧化钍、砷有关。本病临床表现无特异性，多见于婴幼儿及老年男性，可有腹痛、腹水、疲劳、消瘦等症状，血清 AFP 阴性，肝功能无特异表现。

MRI 表现无特异性，表现为边界清楚或边界模糊异常信号肿块，T_1WI 多为低信号，肿瘤内出血时则为高信号或混杂信号，T_2WI 多为高信号；增强后病灶早期强化明显且逐渐填充，强化时间长。血管肉瘤易侵犯肝静脉，发生肺、脑、脾脏等部位转移；肉瘤可侵犯和压迫门静脉，但一般不伴有门静脉癌栓形成。

我们在临床上所见 1 例血管内皮肉瘤，介入治疗后行手术切除，但术后 2 月复发，肝脏转移，影像学表现无特异性。另一例 19 岁患者，发现肝脏占位，增强后延时强化。

具体疾病判断方法可见（图 7-5-1、7-5-2）。

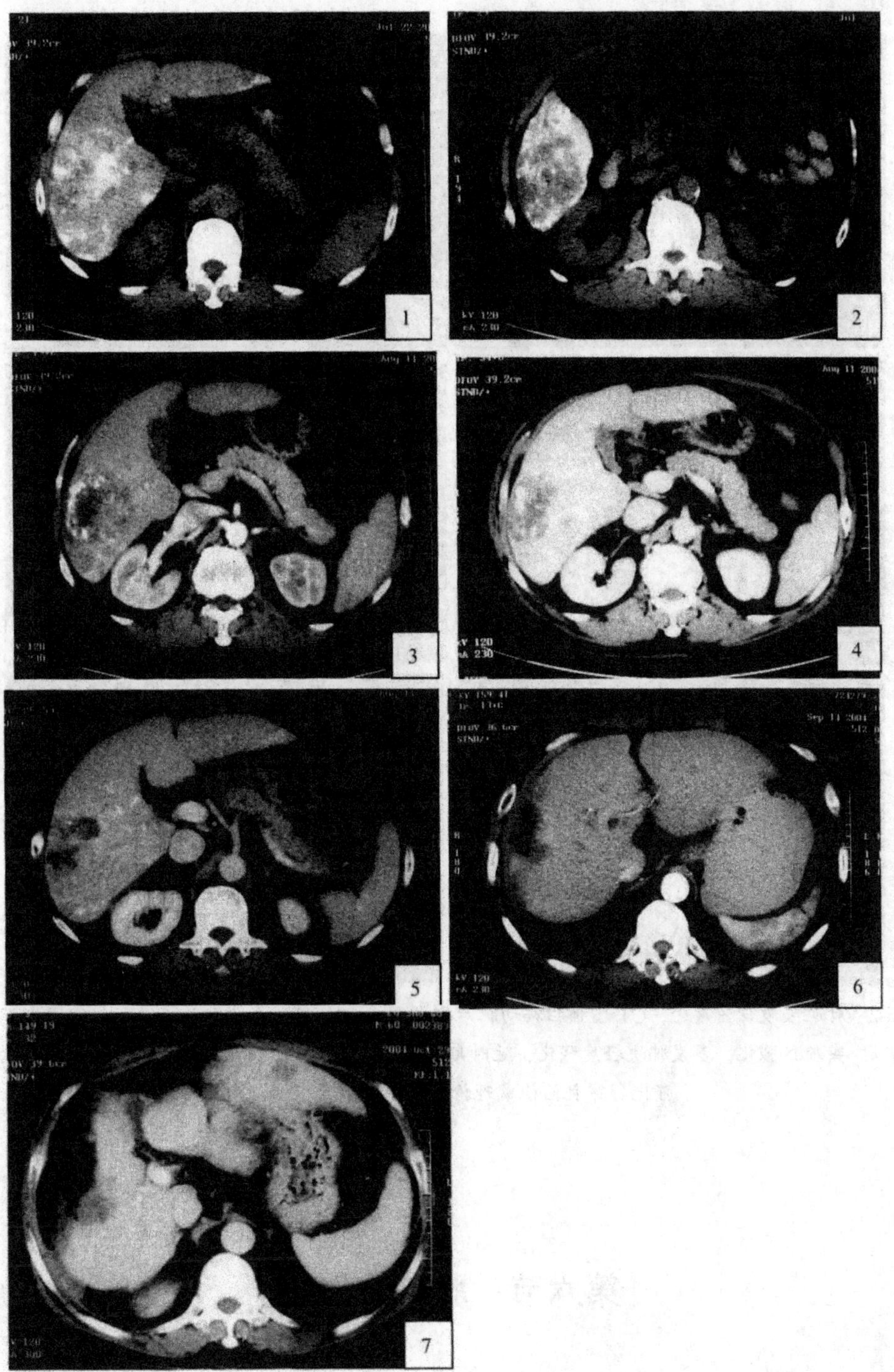

图 7-5-1　CT 平扫（图 1、2）肝血管肉瘤介入治疗后，碘油沉积；介入治疗后 1 月，CT 动态增强扫描动脉期（图 3）肿瘤见碘油沉积并轻度强化，平衡期与延时期（图 4、5）病灶逐渐强化；手术切除后 1 月复查 CT 增强（图 6、7），术野残留并肝左叶转移。病理诊断：肝脏血管内皮肉瘤（低分化）

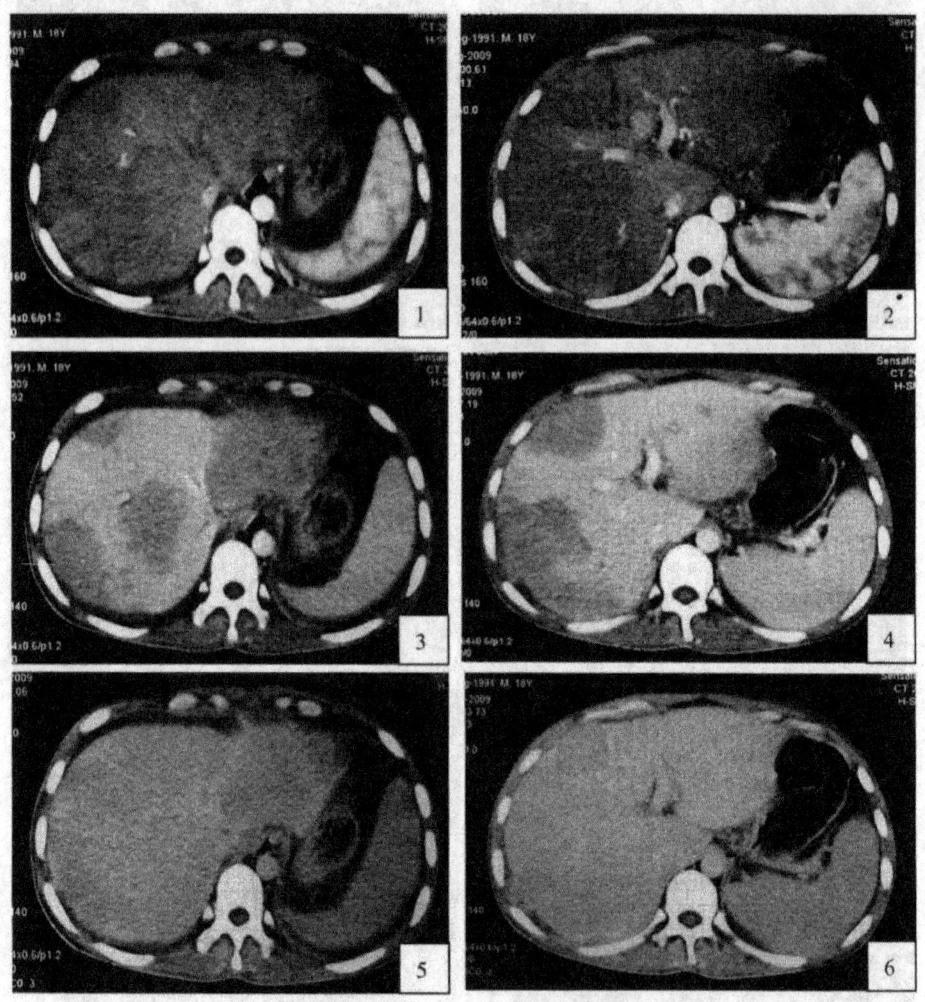

图 7-5-2　肝脏多发低密度影，CT 增强扫描动脉后期（图 1、2）肝脏多发肿块未见强化，平衡期（图 3、4）肝 实质区强化，多发肿块轻度强化；延时期（图 5、6）肝脏多发肿块轻度强化，并见周缘环状强化。穿刺活检病理诊断：肝脏血管内皮肉瘤

（王守玉）

第六节　肝脏转移癌

肝脏转移癌（metastatic cancer of the liver）在欧美国家是常见的肝脏恶性肿瘤，在我国发病率仅次于肝细胞癌，死于癌症的患者 25%~50%有肝转移，且 57%来自消化系统恶性肿瘤，尤其以结肠、直肠癌易发生。成人肝转移瘤以肺癌、乳腺癌、结肠癌及胰

腺癌常见；儿童则以神经母细胞瘤、横纹肌肉瘤、Wilms 瘤常见。

一、病因

目前为止，转移机制不明，但有研究认为易转移到肝脏的肿瘤细胞常有亲宿 主内皮细胞的特殊受体，肝内皮辅助结构和肝内窦状结构对转移细胞缺乏正常的屏障作用，也是导致易发生转移的原因之一。

二、临床与病理

肝转移癌早期无明显的症状和体征，主要为原发肿瘤的症状，一般在 检查原发肿瘤的同时发现肝脏转移；少数以转移瘤为首发症状，进一步检查原发灶，但仍有 部分病人找不着原发病灶。晚期在原发肿瘤的基础上，出现肝脏症状或不适等恶性肿瘤晚 期表现。AFP 多阴性。来自消化道的肿瘤 CEA 增高。

病理见肝内多发结节，大小不等，最大达 10cm，易坏死、囊变、出血和钙化，转移癌常保留原发癌组织结构和特征。只有少部分肝转移瘤表现为弥漫浸润型转移。多数肝转移瘤为少血供肿瘤，另有 4%~7%为富血供肿瘤，来自肾癌、胃肠道间质瘤、绒毛膜上皮癌、胰岛细胞癌、甲状腺癌的转移多为血供丰富的肿瘤；而来自胃癌、胰腺癌、食管癌、肺癌等的转移瘤多为少血供。结肠黏液癌、胃癌、卵巢囊腺癌、肾癌、乳腺癌、黑色素瘤的转移瘤有钙化倾向；平滑肌肉瘤、黑色素瘤、结肠癌和类癌常有囊变。

门静脉为肝内转移最主要的途径，欧美国家以来源于胃肠道、胰腺等的原发肿瘤多见，占 70%~80%，其中以结直肠癌多见，国内以胃癌为主；肝动脉转移至肝的原发肿瘤以乳腺癌和肺癌多见，恶性黑色素瘤亦可经此途径转移至肝；经淋巴道转移少见，胆囊癌、胆管癌、胃癌、胰腺癌可经淋巴道转移至肝，其中以胆囊癌多见；胃癌和胆囊癌可直接蔓延扩散至肝。

三、MRI 表现

显示肝内多发或单发、边缘清楚的圆形或卵圆形瘤灶。信号变化多样，通常 T_1WI 表现为稍低信号，T_2WI 则呈稍高信号，信号可均匀，也可混杂，与肿瘤中心的病理改 变有关。25%肿瘤因中心坏死在 T_2WI 上中心呈高信号，T_1WI 呈低信号，称为“靶征”或“牛眼征”；20%的病例因瘤周水肿或血供丰富在病灶周围见略高信号影，呈“亮环征”或“晕征”，部分病灶在中心凝固性坏死的周边可见存活的高信号也可表现为“光环征”。部分病灶内因出血，则 T_1WI、T_2WI 均表现为高信号，并见液一液平面；黑色素瘤转移时表现为稍短 T_1、短 T_2 信号病灶；对于转移瘤内出现的钙化现象，具体为瘤灶内局限性的低信号区。少数病灶类似肝血管瘤常见的“灯泡征”，需增强扫描鉴别。胆囊癌直接侵犯肝脏时，局部脂肪间隙消失，相邻肝实质内软组织肿块影，与肝癌侵犯胆囊难以鉴别。少数转移瘤呈完全或部分囊性变，主要见于神经内分泌肿瘤、肉瘤等富血供转移瘤生长速度快致肿瘤中心坏死或囊性变或大肠、卵巢等黏液腺癌等的肝转移瘤。浸润性转移瘤的诊断颇为困难，需穿刺活检确诊。

肝转移瘤的增强扫描可多次采集获得动脉期、门脉期及平衡期图像，大多表现为不均匀强化或环状强化，均匀强化见少数病例，延迟后瘤灶强化降低。囊性转移瘤借助壁结节或不规则环状中等程度强化可与囊肿、脓肿鉴别。转移瘤一般无门静脉癌栓和假包膜形成。

四、诊断与鉴别诊断

超声、CT、MRI 均可对该病变准确显示。超声为常用的检查方法，操作简单、经济，发现病变敏感但定性困难，同时与操作者水平有关，难于发现直径小于 1cm 病灶，是其不足之处，但超声造影显示“戒指状”，多无造影剂进入，具有诊断意义；CT 为肝转移瘤首选的检查方法，多期动态增强扫描及 CTAP 可发现直径小于 1cm 的肿瘤，被临床认同。MR1T2WI 检出病灶多，敏感性高，其多序列、任意切面成像，结合动态增强扫描可反映更多的病灶特征，有助于定性诊断。目前在临床上，仍以超声为首选的检查方法，发现病灶进一步做 CT 加增强扫描，如 CT 检查有困难者，可补充做 MRI 检查。

有原发肿瘤病史，肝脏发现单发或多发病变，肝转移瘤的诊断比较容易。如无明确原发肿瘤病史，单发肝脏肿块需与肝癌、肝淋巴瘤、肝脓肿、肝结核等病鉴别。

（1）原发性肝癌。临床上肝细胞肝癌多发生于乙肝、肝硬化基础上，且 70%以上 AFP 阳性；转移瘤除原发病史外，AFP 不高。影像上，多发病灶结合临床病史，易于诊断；主要是单发转移瘤与巨块型肝癌的鉴别，增强扫描肝癌表现为“快进快出”的增强特点，但“液一液平面”“靶征”或“牛眼征”“亮环征”或“晕征”等征象主要见于肝转移瘤。

（2）肝脏淋巴瘤。原发于肝脏的淋巴瘤少见，大多为非何杰金氏淋巴瘤，成人多见，主要表现为孤立肿块、多发病灶、弥漫浸润等多种形态，病灶信号或密度无特异性，鉴别上淋巴瘤中心坏死相对少见，确诊有待活检。

（3）肝脓肿。表现为肝脏局限性低密度影或长 T_1、长 T_2 异常信号影，增强扫描后为环状强化，壁厚薄均匀，内壁、外壁光整，周围可见不同程度水肿带，呈“晕征”改变，结合临床及病史，可鉴别。

（4）肝结核瘤。为肝脏结核的少见类型，临床上无特异性症状或在体检时偶然发现，病灶位于肝脏边缘，病理上为结核性肉芽肿，其内可见粉末样钙化，病灶周围可见卫星灶。MRI 为 T_1WI 信号减低 T_2WI 上以低信号为主，周边为环形高信号或略高信号，增强扫描动脉期多无明显强化，或边缘轻度强化，门脉期或平衡期大多有边缘强化或分隔样强化。结合病史，易与鉴别。

具体疾病判断方法可见（图 7-6-1、7-6-2、7-6-3）。

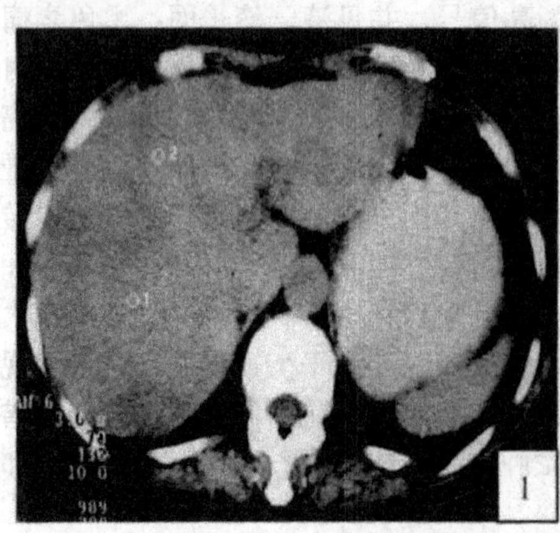

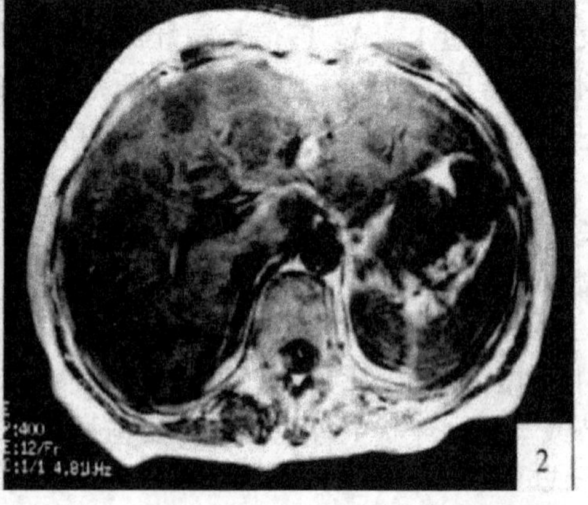

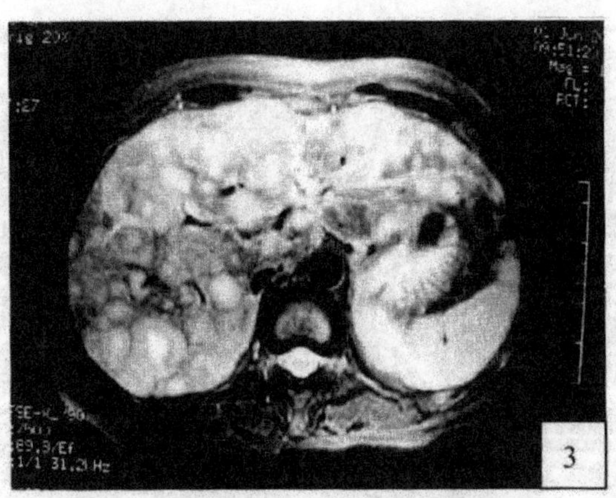

图 7-6-1　CT 平扫（图 1）示肝脏多发低密度影，边界不清；MRI T_1WI（图 2）肝脏多发大小不一、类圆形结节样病灶，信号减低，边界清楚，信号均匀；T_2WI（图 3）信号增高，部分呈“牛眼征”改变。

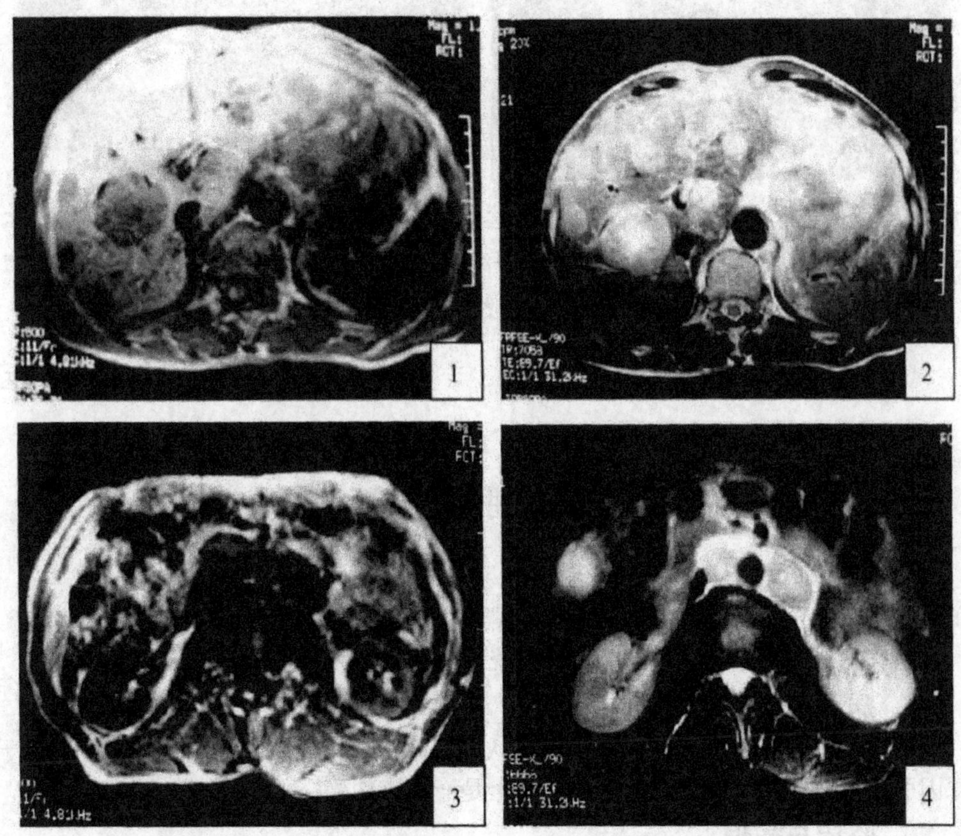

图 7-6-2　MRI T_1WI （图 1）贲门处软组织肿瘤，形态不规则，信号略低；肝区大小不一、类圆形结节样病灶，部分呈“牛眼征”改变，以 T_2WI（图 2）显示明显 T_1WI （图 3）、T_2WI（图 4）显示腹膜后淋巴结增大。诊断：贲门癌肝脏多发转移，腹膜后淋巴结转移

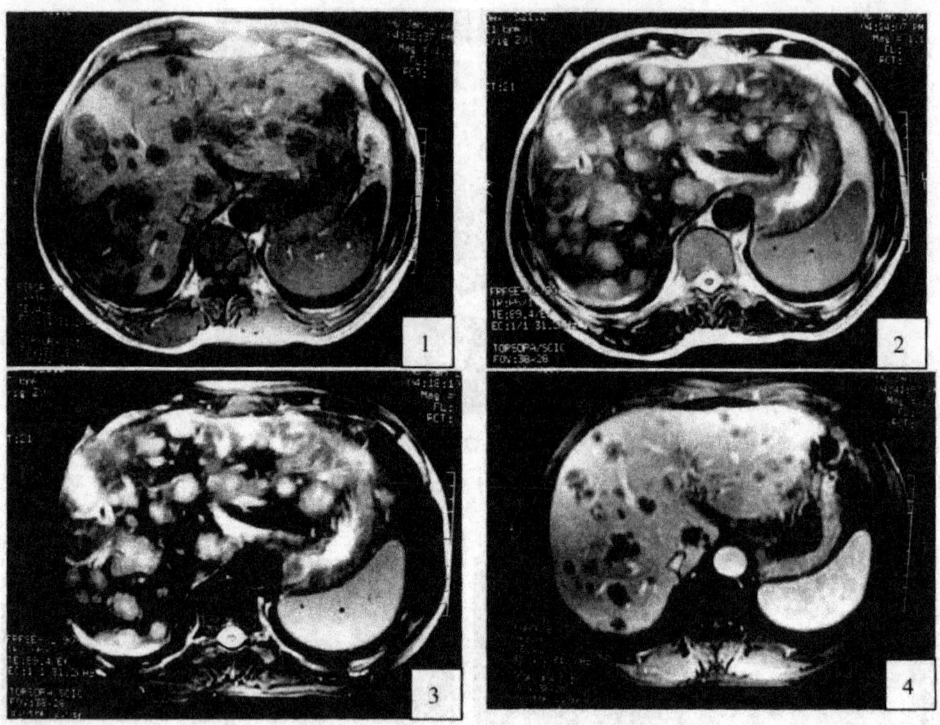

图 7-6-3 MRI 贲门处胃壁增厚，形态不规则，增强后强化程度低于胃壁（图 1~4）；肝脏多发大小不一、类圆形结节样病灶，T_1WI（图 1）信号减低，边界清楚，信号欠均匀；T_2WI（图 2、3）病灶信号增高，部分呈“牛眼征”改变；MRI 增强后（图 4）呈环状强化。诊断：贲门癌肝脏多发转移

（王守玉）

第七节　肝脏血管瘤

肝脏血管瘤（hepatic hemangioma）为常见的肝肿瘤样病变，属肝的血管（静脉）畸形，发生率为 0.4%~7.3%，根据 Adam 等统计占肝良性肿瘤的 84%。

一、病因

关于肝脏血管瘤的组织发生，多数人认为起源于肝内胚胎性血管性错构芽，由于某种原因引起肿瘤样增生而形成，所以实际上是一种错构瘤。

二、临床与病理

临床上可无任何症状，多在体检中偶然发现。巨大肝血管瘤可出现上腹部胀痛不适。肿瘤破裂可引起肝脏或腹腔出血。实验室检查无异常。

肿瘤直径从 2mm 到 20cm 不等，超过 5cm 者称巨大海绵状血管瘤，肿瘤内由扩张的异常血窦组成，内衬单层的血管内皮细胞，缺乏肌层而血管壁薄或壁厚而血管腔隙小、管腔周边纤维间隔组织较多。血窦内纤维组织不完全间隔形成海绵状结构，并充满新鲜血液。肿瘤内可见出血、血栓或钙化，瘤区未见正常的血管、胆管和肝细胞。

三、MRI 表现

肝脏血管瘤内的血窦和血窦内充满缓慢流动的血液，瘤体内含水量丰富，形成的 MRI 颇具特征性表现，主要表现为圆形、类圆形或分叶状病灶，T_1WI 呈稍低信号，T_2WI 呈高信号，随着回波时间延长，在肝实质低信号背景的衬托下，肿瘤表现边缘锐利的高信号灶，称为“灯泡征”。文献报道，小于 3cm 的血管瘤内信号均匀，而大于 3cm 的血管瘤，瘤体内信号混杂，中央坏死在 T_2WI 上信号更高，而肝脏血管瘤的纤维瘢痕或纤维间隔 在 PDWI、T_1WI 和 T_2WI 上均表现为低信号，如其中有出血或血栓，在 T_2WI 表现为高信号。PDW1 扫描示该肿瘤为等或稍高信号，可与肝囊肿鉴别。

95%的肝脏血管瘤不需做增强可做出诊断。Gd-DTPA 对比增强后作 T_1WI 动态扫描，对于小的血管瘤（直径小于 1.5cm），即刻出现均匀强化，门脉期与延时期均信号增高；最常见的强化方式为病灶从周边结节状强化，并逐渐向中心填充，最后均匀强化，此种强化方式可见于各种大小的血管瘤，但直径大于 3cm 的血管瘤，可见中心瘢痕始终不强化；动脉期无强化，但门脉期或延迟期可见造影剂缓慢充填，持续时间长，多见于厚壁型血管瘤；极为罕见的为硬化性血管瘤，动态增强扫描各期均未见强化。

三、诊断与鉴别诊断

出现典型 CT、MRI 和 USG 特征，诊断不难，95%肝脏血管瘤 CT/MRI 可以确诊。“二快一长”动态扫描技术在肝血管瘤的诊断与鉴别诊断方面起重要作用，即注射造影剂速度快、扫描快、延时时间长（一般需 5min 以上，最长达 10~20min），低信号或低密度病灶在注入造影剂后从边缘向中心逐渐强化，且造影剂持续时间大于 5min。USG 可检出直径 1cm 左右的小血管瘤，65%~75%的该病表现为均匀的高回声，有时中心可见低回声，界清，“裂开征”、“血管进入”或“血管贯通征”对诊断该病有一定的特征性，超声造影亦显示“快进慢出”现象。^{99m}T-RBC 核素显像延迟血池显像出现过度充填对该病诊断有较高特异性，但阴性结果不能排除，并对直径<3cm 的病灶易漏诊，主要见于硬化性血管瘤。应用螺旋 CT 多期扫描，因部分容积效应的影响，<1cm 的血管瘤易漏诊，对极少数厚壁型血管瘤或病灶内有大量纤维组织者，病灶不强化或强化不明显，CT 定性诊断困难。MRI 与 CT 相比，成像原理与成像技术不同，可检出 0.3~0.5cm 病灶，且无须增强扫描即可对 95%的血管瘤诊断。

肝脏血管瘤常需与肝囊肿、肝细胞癌或转移性肝癌等病鉴别。

（1）与肝囊肿的鉴别较容易，一般肝囊肿在 T_1WI 信号低于肝血管瘤，与同层面脑脊液信号类似，在 T_2WI 均信号增高，而 PDWI 上血管瘤信号高于肝囊肿，且增强扫描未见强化可资鉴别。

（2）肝癌。多有乙肝、肝硬化病史，AFP 增高，与同层面肝组织相比，T_1WI 信号略低，T_2WI 信号略高，与 T_2WI 肝血管瘤的“灯泡征”明显不同，且增强扫描后主要表现为“快进快出”及延时后见假包膜强 化，血管瘤则无假包膜征，可与血管瘤鉴别。

（3）肝转移性肿瘤。主要与神经内分泌肿瘤、类 癌和平滑肌瘤等富血供转移瘤鉴别，在 T_2WI 与肝血管瘤信号类似，但增强扫描病灶动脉期均匀或不均匀强化，门脉期强化程度下降，与肝血管瘤延时、持续强化不同，结合肝脏多发病灶、原发肿瘤病史，一般易于诊断。

（4）肝脏紫癜。长期应用雄性激素或口服避孕药及再生障碍性贫血治疗过程中或长期应用硫唑嘌呤均可导致该病的发生。病理上主要表现为与正常肝窦及中央静脉相通肝内散在分布、大小不一充满血液的囊腔状扩张病灶。CT 表现为肝内斑片状低密度；T_1WI 上信号减低，T_2WI 上信号增高，增强扫描与肝血管瘤类似，但该病灶均为斑片状表现，与血管瘤界清类圆形表现明显不同。发现该病的临床意义在于及时停用相关药物。

具体疾病判断方法可见（图 7-7-1、7-7-2、7-7-3、7-7-4）。

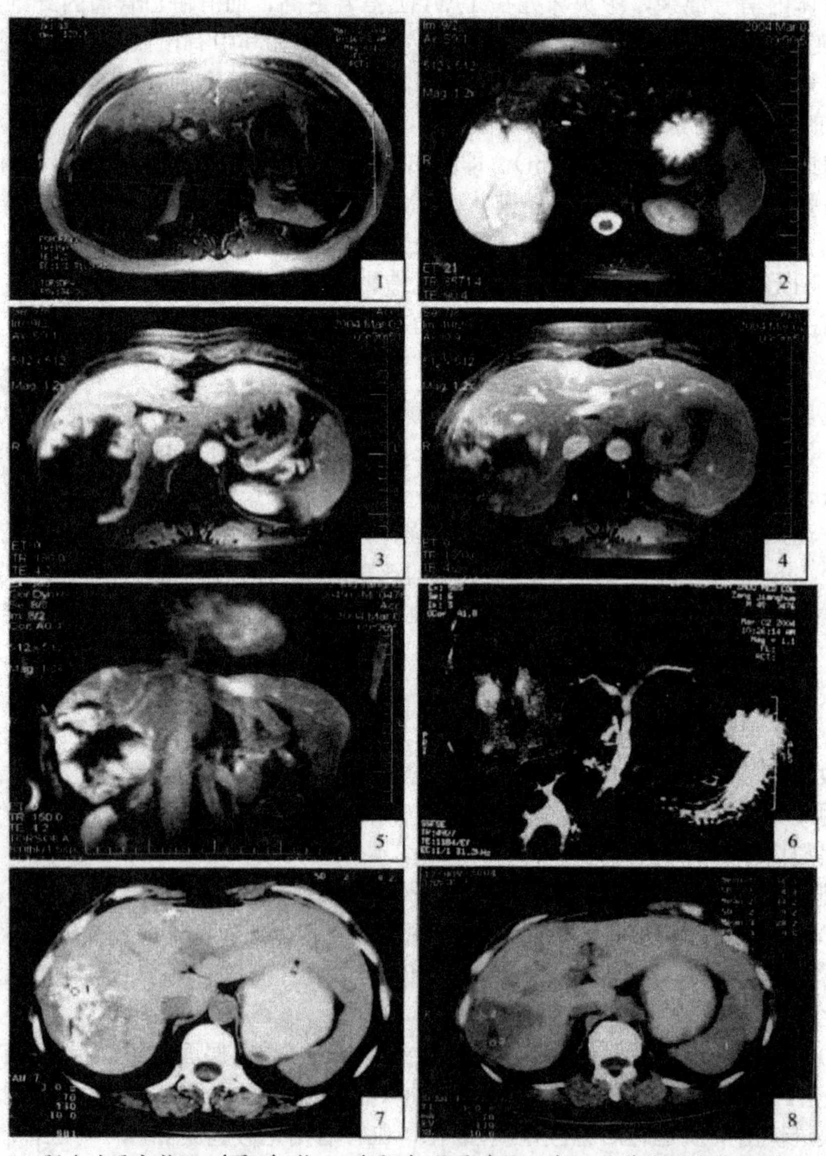

图 7-7-1 肝右叶巨大长 T_1（图 1）长 T_2（图 2）信号病灶，中心见裂隙状液性信号，边界清楚；MRI 增强（图 3~5）造影剂从周边向中心结节样强化，延时强化明显，中心无强化；MRCP（图 6）肝区病灶略高信号影，中心为高信号；介入栓塞治疗后 CT 平扫（阁 7）碘油沉积；1 年后复查（图 8）

病灶为楔形低密度影。诊断：肝右叶血管瘤；血管瘤介入治疗后

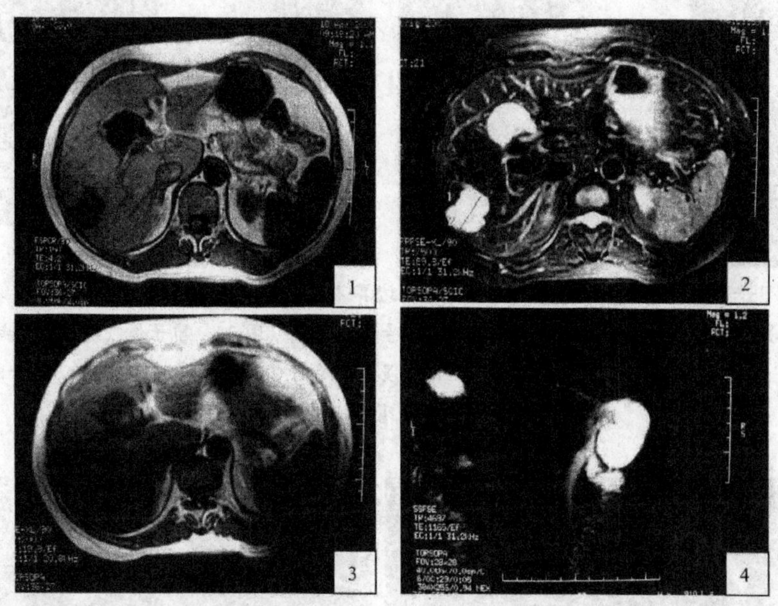

图 7-7-2　MRI 示肝右后叶不规则形稍长 T_1（图 1）、长 T_2（阁 2）病灶，边界清楚，信号均匀，质子像（图 3）该病灶信号略高；肝方叶椭圆形长 T_1、长 T_2 病变，边界清楚，信号均匀，T_1WI（图 1）信号较肝右叶病变略低；T_2WI（图 2）均为高信号，在质子像（(图 3）上信号亦略低。MRCP（图 4）肝方叶囊性病灶为高信号。诊断：肝右 后叶血管瘤；肝囊肿

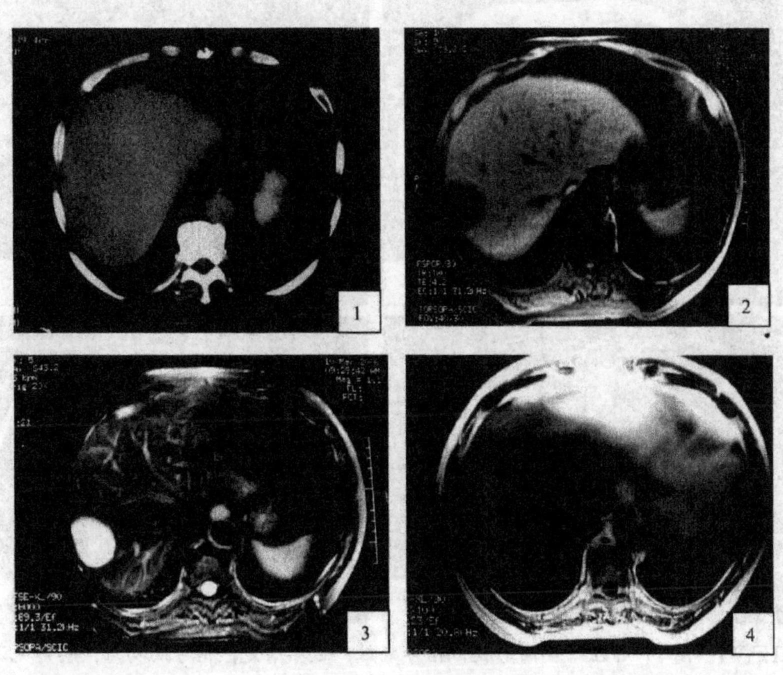

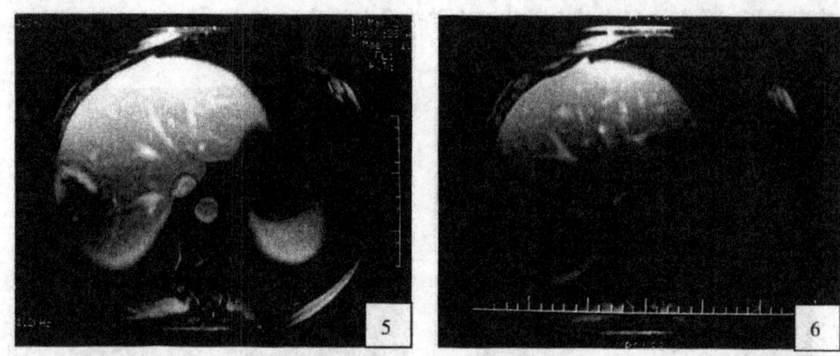

图 7-7-3　CT 平扫（图 1）肝右后叶稍低密度影，边界不清；MRI T_1WI（图 2）肝右后叶类圆形稍低信号病灶，边界清楚，信号均匀；T_2WI 脂肪抑制信号均匀增高（图 3），质子像（图 4）该病灶信号略高；增强后（图 5、6）见造影剂从周边向中心结节样强化，延时见病灶均匀强化（图 6）。诊断：肝右后叶血管瘤

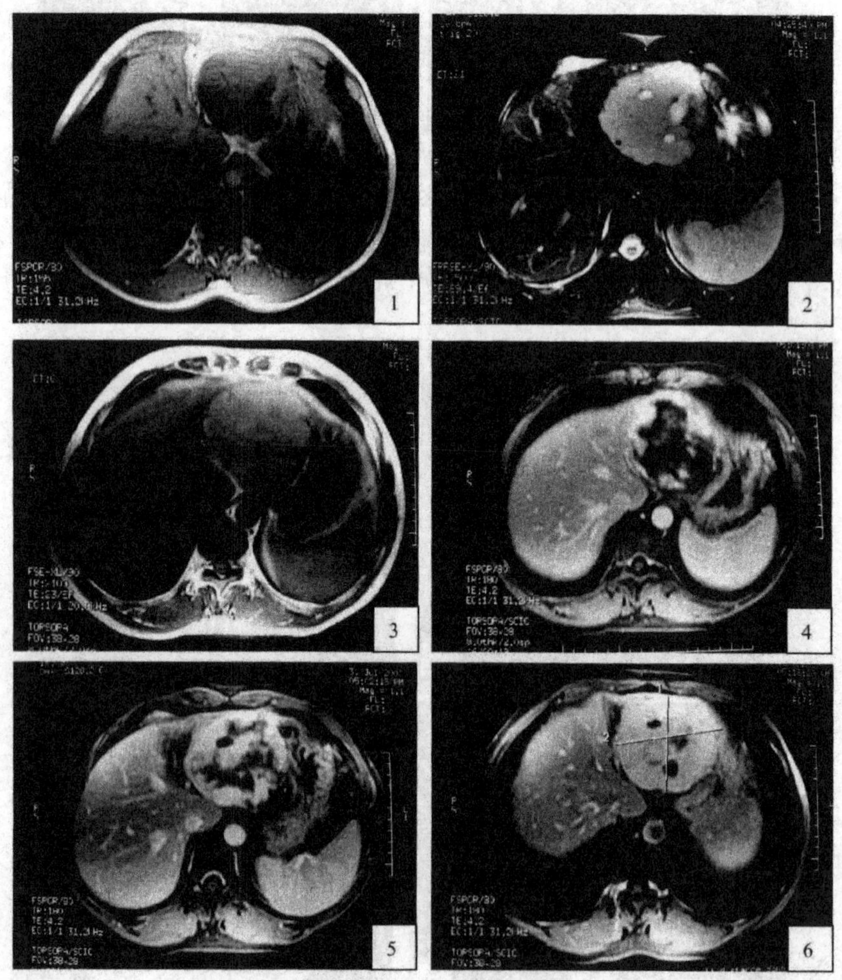

7-7-4　MRI T_1WI（图 1）肝左叶类圆形稍低信号病灶，边界清楚，信号尚均匀，其内见不规则形略低

信号影；T_2WI+脂肪抑制信号均匀增高（图 2），内见点状更高信号影；质子像（图 3）该病灶信号略高；增强后（图 4~6）见造影剂从周边向中心结节样强化，延时见病灶均匀强化，内坏死区未见强化。术后诊断：肝左叶血管瘤（海绵状）

（王守玉）

第八节　肝细胞腺瘤

肝细胞腺瘤（hepatic cell atienoma .HCA）称肝腺瘤，是一种少见的良性肝脏肿瘤，多见于 15~45 岁长期、大量口服避孕药的女性，偶见于儿童和成年男性。

一、病因

该病发病机制不清，大多认为与口服避孕药有密切关系，长期服用可明显增加其发病率或使病灶数目增多或增大，停服避孕药肿瘤可缩小或消失；有研究认为该病的发生与服药的长短直接相关，连服 5~7 年和 9 年者，发病概率分别是正常人群的 5 倍和 25 倍。

二、临床与病理

多数病人无症状，因其他检查偶然发现。少数因肿瘤大而压迫周围脏 器表现为腹痛、腹部不适等症。30%~35%的病人因肿瘤内出血、破裂而突发肝区疼痛就诊。肝功及 AFP 正常。

好发于肝右叶，70%~80%为单发肿块，呈圆形或类圆形，境界清楚；多发病灶多见于肝糖原沉积症的患者。除血供外，在组织和功能上与正常的肝组织几乎处于完全隔离的孤立状态。肿瘤大小从 1~30cm 不等，组织分化程度好，由正常或轻度不典型增生的肝细胞组成，可见血窦和薄壁静脉分隔及脂肪，缺乏肝小叶结构，正常 Kupffer 细胞较正常肝组织少；无胆管结构，可与局灶性结节增生鉴别。部分病例见局灶坏死及瘢痕形成。

三、MRI 表现

肝细胞腺瘤 T_1WI 一般表现稍低信号至中等度高信号，T_2WI 呈稍高或中等度高信号，信号不均；因腺瘤细胞与正常肝细胞相似，有些病灶与正常肝实质相比为等信号而不易发现。约 77%的腺瘤内含脂质或合并出血而在 T_1WI 呈高信号改变，在反相位及同相位序列上，其信号强度降低提示病灶内脂质沉着。瘤内钙化在 T_1WI 及 T_2WI 上信号均减低；瘤内坏死则呈长 T_1、长 T_2 液性信号改变。约 1/3 肿瘤可见假包膜，为完整或不完整的低信号带，文献报道在等信号的病变中，假包膜的显示对发现和诊断该病尤为重要。

多数肝腺瘤动脉期明显强化，随后病灶造影剂廓清，而肝实质逐渐强化，逐渐与肝实质呈等信号改变，内部纤维化区与包膜延迟强化，通常 HCA 动脉期强化的程度强于 HCC，造影剂廓清速度慢于后者；部分瘤灶在延迟期出现强化，约 1/3 无明显强化。

四、诊断与鉴别诊断

本病常用的检查方法为 CT 或 MRI。CT 扫描肝内出现境界清楚、边缘光滑、密度均匀或不均匀、动脉期明显强化的较大肿块，一般要考虑肝细胞腺瘤的可能；有口服避孕药病史及肿瘤周围显示低密度环，则有助于肝细胞腺瘤的诊断。动脉造影显示 HCA 常为多血供，显影早，消退快的特点，提示肿瘤血供比较丰富，但无血管湖或动静脉瘘。USG 显示低回声或不均匀回声，缺乏特征性表现，有报道彩色多普勒可见瘤内及瘤周彩色血流、瘤内见连续性静脉谱的小血管，但敏感性和特异性待进一步研究。

肝腺瘤信号多样，缺乏特异性。无肝硬化背景，发生在生育期妇女的肝肿瘤并见假包膜、肿瘤内出血、局灶坏死、病灶内脂肪成分及动脉期明显强化等有助于本病诊断。本病在诊断过程中，需与下列疾病鉴别：

（1）肝细胞癌。临床上我国肝细胞肝癌多发生于乙肝、肝硬化基础上，且 70%以上 AFP 阳性；影像上，肝细胞肝癌与肝腺瘤密度或信号均欠均匀，均可出现假包膜，其鉴别主要在动态增强扫描上，动脉期肝癌多为不均匀强化，而肝腺瘤除瘤内出血或坏死外，均为均匀强化；门脉期和延迟期肝细胞肝癌为低信号或低密度，而肝腺瘤为等密度或等信号，可资鉴别。

（2）纤维板层肝细胞癌。临床无特异性，主要见于无硬化和 AFP 阴性的年轻患者。多为分叶状边界清楚的较大肿块，中心见纤维瘢痕，钙化占 40%~68%，同层面肝脏薄膜可见皱缩，而此肝腺瘤少见。中心瘢痕在 T_1WI 与 T_2WI 上均为低信号，增强动脉期未见强化，肿瘤实性部分不均匀强化。另外，大多纤维板层样肝癌发现时已合并淋巴结转移，且有门静脉和胆管等侵犯的恶性肿瘤征象，而肝腺瘤为一良性肿瘤，无上述恶性肿瘤 侵犯征象。

（3）局灶性结节增生。两者发生均无肝硬化背景，无 AFP 增高，亦多见于年轻人，FNH 中央可见纤维瘢痕且增强扫描延迟强化为其特征性表现，^{99m}TC 胶体硫扫描病灶内浓聚，则支持 FNH 诊断。

（4）肝脏血管瘤。与典型的血管瘤鉴别一般无困难，平扫为长 T_1、长 T_2 信号影，甚至在 T_2WI 上为“灯泡征”改变，增强扫描从周边向中心结节状或环形强化，平衡期及延时期强化明显；中心低信号多为纤维性或坏死液化组织，T_2WI 为低或高信号，延迟期也无造影剂充填和强化表现。

具体疾病判断方法可见（图 7-8-1、7-8-2）。

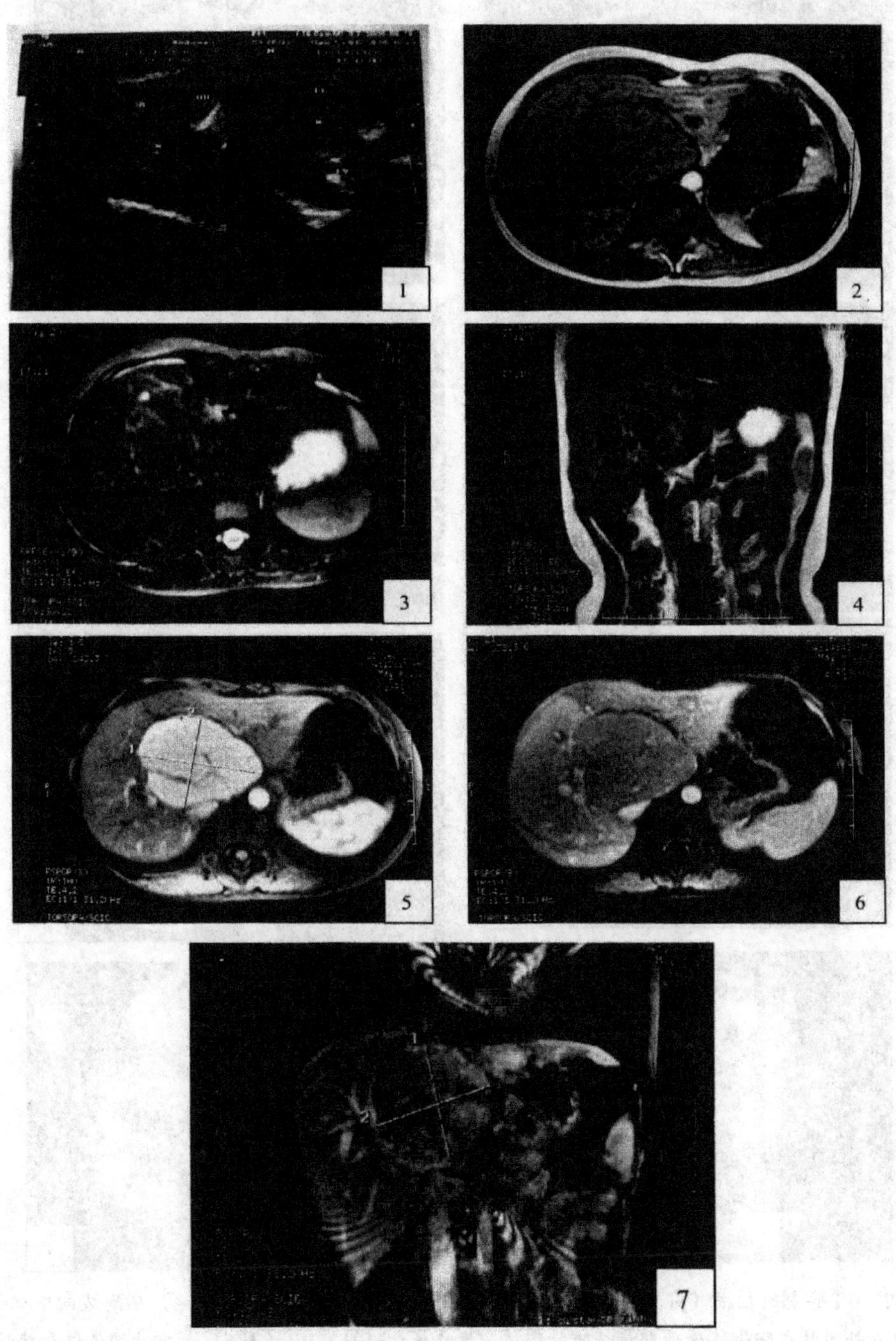

图 7-8-1　超声显示（图 1）肝区异常回声；T_1WI（图 2）病灶与正常肝实质为等信号影，病灶周缘可见环状低信号影；T_2WI（图 3、4）该病灶与肝实质为等信号改变，信号均匀；动态增强扫描动脉期（图 5）病灶明显强化；门脉期（图 6）信号减低；平衡期（图 7）与肝实质为等信号改变。周围血管、胆管受压推移。病理诊断：肝腺瘤

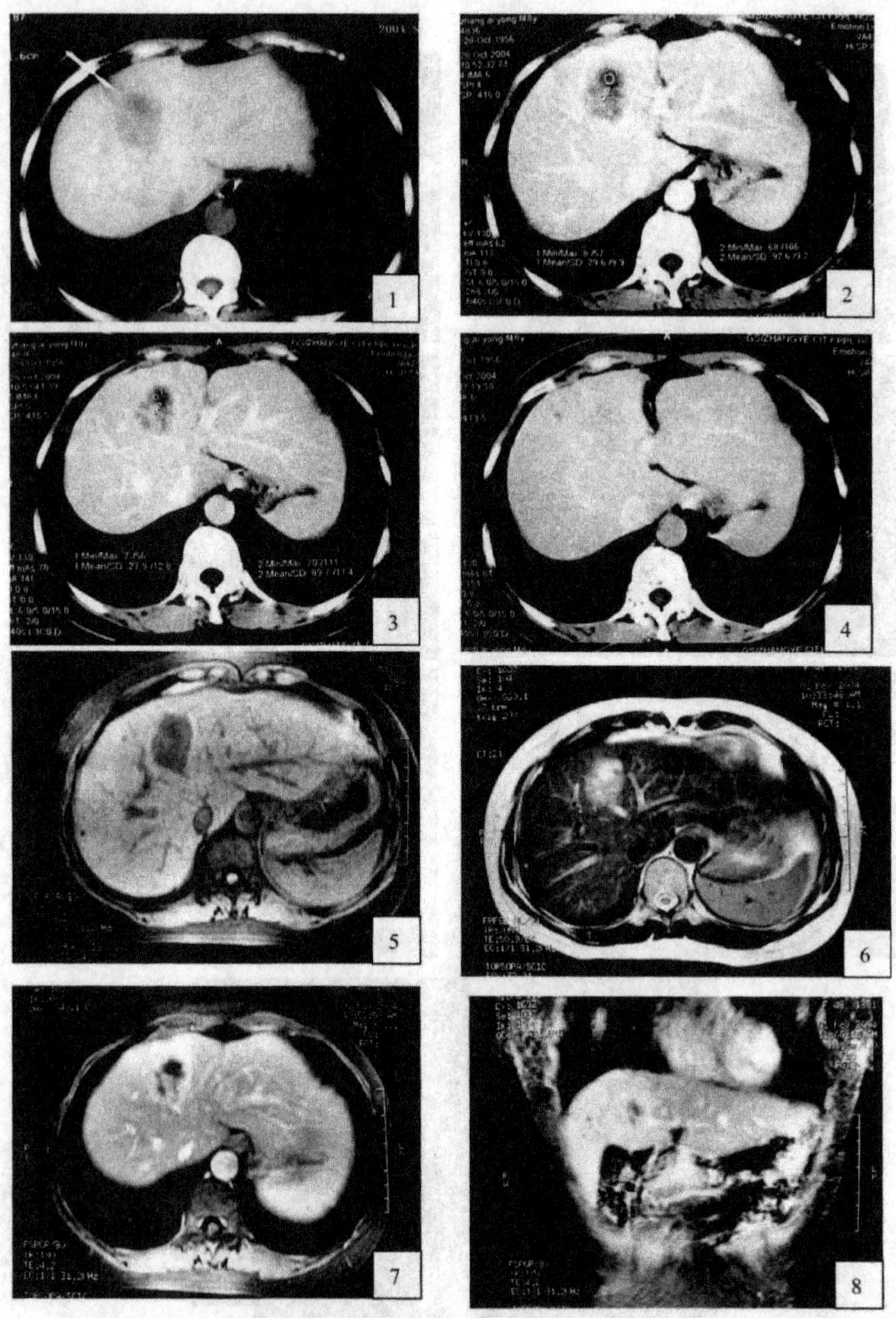

图 7-8-2　CT 穿刺时扫描（图 1）肝方叶低密度影，边界清楚，增强后（图 2~4）从周边向中心强化，门脉期病灶不均匀强化，延时期病灶较肝实质密度略低；MRI T_1WI（图 5）肝方叶稍低信号病灶，边界清楚，信号均匀，T_2WI（图 6）信号略高，内见点状高信号影 MRI 增强后（图 7、8）病灶不均匀强化 3 穿刺活检病理诊断：肝腺瘤

（王守玉）

第九节　肝脏局灶性结节增生

肝脏局灶性结节增生（focal nodular hyperplasia，FNH）于 1958 年由 Edmondson 病理报告并命名，为肝内少见的良性病变，无恶变倾向，发病率约 0.9%，以 20~50 岁女性多见，也可见于儿童。

一、病因

对其发病机制尚不明确，现认为肝动静脉血管畸形导致肝血流量持续增加引起周围肝组织假瘤样增生，血管畸形和血管损伤被认为是其潜在的发病机制，有学者认为口服避孕药不诱发但可促进 FNH 的发生、发展。多发的 FNH 和血管瘤并存称为 FNH 综合征。

二、临床与病理

一般无临床症状，多在体检时偶然发现。少数患者可表现为上腹部不适或隐痛，肿瘤较大可以出现腹部包块，偶有肿瘤破裂出血等。肝功能一般正常，AFP 无增高。

FNH 常位于肝包膜下，多呈界清、单发、类圆形病灶，约 20%多发；大小一般为 4~7cm，也可大到 20cm。多无纤维包膜，以中央放射状纤维结缔组织瘢痕为特点。组织学检查肝细胞形态正常，并围绕富于胆管和血管的纤维结缔组织间隔生长，无正常肝小叶结构，胆管往往失去正常形态，内见单核细胞及 Kuppfer 细胞。故异常的结节样结构、畸形的血管和增生的胆管、星形瘢痕为经典占（80%）FNH 特征表现；以胆管增生为特征，同时缺乏畸形血管和异常结节或两者之一为非经典 FNH（占 20%）表现。

三、MRI 表现

表现肝内单发或多发肿块，肿块在 T_1WI 和 T_2WI 完全等信号少见，多数相对于肝实质为等或略低信号（T_1WI）及等或略高信号（T_2WI），反映了 FNH 由正常肝细胞组成，因此和正常肝细胞信号差别不大，有时在病灶中心或周边可见流空的血管影，代表畸形血管的存在。特征性的表现为中央瘢痕在 T_1WI 为低信号，T_2WI 为高信号，其机制为中心瘢痕含慢速血流的血管、炎性细胞浸润及一定程度的水肿，但少数 FNH 中心瘢痕因机化而呈低信号。与 CT 相比 MRI 显示瘢痕敏感性较高，出现率 50%以上。小的 FNH 中心瘢痕不明显，大的病灶可见血管受压现象，甚至出现假包膜，主要由肿瘤周围受压的肝实质、炎性细胞和肿瘤周围血管组成。

多时相的 Gd-DTPA 动态增强基本与 CT 类似，早期 FNH 病灶明显强化，中心瘢痕及纤维分隔无强化，显示清楚，有些在病灶中心或周边可见供血动脉，粗大或扭曲；门脉期造影剂排空，肿块呈等信号改变；延迟期大多数病灶为等或略高信号，边界不清，但中心瘢痕可逐渐强化；有时在门脉期和延迟期可见肿块周围包膜出现不完全性强化。中央瘢痕延迟强化为 FNH 的特征性表现，并非每例都见，小的 FNH，其中央瘢痕出现概率低。

四、诊断与鉴别诊断

普通 USG 只能检出病变，定性困难，彩色多普勒可较好显示瘢痕中央动脉谱及星芒状血管结构，定性率高达 90%，但临床工作中与 HCC 难于鉴别；平扫及多时相 CT、

MRI 增强扫描是检出 FNH 的有效手段，定位诊断明确，因影像学表现与其他疾 病影像学表现的交叉性而定性诊断困难，但总体 MRI 优于 CT。

FNH 并非真性肿瘤，是肝细胞对血管异常的增生反应，一般发生于无肝炎、无肝硬化的年轻女性患者，长期随访，病灶可缩小，因此，准确的诊断对选择治疗方法非常重要。在诊断与鉴别诊断中，需与下列疾病鉴别。

（1）肝细胞肝癌。我国肝细胞肝癌多发生于乙肝、肝硬化基础上，且 70%以上 AFP 阳性；影像上，FNH 组织与正常肝组织相似，因此一般呈等信号或等密度，边界清楚，并见中央星状瘢痕，且病灶出血、坏死少见，病灶强化明显，接近甚至高腹部常见病 MRI 诊断图谱于腹主动脉；而肝癌常见坏死，强化不均匀，强化幅度低于腹主动脉，门静脉、胆管侵犯明显。

（2）肝血管瘤。与典型的血管瘤鉴别一般无困难，平扫为长 T_1、长 T_2 信号影，甚至在 T_2WI 上为“灯泡征”改变，增强扫描从周边向中心结节状或环形强化，平衡期及延时期强化明显；中心低信号多为纤维性或坏死液化组织，T_2WI 为低或高信号，延迟期也无充填和强化表现。

（3）肝腺瘤。肝腺瘤较 FNH 少见，其影像学表现与 FNH 相似，但肝腺瘤有包膜，中央无纤维瘢痕，FNH 中央纤维瘢痕且增强扫描延迟强化为其特征性表现，^{99m}TC 胶体硫扫描病灶内浓聚，则支持 FNH 诊断。

（4）纤维板层肝癌。两者发生均无肝硬化背景，无 AFP 增高，亦多见于年轻人，且病灶都见中央瘢痕，但纤维板层肝细胞癌信号或密度不均匀，1/3 纤维板层肝癌出现中心瘢痕处钙化；且中心瘢痕在 T_2WI 多为低信号，增强扫描动脉期纤维板层肝癌强化不均匀，门脉期或延迟期中央瘢痕多无增强或强化不明显，同时，纤维板层肝癌可出现卫星病灶、门静脉侵犯及肝周淋巴结肿大，与 FNH 不同。

具体疾病判断方法可见（图 7-9-1）。

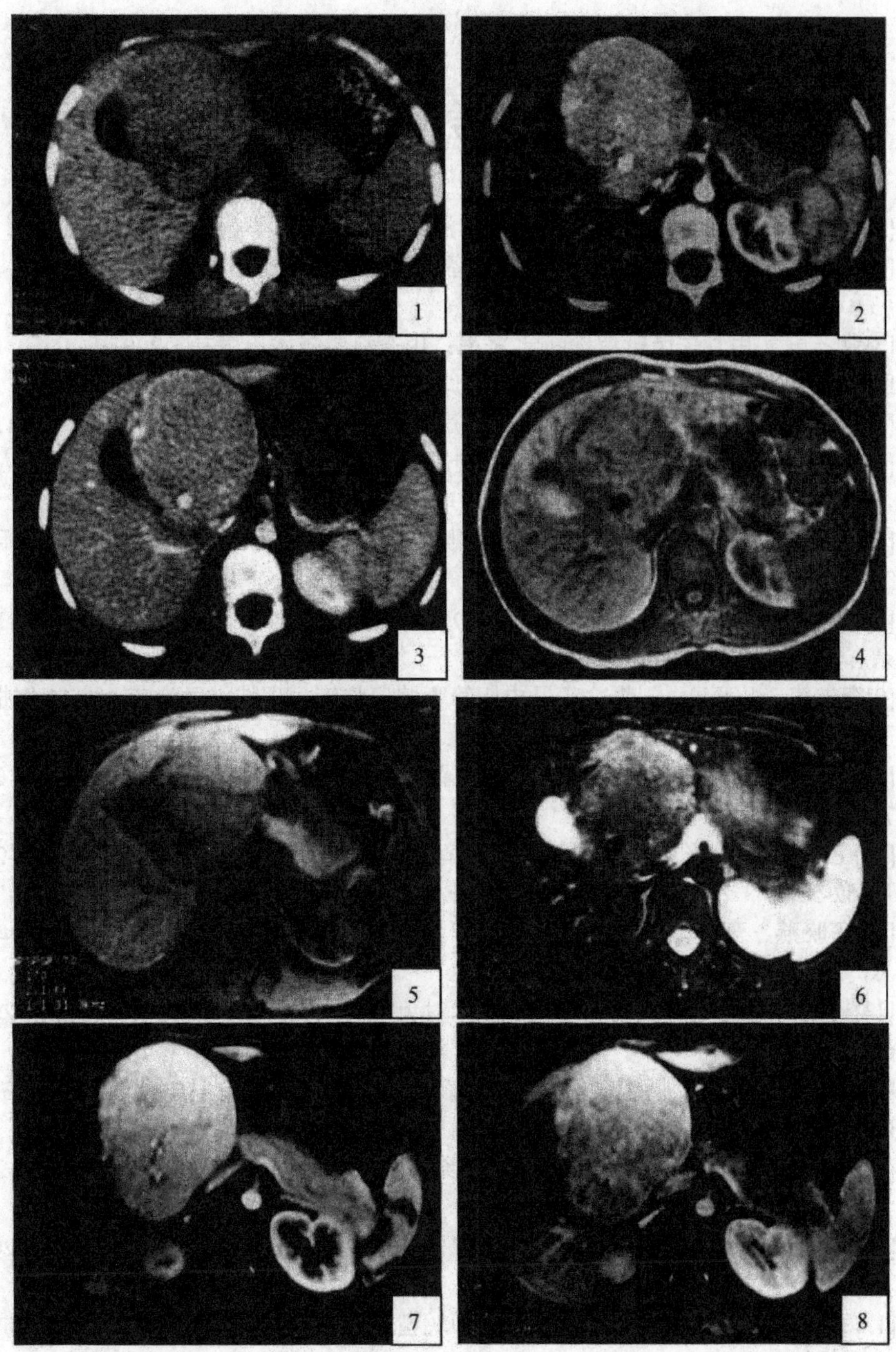

图 7-9-1　CT 平扫（图 1）肝左叶略低密度肿块，密度均匀，边界清楚；动态增强动脉期（图 2）明显强化，门脉期（图 3）与肝 1 实质同等强化了 MRI T_1WI（图 4、5）与肝实质相比，信号均匀略低，界清；T_2WI 则（图 6）信号 均匀略高，MRI 增强后（图 7、8）与 CT 类似。诊断：肝脏局灶性结节增生（FNH）

（王守玉）

参考文献

[1]周康荣，陈祖望.体部磁共振成像.上海：上海医科大学出版社，2000.

[2]汪卫星，苏明进.常规X线数字化设备的发展与临床应用.医用放射技术杂志，2002，199（3）：3.

[3]曹来宾.实用骨关节影像诊断学.济南：山东科学技术出版社，2001.

[4]叶章群，邓耀良，董诚.泌尿系结石.北京：人民卫生出版社，2003：301.

[5]张岐山，郭应绿.泌尿系超声诊断治疗学.北京：科学技术文献出版社，2001.

[6]李来友，许茂盛，卢良骥，等.CT结肠成像在结肠癌防治中的应用.世界华人消化杂志，2007，15（5）：493-496.

[7]丘豪明，林爱娇，周永生，等.前列腺增生和前列腺癌的MRI表现.现代医用影像学，2005，14：74-76.

[8]倪新初，沈钧康，陆之安，等.Gd-DTPAMRI增强对前列腺癌的诊断价值.临床放射学杂志，2003，22：486-488.

[9]李志伟，冯玉泉，刘哲，等.肝内胆管囊腺癌临床病理特点及治疗（附12例报告）.中华肝胆外科杂志，2002，8（6）：362-365.

[10]富维军，于国，孙玉芝，等.肝内胆管囊腺癌的临床与病理.解放军医学杂志，2003，28（7）：652-653.

[11]王成林，刘小平.肝脏肿瘤性囊性病变CT、MRI诊断.中国CT和MRI杂志，2004，2（1）：52-55.

[12]王晓燕，李子平，彭振鹏，等.肝胆管囊腺瘤及胆管囊腺癌的CT诊断.中华放射学杂志，2005，39（3）：289-292.

[13]杨露，周洪伟.结直肠癌腹腔镜手术对免疫功能的影响.局解手术学杂志，2007，16（6）：426-427.

[14]高剑波，郭华.胃肠道肿瘤螺旋CT诊断的新进展.中华放射学杂志，2001，3（4）：312-314.

[15]陈茶，岑人丽，蓝日辉.多层螺旋CT结肠病变的诊断.中国CT和MRI杂志，2004，4（3）：33-35.

[16]何新红，陆建平.胰腺癌和慢性胰腺炎的影像诊断和鉴别诊断.胰腺病学，2005，5（3）：184-186.

[17]尹秀玲，邱士军，张雪林.胰头部肿块型慢性胰腺炎与胰头癌的CT分析与鉴别.临床放射学杂志，2008，27（2）：198-200.

[18]张立安，贺静，王玉丽，等.股骨头缺血坏死分期与早期影像学诊断.中华放射学杂志，2000，11（3）：736-737.

[19]王全师，吴湖炳，王明芳，等.PET/CT显像在肺癌诊断及分期中的初步应用.中华核医学杂志，2005，25（2）：75-77.

[20]丁其勇，滑炎卿，管一晖，等.PET 和 PET/CT 对孤立性肺结节的对照研究.中华核医学杂志，2005，25（5）：261-263.

[21]党亚萍，刘刚，王红，等.PET/CT 对肺内结节诊断及治疗的临床价值.中华肿瘤杂志，2004，26（11）：685-687.

[22]崔勇，周存升，李玉亮，等.PET-CT 诊断细支气管肺泡癌的价值.山东大学学报（医学版），2005，43（7）：648-652.

[23]吴红英，梁惠民，曾祥阶.CT 窗口技术在诊断恶性骨肿瘤的应用.临床放射学杂志，2001，20（2）：132-133.

[24]丁成龙，刘爱华，王广军.骨肉瘤的 CT 表现.中国临床医学影像杂志，2000，11（4）：291-292.

[25]侯永宏.移动式 CT 在神经外科的临床应用（综述）.中国微侵袭神经外科杂志，2003，8：334-336.

[26]王井峰，吴志坚.影像学预测泌尿系结石理化性质与碎石效果的关系.临床误诊误治，2007，20（1）：80-81.

[27]刘兴光，庄儒耀，徐荣主编.当代影像医学技术与诊断.天津：天津科学技术出版社，2018.03.

[28]涂长玉主编.现代临床医学丛书影像医学.北京：中医古籍出版社，2010.01.

[29]张永学，冯敢生，谢明星主编.影像医学与核医学诊疗常规.武汉：湖北科学技术出版社，2006.08.

[30]王彩环编著.新编医学影像学.天津：天津科学技术出版社，2018.06.

[31]许乙凯，吴仁华著.医学影像学.西安：西安交通大学出版社，2017.01.

[32]黄钢编.核医学与分子影像.上海：上海交通大学出版社，2016.02.

[33]岳学旺主编.实用医学影像学.长春：吉林科学技术出版社，2017.09.

[34]程志伟，胡亚飞主编.实用医学影像学诊断.长春：吉林大学出版社，2016.04.

[35]郝利国.医学影像设备原理与维护.杭州：浙江大学出版社，2017.06.

[36]（美）哈里斯，（美）威廉主编.实用急诊医学影像学.沈阳：辽宁科学技术出版社，2016.03.

[37]甄瑜，张凤梅，韩伟主编.影像与检验医学.北京：华龄出版社，2014.12.

[38]穆学涛，王贵生，蒲朝煜主编.医学影像医生的第三只眼睛.北京：中国科学技术出版社，2015.08.

[39]朱建民，许永华，杨利霞主编.医学影像设备临床试验实践.上海：上海科学技术出版社，2016.01.

[40]赵建设，栗河舟，张勇等主编.实用医学影像学.石家庄：河北科学技术出版社，2013.

[41]姜中华总主编.医学影像诊断学精要.西安：西安交通大学出版社，2014.08.

[42]王志中编著.新编临床医学影像诊断学.西安：西安交通大学出版社，2015.06.

[43]徐霖，罗杰，陈平有主编.实用临床医学丛书实用医学影像学手册.武汉：华中科技大学出版社，2015.10.